# 글로벌 보건법

## GLOBAL HEALTH LAW

로런스 O. 고스틴 지음
류화 옮김
오주환·이선구·이종구 감수

한울
아카데미

**Global Health Law**

by Lawrence O. Gostin

내 아내 진,
아들 브린과 키어런,
그리고 그들의 사랑하는 동반자 젠과 이슬리에게

# ▌차례

로런스 O. 고스틴(Lawrence O. Gostin)

2020년 1월 3일 중국 당국은 세계보건기구(WHO)에 우한에서 발견된 '원인 불명의 바이러스성 폐렴'의 집단 발생 사건을 보고했다. 12월 말 우한 폐렴 사례에 대한 보도들이 나온 후에 이루어진 조치였다.* 이 신종 바이러스는 후베이 성에서 중국 본토 전역으로, 그리고 아시아 전체로 사람 간에 손쉽게 전파되면서 급속히 확산되었다. 2월 11일 세계보건기구는 이 바이러스를 중증급성호흡기증후군 코로나바이러스 2(SARS-CoV-2)라고 명명했는데, 이 바이러스가 코로나바이러스감염증(코로나19)을 유발한다.

한국에서는 1월 20일에 첫 번째 코로나19 확진자가 발생했다. 이후 한국에서 세 번째로 큰 도시인 대구에서 대규모 유행이 뒤따랐고, 코로나19 확진 사례가 2월 29일까지 2천 여 건, 3월 7일까지 5천 건을 초과하며 한국은 중국 다음으로 코로나19 확진 사례가 많은 국가가 되었다. 한국은 진단검사, 접촉자 추적, 사회적 거리 두기, 그리고 거의 모든 일상에서 마스크 쓰기의 생활화를 포함하여 종합적인 공중보건대응책을 실시했다. 또한 감염자와 접촉자를 쉽게 추적하고 격리할 수 있도록 스마트폰 위치정보앱을 활용했다. 이제 한국은 전 세계에서 가장 효과적인 코로나19 대응 전략을 취한 국가들 가운데 하나로 널리 인정받고 있다. 중요한 것은 전 세계 대부분의 국가가 여행 제한 조치를 시행했음에도 한국은 중국과의 국경을 폐쇄하지 않고 세계보건기구의 국제보건규칙을 충실

---

* Timeline of WHO's response to COVID-19.

하게 따랐다는 점이다.

대만, 독일 같은 일부 국가들은 한국적 모델로 효과적인 대응책을 실시하기도 했지만, 브라질 같은 중소득국, 미국과 영국 같은 고소득국을 포함한 많은 국가들이 범유행의 확산을 억제하지 못했다. 2020년 8월 현재 코로나19의 범유행은 지구 전체에 걸쳐 남극을 제외한 모든 대륙에 영향을 미치고 있다. 이 시점까지 약 2천만 건에 이르는 사례에 거의 1백만 명의 사망자가 발생했으며, 계속 증가하는 추세이다. 병원은 환자들이 몰려들면서 의료체계가 붕괴되는 사태가 빚어지고 있고 의료진들은 종종 개인보호장구, 검사 역량, 산소호흡기 같은 의료장비가 부족한 상황이다. 한편, 개발 중인 160개 백신 후보 물질 가운데 몇 개는 이미 임상 시험에서 희망을 보여주고 있다.

권위 있는 설명들에 따르면, SARS-CoV-2는 박쥐에서 유래했고 아마도 천산갑을 중간 숙주로 거치면서 "종간장벽을 뛰어넘은" 것으로 보인다. 아시아에서 그토록 많은 새로운 병원체가 동물에서 종을 뛰어넘어 인간으로 유행하는 것은 우연이 아니다. 지역이 넓은 아시아는 진기한 동물 시장, 인간과 동물 간의 밀접한 교류, 인구밀도가 높은 도시, 그리고 광범위한 대기오염으로 인해 감염병의 위험지대라 할 수 있다. 그리고 그 어느 때보다 여행과 관광, 무역이 증가하고 있는 세상에서 병원체는 36시간 이내에 지구를 한 바퀴 돌 수 있다. 중중급성호흡기증후군(SARS, 사스)이 출현한 2003년 이후 중국을 방문하는 해외여행자 수는 네 배 늘었다. 중국만 따져도 그렇다는 것이고 한국, 일본, 대만, 태국을 포함한 아시아 전역에서도 해외여행자 수가 계속 증가하고 있다.

세계의 다른 지역에서 발생하는 신종 바이러스 역시 먼 거리를 여행할 수 있다. 예를 들면 중동호흡기증후군(MERS, 메르스)은 사우디아라비아에서 시작되었지만 2015년 서울의 병원에서 급속히 퍼져나가면서 큰 유행을 일으켰다. 다행히 사스와 메르스는 봉쇄할 수 있었으며, 그 경험은 코로나19 사태에 효과적으로 대응하는 데 매우 중요한 역할을 했다.

코로나19가 그렇게 빠르게 확산된 데는 여러 가지 이유가 있을 것이다. 많은 설명에 따르면 중국은 몇 주 동안 전염병 발생 발표를 미루었다. 그러는 동안 500만 명이 후베이성 우한을 다녀갔다. 그 이후 중국은 인류 역사상 최대 규모의 방역선(아무도 출입할 수 없는 경비구역)을 설치했다. 그러나 몇 주가 지나기도 전에 밀라노, 파리, 런던, 뉴욕, 요하네스버그, 델리 같은 대도시를 포함하여 전 세계의 많은 곳에서 봉쇄 조치(lockdown)를 시행했다.

전 세계적으로 사스, 메르스, 에볼라, 코로나19 같은 신종 감염병이 앞으로도 계속 유행하리라는 데는 의심의 여지가 없다. 사스 이후 국제보건규칙이 근본적으로 개정된 2005년 이래 세계보건기구는 H1N1(2009), 폴리오(2014), 서아프리카의 에볼라(2014), 지카(2016), 콩고민주공화국의 에볼라(2019), 코로나19(2020) 등 총 여섯 번의 국제공중보건비상사태를 선포했다. 악몽의 시나리오는 신종 바이러스가 전 세계에 광범위하게 전파되면서 질병과 사망을 발생시키는 전파율 높은 고병원성 인플루엔자가 유행하는 사태가 될 것이다. 우리는 그러한 일이 발생하지 않도록 예방하고 대비해야 한다.

이렇게 잘 알려진 위험성에도 불구하고 대부분의 국가에서는 신종 감염병 발생에 충분히 대비하지 않고 있는 형편이다. 정부는 감염병이 발생했을 때 대처(과잉 대응이 아닌)하는 것도 중요하지만 평상시에 예방과 대비 태세를 갖춰야 한다. 신종 감염병을 신속하게 확인하고 관리할 수 있는 가장 확실한 방법은 감시, 실험실, 생물학적 기술 및 인적자원을 포함한 강력한 보건시스템 구축에 자금을 투자하는 것이다. 또한 인권을 보호하면서 공중보건기관에 권한을 부여하기 위한 견실한 법률이 필요하다.

빠르게 전파되는 신종 감염병이 일반 대중과 정치계의 관심을 대부분 사로잡고 있지만, 세계는 감염성질환에서 암, 당뇨병, 심혈관질환, 호흡기질환을 포함한 비전염성질환으로 역학적 변천이 이루어지고 있다. 비전염성질환의 위험을 증가시키는 유전적 변이가 있기는 하지만 그 주요인은 행동과 관련되어 있으며 특히 흡연, 음주, 부적절한 식습관, 신체활동 부족과 관련이 있다. 한국과 다른 아시아 국가는 한때 과일과 채소를 포함하는 전통 식단에서 이로움을 얻었지만, 오늘날에는 다국적 식품회사들이 고도로 가공된 즉석식품을 포함해 건강에 해로운 제품과 첨가 설탕·포화지방으로 가득한 식품을 공급하면서 전 세계의 식단을 평준화하고 있다. 술과 담배 마케팅은 서방 국가에서 아시아와 아프리카, 남미로 이동하고 있다.

한국인은 전통적으로 체질량을 낮게 유지했지만, 음식이 고가공식품과 육류로 바뀌고 신체활동이 줄어듦에 따라 이제는 서울이든 다른 어느 도시든 길거리에서 과체중인 사람과 비만인 사람이 많이 목격된다. 일의 강도가 높은 직장 문화일수록 건강식을 챙겨 먹고 운동할 시간이 줄어든다. 스트레스는 근로자와 그 가족에게 영향을 미치는 또 다른 요인이다.

　그와 함께 보건의료체계는 예방보다는 임상 진료와 치료에 중점을 두고 있다. 보건인력이 임상예방서비스를 제공하기도 하지만 국민건강에 필요한 근본적인 행동위험을 해결해주지는 못한다. 우리는 건강이 '쉬운 선택'이 되도록 사회 구조를 개선해야 한다. 영양가 있는 자연 식품을 적정가격에 접근 가능하도록 해야 하고, 도시환경은 걷기와 여가 활동, 스포츠를 장려하기에 적합하도록 개선해야 하며, 가족에게 신체적·정신적 건강에 주의를 기울일 수 있는 시간을 주어 일과 삶의 균형을 개선해야 한다.

　한국은 감염성질환과 비전염성질환 외에 다른 건강 위기에도 직면해 있다. 앞서 언급한 것처럼, 아시아의 대기오염은 진정한 위기를 맞고 있다. 한국 자체는 기후변화에 실질적인 기여를 하고 있지만, 중국과 지리적으로 인접해 있어 한국 내 대기의 질이 위험에 노출되어 있다. 중국과 한국에서 발생하는 초미세먼지 입자는 특히 어린이와 노인 그리고 합병증을 앓는 사람 등 취약한 이들에게 커다란 위협을 제기한다.

　한국에서 대기오염만 환경과 관련된 주요 우려사항은 아니다. 종종 이윤을 추구하는 산업이 야기하는 화학물질 오염이 환경에 미치는 위험성 또한 주요 위협이 되고 있다. 예를 들면 가습기 보충제로 발생하는 폐부전은 한국에서 오랫동안 문제시되어 왔다. 현대 산업이 생활에 미치는 범위가 확대됨에 따라 한국 국민의 건강과 안전에 악영향을 미치는 화학적·환경적 위험성도 커지고 있다.

　나는 건강을 위협하는 세 가지 주요 요인인 신종 감염성질환, 비전염성질환 그리고 기후변화를 포함한 환경 악화를 논했다. (네 번째 주요 위협으로는 손상과 장애에 따른 부담이 있다.) 이 같은 건강 위협은 사람의 수명이 늘어나기는 했지만 많은 사람이 질병과 장애를 겪고 있음을 뜻한다. 유엔 지속가능개발목표(SDGs) 가운데 주요 건강 목표는 아동기와 청소년기부터 성인기를 거쳐 노화와 사망에 이르기까지 전 생애에 걸친 건강이다. 이 지표로 보면 한국뿐만 아니라 다른 여러 나라에서도 제대로 잘하고 있다고 보기는 어렵다.

나는 랜싯·오닐연구소·조지타운대학교 글로벌보건법위원회의 공동 의장을 맡는 영광을 누렸다. 우리는 보고서에서 '건강의 법적 결정 요인'*이라는 용어를 만들어냈다. 실제로 건강에 좋거나 좋지 않은 근본적인 조건은 사회·경제적 조건, 상업적 결정 요인 그리고 법의 지배를 포함한 법적 결정 요인에 있다. 법은 인권을 보호하면서도 전파를 방지하기 위해 강력한 공중보건 권력을 창출할 수 있다. 법은 영양 식품, 신체활동, 술과 담배 규제를 통해 건강이 쉬운 선택이 되도록 도시와 생활환경의 구조를 개선할 수 있다. 또한 법은 산업을 규제하여 안전한 제품, 환경 존중 및 사실에 기초한 마케팅을 보장할 수 있다. 그렇기 때문에 건강의 법적 결정 요인은 인간과 동물의 건강에 매우 중요하다. 우리는 건강이 과학이나 의료적인 추구라고 생각하는 경향이 있지만, 사실 좋은 법은 과학과 의료만큼이나 중요하다.

2014년 하버드대학교출판사가 처음 출판한 글로벌보건법에 관한 이 책은 법이 사람들의 건강한 생활환경을 증진시키는 방법에 관해 체계적으로 설명한다. 내가 가장 좋아하는 서평은 런던 ≪타임스≫의 "이 책은 지루하지 않다!"라는 것이다. 이 책은 지루하지 않다. 이 책은 국민의 건강과 안녕을 지킬 방법을 알고자 하는 학자, 정책 입안자 그리고 정보에 밝은 일반 대중에게 필독서이다.

서울대학교 의과대학 교수 오주환에게 큰 빚을 지고 있다. 오 교수는 내게 영감을 주었을 뿐만 아니라 한국어판 글로벌보건법 출판을 촉진하는 역할을 해주었다. 또한 영어로 된 글을 한국어로 옮기는 작업을 맡아 수고해준 조지타운대학교 법학전문대학원 글로벌보건법 석사과정을 이수한 류화 변호사에게도 빚을 지게 되었다. 류화의 작업(그리고 직업윤리)은 훌륭함에서 조금도 모자람이 없었다. 그리고 연세대학교 언더우드 국제대학 융합사회과학부 과학기술정책

---

* Lawrence O. Gostin, John T. Monahan, Jenny Kaldor, et al., "The Lancet Commission on Global Health and the Law: The Legal Determinants of Health: Harnessing the Power of Law for Global Health and Sustainable Development," *Lancet* 293 (2019):1857-1910, https://doi.org/10.1016/S0140-6736(19)30233-8

조교수 이선구에게도 고마움을 전한다. 조지타운대학교에서 법학 박사과정을 이수한 유능한 이 교수는 오주환 교수와 함께 번역본 감수에 도움을 주었다.

또한 서울대학교 의과대학 건강사회교육센터장이자 가정의학교실 교수인 이종구 박사에게도 깊은 감사의 마음을 전한다. 이 교수는 전염병 관리 분야에서 잘 알려진 지도자로 한국은 물론 세계보건기구에서도 탁월한 업적을 쌓았다. 오주환 교수, 류화, 이선구, 이종구 교수 그리고 한국의 모든 친구에게 진심으로 감사드린다. 그리고 독자 모두 이 책을 즐겁게 읽으며 법과 글로벌보건에 관해 배울 수 있기를 희망한다.

# ❚ 옮긴이의 글

류화

　21세기 들어 한국에서는 사스, 메르스, 조류 인플루엔자에 이어 코로나19라는 신종 감염병의 유행으로 공중보건의 위기감과 사회경제 전반에 불안감이 높아지고 있다. 이들 감염병은 모두 세계화의 흐름을 타고 지구촌 곳곳에 급속히 전파되어 우리의 삶을 위협하고 있다. 또한 건강에 이롭지 않은 식품들이 전 세계인의 식단을 평준화하면서 발생하는 비만, 암, 당뇨 같은 비전염성질환도 우리 사회의 커다란 문제로 자리 잡고 있다. 이렇듯 전 세계가 긴밀하게 연결되어 상호 영향을 주는 환경에서는 자신의 건강을 스스로 지킬 수 없게 된다. 즉, 다른 사람이 건강해야 내가 건강하고 다른 나라 사람들이 건강해야 우리나라 사람들도 건강을 지킬 수 있는 조건으로 확대되는 것이다. 우리 모두의 건강, 즉 '만인의 건강'이 바로 글로벌보건이 지향하는 목표이며, 글로벌보건법은 법이라는 틀을 통해 모든 사람의 건강을 보장하려는 접근이라고 볼 수 있을 것이다.
　글로벌보건법 분야의 개척자이자 권위자는 바로 이 책의 저자인 조지타운대학교 교수 로런스 O. 고스틴이다. 미국 내 보건법 분야에서 당대 가장 영향력 있는 법학자이자 최고 석학으로 꼽히는 고스틴 교수는 현재 글로벌보건법 관련 WHO 협력센터장과 오닐연구소장 등 다양한 역할을 수행하며 글로벌보건의 이상을 구현하기 위해 노력하고 있다. 이 책은 고스틴 교수의 대표 저서 가운데 하나로, 글로벌보건법의 방대한 범위와 실체를 정의하고 제도적 기본 틀을 체계적으로 설명하면서 21세기 글로벌보건의 나아갈 방향을 제시해준다.
　옮긴이는 조지타운대학교 법학전문대학원에서 글로벌보건법 석사과정을 이

수하면서 『글로벌보건법』의 저자이신 고스틴 교수님으로부터 수학했다. 이 책에는 당신께서 가지신 법과 글로벌보건 정의에 관한 근본적이고 심오한 질문들이 포함되어 있는데, 자칫 딱딱할 수 있는 주제임에도 불구하고 지구촌 곳곳에서 글로벌보건법의 영향을 받는 살아 숨 쉬는 사람들의 이야기가 삽화처럼 그려져 있어 그들의 숨결과 활기를 느낄 수 있다. 독자들은 글로벌보건법에 대한 지적 호기심 충족은 물론 저자와 함께 우리 모두가 건강한 지구촌의 모습을 실현하기 위한 다각적인 해결책을 생각해볼 기회를 가질 수 있을 것으로 사료된다. 이 책은 동명 과목의 교재로 사용되고 있을 뿐만 아니라 글로벌보건과 관련된 인권이나 국제법 과목에서도 기본 참고서로 이용되고 있다. 이미 이 책의 중국어본이 몇 해 전에 세상에 나왔고 스페인어 번역이 마무리된 시점에서, 한국어본이 세상에 나오게 되어 매우 기쁘게 생각한다.

이 책이 나오기까지 도움을 주신 한 분 한 분에게 진심으로 감사드린다. 특히 이 귀한 책을 번역할 기회를 주신 고스틴 교수님, 바쁘신 중에도 한국어 출판에 도움을 주시고 꼼꼼하게 감수해주신 오주환 교수님, 세심한 감수와 함께 아낌없는 격려를 주신 이선구 교수님, 면밀한 감수로 한국어본의 가치를 좀 더 높여주신 이종구 교수님, 그리고 어떤 질문에도 늘 친절하고 빠르게 답해준 오닐연구소의 에릭 프리드먼에게 감사의 말씀을 드린다.

끝으로 멀리서 사랑과 격려를 아낌없이 보내주신 어머니, 동생들과 그 가족들, 그리고 송주미, 이상은, 라명수, 이석희, 김한나, 최경희, 최창숙, 캐서린을 비롯한 친구들과 지인들에게 감사의 말을 전한다.

# ▌ 서문

지금은 글로벌보건법을 체계적으로 설명하는 데 다시 없는 호기이다. 전 세계 인구의 삶을 개선할 수 있는 잠재적 해결책이 있다는 기대감이 상호 유기적으로 연결된 지구의 변화를 갈망하는 신세대 자선가와 과학자, 유명인, 기업인, 학생, 시민의 상상력을 사로잡고 있다. '대외정책의 중요한 일면'인 보건 분야의 국제개발지원 규모가 1990년 56억 달러에서 2010년에는 269억 달러로 지난 20년간 네 배 뛰었고, 그 가운데 사적·자발적 지원 분야가 차지하는 비율이 계속 증가하고 있다. 오늘날 빠르게 진행되는 세계화 추세를 고려할 때 탄탄한 글로벌보건법 체계의 필요성은 그 어느 때보다 크다 할 것이다.

이 책을 통해 나는 글로벌보건법의 범위와 실체, 틀을 부여하는 중요한 외교적·정치적·사회적·경제적 요인을 강조했다. 글로벌보건법에 그 같은 생명력과 활기를 불어넣어 주는 정책 목표로는 자국민의 건강 보호 의무에서 국가안보와 경제번영, 지속 가능한 개발, 인권과 사회정의를 위한 규범적 약속에 이르기까지 다양하다.

이 책을 집필하면서 내가 지향하는 목표는 ① 글로벌보건법 분야를 보건을 위한 글로벌 거버넌스라는 좀 더 폭넓은 흐름 안에서 정의하고, ② 제도적 기본틀을 포함한 주요 법원(法源)을 체계적으로 설명하고 분석하며, ③ 21세기 글로벌보건을 이끌어갈 중대한 주제로 발전시키는 것이다.

# 정의(定義)

　제3장에서 밝힌 글로벌보건법의 정의는 이 분야의 임무와 법원, 주요 참여자, 윤리적 토대를 담고 있다. 글로벌보건법은 전 세계인이 도달 가능한 최고 수준의 신체적·정신적 건강을 향유할 수 있도록 규범과 절차, 제도를 구체화하는 '경성(국가를 구속하는 조약 등)' 및 '연성(국가 간에 타결한 실천규약 등)' 국제법을 모두 포괄한다. 이 목표를 달성하려면 다양한 글로벌보건 행위자 간 자원 동원과 우선순위 설정, 제활동 간 조율, 진도 감시, 책무성 보장을 위한 창의적인 방법이 필요하다. 사회정의라는 가치가 이 분야에 스며들어 세계에서 가장 소외된 사람들도 보건 혜택을 받도록 형평성을 보장해야 한다.

　그러나 국제법은 주권국가가 자치권을 포기하지 않으려 하거나 자체 이익에 반하는 행위를 하지 않으려 함에 따라 드러나는 원천적 한계가 있다. 국제법 규범은 일반적으로 모호하여 시행이 어렵기도 하지만 국가가 자국 내에서 적극적인 시행을 꺼리거나 혹은 시행할 수 없는 처지에 처해 있기도 하다. 그 결과 글로벌보건 학자들은 거버넌스라고 하는 새로운 용어에 의지하게 되었는데, 이 말은 법률뿐만 아니라 변화를 가져오는 다양한 지레장치를 포괄하는 개념이다. 조직사회가 집합재를 달성하기 위해 공적 및 사적 활동을 지휘하고 영향력을 행사하며 조율하는 방법으로서의 '거버넌스'는 글로벌보건 체계가 복잡한 구조로 되어 있음과 규범, 제도에 따라 건강증진 활동을 추진할 수 있는 많은 방법이 있음을 인지한다.

　많은 학자가 글로벌보건 거버넌스(Global Health Governance)에 관하여 이야기하지만, 나는 보건을 위한 글로벌 거버넌스(Global Governance for Health)라는 광의의 개념을 선호한다. 전자가 주로 보건 분야 내에서의 규범과 제도를 기술하는 반면에 후자는 좀 더 포괄적인 개념으로 보건 분야 너머까지로 확장된다. 글로벌보건법이 그렇듯이 보건을 위한 글로벌 거버넌스는 농업, 무역, 개발, 인권, 환경과 같은 다양한 영역을 포괄한다. 의심할 여지 없이 보건을 위한 글로벌 거버넌스가 효과적으로 작동하려면 정치, 권력, 기득권의 역물살을 헤치고 나가는 복잡한 활동이 수반되어야 한다.

# 기구

글로벌보건법과 광의의 거버넌스는 보건의 임무 또는 다른 목표를 가지고 있지만 건강의 사회경제적 결정 요인에 영향을 미치는 임무를 촉진하는 기구에 의존한다. 그 가운데 대표적인 기구가 '국제보건사업의 지도적·조정적 기구'인 세계보건기구(WHO)이다. 이와 함께 유엔에이즈, 세계은행, 에이즈·결핵·말라리아 퇴치 세계기금("세계기금"), 세계백신면역연합, 세계무역기구(WTO)처럼 보건에 직·간접적으로 영향을 미치는 다양한 국제기구도 있다. 이 책에서 나는 이들을 포함한 많은 기구가 얼마나 효과적으로 운용되고 있는지, 즉 그들의 목표, 방법, 거버넌스 전략, 특히 이들 기구가 조사, 책무성, 시민사회 참여에 얼마나 개방적인지를 고찰한다.

# 주제

몇 가지 주제가 글 전체에 스며 있다. 이들 주제에는 책의 목표인 정의(正義)에 입각한 글로벌보건을 달성하는 데 필요한 혁신적인 개혁들에 대한 나의 생각이 반영되어 있다.

**건강 형평성**: 정의에 입각한 글로벌보건이라는 말은 공평한 분배에 따라 도달 가능한 최고 수준의 신체적·정신적 건강을 달성한다는 의미이다. 아마도 대부분의 글로벌보건 사업이 영아·모성 사망률, 상해 혹은 질병 부담 또는 평균수명 같은 전반적인 공중보건 개선을 기준으로 성공 여부를 평가할 것이다. 이 같은 측정 방법이 분명히 필요하긴 하지만 종종 국가 내 그리고 국가 간에 끈질기게 엄연히 존재하는 빈·부, 도시·농촌 혹은 남-북 간의 불평등을 간과하곤 한다. 예를 들어 보건 혜택을 중·상위 계층에서 집중적으로 누리는 반면에 하위 계층과 노동자 계층에서는 정체된 상태로 남아 있다면, 글로벌보건을 촉진했을지는 몰라도 정의는 빠져 있다.

지구촌 연대: 나에게는 글로벌보건 분야에 들어서기 이전에 정신보건, 에이즈, 공중보건 분야의 경력이 있다. 『시민자유주의자에서 위생학자가 되기까지』[*Journal of Law and Society* 34, no. 4(2007): 594~616]에 내 개인적인 인생 여정이 그려져 있다. 내가 사색가로서, 권익 옹호자로서 발전해가면서 깨달은 것은 많은 사람이 그렇듯 나 역시 처음에는 글로벌보건이 기본적으로 대외 지원과 관련되어 있다고 믿었다는 것이다. 빈곤한 나라는 보건서비스를 제공할 능력이 부족한 반면에 부유한 나라는 정치적 의지가 부족하다고 생각하는 것은 지나치게 단순화한 것이다. 진정한 보건 개선을 위해서는 지구촌 연대가 필요하며 모든 국가와 이해관계자가 보건을 위하여 공동의 책임을 져야 한다. 요약하면 정부의 주요 임무는 국민건강을 보호하는 것이고 국제사회의 의무는 역량을 계발하는 것이다. 전자는 정부가 보건 사업을 주도하면서 자금을 충분히 조달할 것을 요구하고 후자는 국제 지원에 관한 새로운 이론이 필요함을 전제한다. '보건 원조'는 관대한 공여국과 빈곤한 수원국 간에 자선적인 관계를 전제하지만, 보건에 대한 책임은 동등하게 공유되어야 한다. 지구촌 연대는 모든 사람이 건강하고 안전해질 수 있는 조건을 보장하기 위해 모든 국내 및 국제 행위자가 각자의 공정한 몫을 행하는 평등한 동반 관계(partnership)를 요구한다.

모든 정책에 건강 고려: 정부의 책임에 관한 주제에 집중하다 보면 해결책이 보건 분야를 넘어서야 한다는 것이 명백해진다. 정부가 하는 일의 정말 많은 부분이 좋게든 나쁘게든 공중보건에 심오한 영향을 미친다. 농업, 도시 계획, 교통, 에너지, 환경 등 광범위한 정책이 사람과 그 거주지에 영향을 미친다. 그 때문에 보건에 관한 '범정부적 차원'의 접근이 필수불가결하며, 더 나아가 '범사회적 차원'의 접근이 필요한 것이다. 모든 자원을 보유한 정부조차도 사람들이 건강해질 수 있는 조건을 전적으로 창출할 수는 없다. 기업, 보도매체, 대학교 및 자선단체 등 사회 전체가 인간의 복리에 영향을 미친다. 민간 부문의 영향력이 어느 정도인지 가늠해보려면 식품, 주류, 담배 산업의 역할을 생각해보라. 그리고 정책과 관행이 건강에 미치는 효과를 전략적으로 평가하는 것이 예외가 아니고 규칙이 되었을 때 나타날 수 있는 변화를 상상해보라.

다양한 체제: 다양한 체제가 공중보건에 미치는 영향을 고려하면, 모든 정책에 건강을 고려하는 시책을 국제적으로 시행하는 것이 된다. 급속한 세계화, 이주, 도시화의 시대에 건강 위험은 지구 전체에 도사리고 있다. 아무리 보건과 개발 분야에서 모든 것을 올바르게 하더라도 보건을 위한 글로벌 거버넌스에는 여전히 커다란 구멍이 남을 것이다. 보건에 영향을 미치는 체제 몇 가지를 들어보면 *무역*은 번영을 가져오지만 국경을 초월하여 질병과 유해한 생활방식을 전파하고, *지식재산*은 혁신을 유도하지만 필수의약품을 저렴하게 구매하는 데 방해가 된다. 또한 *환경*은 인간과 동물에게 서식지를 제공하지만 홍수, 폭염, 질병 매개체의 지리적 영역을 확대하는 등 건강 위험을 악화시킨다.

바람직한 거버넌스: 정부, 국제기구 및 기타 글로벌보건 행위자가 효과적으로 활동하려면 국제인권법에 명시된 보편적인 가치를 엄수하면서 잘 관리해야 한다. 잘 관리되는 기관은 *정직성*(부정한 행위를 하지 않음), *투명성*(공개 조사에 개방적임), *숙의성*(이해관계자와 지역사회가 참여함), *효율성*(잘 관리됨), *책무성*(성공과 실패에 책임을 짐)을 유지한다. 이러한 조직은 명확한 목표를 설정하고 진도를 감시하며 필요에 따라 방향을 수정한다. 온전한 거버넌스 없이는 부족한 자원이 낭비되고 이행 과정이 잘못 관리되어 글로벌보건 지도자들이 정의에 입각한 보건 목표를 달성할 수 없게 된다.

건강 증진 우선순위: 나는 마지막 장에서 올바른 우선순위 설정의 중요성을 논증하고자 일종의 사고실험(思考實驗)을 제기한다. 인구에 기반한 공중보건과 개인의 의료보장이라는 극명하게 대비되는 두 가지 시스템 가운데 하나를 선택해야 하는 롤스(Rawls)적 세계로, 삶에서 차지하게 될 상황(부유하든 가난하든, 건강하든 병들었든, 글로벌 남쪽에 살든 북쪽에 살든)을 모른다고 상상해보자. 영양이 풍부한 음식, 마실 수 있는 물, 위생 시설과 안전한 도로를 갖추고 있고 유해한 질병 매개체가 없는 세상에서 살겠는가? 아니면 상해나 질병이 발생할 경우 의료 혜택이 완벽하게 보장된 세상을 선호하는가? 그 답은 자명하다. 아픈 다음에 의료 혜택을 보장받기보다는 주저 없이 건강한 생활 조건(예방적 공중보건 전략)

을 갖춘 환경에서 살기를 선택할 것이다. 역사적 시각에서든 경험적 시각에서든 건강한 사회집단을 선호할 만한 타당한 이유가 있다. 그럼에도 불구하고 글로벌보건은 대부분 의료적이고 개인화된 모형을 중심으로 구성되어 있다. 정의에 입각한 글로벌보건은 기존 구조에 집단적이고 인구에 기반한 접근 방식으로 만인을 위한 건강 비전을 통합할 때 비로소 가능해진다.

건강권: 나는 건강이 기본적인 권리로서 반드시 필요하다는 원칙으로 돌아가곤 한다. 사회경제적 권리에 내재한 분명한 결함에도 불구하고 그 같은 원칙을 고수하는 것이 다른 학자들 눈에는 이상하게 비칠 수도 있다. 명백한 사실은 건강권 체제가 부정확한 표준으로 비판받고 있고, 이들 중 상당수는 기껏해야 점진적으로 달성 가능하며, 때로는 이행이 불가능하기까지 하다는 것이다. 실제로 이러한 결함을 극복하기는 어려울 것이다. 그러나 국제인권법은 공중보건을 보장하기 위해 만들어진 것으로 보편적인 적용이 가능한 유일한 국제 체제이다. 사실상 모든 국가가 조약 채택이나 국가 헌법의 형태로 법적 구속력이 있는 규범으로서 건강권에 동의했다. 나는 그 체제를 유기하기보다는 채택하되 그 표준을 명확하게 정립하고, 이행 진도를 모니터링하며, 결과에 따르는 책무성을 보장할 필요성을 전제하는 쪽을 택했다. 위의 사고실험을 성찰해보건대 정의에 입각한 글로벌보건을 달성하려면 건강권을 개인의 권리라기보다는 전 세계 모든 사람이 건강하고 안전한 조건을 동등하게 이용할 수 있도록 보장하는 집단적 권리로 바라볼 필요가 있다.


# 대상 독자

나는 다양한 독자층을 염두에 두고 이 책을 집필했다. 최우선적으로 글로벌보건 분야의 학자와 실무자 그리고 주요 관심 분야가 법이나 거버넌스, 인권, 대외정책 혹은 보건이냐에 관계없이 열정적인 옹호자를 대상으로 했다. 정책 입안자, 글로벌보건 지도자, 시민사회조직 그리고 정의에 입각한 글로벌보건에 관심이 있고 정보에 밝은 일반 대중에게도 유용하게 쓰일 수 있도록 하는 의도였다.

또한 이 책은 보건에 영향을 미치는 국제법 체제와 보건을 위한 글로벌 거버넌스에 관계된 혁신적 사고를 이해하고자 하는 학자와 실무자, 활동가에게 가치 있는 참고 도구가 될 수 있을 것이다. 내 목표는 이 책이 법학을 전공하지 않은 독자도 글로벌보건법에 접근할 수 있게 하고 좀 더 깊이 있는 연구를 하고자하는 독자에게는 흥미롭고 유용한 정보를 제공하는 데 있다.

이 책은 글로벌보건법과 거버넌스를 가르치는 교수와 학생도 염두에 두었다. 법, 공중보건, 의료, 보건행정, 국제 업무 및 기타 분야의 대학원 과정에 쓰일 수 있도록 이 분야를 정의함으로써 유용하고 체계적인 지도 방법을 제공하고자 했다. 나는 글로벌보건법과 광의의 거버넌스가 학제 간 경계를 넘어 글로벌보건 교과과정의 일부로 자리 잡기를 소망한다. 내가 집행위원으로 활동하는 글로벌보건대학컨소시엄(CUGH)에는 글로벌보건교육과 전 세계의 보건 요구에 헌신적으로 부응하고 있는 대학연구소가 참여한다. 이 컨소시엄은 글로벌보건이 대학교에서는 집중 수업으로 그리고 대학원에서는 연구과정으로 활발하게 연구되고 있음을 보여준다. 이 글이 글로벌보건에 관해 열정을 가진 광범위한 교수진과 학생들에게 도움이 되기를 소망한다.

**▌ 글로벌보건의 서사(敍事): 젊은이의 목소리를 들으며**

    이 책은 빈곤하게 살아가는 젊은이의 목소리로 시작한다. 불결하고 혼잡한 도시 또는 오지 마을에 사는 소년 소녀와 청년의 일상적인 삶을 그린 이 글로벌보건 이야기는 젊은이 자신의 목소리를 혹은 그들과 어울려 살아가는 열정적인 지역사회 활동가의 목소리를 들려준다. 알로이, 세팔리, 티 샤를, 에넬레스, 나무비루 라시다, 조니와 몰리가 직접 전해주는 이야기이다.

## 알로이 이야기: 짐바브웨 시골에 사는 16세 소년

    나는 우리 가정의 형제자매 중 맏이이다. 아빠는 인디고 광산에서 일하고 엄마는 몇 개월 전에 에이즈로 세상을 떠났다. 내게는 나를 졸졸 따라다니는 두 남동생과 두 여동생이 있다. 우리가 사는 집은 방이 세 개인데 전기가 들어오고, 수돗물이 나오며, 수세식 화장실이 있다. 하수도가 막히는 극단의 상황이 발생하면 인디고 광산의 사회복지 직원이 와서 우리 지역에 있는 가구의 하수도를 수리해준다. 전기가 끊기면 우리는 나무로 불을 때서 조리한다.

    현재 나는 아무 일도 하지 않는다. 아빠가 두 남동생과 두 여동생, 그리고 나를 한꺼번에 학교에 보낼 수 없기 때문에 유감스럽게도 나는 학교에 계속 다닐 수가 없었다. 아빠가 버는 돈은 옷과 음식 면에서 우리 가족의 기본 생활을 꾸려나갈 수 있을 만큼 충분치 않다. 어떤 때에는 양식이 한 달도 못 되어 바닥나곤 한다. 이곳 가게는 식료품을 비싼 가격에 팔기 때문에 기본 물품을 더 싸게 사려면 34킬로미터 떨어진 곳에 있는 큰 도시로 나가야 한다. 한편, 이곳 학교에는 어린이 급식 프로그램이 있어서 영양실조를 예방하기 위해 죽과 콩, 땅콩을 제공한다.

우리 지역 보건소는 5킬로미터 떨어진 곳에 있다. 보건소에서는 흔한 질병과 상처를 치료해주고, 응급 치료, 산모 관리, HIV(인체면역결핍바이러스) 테스트를 시행하며 힘든 치료는 시내에 위치한 공공 병원에 위탁한다. 엄마가 아팠을 때 이곳 보건소에서는 항레트로바이러스 치료를 하지 못해서 엄마가 시내에 가서 치료약을 받아와야 했던 기억이 난다. 의료 혜택을 받는 데 주요 장애 요소는 먼 거리, 부족한 의약품, 부족한 돈이다. 어떤 사람은 신앙과 전통적인 치료사에게 의지하기도 한다.

내가 걱정하는 것은 아빠의 건강이다. 아빠는 먼지와 공해에 노출된 일터에서 맥주를 마시고 담배를 피운다. 엄마가 돌아가신 후로 모든 것이 변했다. 아빠는 다른 여자와 결혼했는데 계모는 여동생들을 무자비하게 대한다. 여동생들은 학교에서 돌아오면 놀지 못하고 오직 일만 한다. 아빠가 술에 취하면 가끔 계모를 때리기 때문에 우리는 혼란과 불안에 빠진다. 그저 '엄마가 살아 있었으면 좋겠다, 엄마가 테스트를 일찍 받았다면 살아서 우리가 크는 것을 볼 수 있었을 텐데' 하는 생각뿐이다.


## 세팔리 이야기: 방글라데시 다카에 사는 16세 소녀

이 이야기는 다카에 위치한 브락(BRAC)대학교의 아티야 라흐만과 사메에라 후세인이 들려준 것이다. 300만 명 이상 빈민의 고향, 방글라데시 수도 다카는 세계에서 인구밀도가 가장 높은 곳에 속한다. 빈민들은 불법 점유한 대지에 살기 때문에 전기, 물, 위생시설 접근이 제한된다.

벌써 2년 전에 결혼한 세팔리는 임신한 상태이고, 최근 방글라데시의 가장 큰 도시 빈민가인 코라일로 남편인 무집과 함께 왔다. 세팔리 가족은 엄마의 가족과 함께 병합가족으로 동거한다. 셰팔리의 엄마는 시간제로 남의 집 가사도 우미로 일하면서 10년째 빈민가에 살고 있고, 무집은 인력거꾼으로 생계비를 번다.

셰팔리는 방글라데시에서 가장 가난한 지역인 쿠리그람에 있는 마을에서 자라났다. 집안 형편이 어려워 셰팔리의 엄마는 생계를 찾아 다카로 이주했고, 셰팔리는 계속 아빠와 오누이들과 함께 살면서 엄마가 부쳐주는 용돈으로 생활했다. 가족이 셰팔리가 결혼할 나이가 되었다고 판단하기 전까지 그렇게 지냈다. 방글라데시에서 법적으로 허용하는 최저 결혼 연령은 18세이다.

셰팔리는 '결혼을 해야만 하는' 이유를 잘 알고 있다. 그녀가 가족의 재정 부담을 덜어줄 수 있을 만큼 나이가 들었다는 것이다. 셰팔리 또래의 여자 아이들은 더는 마을에서 무료로 교육받을 수 없었으므로 결혼은 당연한 수순이었다.

몸집이 왜소한 셰팔리는 몸이 허약해서 임신 6개월이지만 임신한 것처럼 보이지 않는다. 셰팔리는 기초적인 교육을 받았기 때문에 출산 전 건강 관리를 해야 한다는 것을 알고 있었으므로 빈민가에서 임신부를 위한 보건정보를 알아보고 있다. 그녀는 가족에게 더는 금전적 부담을 지우지 않기 위해 무료로 관리해주는 곳을 빨리 찾아야 한다고 말한다. "이곳에서 공짜로 출산하게 해준다고 들었어요. 그 말이 사실인지 알고 싶어요."

코라일에는 병원이 없고 비정부기구(NGO)에서 운영하는 보건소 몇 곳만 있을 뿐이다. 그곳에서 합병증이 생기지 않을 것으로 판단되는 임신부는 아이를 낳을 수 있다. 셰팔리는 소액 혹은 무료로 서비스를 제공하는 빈민가 출산센터가 있다는 사실에 안심한다. 병원에 간다는 것은 자동차가 다닐 수 없는 비좁은 골목길과 도로를 걸어서 빠져나가야 함을 뜻한다. 그렇게 해서 큰 도로에 다다르게 되면 다시 교통체증을 뚫고 2시간을 더 가야 하기 때문이다.

## 티 샤를 이야기: 아이티 아르티보니테 해안에 사는 20세 남자

이 이야기는 파트너스인헬스의 장자크 솔론과 프란치스카 루시엥이 들려준 것이다.

아이티의 아르티보니테 하류의 작은 해안도시에 살고 있는 가족들은 보건 혜택에 접근이 제한되면 경제적인 절망과 불안 상태로 내몰릴 수 있다. 그곳에 티 샤를과 그 가족이 산다. 티 샤를이 겪은 것은 아이티 전역의 그와 비슷한 처지에 있는 사회집단에 속한 많은 젊은이의 운명을 대변한다.

그의 이야기는 2년 전 어느 평범한 날에서 시작된다. 티 샤를의 설명에 따르면 특별한 것이 없었는데 해 질 녘 인생을 뒤바꾼 상해를 입었다. 날이 저물자 당시 18세였던 티 샤를은 근처에 있는 라코우에서 친구와 밖에 앉아 시간을 보내고 있었다. 해가 완전히 지고 그 지역에 전기가 들어오지 않아 주변이 어두워지자 그들은 집으로 향했다. 라코우의 많은 사람이 공동체 내의 행사인 푸오그람에 참석하고 있어서 고요했다. 그때 시골과 도시의 거리에서 흔히 볼 수 있는 작은 오토바이를 탄 한 탑승자가 총을 쏘았는데 그때 튕긴 총알이 티 샤를의 다리를 관통했다.

보건 혜택을 받을 수 있는 수단이 없었던 티 샤를은 총상으로 다리 환부가 악화되자 한 달 이상 집에 머물렀다. 그보다 앞서 티 샤를의 엄마도 보건 혜택을 받지 못하고 너무 늦게까지 방치하는 바람에 생명을 잃었다. 돈이 부족한 현실과 그 지역에서 운영하는 보건 시설이 주변에 있다는 사실을 알지 못한 탓에 티 샤를의 환부는 계속 악화되어 학교조차 다닐 수 없었다. 티 샤를은 단칸방 집에서 다른 네 가족과 함께 먹을 것도 거의 없고 맑은 물이나 위생 시설이 거의 구비되어 있지 않은 환경에서 지냈다.

티 샤를의 이야기가 거기서 끝이 났다면 보건 혜택이 부족한 수많은 사람 가운데 하나라는 통계 수치로 끝났을 것이다. "저는 죽었을 거예요. 총알이 정맥 바로 옆에 맞았거든요. 다리 상태가 너무 나빠져서 저는 걸을 수도 없었어요." 한 달 후 이웃의 추천으로 티 샤를은 깡주에 있는 파트너스인헬스 장미라상떼 병원을 찾아갔다. 티 샤를은 아이티 중부 고원에 자리 잡은 시골에 있는 병원까지 두 시간을 걸어간 것이 그의 삶을 바꾸었다고 믿는다. "전 이제 장미라상떼 환자 네트워크의 일부예요."

이제 복학해 학교에 다니고 있는 티 샤를은 교육을 마친 후 자동차 기술자가 되는 꿈을 이루는 미래를 설계한다.

## 에넬레스 이야기: 말라위 네노현에 사는 14세 소녀

이 이야기는 말라위의 파트너스인헬스의 빅토리아 스미스가 들려준 것이다.

만일 여러분이 에넬레스에게 시간을 어떻게 보내는지 묻는다면 에넬레스는 세계 어느 곳에 살든 14세 소녀가 할 만한 대답을 할 것이다. "저는 학교에 가고, 교회에 가고, 친구들과 놀아요." 작은 체구에 사려 깊은 얼굴을 하고 머리를 짧게 친 에넬레스는 말라위 서남쪽 산지에 자리 잡은 매우 작은 마을에서 엄마와 다섯 오누이와 함께 살고 있다.

사하라 이남 아프리카에 위치한 내륙 국가 말라위는 세계 최빈국에 속한다. 그리고 에넬레스가 고향이라 부르는 네노현은 아주 외진 지역 중 한 곳이다. 수돗물과 전기는 거의 들어오지 않고 도로는 비포장이어서 우기(雨期)인 12월에서 4월까지 5개월 동안 여행 다니는 것은 특히 위험천만한 일이다. 네노현에 사는 주민 12만 5,000명 중 4분의 1가량이 가장 가까운 보건 시설까지 가려면 8킬로미터 이상 걸어야 한다.

에넬레스의 일곱 가족은 흙바닥과 초가지붕 안에 침실이 두 개 있는 구조물에서 함께 살고 있으며 바깥에는 화장실로 사용되는 움푹 파인 구멍이 딸려 있다. 잘 때는 바닥에 매트를 깔고 일곱 가족이 담요 세 개와 모기장을 함께 쓴다. 아이들 중 나이가 많은 축에 끼는 에넬레스는 가족을 도와 집 안을 청소하고 매일 근처 우물에 가서 조리하거나 마시거나 씻을 때 쓸 물을 받아오는 일을 한다. 에넬레스는 엄마를 도와 불을 피워 음식을 조리한다. 건기에는 야외에서 조리할 수 있지만 비가 내릴 때에는 실내에서 하는데, 그럴 때마다 집 안은 연기로 가득 찬다.

우기는 에넬레스와 그 가족에게 힘든 시기다. 에넬레스는 "비가 오면 지붕의 짚이 떨어져 나가 지붕이 새기 때문에 저는 잠잘 때 비에 젖게 돼요"라고 말한다. 비가 오면 에넬레스가 매일 학교에 가는 것도 매우 어려워진다. 학교까지

한 시간 이상 걸어가야 하는 데다 비가 내리면 도로가 진창으로 변하기 때문이다. 에넬레스는 얇은 플라스틱 신발을 가리키며 말한다. "샌들이 있어서 다행이에요."

2005년 에넬레스의 아빠가 결핵으로 사망한 이후 엄마가 가족을 부양하고 있다. 에넬레스의 엄마는 가족을 먹여 살리기 위해 세탁이나 밭일 같은 삯일을 한다. 또한 먹을거리를 추가로 확보하기 위해 자그마한 밭에 옥수수, 콩, 카사바를 심고 가꾼다. 에넬레스의 엄마는 얼마 되지 않은 돈을 최대한 줄여 쓰지만 종종 수입에 지출을 맞추기에는 역부족이다. 에넬레스는 엄마의 희생을 이해하지만 때로는 부족함을 느낀다. "저는 끼니를 거른 적이 없고 매일 세 끼 식사를 해요. 하지만 먹은 후에도 여전히 배가 고플 때가 많아요. 충분히 먹은 게 아니니까요."

가족의 건강이 어떠냐고 물으면 에넬레스는 머뭇거린다. "음, 건강한 가족도 있고 그렇지 않은 가족도 있어요"라고 말한다. 에넬레스의 아빠는 에넬레스가 아주 어렸을 때 세상을 떠났기 때문에 에넬레스는 아빠를 거의 기억하지 못한다. 엄마와 막냇동생 블레싱즈 둘 다 HIV 양성 반응을 보여 항레트로바이러스 치료를 받고 있다. 블레싱즈는 영양실조까지 걸렸지만 치료받기 시작한 이래 증세가 나아졌다. 네노현에 사는 주민은 10명당 1명꼴로 HIV 감염자이다.

에넬레스 자신도 만성적인 건강 문제를 겪고 있다. "제가 기억하는 한 전 언제나 천식을 달고 살았어요"라고 말한다. 그녀는 한 달에 한 번씩 엄마와 함께 편도 3시간씩 걸어서 병원에 있는 만성질환 치료소에 간다. "약이 도움이 돼요. 하지만 어떤 때는 병원에 약이 떨어지기도 해요. 그럴 때면 저는 그 멀리 병원까지 걸어갔다가 아무 약도 받지 못한 채 집에 되돌아올 수밖에 없어요."

그러나 에넬레스는 장래를 낙관적으로 본다. 그녀는 초등학교 마지막 학년에 다니고 있어서 내년에는 중학교에 들어가기를 희망한다. 에넬레스는 공부에 열정적이다. "제가 이 세상에서 무엇인가를 하려면 학교에 가야 해요." 대학교에서 간호학을 전공하는 것이 에넬레스의 꿈이다.

# 나무비루 라시다 이야기: 우간다 캄팔라 교외 가바에 사는 18세 여성

나는 대학교 1학년 학생이다. 나는 7명의 형제자매 중 맏이이다. 아이들마다 어머니가 각기 다르지만 같은 아버지 밑에서 태어났다. 내 어머니는 아들과 딸 하나를 낳았는데 아버지가 서로 다르다. 나는 매우 소란스러운 곳에서 지내고 있다. 이곳에는 깨끗한 물이 나오지 않고 좋은 화장실과 욕실이 없다. 화장실은 이 주변에 머무는 대학생들이 공동으로 사용한다. 목욕하고 조리하려면 깨끗한 물을 찾아 매일 먼 거리를 이동해야만 한다.

밤이 되면 상황이 더 나빠진다. 전기는 거의 없는 것이나 마찬가지다. 모깃소리가 공간을 채운다. 바퀴벌레가 내 주위를 맴돌며 나를 아프게 한다. 나는 아파도 병원에는 거의 갈 수 없다. 치료비를 내줄 어머니는 멀리 떨어진 마을에 산다. 어머니는 HIV 보균자이자 AIDS(후천성면역결핍증후군) 환자다. 친척들이 어머니에게 시골에 가서 농사지으며 살라고 권했다. 어머니에게는 신선한 과일과 채소가 필요한데 직장이 없어 캄팔라에서는 그런 걸 살 능력이 못 되기 때문이다. 어머니는 작물 재배로 얻은 수입을 저축하여 내 남동생 학교 수업료를 내준다. 남동생 역시 이번에 대학교에 입학했는데, 그의 아버지는 어디에서 사는지 모른다.

삶은 내게 너무 힘들고 복잡하다. 나는 남동생과 내가 먹을 음식을 만들어야 한다. 내 아버지는 나한테 보내주라고 계모에게 돈을 주지만, 내가 그 돈을 받는 일은 드물다. 아버지에게 내게 직접 보내달라고 말해도 그렇게 하지 않는다. 그래서 나는 건강에 필요한 음식을 살 돈이 없어 하루 한 끼로 때울 수밖에 없다.

대학생들, 특히 여학생들에게 많은 폭력이 일어난다. 강간당하기 일쑤이고 그들이 가진 것을 도둑맞기도 한다. 어느 날 밤 나는 대학교 도서관에서 나와 걸어가고 있었는데 핸드백을 빼앗겼다. 내 핸드백 안에는 다음 두 달 동안 살림하려고 아껴둔 돈과 휴대전화를 포함한 내 귀중한 재산이 들어 있었다. 다행히 강간당하지는 않았다. 도서관에서 나와 이동하고 있던 남학생 무리가 나를 구해주었기 때문이다. 그 이후 나는 친구들과 무리지어 다니는 법을 배웠다.

나는 학교를 마치면 집을 떠날 생각이다. 아버지 집에 들어가 계모와 살고 싶지도 않고, 어머니가 사는 마을에 가서 함께 살 수도 없다. 나는 작은 셋방에서 지낼 것이다. 졸업 후 보수가 아무리 적어도 직장을 구해서 새로운 삶을 시작하고 어머니와 동생들을 돌볼 생각이다.

다음 두 개의 글로벌보건 이야기는 미국 몬태나주의 블랙핏 부족 인디언보호구역에서 나온 것이다. 이들 이야기는 애나 불슈라는 용감한 인디언 여성이 들려준 것이다. 애나는 자신이 속한 보호구역에서 술과 마약이라는 재앙과 맞서 싸우고 있다. 술과 마약은 사회 구조를 철저히 파괴하고 공중보건을 위기에 빠지게 하는 주범이기 때문이다. 2012년 블랙핏 보호구역에서 아기의 절반은 산모에게 물려받은 알코올 또는 마약 의존 질환을 보유한 채 세상에 나왔다. 이는 완전히 한 세대를 위협하는 문제이다. 세계에서 가장 부유한 나라에 사는 이들 미국 인디언이 들려주는 이야기는 보건의 불공평함이 남의 나라에만 존재하는 것이 아니라 바로 집안에서도 일어나는 일임을 여실히 보여준다.

## 조니 이야기: 블랙핏 인디언보호구역에 사는 20세 남성

나는 커피 한 잔으로 하루를 시작한다. 그런 다음 말몰이와 말타기를 하고 조련한 다음 마리화나 한 접시를 피운다. 많이 있을 때는 하루에 예닐곱 번을 피우기도 하지만 그렇지 않으면 있을 때만 피운다. 마리화나가 스트레스를 줄여주기 때문이다. 내 아버지는 마약을 했고, 내 앞에서 킁킁거리며 코카인을 흡입했다. 내가 생일 때 받은 돈을 가져갈 때면 심지어 코카인 한 줄을 나와 나눠 피우기까지 했다. 그는 내가 태어나기 전부터 술을 마셨다. 그렇지만 어머니는 그렇지 않았다. 어머니가 술을 마신 것은 단 한 번뿐이었던 것으로 기억한다. 그이후 다시는 어머니가 술 마시는 모습을 보지 못했다.

아버지는 우리 모두에게 폭력적이었다. 그는 언어로 폭력을 행사했다. 심지어 나는 아버지가 여동생을 허리띠로 때리는 것도 보았다. 그것은 볼기짝을 때리는 수준이 아니라 폭행이었다. 그리고 나서 나를 시커멓게 멍이 들도록 때렸다. 나는 결혼 생활 중에도 신체적·정신적·정서적 학대를 당했다. 내 파트너는 나를 자동차로 치었다. 그래서 나는 그녀의 가족을 폭행했다. 그것은 정당방위였다. 그 후 나는 집을 나와서 혼자 살고 있다.

이 사회집단에 있는 사람들이 마약을 과하게 하면 나는 화가 난다. 그것은 어린아이들이 무엇을 먹느냐와 그 아이들이 필요한 신발이나 옷을 얻느냐의 여부가 어른들이 마약을 하느냐 여부에 달려 있기 때문이다. 그걸 멈출 수 없다는 것을 알지만, 어른들은 자기들이 원하는 것을 얻으면서 아이들은 그럴 수 없다는 점이 불공평하다.

나는 어머니, 여동생들과 함께 살고 있지만 사실은 혼자나 다름없다. 마약은 나를 은둔자로 만들었다. 나는 취하지 않은 멀쩡한 상태를 유지하기 위해 애쓰는 중이어서 브라우닝(몬태나주에 있는 보호구역 근처 작은 시가지)에서 멀어지려고 한다. 난 시내에 가면 그저 술이나 마시고 싶어 하지만 내 친구들은 나를 무엇으로든 취하게 하려고 애를 쓰기 때문이다.

내 친구들은 자기 자식들 앞에서 질이 나쁜 마약 필로폰을 흡입하기도 한다. 그러고 나서 아이들과 놀아주려 한다. 그들은 아이들을 만지고 안아주는데, 나는 그 마약 연기 같은 것이 아이들에게 어떤 영향을 미치는지 궁금하다. 내가 어느 집에 들어갔을 때 많은 사람이 필로폰을 흡입하고 있었는데 마치 '이봐, 당신 아이들은 여기 못 오게 해' 하는 분위기였다.

할 수만 있다면 우리 보호구역을 금주 구역으로 바꾸고 싶다. 마약의 경우에는 어떤 집에서 거래하는지 알아내서 확실한 정보를 수집한 후 그 행위를 고발할 것이다. 집집마다 다니며 사람들을 확인할 것이다. 집집마다, 사람마다 감시할 것이다. 그러면 누가 마약을 하고 누가 안 하는지 알 수 있을 테니까.


## 몰리 이야기: 블랙핏 인디언보호구역에 사는 24세 여성

평상시 나는 주중에 일찍 일어나 어머니를 직장에 데려다준 뒤 여동생을 학교에 데려다준다. 그리고 뭔가 일자리를 알아보거나 심부름을 하기도 하고, 아니면 그냥 어머니와 여동생을 기다린다. 집에 오면 책을 읽거나 TV를 보면서 휴식을 취한다.

지난 2년 동안 나는 어머니, 오빠, 여동생과 함께 살고 있다. 오빠와 그의 가족은 들어와 함께 살다 나가기를 반복했다. 아버지를 만나는 일은 거의 없다. 그가 알코올에 의존한다는 것은 이미 알고 있다. 내가 두세 살 때쯤 아버지가 술에 취해 집에 들어온 기억이 있다. 아마도 코카인을 했었던 것 같다. 나는 21세 생일이 되기 전 아버지에게 갔었다. 마침 마약 거래자가 아버지 집에 나타나자 아버지는 서둘러 나를 집 안으로 밀어 넣었다. 그 바람에 나는 상당한 충격을 받았다. 마약 거래자는 남자였는데 나는 마약 거래하는 현장을 본 것이다. 어쩌면 그게 처방약이었을 수도 있지만 강력한 마약이었을 수도 있다.

나는 음주를 하지 않는다. 술 냄새가 나를 메스껍게 하기 때문이다. 나는 마약으로 가족이 완전히 파괴되는 모습을 보았다. 그래서 나도 그렇게 되는 것을 원치 않기 때문에 가끔 마리화나만 피울 뿐 다른 마약은 하지 않는다. 솔직히 그럴 때마다 내가 어느 정도 중독에 가까운지를 깨닫게 된다. 친구들과 가족이 마약을 하는 것을 보았으면서도 나 자신을 그 같은 상황에 놓이게 버려두는 것이 얼마나 어리석은 일인지를 알게 되는 것이다.

내가 네댓 살쯤이었을 때 엄마와 아빠가 헤어지기 전 말다툼을 했던 기억이 난다. 아빠는 엄마를 밀어 넘어뜨렸다. 엄마는 일어나 다 끝났다고 말하며 우리를 데리고 나왔다. 우린 모두 할머니 집에 갔다.

내 오누이들은 나를 신체적으로 학대하기도 했지만 대부분 정신적으로 학대했다. 나는 아빠와 엄마 사이에서 중재자 역할을 했을 뿐인데 그들은 마치 아빠 엄마가 나를 더 예뻐한다고 생각한 듯하다. 학대가 이어지자 나는 스스로 무용지물처럼 느꼈다. 그들은 내가 공간을 낭비하고 있고 거기 있을 자격이 없다고까지 했다. 내가 그 상황에 대처할 수 있기까지는 시간이 좀 걸렸다. 마약이나 알코올로 가족이 파괴되면 모두가 상처를 입는다. 이성 교제에서도 나는 내게 상처를 준 사람들에게 보복하고자 감정적인 공격을 퍼붓기 시작했지만 언제나 역효과만 나타났다.

내 사촌들은 마리화나를 피운다. 실제로 그중 한 명은 마지막 두 아이를 가졌을 때도 마약을 하고 있었다. 그녀가 유산한 것은 알지만 마약이 그 원인이었는지는 모르겠다.

만일 내가 바꿀 수만 있다면 이곳에서 모든 마약을 없앨 것이다. 가정 폭력과 고통의 원인이 되기 때문이다. 나는 기꺼이 나서서 무엇인가를 하는 데 도움을 줄 것이다. 어떤 부모는 매우 선량한 사람임에도 마약 앞에만 서면 아이들을 곧 잊어버린다. 그 때문에 어떤 아이는 죽음에 이르기도 한다.

내가 어떻게 할 수 있을까? 지금 당장 현장을 급습해야 한다. 거리를 따라 내려가면 열 집 가운데 여섯 집은 마약을 판매할 것이다. 사람들이 와서 내게 마약을 사고 싶은지를 묻는다. 학교에서조차도 그렇다. 이제 그들은 숨기려고도 하지 않는다.

그리고 아이들을 지켜야 한다. 우리는 아이들을 안전하게 보호해야 한다.

애나 불슈는 젊은 인디언들과 면담한 후 종족을 대상으로 한 여성보건위원회를 구성했다. 이 위원회는 '우리 아이들을 살리기 위해 세상에 맞설 준비가 된' 70대와 80대 여성들로 구성된 단체다. 이 여성위원회는 블랙핏 인디언보호구역 내 유아 중독 위기에 맞서 싸우기 위해 방송매체 공세에 착수했다. 종족의 라디오 방송에 매주 출연하여 '일반 대중에게 그들이 마약과 알코올 불관용 정책을 촉구하고 있음'을 알리고 있다. 그들은 또한 '마약이 우리 사회에 얼마나 깊이 침투했는지, 아이들에게 어떤 영향을 미치는지'를 사람들에게 알리고 있다. 애나는 해결책을 찾기 위해 여성 전담팀을 구성했다. 그러나 종족의 여성 원로들은 가난할 뿐만 아니라 보호구역 내에서 영향력 또한 부족하다. 그래서 라디오 방송국에서 돈을 요구하고 있지만 그 여성들은 감당할 형편이 못 된다. 한편으로는 모두가 남성인 종족 정치 지도자들이 전혀 귀담아듣지 않고, 인디언 아이들의 건강보다는 카지노 수입에 더 많은 관심을 기울이는 듯 보인다. 애나는 풀뿌리 캠페인을 유지하기 위한 자금을 확보하려고 절박한 마음으로 돌아다니고 있다.

내가 블랙핏 보호구역에 애나를 만나러 갔을 때 종족 근로자들이 정화 처리되지 않은 오·폐수를 마을 보건소 근처의 작은 늪에 투기하는 것을 보았다. 아무도 그것을 알아채지 못했다. 이런 사실 자체만으로도 이 종족 사회가 상상할 수 없는 건강 위협을 견디는 것에 얼마나 익숙해져 있는지를 알 수 있다. 그러나 현실 안주와 방치의 진정한 징후는 황량한 들판에서 놀고 있는 아이들, 그들에게 마약 거래자들이 다가가는 모습 그리고 바람에 쓸린 쓰레기가 널려 있고 정화 처리되지 않아 지독한 악취가 풍겨 나오는 하수가 버려진 또 다른 늪의 가장자리에서 비틀거리는 아이들의 모습에 있다 할 것이다. 인디언이 운영하는 카지노에서는 청소년들이 슬롯머신에 시선을 고정한 채 담배를 피우고 독한 술을 마시며 하루를 보내고 있었다. 그날도 학교 가는 날이었다.

# 글로벌보건의 실패와 그 영향

## 세계화한 세상의 건강 불평등

제1부는 이 책 전체에 스며 있는 주제, 특히 모든 사람이 건강하고 생산적인 삶을 이끌어갈 수 있게 해주는 조건에서 생활하고 근무할 수 있도록 하는 정의에 입각한 글로벌보건의 기초가 된다. 제1장에서는 오늘날 글로벌보건에서 가장 시급한 네 가지 근본적인 현안인 ① 건강권에 의거한 보편적으로 보장된 보건서비스, ② 국민건강을 보호할 국가의 의무, ③ 저소득 국가의 건강 개선을 위한 국제적 책임, ④ 모든 국가가 공동의 책임을 이행하도록 보장하는 데 필요한 거버넌스를 고찰한다.

제2장에서는 세계화의 위력을 살펴보고 왜 건강 위협이 형태를 바꾸면서 지구 전체로 이동해 가는지를 설명한다. 재화와 용역과 사상이 전 지구적으로 이동함에 따라 병원체와 건강에 해로운 식습관, 흡연, 신체활동 등의 행동위험 요인 같은 생활방식 또한 전 세계로 급속하게 전파된다. 세계화는 모든 국가와 모든 사람이 서로 연결되어 있어 어떤 국가도 초국가적인 건강 위협으로부터 스스로 차단할 수 없음을 증명해준다. 이 장은 인류의 건강을 보장하려면 전 지구

적 공동 행동이 절실히 필요함을 독자들이 이해하는 데 도움을 줄 것이다.

그러나 공동 행동은 보건을 위한 글로벌 거버넌스라는 좀 더 폭넓은 흐름 안에서 국제법을 통해 형성된 규범, 절차, 제도 없이는 영향력을 발휘할 수 없다. 제3장에서 설명하듯이 법과 거버넌스의 경계는 뚜렷하지 않아서 법의 요소가 거버넌스에 퍼져 있고, 그 반대쪽도 마찬가지 현상을 보인다. 이 장에서는 글로벌보건법의 세 가지 주요 법원인 국제보건법[주로 세계보건기구(WHO)의 규범적 문서로 제6장과 제7장에서 논의된다], 인권으로서의 건강권(제8장) 그리고 건강에 영향을 미치는 관련 법체제를 구분해 설명한다. 제1부는 글로벌보건의 6대 주요 도전과제인 ① 글로벌 지도력, ② 국제 협력, ③ 창의성 활용, ④ 지속 가능한 재정, ⑤ 우선순위 설정, ⑥ 다양한 분야로 영향력 발휘 등으로 마무리된다.

제1장

# 글로벌보건의 정의(正義)

건강 형평성을 위한 획기적인 어젠다를 향하여

두 아이가 있다고 하자. 한 아이는 사하라 이남 아프리카에서 태어나고 한 아이는 유럽이나 북미 혹은 다른 선진 지역에서 태어난다. 아프리카의 아이가 생후 5년 이내에 죽을 확률은 부유한 지역에서 태어난 아이에 비해 18배가량 높다. 그 아이가 임신할 나이까지 산다면 분만 중 죽을 확률은 100배가량 높다. 전체적으로 그 아이는 24년 일찍 죽을 것으로 예상된다.[1] 집합적으로 볼 때 부유한 나라와 빈곤한 나라 간의 그러한 극심한 불평등은 연간 2,000만 명에 이르는 사망자 수로 나타나며(전 세계 사망자 3명 가운데 1명꼴) 적어도 지난 20년 동안 그렇게 나타나고 있다.[2] 간단히 말해 빈부 간의 건강 격차가 만연하고 공평하지 못하며 개선의 기미 또한 거의 보이지 않는다.

전 세계 극빈자들은 여전히 인간으로서 기본적 욕구를 충족하지 못하고 있다. 2010년 7억 8,000만 명이 깨끗한 물에 접근이 제한되었고, 25억 명이 제대로 된 위생 시설 없이 지냈으며, 약 8억 7,000만 명이 만성적 기아에 노출되었다.[3] 기반 시설(전기와 도로 등)의 노후와 환경조건의 악화는 전 세계 빈곤한 지역의 건강 위협을 더욱 심각하게 만들고 있다. 새천년개발목표의 중점 건강 문제(아동과 산모 사망률, HIV/AIDS, 말라리아)는 여전히 주요 건강 위협으로 끈질기게 남아 있으며 소외열대질환 역시 마찬가지다. 신종 감염병이 계속해서 전 세계 사람을 위협하는 가운데 비전염성질환에 대비하는 막대한 비용 부담과 심각한 부상에 따른 타격 규모도 계속 커지고 있다.

그러나 이들 부유한 나라와 빈곤한 나라 간의 비교를 통해 이 엄청난 건강 격차가 모두 포착되는 것도 아니다. 즉, 국가 *안에서도* 국가 평균 수준보다 훨씬 뒤처진 소외 집단이 존재함에 따라 엄청난 불평등이 존재한다. 예를 들면 케냐 나이로비의 경우 빈민가 아동의 사망률은 이웃한 가장 부유한 지역보다 몇 배 더 높다. 세계 최고 부자 3분의 1은 저·중소득국 국민이 차지하며 이 운 좋은 소수는 호사스러운 생활을 누리는 가운데 그 같은 박탈이 발생한다. 부유한 국가 안에서도 극심한 건강 격차는 사회적 불이익과 연관되어 있고, 극빈자의 기대수명은 대체로 최빈개도국 국민의 수준과 비슷하다. 예를 들면 볼티모어의 흑인 무직 청년은 같은 도시에 있는 백인 전문 직업인보다 기대수명이 32년이나 낮다.[4] 출생의 우연이 건강의 가장 큰 결정 요인이라는 점에서 세계 보건의 현실태는 깊은 불평등을 안고 있다.

글로벌보건의 격차가 여전히 용납할 수 없을 만큼 크긴 하지만, 국제사회는 건강을 개선하고 개발을 촉진하는 주요 조치를 취하고 있다. 유엔은 혜택받지 못한 사람들을 가난과 질병에서 벗어나게 하기 위해 새천년개발목표를 채택했다(글상자 1.1 참조). 원조 효과성에 관한 파리선언과 아크라행동계획은 좀 더 명확한 목표와 성공 지표, 동반자국 간의 협력을 통한 조화, 국가 전략과 연계, 결과에 대한 공동 책임을 요구한다. 에이즈·결핵·말라리아 퇴치 세계기금은 150여 개발도상국의 보건 사업을 위해 수십억 달러를 조성하면서 주요 국제 자금 조달원으로 부상했다.[5]

한편 국내외 보건 투자는 모두 증가하고 있다. 예를 들면 사하라 이남 아프리카 국가들은 2000년 대비 2010년에는 1인당 보건 지출을 평균 15달러에서 43달러로 두 배 이상 늘렸다(명목상 달러이며 계획된 외부 지원 포함).[6] 국제보건지원은 1990년대 초에는 60억 달러에도 채 미치지 못했으나 2001년에는 105억 달러,

2000년 9월 8일 유엔총회는 전 세계 빈곤층의 필요에 부응하지 못했음을 인식하면서 새천년선언을 만장일치로 채택했다.[1] 새천년선언에 뒤이은 새천년개발목표는 전 세계적으로 가장 폭넓은 지지를 받은 종합개발목표로서 2015년까지 빈곤과 기아, 질병, 성불평등, 교육 결핍, 깨끗한 물 부족, 환경 악화 문제를 해결하기 위한 수치적 지표를 수립했다.[2]

**아동 보건:** 새천년개발목표 #4는 1990년에서 2015년까지 5세 이하 아동 사망률의 3분의 2 감소를 목표로 한다. 전 지구적으로 아동 사망률은 1990년 1,200만 명에서 2011년 690만 명으로 줄어들었다. 그러나 거기에는 놀랄 만한 불균형이 존재한다. 아동 사망률의 33.9%는 남아시아에서, 48.7%는 사하라 이남 아프리카에서 발생하는 반면에 고소득 국가에서는 1.4%만 발생한다.[3] 아동 간 건강 불평등은 실제로 더욱 커지고 있다.[4]

**모성보건:** 새천년개발목표 #5는 1990년에서 2015년까지 출산 관련 보건서비스에 보편적 접근과 함께 산모 사망률의 4분의 3 감소를 요구한다. 산모 사망률은 1990년 54만 3,000명에서 2010년 28만 7,000명으로 감소했다. 극단적인 상황을 엄폐하는 그 같은 개선 수치는 대부분 임신 중 치료 개선과 숙련된 조산 인력 덕택이다.[5] 행동을 결집하기 위해 2010년 새천년개발목표 정상회의는 여성·아동 건강을 위한 글로벌 전략을 발족시켰다.[6]

**HIV/AIDS, 말라리아 및 기타 질병:** 새천년개발목표 #6은 HIV 확산과 말라리아 및 기타 질병 발병을 멈추고 감소세로 돌려놓는 것을 목표로 한다. 에이즈 관련 사망을 방지하려는 전 지구 차원의 노력과 2012년 말까지 거의 1,000만 명이 치료를 받았음에도 2013년 WHO 치료 계획에 따르면 자원이 부족한 환경에 처한 1,600만 명이 추가로 치료가 필요하다.[7] 말라리아는 여전히 주요 사망 원인으로 남아 있다. 지난 10년간 일부 국가에서 상당한 진전을 보였지만, 말라리아 감염 사망자 수는 1990년 100만 명에서 2010년 120만 명으로 늘어났다. 기후변화와 항말라리아제 저항 증가가 주요 위협이다. 2010년 결핵으로 사망한 사람의 수는 대략 120만 명인데, 신규 발병 건수의 85%가 아시아와 아프리카에서 발생했다. 다제내성결핵(MDR-TB)과 광범위내성결핵(XDR-TB)은 심각한 문제를 제기하고 있다.[8]

**식량, 물, 위생 시설:** 새천년개발목표 #1은 1990년 대비 2015년까지 절대 빈곤과 기아를 절반으로 줄이는 것을 목표로 한다. 새천년개발목표 #7 지속 가능한 환경 목표는 1990년과 비교해 2015년까지 기본 위생시설 및 안전한 식수가 부족한 인구의 비율을 절반으로 줄일 것을 요구한다. 세계적으로 이미 식수 관련 세부 목표를 충족했으나 여전히 인구의 11%는 생필품이 없는 상태이다. 위생시설 목표는 심각하게 궤도에서 벗어나 있다. 이런 추세가 지속된다면 2015년까지 인구의 33%인 24억 명은 여전히 기본 위생시설에 접근하지 못한다.[9] 기아 퇴치 목표의 경우, 2013년 유엔은 추진을 가속화하면 목표에 도달할 수 있다고 보고했으나, 이 역시 궤도에서 벗어나 있다. 목표를 달성한다고 해도 세계 인구의 11% 이상은 먹을 것이 충분하지 않고, 그보다 훨씬 많은 사람이 여전히 영양 결핍을 겪을 것이다.[10]

대부분의 새천년개발목표는 달성되지 못하고 있다. 이는 부분적으로는 4대 글로벌 위기인 재정, 식량, 에너지, 기후변화에 기인한다.[11] 2008년 마거릿 챈 WHO 사무총장은 "보건 분야는 이러한 위기에 책임 있는 정책이 만들어질 당시 아무런 발언권이 없었음에도… 보건이 타격을 받았다"라고 말한 바 있다.[12]

2012년 유엔은 보건 체계에 중점을 둔 목표를 포함하여 2015년 이후의 지속가능개발목표를 수립하기 위한 절차에 착수했다. 2013년 현재 유엔은 보건과 관련하여, 보편적 의료보장, 건강 수명 그리고 비전염성질환 부담을 줄이면서 새천년개발목표 #4~#6 제고하기 같은 지속가능발전목표를 고려하고 있다. 2015년 이후 개발계획에 관한 유엔 고위급 패널은 보건 분야의 예시적 목표로 '건강한 삶을 보장하기', 세부 목표로 감염성질환과 비전염성질환 부담 감소와 더불어 여성과 아동에게 중점을 둘 것을 제안했다. 또 다른 고위급 패널이 예시한 목표는 식량 안보, 물과 위생 시설에 보편적 접근을 다룬다.[13]

주

1  United Nations General Assembly (UNGA), Resolution 55/2, "Millennium Declaration," September 18, 2000.
2  United Nations (UN), *The Millennium Development Goals Report 2005* (New York: UN, 2005), 3.
3  United National Children's Fund (UNICEF) et al., *Levels and Trends in Child Mortality Report 2012* (New York: UNICEF, 2012), 9-10.
4  Save the Children Fund, *Born Equal: How Reducing Inequality Could Give Our Children a Better Future* (London: Save the Children Fund, 2012), 15. 조사한 32개국 모두 최고부유층 아동과 최빈층 아동 간 격차는 1990년대 이후 35% 확대되었다.
5  World Health Organization (WHO) et al., *Trends in Maternal Mortality: 1990-2010* (Geneva: WHO, 2012), 26-29.
6  Ban Ki-moon, *Global Strategy for Women's and Children's Health* (New York: UN, 2010).
7  Joint United Nations Program on HIV/AIDS, *UNAIDS World AIDS Day Report 2012* (Geneva: UNAIDS, 2012); "Realities in Global Treatment of H.I.V.," editorial *New York Times*, July 24, 2013, A26.
8  Rafael Lozano et al., "Global and Regional Mortality from 235 Causes of Death for 20 Age Groups in 1990 and 2010: A Systematic Analysis for the *Global Burden of Disease Study 2010*," *The Lancet* 380, no. 9859 (2012): 2095, 2105; WHO, *Global Tuberculosis Control*

*2011* (Geneva: WHO, 2011), iv, 9-10. 인용된 말라리아 사망자 수가 WHO가 추산한 수치보다 두 배가량 많은 이유는 부분적으로 5세 이상의 사망자 수가 많았음을 보여주는 증거 때문이다. WHO, *World Malaria Report 2011* (Geneva: WHO, 2011), 74.

9  UN, *The Millennium Development Goals Report 2013* (New York: UN, 2013), 47; UNICEF and WHO, *Progress on Drinking Water and Sanitation: 2012 Update* (New York: UNICEF, 2012), 15.

10  UN, *The Millennium Development Goals Report 2013* (New York: UN, 2013), 10.

11  UNGA, Resolution 65/1, "Keeping the Promise: United to Achieve the Millennium Development Goals," October 19, 2010.

12  Margaret Chan, "Globalization and Health," transcript of speech to UNGA, October 24, 2008.

13  UNGA, Resolution 67/81, "Global Health and Foreign Policy," December 12, 2012; "Health and the Post-2015 Development Agenda," editorial, *The Lancet* 381, no. 9868 (2012): 699; The World We Want 2015, *High Level Dialogue on Health in the Post-2015 Development Agenda, Gabornone, 4-6 March 2013; Meeting Report* (The World We Want 2015, 2013); High-Level Panel of Eminent Persons on the Post-2015 Development Agenda, *A New Global Partnership: Eradicate Poverty and Transform Economies Through Sustainable Development* (New York: UN, 2013).

2010년에는 269억 달러로 상승했다.[7]

그러나 국제사회의 유례없는 개입에도 불구하고 전 세계 가장 취약한 사람들의 현실은 근본적으로 바뀌지 않고 있다. 과연 가난하고 소외된 인구 집단을 위해 진전을 이룰 수 있을 것인가? 아니면 그들은 영구적인 글로벌보건 하층 계급을 형성하게 될 것인가? 현재 에이즈와 결핵 등 가장 고질적이고 치료하기 힘든 질병을 퇴치하는 활동은 지체될 위험에 처해 있고 심지어 후퇴하는 양상까지 보인다. 많은 국가의 국내 건강 불균등 현상이 높아지고 있다. 새로운 글로벌보건 문제, 그중에서도 비전염성질환의 급속한 증가와 기후변화 영향, 특히 물과 식량 공급에 미치는 영향 등이 대거 등장하고 있다(제2장 글상자 2.3). 국가는 이렇게 새롭게 부상하는 복잡한 건강 위협을 완화할 수 있을 것인가, 아니면 불공정성이 한층 더 심화될 것인가? 바로 지금이 글로벌보건의 결정적 순간으로 약속과 위험이 공존하는 순간이다.

이들 글로벌보건 문제는 현상 유지로는 해결될 수 없다. 명백히 말하면 수세기 동안 지속되어온 건강 위협의 단순한 해결책은 존재하지 않는다. 그러나 글로벌보건법, 좀 더 넓게는 보건을 위한 글로벌 거버넌스를 변혁함으로써 만인을 위한 건강을 개선하고 보건 불평등 격차를 대폭 줄일 수 있다. 보건을 위한 글로벌 거버넌스, 즉 전 세계 인구를 위한 보건을 종합적으로 수립하는 규범, 제도, 절차의 조직 구조는 보건 분야를 초월한다. 국제 체제(무역, 지식재산, 금융정책 등)가 건강에 미치는 불공정하고 유해한 영향을 바로잡아야 할 뿐만 아니라 바람직한 거버넌스에 초점을 두고 범정부 차원의 보건을 이행할 수 있는 안정성, 반응성, 민주성을 갖춘 정치제도를 발전시켜야 한다.

이 장은 글로벌보건의 미래를 규명하는 네 가지의 질문을 제시한다. 그 답은 영구적이고 혁신적인 해결책을 도출하는 데 분명한 방향을 제공하게 될 것이다.

1. 건강권에 따라 보장되는 필수적인 보건서비스와 재화는 무엇인가?
2. 모든 국가가 자국민의 건강 요구를 충족시키기 위해 어떤 의무를 수행해야 하는가?
3. 좀 더 부유한 국가가 국경 밖의 빈곤한 사람들의 건강을 개선하기 위해 어떤 의무를 수행해야 하는가?
4. 글로벌보건 개선을 위한 효과적인 제도와 구조를 수립하려면 어떤 거버넌스 전략이 필요한가?

이 중대한 네 가지의 질문을 검토해보면 글로벌보건의 미래에서 법이 차지하는 중요성은 자명해진다. 글로벌보건 문제마다 높은 표준 설정, 진도 확인, 규정 준수 보장 등과 같이 법의 언어인 권리, 의무, 개입 규칙에 따라 구체화된다. 오직 법을 통해서만이 개인과 집단은 보건서비스를 받을 권리를 주장할 수 있고 해당 국가의 의무가 수립되고 이행될 수 있다. 또한 규범 정립, 파편화된 활동들의 조정, 바람직한 거버넌스(투명성, 청지기 본분, 참여 및 책무성) 보장이 가능해지는 것도 바로 법을 통해서이다. 이 책의 목표는 바람직한 보건, 특히 전 세계에 산재한 가장 취약한 사람들을 위한 보건의 미래를 국가적 및 전 지구적으로 탈바꿈할 수 있게 해주는 법이 지닌 가능성을 보여주는 데 있다.

그러나 그들 문제를 살펴보기에 앞서 내가 접근하는 방식의 도덕적·법적 토대를 말하고자 한다. 바로 보건원조를 자선으로 보는 개념을 폐기하고 국경을 초월한 공동 책임을 완수하기 위한 '정의를 기반으로 한 자금공여 약속'으로 대체해야 한다는 것이다. 이 장에서 내가 주장하는 원칙, 즉 국가적 및 전 지구적 책임 공유의 원칙, 사회정의, 건강권은 이 책 전반에 걸쳐 글로벌보건법과 거버넌스를 평가할 때 바탕을 이루는 규범적 시각을 형성한다.

## '보건원조' 개념의 재정립

'글로벌보건'은 사람마다 다른 의미를 지닌다.[8] 이 용어는 흔히 공여국-수원국 관계에 있는 부유한 나라가 가난한 나라에 일종의 자선 형태로 제공하는 보건 지원을 약칭할 때 사용되곤 한다. 나는 이 개념을 '보건원조'라고 부른다.

글로벌보건 노력을 보건원조로 표현하는 것은 세계가 기부자와 도움이 필요한 나라로 이분되어 있음을 내포하기 때문에 근본적인 결함이 있다. 이는 지나치게 단순화한 것이다. 국가 간 협력에는 이웃 국가 사이에서든 대륙을 건너든 건강 위협에 함께 대처하고 협업적으로 역량을 구축하는 것도 있다. 남-남 협력을 통해(글상자 1.2 참조) 필수 백신 및 의약품 공급을 보장하거나 혹은 공급이 부족한 생명을 구하는 기술의 공정한 분배 요구 등이 이에 포함된다. 브라질, 인도, 멕시코, 태국 같은 신흥 보건강국에서 보듯이 새로운 사회적·경제적·정치적 제휴가 분명히 존재한다.[9]

마찬가지로 '원조'의 개념은 한쪽은 후원자이고 다른 한쪽은 의존자인, 본질적으로 불평등한 관계를 상정하고 부과한다. 이는 부유한 국가와 다른 공여자로 하여금 '자선'을 베푼다고 믿게 만드는데, 이는 자금 지원과 사업이 주로 그들의 재량에 달려 있다는 의미이다. 또한 공여국이 글로벌보건 계획의 금액과 목표를 결정한다는 뜻이기도 하다. 그 결과 자금 지원의 수준은 예측이 불가능하고, 필요에 따라 신축성 있게 조절할 수 없으며, 장기적으로 지속 가능하지 않다. 보건원조의 이러한 특징에 따라 수원국은 결핍을 공여국 탓으로 돌릴 수 있기 때문에 자국 국민의 보건에 전적으로 책임지지 않는 결과를 낳게 된다.

2012년 브라질의 지원을 받아 모잠비크에 설립된 아프리카 최초의 공공 항레트로바이러스 생산 공장은 움트기 시작한 남·남 협력 역할을 잘 보여주는 전형적인 사례이다.[1] 개도국, 특히 브릭스(BRICS: 브라질, 러시아, 인도, 중국, 남아공)는 경제적·정치적 성장과 더불어 글로벌 거버넌스의 혁신을 주도하고 있다. G20 주요 경제강국은 국제 관계에서 중요한 영향력을 행사하고 있다. 남쪽 국가가 주도적으로 이끄는 대외정책 및 글로벌보건구상은 남쪽 5개국(브라질, 인도네시아, 멕시코, 세네갈, 태국)과 북쪽 2개국(프랑스, 노르웨이)으로 구성되어 있다. 남·남 보건 협력은 점차 지역 연합을 통해 이루어지고 있다. 예를 들어 12개국이 참여하는 남미보건이사회는 보건체계 강화와 필수의약품의 공정가격 협상을 목표로 하고 있다. 오늘날의 보건 협력은 지식 공유와 역량 구축을 강조한다.

주

1  PharmaAfrica, "New ARV Drugs Plant Launched in Mozambique," July 22, 2012, http://www.pharmaafrica.com/new-arv-drugs-plant-launched-in-mozambique/.

국제 지원을 '원조'의 개념으로 설정하면 인류의 건강이 공동의 위험과 취약성을 반영하는 전 지구적으로 공유된 책임, 즉 모두가 (남·북, 빈·부를 떠나) 공정하게 분담해야 하는 보건 정의를 위한 의무라는 더 깊은 진실이 가려지고 만다. 보건을 위한 글로벌 거버넌스는 동반 관계로 보아야 하며, 재정 및 기술 지원은 글로벌보건 개선과 건강 불평등 해소라는 공통된 목표를 달성하기 위한 필수 요소로 이해해야 한다. 아프리카연합이 말한 바와 같이 세상은 '책임 공유와 지구촌 연대의 새로운 시기'에 접어들었다.[10]

## 책임 공유: 건강권과 강화 프레임워크

도달 가능한 최고 수준의 건강 권리는 WHO 헌장에 처음 명시된 이래 건강과 관련된 가장 중요한 국제법적 의무이다. 건강권을 국가에 책임을 물을 수 있는 강제적 기본 틀로 보는 이유는 바로 국제사회에서 폭넓게 건강권을 구속력 있는 법으로 받아들였기 때문이다(제8장 참조).

유엔 경제적·사회적·문화적 권리위원회가 설명하듯이 공공보건, 보건의료, 그리고 기본적인 건강 결정 요인을 포함하는 건강권은 네 개의 '서로 연결되어 있는 필수적인 요소'를 포함하며, 수용 가능한 양질의 보건 재화와 서비스, 시설을 누구나 이용할 수 있고 접근하도록 보장할 것을 요구한다. 국가는 건강권을 존중하고 보호하며 이행해야 한다. 다시 말해 국가는 국민이 이 권리를 실현하는 능력을 간섭(보건서비스 접근성에서 차별 등)하지 않도록 자제해야 하고, 제3자로부터 이 권리가 침해되지 않도록 국민을 보호해야 하며, 이 권리의 완전한 실현을 적극적으로 보장해야 한다.[11]

건강권이 국가적·전 지구적 보건 책임의 중요한 기본 틀을 제공하긴 하지만 또한 확연히 드러나는 한계 때문에 비판을 받는다.

1. 건강권은 큰 포부를 담고 있지만 의무사항의 세부적인 구조화가 불가능하여 철저한 감시와 집행에 취약하다.
2. 감독체인 경제적·사회적·문화적 권리위원회는 조약 이행에 관한 국가별 보고서 검토와 권고 이외에 집행 권한이 거의 없다.
3. 경제적·사회적·문화적 권리규약은 국가들이 즉각적이 아닌, '점진적으로' 약속을 이행할 것을 요구한다. 이는 완전한 실현을 향해 시차를 둔, 불확실한 길을 제공할 뿐이다.
4. 국민에게 보건서비스를 제공할 법적 의무는 1차적으로 국제사회가 아닌 각 국가에 있다. 자원이 거의 없고 능력이 제한된 국가에도 마찬가지다.

건강권 기본 틀이 지닌 이 같은 구조적 한계를 극복하는 것은 가능하다. 경제적·사회적·문화적 권리위원회와 특별보고관은 명확하고 집행 가능한 표준을 계속 발전시키면서 국가들에 이행 압박을 가할 수 있다. '점진적으로' 건강권을 실현하라는 의무는 국가로 하여금 가시적인 진전의 정확한 지표나 기준을 충족하라는 요구로 해석될 수 있다. 경제적·사회적·문화적 권리규약은 국가가 건강권을 '완전하게 실현'하기 위해 즉각적으로 '조치를 취할' 것을 요구한다. 이에

글상자 1.3 ／ 두 개의 글로벌보건 패러다임

**인간안보:** 국제 관계 속에 존재하는 전통적인 국가안보의 단점을 다루면서 전 지구적 취약점을 이해하는 보완적 패러다임으로 부상하고 있다. 이 같은 접근 방식에서는 사람(국가가 아닌)이 중심이 되며 집단 학살과 같은 잔혹 행위에 대응하는 국제적인 간섭을 허용한다.[1] 인간안보적 접근은 '집합적으로 사람들에게 생존, 생계, 존엄을 위한 기본 토대를 제공하는 정치적·사회적·환경적·경제적·군사적·문화적 체계'에 중점을 둔다. 인간안보위원회는 "보건이 인간안보를 달성하는 데 필수적이며 중요하다"라고 언급했다.[2] 보건과 인간안보 사이에는 상호작용이 있다. 즉, 극단적인 건강 불평등은 갈등을 조장하고, 반대로 무력충돌은 수많은 방식으로 건강과 보건 체계를 위협할 수 있다.

**글로벌 공공재:** 비경쟁성과 비배제성이라는 두 가지 특성이 있다. ① 비경쟁성은 일단 한 사람에게 공급되면 다른 모든 사람에게도 추가 비용 없이 재화가 공급될 수 있다는 것이며, ② 비배제성은 일단 재화가 한 사람에게 공급되면 다른 사람들이 그 혜택을 받지 못하게 배제하는 것이 불가능함을 뜻한다. 국가 간에는 시장이 제공할 수 없고 어떤 국가도 자체적으로 제공할 수 없는 공공재를 제공할 공동 책임이 있다. 맑은 공기, 오염되지 않은 물, 감염병 통제 같은 전통적인 글로벌 공공재는 어떤 국가나 민간 행위자도 그러한 재화를 충분한 수량으로 제공할 충분한 동기를 지니지 않으므로 공동 행동이 필요하다. 보건서비스는 공공재 자격을 갖추지 못한 것처럼 보인다. 예를 들면 사람들에게 추가로 의약품을 공급하려면 비용이 추가로 들고(경쟁성이 존재함), 어떤 사람에게는 의약품이 제공되지만 다른 사람에게는 제공되지 않을 수도 있다(배제되는 사람이 있을 수 있음). 그러나 글로벌보건 학자들이 종종 보건을 글로벌 공공재로 보는 이유는 긍정적인 외부효과 때문이다. 보건이 글로벌 공공재의 틀에 들어맞는가 여부를 떠나, 거기에는 폭넓게 공유된 혜택, 즉 사람들이 정치적·문화적 생활에 기여할 수 있는 능력을 제고하고, 경제를 풍요롭게 하며, 사회 통합을 촉진하는 효과가 있다.[3]

주

1 Keizo Takemi et al., "Human Security Approach for Global Health," *The Lancet* 372, no. 9632 (2008): 13-14.
2 Commission on Human Security, *Human Security Now* (New York: Commission on Human Security, 2003), 4, 96.
3 Richard Smith et al., eds., *Global Public Goods for Health: Health Economics and Public Health Perspectives* (Oxford: Oxford University Press, 2003), 10-17.

관해 경제적·사회적·문화적 권리위원회는 당사국이 '목적을 달성하기 위해 최대한 신속하고 효과적으로 행동'해야 한다고 확인한 바 있다.[12] 매우 중요한 *역량*의 문제는 '자국의 가용 자원이 허용하는 최대한도'를 이용하고 국제사회가 '경제적·기술적인 국제 지원과 국제 협력'을 제공할 것을 강조하는 경제적·사회적·문화적 권리규약의 의무 조항을 통해 극복될 수 있다.[13]

식량, 깨끗한 물, 적절한 위생 시설에 대한 권리 등 건강권과 그와 관계된 권리는 계속 진화하면서 국제적인 승인을 얻고 있다.[14] 한편 글로벌보건이 공유의 책임이며 파트너십이고 국제적 협력이 필요한 우선순위라는 사실을 인정하는 두 개의 또 다른 패러다임이 인권의 틀에 포섭된다. 바로 인간안보와 글로벌 공공재이다. 건강권과 달리 이 두 프레임워크는 법적 강제력은 없으나 국제적인 승인을 얻고 있다(글상자 1.3 참조).


## 전 세계 보건의 미래를 규명하는 네 가지 질문

지금까지는 내가 글로벌보건에 접근하는 방식의 도덕적·법적 근거를 설명했다. 이제 이 장의 앞부분에서 제기한 네 가지 질문의 예비 답안을 그려보고자한다. 종합적으로 볼 때 이들 질문은 전 세계 보건의 미래에 결정적인 중요성을 지니고 있다(그림 1.1).

### 질문 1. 건강권에 따라 보장되는 필수 보건서비스와 재화는 무엇인가?

첫 번째 근본적인 난제는 건강권의 핵심 의무를 이루는 필수 보건서비스와 재화를 구체적으로 밝히는 것이다. 이러한 명료화 작업은 핵심적인 보건활동 개입을 정의하고 국민의 건강 수요를 충족하기 위한 국가의 기본 의무에 실체를 부여하는 데 도움을 줄 것이다. 또한 부유한 국가에 저·중소득국을 위한 의무를 부과하는 토대를 제공해줄 것이다. 건강권 기본 틀은 필수 서비스를 좁은 의미로 정의하지 못하도록 방지하는 기능을 한다. 서비스는 모든 사람이 건강

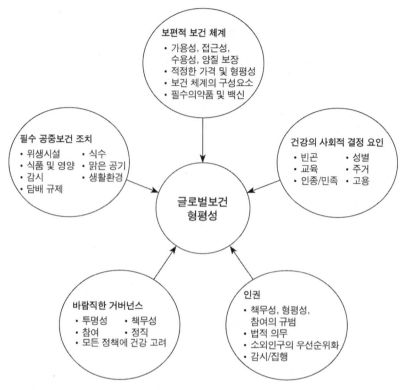

그림 1.1 / 글로벌보건 형평성의 핵심 결정요인

하고 안전하며 생산적인 삶을 살 수 있는 공정한 기회를 주는 세 가지 필수 조건을 포함해야 한다(제14장 참조).

1. **공중보건서비스**: 건강의 첫 번째 필수 조건은 인구 기반의 서비스로, 사람들과 공동체가 더욱 건강하고 안전한 삶을 이끌 수 있는 환경을 조성하는 것이다. 효과적인 보건의료체계가 아무리 중요하다고 해도 사람들이 영양가 있는 식품에 접근할 수 없거나 물에 유해한 박테리아가 살거나 혹은 공해와 담배연기로 폐가 질식하는 환경이라면 건강한 삶을 살 수 있는 조건에서 산다고 할 수 없다. 공중보건서비스, 즉 인간의 능력과 기능을 유지하고 회복하는 데 필수적

인 서비스는 위생 시설, 마실 수 있는 물, 맑은 공기, 영양가 있는 식품, 질병 매개체 억제, 담배 및 주류 규제, 손상 예방, 건강한 생활환경을 포함한다.

2. 보편적 보건 체계: 건강의 두 번째 필수 조건은 제대로 작동하는 보건의료 체계로, 질병에 걸렸거나 부상했거나 고통을 겪고 있는 모든 사람에게 임상적 예방, 치료 및 고통완화 처치를 제공하는 것이다. 세계보건기구(WHO)에 따르면 그러한 체계의 기본 구성요소로는 보건의료서비스, 보건인력, 건강 정보, 의료 제품 및 기술, 지속 가능한 재정, 지도력 그리고 거버넌스가 있다.[15] 보건 체계는 양질의 보건의료(1차의료, 응급 의료, 급성 및 만성 질환 및 손상 관련 전문 진료, 고통 완화 등)를 보장하고, 전 국민을 위한 필수 백신과 의약품을 포함해야 한다 (제4장 글상자 4.2 참조). WHO는 보편적 의료보장을 세 가지 차원으로 구분했다. 보장받는 인구의 비율, 보장받는 서비스의 수준 그리고 선납 공동 재원에 따른 비용 부담률로서, 각 차원은 건강권에 근거하고 있다(제8장 참조).

3. 건강의 사회·경제적 결정 요인: 건강의 세 번째 필수 조건은 손상, 질병, 조기 사망의 사회적·경제적 근본 원인의 제거이다. 예를 들면 수입·성별, 교육 결핍(혹은 낮은 수준), 고용, 주거를 바탕으로 한 불평등을 제거하는 것이다. 효과적인 보건 체계를 갖춘 마을에 살지만 남편의 폭력에 시달리는 한 여성의 경우, 만일 남편에게서 독립할 수 있게 해주는 교육과 경제적인 능력이 부족하거나 혹은 사법제도가 그녀를 보호해 주리라는 믿음이 없다면, 그녀는 건강하지도, 안전하지도 않다. 실제로 전 세계 여성의 35%가 친밀한 관계에서 폭력을 당하고 혹은 파트너가 아닌 사람에게서 성폭력 피해를 입고 있다.[16] 그와 함께 1960년대의 유명한 화이트홀 연구에 따르면, 영국의 하위직 공무원은 건강에 필요한 조건을 대부분 갖추고 있었다. 예를 들면 세계에서 가장 부유한 국가에 살면서 무료 국가보건서비스 혜택을 누리고 있었다. 그렇지만 공무원 계급의 상위층에 있는 이들보다, 젊어서 사망할 확률이 네 배나 높았다.[17] 건강에 필요한 무엇인가가 빠진 것이다.

사회·경제적 결정 요인은 교육부, 교통부, 상무부와 같이 대부분 보건 분야

밖에서 보장된다. 이 같은 현실은 많은 결정 요인의 상대적인 특성상(평등, 스트레스 등) 건강권하에서 모든 사람에게 보장된 일련의 보건 재화와 서비스의 범위 내에서 사회·경제적 결정 요인이 인간의 번영에 긴요하지만 이들 결정 요인을 계량화하지 못하게 하는 요인이 된다.

그같이 광범위한 결정 요인을 제외한 보건 재화와 서비스 비용은 얼마나 될까? WHO는 보건 체계를 위한 혁신적 국제 재정에 관한 고위전담위원회의 연구를 근거로, 보건 관련 새천년개발목표를 달성하고 만성질환을 치료하기 위한 보건 개입에 국가가 지출해야 할 비용은 1인당 최소 60달러가량이며, 이를 통해 거의 보편적 의료보장을 받을 수 있다고 내다봤다.[18] 그러나 이 수치는 좀 더 건강하고 안전한 인구 집단이 되도록 보장하는 데 필요한 인구 기반의 공중보건 서비스를 거의 포함하고 있지 않기 때문에 비용의 일부에 지나지 않는다.

비용을 고려할 때는 대부분의 보건 투자가 투자 이상의 효과가 있음을 유념할 필요가 있다. 보건서비스는 건강한 노동력 유지뿐만 아니라 장기적으로는 아이들의 교육과 건강한 발육을 포함한 생산성 증대와 경제성장에도 기여한다.

### 질문 2. 국민의 건강을 위한 국가의 책임은 무엇인가?

국가는 국민의 건강권을 수호할 1차적인 책임이 있다. 이는 정부가 할 수 있는 범위 내에서 개개인에게 모든 필수 재화와 서비스를 보장하기 위한 재정을 마련하고 보급할 것과 도달 가능한 최고 수준의 건강을 점진적으로 달성할 것을 요구한다. 국민을 위한 국가의 의무는 최소 다음 요소를 포함한다.

국가의 능력 범위 안에서 적절한 보건자원 제공: 보건서비스의 확대가 적잖이 필요함에도 불구하고 개도국의 전체 정부재정에서 보건예산이 차지하는 비율은 전 세계 평균보다 상당히 낮은 편이다(전 세계 평균 15% 이상 대비 10% 미만).[19] 2001년 아프리카 정상들이 HIV/AIDS, 결핵 및 기타 관련 감염성질환에 관한 아부자선언을 통해 정부예산의 최소 15%는 보건 분야에 지출하기로 한 약속[20] (2010년 재천명한 약속)[21]에도 불구하고 이처럼 낮은 지출이 계속되고 있다. 지금과 같은 증가율로는 (2000년에서 2009년까지) 아프리카 국가의 평균 보건비는 2046년이 되어서야 그리고 아부자선언으로부터 40년 이상 지난 후에야 15% 목표를 달성할 수 있게 된다.[22] 2012년 회의에서 아프리카의 보건 및 재정 장관들은 '세수 확충과 배분, 필요시 우선순위 재설정, 혁신적 재정을 통해 국내 보건자원을 늘리기로' 약속했다.[23]

국가의 국내 보건예산은 대외 원조의 영향을 받는다. 저소득국의 경우 대외원조가 차지하는 비율은 전체 보건예산의 15%이며, 일부 국가의 경우 높게는 전체의 3분의 2를 차지하기도 한다. 유감스럽게도 개발도상국은 국제 원조가 늘어나면 국내 보건예산을 줄이는 이른바 대체효과 경향이 있다.[24] 물론 국내 보건예산을 전용하는 목적이 무엇인가가 상당히 중요하다. 예를 들면 농업, 교육 혹은 사회보장 같은 일부 필수적인 비(非)보건 분야의 지출은 보건을 개선할수 있다. 그러나 일부 국가에서는 이들 예산을 보건 개선과는 동떨어진 경찰이나 군사 목적 등으로 사용하거나 부패와 비효율적인 목적에 귀한 자원을 낭비하기도 한다.

저소득국이 제한된 국내 재정 범위 내에서 필요한 자원을 제공하지 않으면서 부유한 국가의 책임 이행을 기대하는 것은 비현실적이다. 저소득국이 인권 의무를 준수하고 명확하게 정의된 활동을 하겠다는 확약을 할 때 부유한 국가는 확신을 가지고 공동 책임을 받아들일 수 있을 것이다. 그러므로 건강권 유지에 필요한 최소한의 국내적 노력이 무엇인지에 관하여 국제적 합의에 이르는 것이 도움이 될 것이다. 최소한의 의무를 이행하지 않는 국가는 국제 원조를 요청할수 있는 근거가 미약할 것이고 또한 국내 건강 결핍은 물론이고 유행병이 다른 나라로 확산되는 데 더 큰 책임을 지게 될 것이다.

바람직한 거버넌스: 돈만 가지고 건강을 보장할 수는 없다. 정부는 국가의 경제적·사회적 자원을 효과적으로 관리해야 한다. 권한을 행사하는 공무원에게는 *청지기 본분*이 있다. 청지기 본분이란 자신이 섬기는 주인의 이익을 위해 행동할 책임을 말한다(제3장 참조). 온전한 거버넌스는 공무원이 개인의 이익을 구하거나 의도된 목적에서 벗어나 자금을 전용하는 등의 부패를 방지한다는 점에

서 *정직*하다. 조직 절차와 의사결정이 개방적이고 쉽게 이해할 수 있다는 점에서 *투명*하다. 이해관계자가 정책 입안에 참여하여 실질적인 의견을 제공할 기회를 가진다는 점에서 *숙의적*이다. 또한 지도자가 의사결정의 이유를 설명하고 성공이나 실패에 책임을 지며, 대중은 정책 방향에 이의를 신청하고 수정할 수 있는 기회를 가진다는 점에서 *책무성*이 있다. 바람직한 거버넌스는 효율적으로 자원을 관리하고 효과적인 서비스를 제공한다.

바람직한 거버넌스의 중요성에도 불구하고 보건 분야의 부패는 주요한 문제가 되고 있다. 세계은행이 22개의 개도국을 조사한 바에 따르면 보건은 가장 부패한 분야에 속한다. 보건 분야의 부패 행위로는 자금 누출, 의약품 불법 전용, 공급자에게 비공식 비용 지급, 인·허가 관련 뇌물, 직무 결근 관행 등이 있다.[25] 특히 대외 원조는 '부패의 기회가 무르익은 영역'으로 여겨진다.[26] 공무원은 종종 상당한 재량이 있지만 책무성이 거의 없다시피 한 대외 원조로부터 이익을 챙길 수 있다. 그 결과 부패한 국가의 이행률이 저조해지면서 다시 원조 의존도가 증가하는 부패의 악순환이 쉽게 발생할 수 있다.


**형평성 있고 효율적인 자원 배분**: 각국은 자국의 보건 우선순위를 설정할 권한이 있어야 한다. 그러나 거기에는 부족한 자원을 윤리적으로 할당할 책임이 따른다. 국가는 전체 국민을 위해 보건서비스를 공정하고 효율적으로 배분해야 한다. 이는 가장 소외된 계층, 즉 빈곤층, 소수자, 여성, 장애인 등의 요구에 특별한 관심을 기울이고 보건 혜택이 사회·경제적 지위, 언어, 문화, 종교, 지역에 관계없이 접근 가능하고 수용 가능하도록 보장할 것을 요구한다.

## 질문 3. 국제사회가 저·중소득국 사람들의 건강 개선에 어떤 책임이 있는가?

각국의 의무는 자국민을 보살피는 데 국한되지 않고 공생이라는 공동의 이해를 공유한 지구촌 공동체가 협조해 잘 작동하도록 발전시키는 것까지 확장된다. 세계화의 확산으로 국가는 폭넓은 공동 행동의 필요성을 이해하지 않으면 안 되게 되었다. 그러나 더 어려운 문제가 해답이 없는 채로 남아 있다. 어느 정도까지 국가, 특히 부유한 국가가 다른 나라 사람들의 건강을 책임져야 하는 것인가? A라는 국가가 B라는 국가의 국민에게 특정 의무가 있다고 입증해주는 유효한 원칙이 있다고 주장하기는 대단히 어렵기 때문에 이것은 특히 골치 아픈 문제이다. 범세계적인 관점에 따라 초국가적인 의무를 지향한다고 하더라도, 어떤 국가가, 누구에게, 무엇을 위한 의무가 있는가 하는 현안은 불분명한 채로 남아 있다.[27]

개념적 복잡성에도 불구하고 풍족한 국가에 국제 원조의 책무를 부과할 혁신적인 방법을 찾는 것은 반드시 필요하다. 유감스럽게도 예방 가능한 이환율과 조기 사망률의 큰 부담은 능력이 가장 부족한 국가에서 지고 있다. 앞서 말했듯이 WHO는 보건서비스의 기본 체계를 갖추려면 1인당 연간 최소 60달러의 비용이 소요되며, 인간의 기본욕구를 충족하려면 추가 투자가 필요하다고 추정했다. 조세의 정치적 특성상 현실적으로 저소득국에서 국민총소득의 20% 이상을 정부 세수로 허용하기는 어렵다.[28] 아프리카 정상들이 아부자선언에서 약속한 대로 이들 국가에서 정부 세수의 15%를 보건 분야에 할당한다면, 연간 1인당 국민총소득 2,000달러 이상인 국가만이 보건서비스의 필수 패키지를 공급할 능력이 있게 된다.

한 국가가 자국의 자원만으로 필수 보건 패키지를 제공할 능력을 갖추려면, 실제 최소 국민총소득은 1인당 2,000달러보다 현저하게 높아야 한다. 이 수치는 불완전한 필수 보건서비스 요소를 바탕으로 작성되었고(예를 들면 비전염성질환 서비스의 일부만 포함함) 인간의 기본적 욕구를 포함하지 않고 있기 때문이다. 전 세계 인구의 3분의 1 이상은 1인당 국민총소득이 2,000달러 미만인 나라에서 산다. 수십억 명에 달하는 이들에게 필수 보건 패키지를 제공하려면 외부의 지원이 필요하다.

2001년 WHO 산하의 거시경제·보건위원회는 부유한 국가에서 국민총소득의 0.1%가량을 보건 분야 국제개발원조에 투입할 필요가 있다고 추산했다.[29] 다른 자료도 국민총소득 대비 이와 비슷하거나 약간 높은 비율의 투자가 필요함을 보여준다.[30] 그러나 2010년 전통적인 공여국, 즉 경제협력개발기구(OECD)

회원국의 보건의료 분야 공적개발원조(ODA)는 국민총소득의 0.05% 미만, 즉 요구된 산정 수치의 절반 이하에 머물렀다.[31]

저·중소득국이 국민에게 합리적인 수준의 보건서비스를 제공하도록 하려면 부유한 국가는 예측 가능하고, 지속 가능하며, 수요에 따라 신축적으로 조절할 수 있는 재정을 보장해야 한다. 보건 체계를 위한 혁신적 국제 재정에 관한 고위전담위원회의 2009년 보고서에 따르면, 새천년개발목표를 달성하려면 49개 저소득국은 매년 보건비 지출(모든 자금원 포함)을 310억 달러에서 760억 달러까지 늘려야 한다. 이 권고 금액조차도 인간의 기본적 욕구를 대부분 배제한 것이다.[32] 그러나 세계가 이들과 기타 재정 요구를 충족하려면 갈 길이 까마득하며, 더욱이 2008~2009년 글로벌 경기 하락의 여파로 향후 국제보건지원이 증대할 전망은 밝지 않다. 단기적으로는 삭감의 가능성마저 있다.

국제적 재정 부담의 규모가 필수적이긴 하지만, 장기적으로 신뢰할 수 있는 자금 조달 역시 마찬가지로 중요하다. 보건 분야의 자금 지원은 주로 한정된 기간, 일반적으로 3~5년 무상원조 형태로 제공된다. 부유한 국가의 국내 정치가 이 같은 단기성 증여에 일조한다. 선거에 따라 이전 정부와는 다른 우선순위의 신정부가 들어서고, 1년 주기의 예산승인 제도와 변화하는 지정학적 관심과 국내 우선순위가 복합적으로 작용하면서 정부는 장기적인 자금 공여를 확약할 수 없다. 더욱이 국제사회는 단기성 무상원조가 빈곤한 국가에서 스스로의 운명을 개척하고 추가적인 국내 자원을 동원하게끔 유도하는 역할을 한다고 믿는 듯하다.

유감스럽게도 실제 효과는 그 반대다. 공여국의 약속이 단기적이고 신뢰할 수 없으면 수원국 정부는 당연히 '늘어난 원조에 기대어 공공 지출을 확대하는 위험을 무릅쓰려' 하지 않는다.[33] 그렇다고 해서 이들 국가에서 가용한 자금 지원을 거부할 것이라는 뜻은 아니다. 국내 보건지출을 제한할 가능성이 높다는 뜻이다. 당연하지만 보건장관들은 대외 원조가 향후 줄어들 경우에 대비해 지속 가능하지 않은 수준까지 예산을 늘리기를 원치 않는다.[34] 더욱이 단기성 원조는 국가로 하여금 보건 종사자 교육 같은 경상 비용 투자를 꺼리게 만들어 심각한 인적자원 부족을 더욱 악화시킨다(제11장 참조).

상호 책임이라는 이해에 기반하지 않고 장기적으로 신뢰성이 결여된 자금 지원은 공중보건을 개선할 수 있는 능력이 제한되고, 따라서 자원의 비효율적인 지출을 야기한다. 이것만으로도 보건과 관련한 국가적·전 지구적 책임을 명확히 밝히고 비효과적인 단기성 자금 지원을 효과적인 지속적 자금 조달로 전환하는 규범을 수립하는 데 전 지구적으로 합의해야 하는 충분한 이유가 될 수 있다.

그러나 국제적 책임은 자금 조달에 그치는 것이 아니다. 많은 체제가 공중보건에 유의미한 영향을 미친다. 국가는 전 세계 빈곤국의 보건을 촉진하는 것이 아니라 방해하는 정책을 자주 채택하곤 한다. 예를 들면 필수의약품 접근을 제한하는 지식재산권 법규, 보건에 정부 세수를 제한하거나 투자할 수 있는 능력을 제한하는 거시경제적 제한 정책, 전 세계 식품시장에 영향을 미치는 농업 보조금과 바이오 연료 생산 목표 같은 농업 정책, 기후변화를 악화시키고 건강에 악영향을 끼치는 에너지 정책이 그렇다. 국가는 모든 정책에 건강을 고려하는 접근을 채택하고, 타 분야의 정책이 보건 증진에 기여하도록 하는 목표로 보건에 미치는 영향을 평가하면서 보건과 타 분야의 정책 간 갈등을 제한해야 한다 (제14장 참조).

## 질문 4. 모든 국가가 보건 증진이라는 공동의 책임을 이행하도록 보장하려면 어떤 종류의 글로벌 거버넌스 전략이 필요한가?

처음 세 가지 질문의 예비 해답은 진정한 동반 관계를 바탕으로 보건을 위한 글로벌 거버넌스를 개선해야 할 필요성을 충분히 보여주었으리라 생각한다.

이와 같이 건강권에 기반한 글로벌보건과 관련한 상호 책임으로 패러다임을 전환하는 것은 일련의 합의된 책임과 원칙 이상을 요구한다. 한층 강화된 강제성, 합목적성, 효율성, 책무성을 지닌 일련의 제도와 협약도 마련해야 한다. 만인을 위한 건강을 현실화할 수 있는 글로벌 거버넌스 구조는 제3장에서 자세히 다룰 글로벌보건의 6대 '대(大) 도전과제'의 해답을 성공적으로 제시할 수 있어야 한다.[35]

1. 명확한 임무, 공동의 목표, 효과적인 접근, 지속적인 조치, 상호 책무성을 중심으로 대규모의 다양한 행위자를 동원, 조율 및 집중시킬 수 있는 *글로벌보건 지도력 배양.*
2. 파편화·중복을 줄이기 위해 다양한 행위자 간 *협업과 공조 개선.*
3. 시민사회, 민간 분야, 자선단체, 공공-민간 동반 관계 등 *글로벌보건을 위한 창의성, 에너지, 자원 활용.*
4. 국내 자체 및 국제사회의 *예측 가능하고, 지속 가능하며, 신축성 있는 자금 조달 보장.*
5. 깨끗한 물, 영양, 위생 시설, 담배 규제, 질병의 매개체 억제, 보건 체계 등 *필수 보건 요구의 우선순위화.*
6. 보건과 타 분야 간 갈등을 최소화하고 모든 분야가 건강에 최대한 기여할 수 있도록 *건강 증진을 위해 다양한 분야에 영향력 발휘.*

이 같은 광범위하게 추정해본 보건을 위한 글로벌 거버넌스 혁신은 야심 찬 목표로서 강력한 정치적·경제적 장애물이 가로막고 있다. 글로벌 남-북 간에는 상당한 불신이 남아 있다. 부유한 국가를 설득해 지속 가능하고 실제 필요에 따라 신축성 있는 지원을 하도록 강제하기는 어려울 것이다. 마찬가지로 빈곤한 국가를 설득해 보건 보장과 바람직한 거버넌스와 관련한 국내적 책임을 이행하도록 하는 것 역시 어려울 것이다.

그러나 공동 책임은 상호 호혜적인 이익과 함께 나오는 법이다. 글로벌 남쪽의 국가에서 얻을 수 있는 혜택으로는 그들 전략의 신뢰 증대, 성과를 중시하는 개발 동반자국에서 더 많은 예측 가능한 자금 지원, 무역과 농업 등 보건에 해를 가하는 체제의 개혁, 국민건강 개선 등을 들 수 있다. 글로벌 북쪽 국가는 개발 지원금의 효과적 지출의 신뢰 증가, 수원국이 지속 가능한 보건 체계를 구현함에 따라 시간이 지나면서 대외 원조의 부담 감소, 글로벌 공중보건 위협으로부터 자국민 보호 증대 등의 혜택을 볼 수 있게 된다. 모든 국가가 좀 더 건강한 국민에게서 비롯되는 경제, 교육, 환경, 안전 혜택을 누릴 수 있게 될 것이다. 그리고 양쪽 모두 글로벌보건 형평성을 향한 전례 없는 진전을 만들어가는 역사적인 모험에 참여함으로써 공유된 만족감을 경험하게 될 것이다.

무엇보다도 보건을 위한 글로벌 거버넌스의 혁신은 출생의 우연에 기초해 끈질기게 존속해온 건강 불평등에 종지부를 찍기 위해 필요한 것이다. 이 책의 목적은 오늘날의 심각한 글로벌보건 실태를 바로잡기 위해 아직 개발되지 않은 글로벌보건법의 무한한 잠재력을 생생하고 자세하게 드러내는 데 있다. 나는 보건에 좋게든 나쁘게든 강력하게 영향을 미치는 WHO의 조약, 인권·무역의 핵심 영역에 있는 국제법 체제를 체계적으로 설명하고자 한다. 무엇보다도 중요한 것은 가장 취약한 계층에 특별한 관심을 가지고 전 세계 사람들의 삶을 크게 바꿀 수 있는 법과 보건을 위한 글로벌 거버넌스의 잠재성을 입증하는 것이다.

제2장

# 건강 위협의 세계화

전 지구적 공동행동의 필요성

---

    제1장에서는 극심한 글로벌보건 문제를 해결하려면 상호 책임의 기본 틀이 필요함을 설명했다. 가장 부유한 국가조차도 건강 위협을 전 세계에 퍼뜨리는 세계화의 힘으로부터 자국민을 보호할 수 없다. 나는 제2장에서 세계화의 이해를 높이고 세계의 가장 시급한 건강 위협을 극복하기 위해 전 지구적 공동 행동이 긴급하게 필요하다는 점을 보여 주고자 한다.

    세계화는 경제, 사회, 기술, 문화, 환경 분야를 망라하는 다양한 사회 전반에 걸쳐 변화가 나타나는 과정으로 이해할 수 있다. 세계화는 인간 사회를 재구축하고, 새로운 유형의 건강과 질병을 유입하며, 건강의 결정 요인을 재형성한다. 실제로 무역과 투자, 여행과 이주, 정보통신, 문화와 생활방식의 세계화로 국내 보건과 국제 보건의 전통적 경계가 모호해지고 있다.

    건강의 결정 요인(병원체, 공기, 식품, 물, 생활방식 선택 등)이 오로지 국경 안에서 비롯되는 것은 아니다. 건강 위협은 이웃 국가와 지역은 물론이고 심지어 대륙을 건너 거침없이 퍼져 간다. 사람들의 삶은 전 세계의 상업 활동, 정치, 과학,

글로벌보건 전문가들은 감염성질환, 비전염성질환, 손상 등 3대 주요 건강 위협을 별개의 범주로 구분해 논하는 것을 선호하지만 그 경계선이 흐려지고 있다.

**병원체:** 암과 연관되어 있다. 전 세계적으로 악성 종양의 20% 이상은 B형 및 C형 간염 바이러스(간암), 인유두종바이러스[HPV](자궁경부암 및 항문생식암), 헬리코박터 파일로리균(위암) 등을 포함한 인간 병원체와 연관되어 있다.[1] 예를 들면 자궁경부암의 경우 매년 거의 50만 명의 여성에게 발병해 25만 명 이상의 생명을 앗아가는데 그중 80%는 개도국에서 발생한다. 이들 사망자 상당수는 정기검진(유방암과 자궁경부암 검진)[2]과 여아와 여성 대상의 HPV 백신 접종으로 방지될 수 있다.[3] 한 예로 미국에서는 정기적인 HPV 백신 접종으로 미국 내 HPV 감염과 관련된 자궁경부암이 감소되는 효과를 거두었다.[4]

**음주:** 비전염성질환, 감염성질환, 성매개감염질환 및 손상과 연관되어 있다. 전 세계적으로 약 250만 명이 음주폐해로 사망한다.[5] 술은 심혈관질환, 암, 당뇨병 등 대부분의 만성질환의 원인이 된다. 술은 행동 억제력을 감소시켜 보호 조치 없이 성관계를 가지게 하고 그에 따른 HIV/AIDS 감염을 초래할 수 있다. 또한 과음은 면역 체계를 약화시켜 잠복 질환을 활성화할 뿐만 아니라 감염에 취약하게 만듦에 따라 결핵 발병 위험 요소가 된다.[6] 더욱이 음주는 부주의나 폭력을 증가시켜 의도적이든(자해나 자살, 폭행, 살해, 파트너·아동 폭력 등) 의도하지 않았든(자동차 사고 혹은 추락 등) 손상을 일으킨다. 손상은 음주에 기인한 사망의 50%에 이른다. 알코올 소비가 저·중소득국에서는 높은 손상률 증가의 원인이 되고 있다.

주

1 H. Zur Hausen, "The Search for Infectious Causes of Human Cancer: Where and Why," *Virology* 392, no. 1 (2009): 1-10; Peter Boyle and Bernard Levin, eds., *World Cancer Report 2008* (Lyon: International Agency for Research on Cancer, 2008), 128.
2 Mark Schiffman and Sholom Waeholder, "From India to the World – A Better Way to Prevent Cervical Cancer," *New England Journal of Medicine* 360, no. 14 (2009); 1453-1455.
3 Lawrence O. Gostin and Gatherine D. DeAngelis, "Mandatory HPV Vaccination: Public Health vs. Private Wealth," *Journal of the American Medical Association* 297, no. 17 (2007): 1921-1923. HPV 백신 접종은 남아와 젊은 남성의 생식기 혹 및 일부 항문암 예방책으로도 권장된다. See "Genital HPV Infection Fact Sheet," Centers for Disease Control and Prevention (CDC), http://www.cdc.gov/std/HPV/STDFact-HPV.htm.
4 Lauri E. Markowitz et al., "Reduction in Human Papillomavirus (HPV) Prevalence among Young Women following HPV Vaccine Introduction in the United States, National Health and Nutrition Examination Surveys, 2003-2010," *Journal of Infectious Diseases* 208, no. 3

(2013): 385-393.

5 World Health Organization (WHO), *Global Status Report on Alcohol and Health* (Geneva: WHO, 2011), 24-28.

6 Jürgen Rehm et al., "The Association between Alcohol Use, Alcohol Use Disorders and Tuberculosis (TB): A Systematic Review," *BMC Public Health* 9, no. 1 (2009): 450-462.

기술로부터 지대한 영향을 받는다. '자본, 교역 상품, 사람, 개념, 영상, 사고, 가치가 국가 경계를 넘어 확산되면서'[1] 전 지구적 통합과 상호 의존이 발생한다. 법과 정책이 주권을 가진 국가를 넘어 초국적으로 확장되어야 하는 것은 바로 이 같은 이유 때문이다.[2] 협력과 공동의 조치 없이 실제적으로 공중의 보건을 보장할 다른 방법은 존재하지 않는다.

이 장에서는 건강 위험이 왜 형태를 바꾸면서 지구촌 전체로 이동해 가는지 그 답을 모색할 것이다. 이 문제를 탐구하려면 지구를 해치는 인간의 역할뿐만 아니라 전 지구적 차원의 손상과 질병을 이해할 필요가 있다. 인간과 인간으로써 형성되는 사회는 서로 밀접한 관계가 있다. 개인의 행동은 가까운 곳이든 먼 곳이든 이웃에 영향을 끼친다. 수로(水路)와 공기를 오염시키든, 부족한 자원을 낭비하든, 여행과 상업 활동의 흐름에 참여하든 사람들의 행위는 건강에 피할 수 없는 중대한 영향을 주게 된다.

이 장에서는 ① 감염성질환의 국가 간 전파, ② 전 세계 비전염성질환의 종류와 전파 방식, ③ 저소득국의 아동과 성인에게 편중된 손상이라는 간과된 주제, ④ 식품, 의약품, 소비자 상품의 국제교역으로 빚어진 위해성을 분석한다. 이 장에서 다루는 세 가지 주요 건강 위협(즉, 감염성질환, 비전염성질환 그리고 국제교역)은 글상자 2.1에서 보듯이 서로 연결되어 있다.

# 세계화와 감염병의 확산: 인위적이고 통제 가능한 현상

의학 분야의 괄목할 만한 진보에도 불구하고 흔한 감염병은 여전히 사망의 주 원인으로 남아 있으며 전 세계 사망률의 16.7%를 차지한다.[3] 에이즈, 결핵, 말라리아, 홍역, 폐렴, 설사병은 빈곤과 연관되어 있고 주혈흡충병, 림프사상충증, 뎅기열 같은 열대질환도 마찬가지다. 그러나 감염병이 부유한 국가, 빈곤한 국가를 떠나 국경을 초월해 발병하고 국가보건체계와 인간안보에 지대한 영향을 미친다는 점을 강조할 필요가 있다.

지난 반세기 동안 출현한 감염병은 335가지에 이른다. 신종 감염성질환은 라임병, 중증급성호흡기증후군 코로나바이러스(SARS-CoV), C형 혹은 E형 간염 등 신종 유기체를 원인으로 발병하고 있다. 더구나 이러한 신종 감염성질환의 발병률이 늘어나는 추세여서 글로벌보건에 위협이 되고 있다(글상자 2.2 참조).[4] 계속 새롭게 발견되는 인간 병원체 외에도 뎅기열, 볼거리바이러스, 연쇄구균, 황색포도상구균 등 과거에 유행했던 감염성질환이 재출현하며 그 발병 건수의 급격한 증가와 지리적 범위의 급격한 확산을 보이고 있다.[5] 신종 인플루엔자와 같이 '사람 몸의 면역 체계가 노출된 적이 없어 인지하지 못했던 기존 병원체에서 새로운 병원체가 자연 발생적 유전자 변이, 재결합, 적응을 거치면서 등장'하게 된 것이다.[6]

또한 결핵, 말라리아, 병원 내 감염, 식품 매개 질환 등 잘 인지된 기존의 감염병이 항균제 내성을 원인으로 부활하고 있다. 이와 유사하게 웨스트나일바이러스, 원숭이두창, 치쿤구니야바이러스처럼 알려진 감염병도 새로운 지리적 영역이나 사람에게 전파되고 있다.

질병의 발생은 인류발생론적·인구통계학적 변화에 따라 일어나며, 강력한 경제발전의 드러나지 않은 비용을 대변한다.[7] 따라서 질병의 증폭은 기본적으로 인위적이고 통제 가능하다.[8] 인간은 군집하고 여행하며 동물과 근접해 생활하고 환경을 오염시키며 과잉 과세된 보건 체계에 의지해 산다. 군집, 소비, 이동의 끊임없는 반복은 감염성질환이 돌연변이를 일으키며 국경 너머로 전파하게 하는 역할을 한다.

중증급성호흡기증후군(SARS)은 중증급성호흡기증후군 코로나바이러스(SARS-CoV)를 원인으로 발병하는 바이러스성 호흡기질환이다. SARS는 주로 사람 간의 밀접한 접촉으로 전파되는데, 통상 감염자가 기침하거나 재채기할 때 생기는 호흡기 비말을 통해 전파된다. 2003년 2월 아시아에서 처음 보고된 후 몇 개월 만에 29개국에 확산되어 8,098명이 감염되어 774명이 사망했다. 중국에 이어 홍콩, 대만, 캐나다가 가장 큰 타격을 입었다.[1] SARS의 전 지구적 확산은 특히 아시아와 캐나다 온타리오에 심각한 경제 손실을 야기했는데 사람들의 공포심 증대로 해외여행, 관광, 상품과 동물 교역이 현저히 줄어들었다.

SARS는 전 세계에 충격을 주며 발병 원인, 근원, 전파 수단, 적절한 개입 수단에 관하여 광범위한 공포와 혼란을 일으켰다.[2] SARS 전파를 차단하기 위해 아시아와 캐나다에서는 검역과 격리 조치가 널리 시행되었다. 토론토에서는 1만 3,000명을 격리했다.[3] 격리 조치는 SARS가 전파된 병원에 근무하던 보건의료 인력을 포함하여 증상은 없지만 감염자와 접촉했던 사람들에게 주로 취해졌다. 토론토에서는 다양한 방법으로 격리 조치를 취했지만 자택 격리가 주를 이루었다. 필수 보건의료 인력의 부족 사태를 방지하기 위해 보건의료 인력에게 '근무지 격리' 조치를 취했는데 그 경우 그들의 행동 반경을 자택과 직장으로 제한했다. '사회적 거리두기' 같은 강제성이 덜한 방법도 광범위하게 활용되어 학교 휴교와 공공행사 취소 등의 조치가 취해졌다. 극히 강제적인 방법으로는 중국이 통행 저지선을 설치하고 이웃의 출입을 통제하는 고도의 인신 제한 조치를 취한 사례가 있다.

캐나다는 대체로 자율적인 방법을 채택한 반면에 중국, 홍콩, 싱가포르는 주민의 이동을 대규모 주거 단지 내에 제한하는 등의 좀 더 강압적인 수단을 취했다. 격리된 주택에는 감시 카메라를 설치하고 주민에게 카메라로 체온 측정을 요구했다. 집행 수단으로 전자 팔찌나 발찌를 활용하기도 했다. 자택 격리 명령을 위반할 경우 싱가포르 국민은 5,000달러 이상의 벌금에 처해졌고, 중국 국민은 그보다 더 혹독한 형사처벌을 받았다.

격리 조치의 효과성에는 여전히 의문이 남아 있다. 격리된 접촉자가 SARS 진단을 받은 비율은 대만에서는 0.22%, 홍콩에서는 2.7%, 베이징에서는 3.8%였다.[4] 토론토에서는 격리 조치된 사람 중 소수만이 SARS 의심 진단을 받았고, 실험실 확진 사례는 그보다 더 적었다.[5] 뒤늦은 이야기이지만 대규모 격리 조치가 불필요했는지도 모른다. 대중이 SARS를 두려워한 이유는 이 질병이 신종인데다 전염성이 높을 뿐 아니라 급속히 확산되었기 때문이다. 이러한 공포는 일부 정당한 면도 있었다. 하지만 결과적으로 볼 때 9.6%라는 치명률은 맨 처음 두려워했던 것보다 낮았으며, 총 사망자 수는 계절 인플루엔자 사망자 수의 일부분에 불과했다.[6]

계속 진화하는 병원체의 위협을 이해하려면 중동호흡기증후군 코로나바이러스(MERS 또는 MERS-CoV)라고 알려진 베타코로나바이러스같이 최근 출현한 신종 코로나바이러스(nCoV)를 살펴보라. 2012년 9월 과학자들이 사우디아라비아를 여행한 한 카타르인 남성에게서 발견한 이 신종 코로나바이러스는 보고된 이래, 카타르, 사우디아라비아, 요르단, 튀니지, 아랍에미리트(UAE)는 물론이고 프랑스, 이탈리아, 영국에 있는 사람들까지 감염시켰다.[7] WHO의 보고에 따르면 2012년 9월에서 2013년 11월 4일까지 전 세계적으로 MERS 감염이 확진된 사례는 150건, 사망은 60건이었다.[8] MERS 코로나바이러스는 사람 간에 쉽게 전파되는 것 같지 않으며 동물(아마도 박쥐나 낙타)에게서 발생한 듯하다.[9] 보건인력은 향후 돌연변이가 사람 간 전염을 가능하게 할 수 있음에 대비해 경계를 늦추지 않고 있다. WHO는 사무총장 권고에 관한 국제보건규칙에 따라 긴급위원회를 소집했지만, MERS가 국제보건규칙에 규정된 '국제공중보건비상사태'의 권고 요건은 충족하지 않는다고 판단했다.[10]

주

1 Public Health Agency of Canada, *Learning from SARS – Renewal of Public Health in Canada: a Report of the National Advisory Committee on SARS and Public Health* (Ottawa: Health Canada, 2003), 1
2 David P. Fidler, *SARS, Governance and the Globalization of Disease* (Houndmills, UK: Palgrave Macmillan, 2004), 71-105; David P. Fidler, "Developments Involving SARS, International Law, and Infectious Disease Control at the Fifty-Sixth Meeting of the World Health Assembly," *ASIL Insights* (June 2003).
3 Tomislav Svoboda et al, "Public Health Measures to Control the Spread of the Severe Acute Respiratory Syndrome during the Outbreak in Toronto," *New England Journal of Medicine* 350, no. 23 (2004): 2352-2361.
4 CDC, "Efficiency of Quarantine during an Epidemic of Severe Acute Respiratory Syndrome – Beijing, China, 2003," *Morbidity and Mortality Weekly Report* 52 (2003): 1037-1040.
5 Svoboda et al., "Public Health Meausres to Control the Spread of the Severe Acute Respiratory Syndrome," 2352.
6 Lawrence O. Gostin, "Pandemic Influenza: Public Health Preparedness for the Next Global Health Emergency," *Journal of Law, Medicine and Ethics* 32, no 4 (2004): 565-573.
7 "Middle East Respiratory Syndroe (MERS)," CDC, http://www.cdc.gov/coronavirus/mers/.
8 "Middle East Respiratory Syndrome Coronavirus (MERS-CoV)-Update," WHO November 4, 2013, http://www.who.int/csr/don/2013_11_04/en/index.html.
9 Chantal B. E. M. Reusken et al., "Middle East Respiratory Syndrome Coronavirus Neutralizing Serum Antibodies in Dromedary Camels: A Comparative Serological Study," *The Lancet Infectious Diseases* (August 9, 2013).
10 WHO, "WHO Statement on the Second Meeting of the IHR Emergency Committee concerning MERS-CoV," July 17, 2013, http://www.who.int/merdiacentre/news/statements/2013/mers_cov_20130717/en/.

세계 인구는 병원체의 의도적인 조작과 확산에도 취약하다. 세상에는 정치적·종교적·민족적 반감 등 동기가 무엇이든 사회 구조를 와해하려는 개인과 집단이 있다. 생물 무기 테러리스트가 종종 인구가 밀집한 도시 지역 등 파괴력이 가장 큰 곳에 병원체를 심어놓을 동기는 충분하다.[9]

물론 이들의 많은 활동이 전 세계 곳곳에 사는 사람들의 건강에 심대한 영향을 미치며, 어떤 국가도 이러한 영향에서 벗어날 수 없다. 따라서 전 세계 사회집단은 보건 안전을 위해 서로 의존하고 의지한다(그림 2.1).

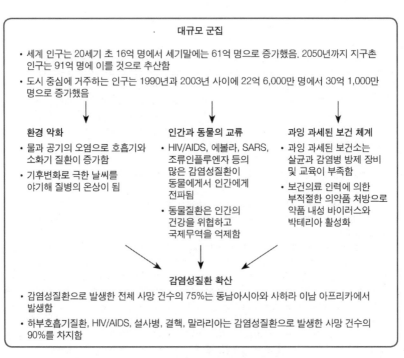

**대규모 군집**

• 세계 인구는 20세기 초 16억 명에서 세기말에는 61억 명으로 증가했음. 2050년까지 지구촌 인구는 91억 명에 이를 것으로 추산함
• 도시 중심에 거주하는 인구는 1990년과 2003년 사이에 22억 6,000만 명에서 30억 1,000만 명으로 증가했음

**환경 악화**
• 물과 공기의 오염으로 호흡기와 소화기 질환이 증가함
• 기후변화로 극한 날씨를 야기해 질병의 온상이 됨

**인간과 동물의 교류**
• HIV/AIDS, 에볼라, SARS, 조류인플루엔자 등의 많은 감염성질환이 동물에게서 인간에게 전파됨
• 동물질환은 인간의 건강을 위협하고 국제무역을 억제함

**과잉 과세된 보건 체계**
• 과잉 과세된 보건소는 살균과 감염병 방제 장비 및 교육이 부족함
• 보건의료 인력에 의한 부적절한 의약품 처방으로 약품 내성 바이러스와 박테리아 활성화

**감염성질환 확산**
• 감염성질환으로 발생한 전체 사망 건수의 75%는 동남아시아와 사하라 이남 아프리카에서 발생함
• 하부호흡기질환, HIV/AIDS, 설사병, 결핵, 말라리아는 감염성질환으로 발생한 사망 건수의 90%를 차지함

그림 2.1 / 감염성질환의 초국적 전파에 영향을 미치는 요소의 상호작용

# 감염성질환의 초국적 확산

## 대규모 군집, 이주, 여행

감염성질환은 인간이 군집하고, 이주하며, 여행함에 따라 사람 간 그리고 지리적 장소 간에 전파된다. 사람들이 생계와 사회적 결합 강화를 위해 농촌에서 도시로 이동함에 따라 자연스럽게 인구의 대이동이 발생한다. (1900년 세계 인구의 13%만이 도시 지역에 거주했으나, 2008년에는 세계 인구의 절반이 도시환경에서 살고 있다. 2025년까지 인구의 70%가 도시화할 것으로 전망된다.)[10] 또한 기아, 국내 불안, 자연재해는 대량 이주를 자극한다.[11] 난민수용소와 기타 대규모 밀집 지역의 비위생적인 조건은 인도주의적 관점에서 심각한 우려를 일으킨다. 자발적이든 강요된 이주에 따라서든 일단 형성된 인구밀집 지역은 식수, 식료품 공급, 하수 시설에 부담을 준다. 이는 감염성질환의 온상이 된다.

현 시대의 여행은 그 규모와 속도와 범위 면에서 사상 유례없는 수준이다. 오늘날에는 24시간 이내에 전 세계 어느 곳으로든 여행이 가능하고 감염성질환을 보유하거나 질병 매개체를 가진 다른 탑승객과 접촉할 수 있다. 메리 윌슨이 말했듯이 "사람들은 여행할 때 유전자 구성, 과거 앓았던 감염병의 면역 후유증, 문화적 선호, 관습, 행동 양상을 지니고 다닌다. 미생물과 동물과 온갖 생물체가 그들과 함께 다닌다. 오늘날 인간과 물자의 대량 이동은 다양한 유전자 풀(pool)이 미증유의 속도와 결합 방식으로 혼합하게 하는 장을 마련한다."[12]

신종 인플루엔자 A형(H1N1)의 범유행은 감염성 병원체의 급속한 전 지구적 확산을 보여주는 전형적인 사례라 할 수 있다. 멕시코에서 2009년 4월에 신종 인플루엔자의 발견을 최초로 보고하기 전까지 지리적 봉쇄는 현실적으로 가능하지 않았다.[13] 첫 보고 시점으로부터 2개월이 채 되지 않은 6월 11일까지 WHO는 경고 수준을 전면적인 범유행(pandemic) 수준으로 높였고, 첫 사례 보고 시점으로부터 9주 후에는 WHO 관할 전 지역에서 신종 인플루엔자 환자가 발견되었다. 과학자들은 2013년 기준 중국에서 최초 보고된 신종 조류인플루엔자 A형(H7N9)의 출현을 지켜보고 있다(제12장 참조).[14] 이 바이러스는 인간과 가금류에서 탐지되었고, 사람은 감염된 가금류나 오염된 환경에 노출된 이후 감염된 것으로 추정된다.

## 인간과 동물의 교류

사람들은 단순히 군집하는 것이 아니다. 집약적 농사, 육류 생산(동물 사육, 도축, 섭취), 이국적 동물 시장 등을 통해 동물과 밀접하게 군집한다.[15] 이러한 과정은 육류와 가축 시장의 번성과 함께 초국적 차원에서 행해진다. 동물과 그 같은 교류는 신종 병원체가 돌연변이를 일으키면서 종을 뛰어넘어 심각한 위협을 초래한다.[16] 예를 들면 조류 시장, 농가의 가축 떼, 이동해 다니는 가금류 취급 노동자, 투계(鬪鷄), 철새는 모두 조류인플루엔자 A형(H5N1과 H7N9)을 전파하는 매개체이다. 미국에 수입된 설치류와의 밀접 접촉은 원숭이두창의 발생 원인이 되었고, 중국에서 이국적인 사향고양이를 식용으로 사용한 것은 SARS 코로나 바이러스가 동물에게서 인간 바이러스주로 옮아가게 된 경로가 되었다.

동물 매개 감염 병원균은 전 세계 경제와 공중보건에 위협을 제기한다. 동물의 질병은 소해면상뇌증과 구제역 발병에서 나타나듯이 경제적으로 중대한 영향을 미친다. 더욱 중요한 것은 전체 신종 감염병의 65% 이상이 동물을 매개로 한 병원균에 원인이 있고, 대부분이 야생동물에 기원을 두고 있다는 것이다.[17] 지난 10년 동안 발생한 동물 매개 감염 질병(H5N1, SARS, H1N1, H7N9, MERS 등)은 세계화한 세상에서 인간이 야생동물이나 가축과 교류하는 방식을 이해하는 것의 중요성을 잘 보여준다.

## 생태계 악화

인간의 복지는 생태계에 달려 있고 생태계는 인간의 활동에 민감하다. 한 지역의 생태계가 악화되면 세계의 다른 곳에 영향을 미친다. 이런 식으로 유기적인 체계(공기, 바다, 숲, 흙 등)가 서로 연결되어 있고 사람과 환경이 서로 연결되어 있다. 생태계의 악화는 여러 가지 부작용을 낳는다. 공기와 물이 오염되면 기후변화가 인류에 의해 발생하고 있고 생태계와 인간의 건강에 영향을 미친다는 증거가 이미 나타나고 있다는 데 과학계의 의견이 일치한다.[1] 2013년 8월, 기후변화에 관한 정부 간 합의체는 인간의 활동이 온난화를 야기하는 것이 "거의 확실하다"라고 보고했으며, 21세기 말까지 해수면이 90센티미터 이상 상승할 것이라고 경고했다.[2] 환경 악화에 따른 영양실조, 설사, 만성 질병, 감염성질환의 증가는 기후변화의 암울한 대가이며, 그에 따라 매년 30만 명가량이 목숨을 잃는 것으로 추정되고 있다. 기후변화가 전 세계에 영향을 미치기는 하지만 특히 저·중소득국에 불균형적으로 막대한 부담을 준다.[3]

기후변화와 연관된 전체적 건강 위협으로는 열대폭풍, 홍수, 폭염, 가뭄, 산불 등 자연재해의 강도와 빈도 증가에 따라 발생하는 손상, 질병, 비위생적인 대규모 대피소 이동 등이 있다. 비록 기후변화와 특정 재해 간의 인과관계를 증명하기는 어렵지만, 2003년 유럽 폭염, 2005년 인도 뭄바이 홍수, 미국 허리케인 카트리나(2005)와 샌디(2012), 2011년 호주 퀸즐랜드 홍수의 예는 극심한 재해가 앞으로 더 자주 일어날 수 있음을 시사한다.

기후변화는 모기, 진드기, 쥐와 같은 질병 매개체가 번성할 수 있는 최적의 조건을 형성하고 지리적 범위를 확대함으로써 그들이 전파하는 질병에 노출되지 않았던 사람 간 접촉을 늘리게 된다. 예를 들면 말라리아는 고도가 더 높은 곳까지 이동하고 뎅기열은 더 북쪽으로 이동할 것으로 예상된다. 또한 과학자들은 온도가 높은 조건에서 번성하는 식품 매개 질환과 수인성 질환이 증가할 것으로 예상한다. 기후변화는 또한 공기의 질, 특히 도시환경 중 공기의 질에 영향을 미치는데, 온도 상승으로 공기 오염, 특히 지상의 오존과 미세먼지가 악화되기 때문이다. 온도 상승과 이산화탄소 농도의 증가는 또한 알레르기를 일으키는 대기 중 꽃가루 농도를 증가시킨다. 기후변화가 공기의 질에 미치는 영향은 호흡기 및 심혈관 계통의 질병 부담을 늘리게 되는데, 특히 천식 같은 만성질환을 지닌 사람들에게 더 큰 부담을 안겨줄 것이다.

기후변화는 식수·위생·작물·관개용 물 부족 현상을 확대해 설사병을 일으키게 한다. 생태 변화와 물 부족은 작물, 가축, 어업에 악영향을 미쳐 기아와 기근 증가를 야기한다. 기후변화는 이르면 2020년에 아프리카를 심각한 물 부족 사태에 빠뜨리는 주범이 될 것이다. 이러한 격변은 부족한 자원 확보를 위한 경쟁의 시대에 경제적 불안정, 대규모 이주, 국내 불안, 무력 분쟁을 야기할 수 있다.

기후변화의 영향은 세계 모든 지역에서 겪게 되지만, 빈곤한 국가에 부담이 편중되어 보건 격차가 더욱 악화될 것이다. 2020년까지 아프리카와 남아시아 지역(세계의 가장 빈곤한 지역)에서는 주요 식량 생산량이 30~50% 감소될 수 있다. 세계은행의 추정에 따르면, 기후변화 비용의 75~80%는 개발도상국에서 떠안게 된다. 산업화 시대 이전과 대비하여 온도가 예상되는 온난화의 최저 수치인 2℃만 상승해도 아프리카와 남아시아 지역의 국내총생산은 영구적으로 4~5% 하

락할 수 있다.[4]

취약한 인구 집단은 이미 삶의 언저리에서 물과 영양가 있는 음식 부족은 물론이고 높은 감염병 발생률로 몸부림치고 있다. 전 세계의 빈곤한 사람들은 기후변화에 따른 황폐화를 개선할 능력이 가장 부족한 집단이다. 저개발국은 보건 체계가 허술하고, 기반 시설이 미흡하며, 기술 능력이 저조하고, 급속하게 변화하는 기후 조건에 대응하기 위한 자원이 부족하다. 이들 국가는 대부분 열대 및 아열대 지역에 위치하여 변화가 심한 기후에 이미 노출되어 있는 상태이다. 따라서 기후변화는 국제사회가 이 같은 전 지구적 불평등을 줄일 해결책 모색을 요구한다.

주

1 Lindsay F. Wiley and Lawrence O. Gostin, "The International Response to Climate Change: An Agenda for Global Health," *Journal of the American Medical Association* 302, no. 11 (2009): 1218-1220.
2 Justin Gillis, "Climate Panel Cites Near Certainty on Warming," *New York Times*, August 20, 2013, A1.
3 Global Humanitarian Forum, *The Anatomy of a Silent Crisis* (Geneva: Global Humanitarian Forum, 2009), 1, 58.
4 Liliana Hisas, *The Food Gap: The Impacts of Climate Change on Food Production: A 2020 Perspective* (Alexandria: Universal Ecological Fund, 2011), 18-19; World Bank, *World Development Report 2010: Development and Climate Change* (Washington, DC: World Bank, 2010), 5.

호흡기질환(천식 등)과 소화기 계통 질환(콜레라, 대장균 등)은 물론이고 암에 걸릴 우려가 있다. 열을 차폐하는 가스(이산화탄소, 메탄가스, 아산화질소 등)의 방출은 기후변화의 원인이 되고, 기후변화는 다양한 건강 위협을 일으킨다(글상자 2.3 참조). 끝으로 부족한 자원을 과도하고 지속 가능하지 않은 방식(삼림 파괴, 노천 채굴, 집약적 농사·어업 등)으로 사용하면 건강한 삶에 필요한 천연자원이 감소한다.

## 보건 체계

백신, 의약품, 의료장비가 개발·생산되어 국제적으로 운송됨에 따라 의료 상품과 서비스의 교역이 점차 세계화되고 있다. 세계화 과정은 보건인력이 더 나은 보수와 근무 조건을 찾아 이주함에 따라 인간 자원에까지 영향을 미친다(제11장 참조).

보건의료체계는 감염병 재출현에 중요한 역할을 하기도 한다. 임상의(臨床醫)들이 종종 항생제와 항균 약물을 무차별적으로 처방함에 따라 미생물 적응을 야기한다. (이와 비슷하게 농가에서는 가축에게 항생제를 남용한다.) 이는 제1선 약물 치료 내성뿐만 아니라 병원체의 독성에 변화를 일으킨다. 연구에 따르면, 특히 선진국에서 약물내성 미생물이 대폭 증가했다.[18] 이 같은 작용으로 일부 질병(결핵 등)의 경우 표준 의료대응 방법에 따른 대처가 어려워지고 있다.

공중보건 체계는 건강 위험을 감시할 수 있어야 한다. 그러나 빈곤 국가에서는 일반적으로 신종 병원체를 신속하게 탐지해 차단할 수 있는 기반 시설이 부족하다. 이는 감시 능력의 부조화를 일으킨다. 신종 질병이 다발하는 지역은 저위도에 집중적으로 위치해 있는 데 비해 연구 및 감시 능력은 부유한 선진국에서 압도적으로 보유하고 있는 것이다. 결과적으로 신종 감염병의 감시를 위한 전 지구적 노력이 제대로 할당되지 못하고 있으며 따라서 '영리한' 감시를 위해 재할당이 필요하다.

## 생물 테러

2001년 9월 11일 뉴욕의 세계무역센터 공격에 뒤이어 미국 우체국을 통한 탄저균 전파가 있은 후, 각국 정부는 테러리즘에 상당한 주의를 기울이고 있다. 2013년 미연방 대배심원단은 독성 물질인 리신으로 오염된 서한을 백악관과 의회에 발송한 한 미시시피 거주 남성을 기소했다. 같은 해 한 여성이 리신을 넣은 서한 세 통을 각각 오바마 대통령, 마이클 블룸버그 뉴욕시장 그리고 워싱턴 D.C.의 총기 규제 로비스트에게 보낸 혐의로 체포, 기소되었다.[19] 테러리즘에는 어떤 위협(재래식, 화학 또는 핵 위협 등)이든 수반될 수 있지만 생물학적 공격이 정치적으로 우선순위를 차지한다. 병원체를 손쉽게 전파할 수 있는 반면에 탐지가 어려우며 정치적 불안까지 야기하기 때문이다.

생물 테러는 사람, 동물, 혹은 식물에 질병이나 사망을 유발하기 위해 생물학

작용제(박테리아, 바이러스, 독성 물질)를 고의적으로 방출하거나 전파하는 행위이다. 생물학 작용제(탄저, 보툴리눔 식중독, 페스트, 야토병, 바이러스성 출혈열 등)는 있는 그대로 혹은 인공 변형된 형태로 사용할 수 있으며 병원성을 증가시키거나, 의약품 내성 강화 내지는 전파성을 증대하는 역할을 한다.

위험한 병원체가 대중을 해치거나 정치 체계를 와해할 목적으로 방출되면 사회적 분열과 공포는 더욱 확대된다. 생물 무기는 공포를 일으킬 수 있고 외부 위협으로부터 자신과 사회를 보호하고자 하는 인간의 가장 원초적인 본능을 자극한다. 자연 발생적인 감염병을 대하는 정치적 관심은 낮을 수 있지만, 생물 테러는 최고위직 관리의 관심을 사로잡는다. 생물 테러는 국가안보 문제로서 상위 수준의 정치적 문제이다.

## 감염성질환에서 비전염성질환으로 역학적 변천: 저소득국의 이중 부담

인간의 이주, 여행, 무역을 고려해보면 이 변화무쌍하고 상호 의존적인 세상에서 감염병이 퍼지는 것은 당연하다. 반면에 비전염성질환이 어떻게 그리고 왜 전 지구적 차원으로 전파되는가는 그만큼 분명하지 않다. 비전염성질환이란 사망, 장애 또는 삶의 질적 저하를 일으키는 만성적 조건을 가리키며, 여기에는 심장병, 암, 당뇨병, 호흡기질환, 뇌졸중, 정신질환 등이 포함된다. 이들 질병은 사람들에게서 건강 수명을 박탈하고 전체 사회를 파괴하며 안정적인 미래 전망을 무너뜨린다.

전 세계의 질병 양상이 빠르게 변하고 있다. 한때 감염성질환이 주요 관심사였던 빈곤국이 이제는 감염성질환과 비전염성질환이라는 양대 부담에 직면해 있다. 비전염성질환은 한때 칼로리가 높은 음식을 먹고 주로 앉아서 일하는 직종에 종사하는 잘사는 사람들의 질병이었지만, 이제는 전 세계 사람들이 과잉에 빠지기 쉬운 상황이 되었다. 생활수준 향상과 문화적 통일에 따라 질병 양상은 감염성질환에서 만성질환으로 뚜렷하게 이행(移行)되고 있다.

이러한 비전염성질환으로 이행하는 범위와 영향에 관해서는 제13장에서 상세히 다루겠지만, 비전염성질환은 기능 장애와 사망의 주요 원인으로서 전 세계 사망률의 65%에 이른다. 비전염성질환에 따른 사망자 중 80% 이상이 저·중소득국에서 발생하는데, 주로 인생의 한창때 나이의 사람들에게 편중되어 있다.[20] 이러한 추세가 계속된다면, 2020년에는 비전염성질환이 전 세계 질병의 80%를 차지하게 될 것이며, 개도국 사망자 10명 중 7명의 사망 원인이 된다.[21] 생산성 손실, 보건의료 비용 증가, 가정 파탄의 증거에서 드러나듯이 비전염성질환이 국가 경제에 미치는 역효과는 뚜렷하다. 또한 비전염성질환 유행의 심각성은 인구가 고령화하고 식습관이 계속 진화함에 따라 더욱 악화될 것으로 보인다.

이 같은 사회적·경제적 악영향에도 불구하고 국가와 글로벌보건 정책은 이 '고요한' 유행병 출현에 대응하지 못하고 있다. 국제사회는 글로벌보건이 주로 감염병 퇴치에 있다는 기존의 관점을 버리지 못하는 듯하다. 그 결과 새천년개발목표는 만성질환을 언급조차 하지 않았고, WHO의 예산은 만성질환을 대상으로는 자원 할당을 거의 하지 않으며, 에이즈·결핵·말라리아 퇴치 세계기금은 3대 감염병에만 집중한다.

최근 들어서야 세상은 비전염성질환이 야기하는 고통과 조기 사망의 엄청난 규모에 눈을 뜨기 시작했다. 2011년 9월이 되어서야 유엔은 비전염성질환에 관한 고위급 정상회의를 개최했고, 2012년 5월에야 세계보건총회는 구체적인 목표를 채택했다. 2013년 5월, 194개국 WHO 회원국은 비전염성질환 예방과 관리를 위한 글로벌행동계획 2013~2020을 채택했다.[22] 이 문서는 비전염성질환 예방을 위한 종합적 글로벌 감시의 기본 틀을 제공하며, 여기에는 측정 가능한 목표, 지표, 자발적 세부 목표뿐만 아니라 국가에서 비전염성질환의 예방, 감시, 관리를 위해 시행할 수 있는 정책 방안을 포함하고 있다(제4장 글상자 4.4 참조).[23] 그럼에도 불구하고 WHO와 유엔은 비전염성질환 예방을 위한 예산을 늘리지 않고 있어 담배규제기본협약만이 주요 비전염성질환 위험 요소를 해결하기 위한 유일한 조약으로 남아 있다. 추가적으로 정신질환, 즉 사회적·경제적 해체뿐 아니라 말할 수 없는 고통을 초래하는 일련의 조건은 비전염성질환에 대한 고위급의 관심 대상에서 완전히 제외되어 있다.

## 문화와 행동의 조화

이 같은 역학적 변천을 일으키는 것은 무엇이며 왜 위험 행동이 부유한 국가에서 빈곤한 국가로 이동했는가? 고위험 생활방식은 한때 풍족이나 과소비와 연관된 것으로 생각되었다. 부유한 사람들은 고에너지 식단을 소비하고 신체활동이 덜 필요한 사무직에서 근무할 확률이 높았다. 담배를 피우고 좋은 와인과 양주를 마시는 것은 멋진 일로 추구되었다. 영화, TV, 잡지는 돈 많은 남성과 여성이 직장에서 성공하고 활기 넘치는 생활방식을 추구하며, 흡연과 음주를 즐기는 모습을 보여주었다. 가난한 사람들은 다른 종류의 문제, 즉 과식보다는 영양실조, 레저보다는 힘든 노동으로 가득 찬 삶 그리고 만성질환보다는 손상과 감염으로 줄어든 생명 등의 문제를 지닌 듯이 보였다.

그러나 감염성질환이 이동하고 변화하듯이 비전염성질환도 이동하고 변화한다.[24] 비전염성질환이 전 지구적으로 증가했다는 것은 전 세계적으로 식단, 신체활동, 흡연에 변화가 있음을 보여준다. 산업화, 도시화, 경제개발, 식품시장의 세계화가 진행되면서 서로 다른 행동이 통합되는 결과를 낳는다. 주로 산업화된 국가에서 문화적으로 매력적이었던 것들이 전 세계 어디서나 인기를 얻고 있다. 건강에 유익하지 않은 상품의 브랜드 인지, 광고, 저렴하고 광범위한 유포로 이러한 소비는 지구 전역에 확산되었다.

세계 어느 곳이든 주요 도시에 가면 다국적기업, 미디어 재벌 그리고 전 세계를 여행하는 관광객과 이민자의 영향으로 나타난 뒤섞인 문화를 목격할 수 있다. 시내 중심가는 맥도널드, 버거킹, 케이에프씨(KFC), 던킨도넛 같은 패스트푸드 체인점으로 가득하고 어딜 가든 캐멀 담배, 허시 초콜릿, 코카콜라, 조니워커 위스키 광고를 담은 간판이 내걸려 있으며, 영화와 TV에서는 매력적인 사람들이 등장해 흡연과 음주를 권하며 유혹한다. 이러한 방법으로 위험 행동은 장소를 옮겨 다니며 모든 사람과 문화에 스며든다. 엉뚱하게도 개도국이 성장하고 번영하기 시작하면서 행동 관련 만성질환의 출현은 성공에 따르는 '공동 상

징물'이 되어가고 있다.[25]

"개인이 또래 집단과 다르게 행동하리라고 기대하는 것은 상식에 맞지 않는 다"라고 1992년 제프리 로즈는 기록했다.[26] 문제는 과거에는 또래가 이웃이었 고 그에 따라 행동은 문화적 규범과 현지 환경의 영향에 따라 지역마다 천차만 별이었다. 오늘날에는 행동의 동인이 폭넓게 분산되어 있다. 인터넷, 케이블 TV, 다국적기업, 글로벌 마켓의 시대에 국내 정책을 통해서만 행동을 바꾸기란 거의 불가능하다. 국가에서 보건과 관련한 책임 공유를 바탕으로 한 전 지구적 협력과 해결 방안 없이는 의미 있는 행동 변화를 이끌어낼 수 없다. 법과 거버 넌스가 국경을 초월해야 하는 것은 바로 이러한 이유 때문이다.


## 아픔의 세상: 전 지구적 손상(損傷)

손상은 공중보건 위협이라기보다는 흔히 예측이 어려워 예방이 불가능한 사 고 또는 임의의 사건으로 묘사되곤 한다. 그에 따라 역사적으로 손상 예방은 글 로벌 공중보건에서 도외시되어온 분야이다.[27] 손상에 대한 사회적 반응에 관해 마크 로젠버그가 한 이야기를 고려해보라. 애틀랜타에서 한 운전자가 달리고 있던 젊은 여성을 치어 사망케 했다. 편집자 앞으로 온 홍수 같은 편지 가운데 절반은 달리던 여성을 탓했고, 절반은 운전자를 탓했다. "단 한 명도 도로를 탓 하지 않았다." 그러나 대부분은 차량이나 도로 설계의 결함으로 치명적인 교통 사고가 발생한다.[28]

손상은 전 세계적으로 사망과 장애의 주요 원인으로서 매년 500만 명 이상의 사망자를 발생시키고 전 세계 질병의 11%를 차지하며[29] 2020년까지 이 수치는 20%까지 높아질 것으로 예상된다.[30] 손상의 확산은 계획되지 않은 급속한 도시 화, 자동차 보급 증가, 저·중소득국 생활환경의 급격한 변화로 더욱 심각해지고 있다.[31]

WHO는 비의도적 손상(사전 계획된 의도 없이 발생한 손상, 즉 교통사고, 중독, 추 락, 화상, 익사 등)과 의도적 손상으로 나누어 구분하는데 후자에는 스스로 주도한 손상(자살, 자해 등), 사람 간의 손상(가정 폭력, 살해 등), 집단적 손상(전쟁 관련 부상 등)이 포함된다. 나는 세계화와 연관성이 좀 더 분명한 비의도적 손상에 초점을 맞추고자 한다. 그러나 독자들은 의도적 손상이 북아프리카의 국내 불안으로 야기되건 미국의 총기 사건으로 야기되건, 비의도적 손상과 마찬가지로 엄청난 공중보건의 위협인 점을 인지해야 한다. 실제로 2013년 유엔은 인도주의적 혹은 인권법을 위반해 사용될 수 있는 재래식 무기의 수출을 제한하는 무기교역조약을 채택한 바 있다.[32]

## 비의도적 손상의 불평등한 분포

크리스틴 그릴로의 설명에 따르면 "저소득국의 아동은 고소득국에서는 흔히 볼 수 없는 종류의 상해를 입는다. 안전하지 않은 스토브로 조리하면서 화상을 입거나, 덮개가 없는 우물에 빠져 익사하거나, 램프 연료로 사용되는 케로센에 중독된다…. 가난할수록 더 많은 손상을 입게 되지만 치료는 더욱 형편없다."[33] 이 자료에 따르면 전체 사망과 장애보정생존연수(DALY)의 90% 이상이 저·중소득국에서 발생하며 대부분 어린이에게 발생하고 있어 전 세계 손상 분포의 뚜렷한 불평등을 드러낸다.[34]

경제적 부담 역시 방대하다. 교통사고만으로도 비용이 매년 650억 달러(혹은 국내총생산의 1~1.5%) 소요된다.[35] 더욱이 이들 수치는 실제 발생하는 재정적·사회적 손실을 충분히 반영하지 않은 것이다. 한 사람이 사망, 부상, 혹은 장애를 입을 때마다 다른 사람도 심대한 영향을 받는다. 많은 가족이 장기적인 치료 비용 부담 때문이든, 생계비를 버는 가장을 잃어서든 아니면 장애를 지닌 사람을 돌보는 부담 때문이든 가난에 내몰린다.[36] 비의도적 손상은 '세계화의 소득과 손실, 그 결과에 영향을 미치는 능력 면에서 국경 안팎으로 존재하는 이 시대 세계화의 불균형한 특성과 불평등한 분배'를 전형적으로 보여주는 사례이다.[37]

## 위험 요인: 성별, 연령, 빈곤

저소득국 내에서조차 소외인구는 가장 취약하다. 사회경제적 요인은 사람들을 손상에 취약하게 만드는 경향이 있고, 그 가운데 빈곤이 가장 큰 결정 요인으로 작용한다. 다시 말해 가난에 찌든 지역에서 그리고 가장 힘든 여건 속에 사는 사람들이 손상으로 가장 큰 고통을 겪을 가능성이 높으며, 나이와 성별 또한 주요 결정 요인이 된다.

유엔아동권리협약은 모든 아동이 안전한 환경에서 생활할 권리와 모든 손상과 폭력으로부터 보호받을 권리가 있다고 보장한다.[38] 그러나 손상은 저소득국 아이들에게 사망과 장애의 가장 큰 원인이다. 예를 들면 익사는 5세 미만 아동의 장애와 조기 사망의 주요 원인이다.[39] 5세 이상 아동의 경우 교통사고 치사율이 익사율을 능가하며, 15~19세 아동의 경우 교통사고가 제1의 사망 원인이다.[40] 기동성 증가, 혼잡한 도시환경, 성인의 감시 소홀 등 모든 요인이 용납할 수 없을 만큼 높은 아동 손상률의 원인이 된다(글상자 2.4 참조).

**글상자 2.4 / 후안 이야기**

14세 후안은 엄마, 아빠, 남동생 넷, 여동생 둘과 함께 멕시코 메리다 시외에 있는 작은 마을에 산다. 후안은 아빠의 노상 과일장사 일을 도와야 하기 때문에 더는 학교에 다니지 않는다. 후안은 막내 여동생 마르타의 끔찍한 부상 때문에 가족 부양을 도와야만 한다. 마르타는 6세 때 뒤뜰에 있는 우물 속으로 떨어진 장난감을 건지려 그 속에 빠졌다. 후안이 마르타를 처음 발견하고 아빠를 불렀다. 아빠와 후안은 축 늘어진 채 울지 않는 마르타를 안고 가장 가까운 병원에 달려갔다. 의사는 마르타를 소생시켰지만 마르타는 심한 장애인이 되었다. 후안은 여동생의 부상으로 가슴 아파한다. 후안은 자신이 그곳에 있었다면 마르타가 떨어지는 일은 없었을 것이라고 확신하기 때문에 마르타가 우물에 빠진 것에 죄책감을 느낀다. 그렇지만 후안은 비슷한 사고가 재발하지 않도록 우물에 자신이 직접 만든 목재 구조물을 설치해놓은 것을 뿌듯하게 생각한다.[1]

주

1 WHO and United Nations Children's Fund (UNICEF), *World Report on Child Injury Prevention* (Geneva: WHO, 2008), xviii.

모든 손상 사망의 3분의 2는 남성이다. 여성과 비교해 남성은 화상을 제외한 모든 범주에서 높은 손상률을 보인다. 이는 전통적인 성 역할이 지속된 것에 기인한다. 남성은 노동 과정에서 부상하는 반면에 여성은 전통적으로 조리와 집안일을 돌보기 때문에 주방 화재나 뜨거운 물에 화상을 입거나 불꽃이 노출된 상태로 조리하면서 화상을 입는 경우가 많다. 집에서 쉽게 엎어져 점화될 수 있는 케로센이나 파라핀 램프를 사용하는 것 또한 화상의 주요 원인이다.[41] 전반적으로 극심한 빈곤은 나이나 성별에 관계없이 손상에 크게 영향을 미친다.

## 세계화가 손상 사상자에게 미치는 영향

세계화 과정은 세계의 빈곤한 사람들의 손상 비율에 엄청난 영향을 미친다. 개도국의 산업화, 도시화, 자동차 보급률은 빠른 속도로 진행되는 반면 선진국의 손상률을 감소시킨 경제 조건, 기반 시설, 안전법규 개선은 그것을 따라잡지 못했다. 세계화의 불균등한 영향은 특히 교통사고와 산업재해에서 분명해진다.

### 세계화와 자동차 보급

가난한 나라나 개발 도상에 있는 나라의 어느 곳이든 혼잡한 도시 지역을 여행해보라. 자동차로 꽉 들어찬 거리, 정비 불량으로 안전하지 않은 차량, 차로 표시나 도로 분리대 혹은 교통안전 표지가 없는 도로를 쉽게 볼 수 있을 것이다. 버스와 소형 트럭, 자동차, 오토바이, 자전거, 보행자는 물론이고 심지어 동물까지 갈피를 잡을 수 없을 만큼 혼란스럽게 뒤섞여 도로에 바글거리고, 운전자와 승객은 안전벨트, 유아용 안전 좌석, 에어백, 헬멧 같은 안전 장구 없이 다닌다. 젊은 아빠가 오토바이에 아내와 아이들을 태우고 아무도 헬멧을 쓰지 않은 채 밀집해 있는 광분한 듯한 차량 사이로 곡예하듯 뚫고 지나가는 모습도 볼 수 있다.

통행 종류를 구분하지 않은 안전하지 않은 도로에 보행자, 자전거, 자동차가 이처럼 혼재한 것은 치명적이다. 문제를 더욱 심각하게 만드는 것은 도로가 통상 운전자 편의를 우선시하거나 보행자의 안전을 거의 고려하지 않은 채 설계되었다는 것이다. 예를 들면 전 세계에서 가장 큰 도시 빈민가에 속하는 나이로비의 키베라 주민은 직장이나 학교, 가게에 갈 때 위험한 도로를 달려 건너는데, 그 때문에 엄청나게 많은 교통사고로 상해를 입는다. 케냐 도로가 얼마나 위험한가는 수많은 치명적 교통사고를 통해 생생하게 드러난다. 예를 들면 2013년 8월 28일, 40명 이상의 사망자를 낸 차량의 찌그러지고 뒤틀린 잔해는 온 나라를 충격에 휩싸이게 했다. 아마도 최악의 비극은 그 '사고'가 예측이 가능했다는 것이다. 이 굴곡이 심한 도로의 동일 지점에서 이미 셀 수 없이 많은 사람이 죽었기 때문이다.[42]

방콕, 베이징, 하노이, 뭄바이 같은 여러 도시에서 교통사고 사망률이 급속하게 늘어나는 것은 전혀 이상한 일이 아니다. 급증하는 자동차를 수용하게끔 설계되지 않은 도로에 계속해서 자동차가 더해지고 있기 때문이다. 전 세계에서 아프리카의 교통사고 치사율은 자동차 보유율 대비 여덟 배나 높다. 남아공이나 잠비아처럼 면적이 넓은 아프리카 국가에서는 지난 몇 년 동안 교통사고 치사율이 25% 이상 증가했다. 전반적으로 저·중소득국의 등록 차량 대수는 전 세계의 52%에 불과하지만 교통사고 치사율은 80%를 차지한다.[43]

간단히 말하면 혼잡한 도로를 다니는 자동차 수와 종류가 세계화로 엄청나게 늘어났다. 고소득국이 안전한 차량, 도로 설계, 고속도로 안전규칙 시행 등을 통해 교통사고 사망률을 극적으로 감소시킨 데 비해 저소득국은 이러한 조치를 취할 여유가 없거나 우선순위화하지 못하고 있다.

### 직업 재해

직업 관련 손상은 저소득국에서 아주 흔히 볼 수 있지만 정확한 자료가 축적되어 있지 않다. 그렇지만 대부분의 전문가는 이들 국가에서 현 속도로 산업 성장을 지속한다면 안전에 관련한 주의 부족으로 2025년까지 직업 재해가 두 배로 늘어날 것이라고 예측한다. 앞선 경우와 마찬가지로 선진국의 직업 손상률은 이와 달리 꾸준히 감소하고 있다.

농업, 제조, 광산같이 저소득국에서 존재하는 대부분의 산업은 전기, 기계 등 신체적 위험에 따른 높은 손상률과 결부된다. 오늘날에는 화학·바이오기술 산업의 지속적인 확대로 새로운 위험이 등장하고 있다. 좀 더 잘사는 국가에서 원치 않는 폐기물을 가난에 찌든 국가로 실어 나르고 있어, 빈곤한 사람들은 위험한 독성 물질과 방사능에도 노출된다. 예를 들면 폐기 컴퓨터, 휴대전화, 비디오 기기 등 유해한 전자 폐기물을 버리는 것은 현지 근로자와 사회에 심각한 결과를 야기한다.

비록 일부 다국적기업이 안전 규정에 대한 이중적 기준을 금지함으로써 현지 근로자가 자국에서 허용되지 않는 위험에 노출되지 않도록 한다고는 하지만, 이러한 방침은 흔히 엄격하게 시행되지 않는다. 더욱이 규제가 느슨한 소규모 공장과 가내 산업은 근로자를 석면, 납, 실리카 같은 누구나 아는 위험에 노출시킨다. 그 결과 이들의 독성물질 노출과 중독에 따른 피해 사례가 늘고 있고 나이든 아동은 납, 수은, 유기인산염, 살충제에 만성적으로 노출되는 현상을 보이고 있다.

저소득국 인구의 10%만이 직업 보건안전 법규의 시행으로 법적 보호를 받는다. 적절한 규제가 없으면 기업은 안전을 보장하기 위해 질적으로 우수한 장비 구입에 투자하거나 근로자에게 안전 교육을 실시하지 않는다. 기업은 값싼 노동력이 얼마든지 있기 때문에 근로자가 과도한 위험이라 하더라도 감수할 것으로 기대하곤 한다. 개도국이 조만간 효과적인 안전기준을 마련하지 않는다면 고위험 직업에 종사하는 노동자에게 드는 보건 비용이 산업 개발의 경제적 이득을 초과하게 될 것이다.

## 간과된 손상 유행

저소득국의 손상 부담 증가는 도시화와 산업화가 야기한 공중보건의 위기이다. 선진 세계는 대응 조치를 취하면서 꾸준히 손상률을 감소시키고 있다. 대부분의 손상은 기술적 혁신, 안전한 설계, 안전 규정을 통해 예방이 가능하다. 그러나 동일한 첨단 기술과 자원이 저자원국에는 적용되지 않고 있다. WHO가 손상과 폭력 방지에 충당하는 예산은 전체 예산의 1%도 되지 않는다. 만일 이 공중보건 당국이 빈부 간 손상 관련 격차를 없애고자 한다면, 증거 중심의 해결책을 마련하고 그 효과성을 제시해야 하며 민간 분야의 참여, 법 집행·사법 당국의 협력 확보, 필요한 자원 할당, 강력한 보건·안전 관련 입법 옹호 등의 활동을 수행해야 한다.


# 국제무역과 상업: 안전한 식품, 의약품, 소비자 상품

## 방글라데시의 공포: 패션 산업의 글로벌 루트

2012년 12월 6일, 다카 근교의 타즈린 패션 공장에서 발생한 화재로 112명의 근로자가 사망했다. 뉴욕타임스는 그날의 공포를 다음과 같이 묘사했다.

> 화재 경보가 타즈린 패션 공장의 단조로움을 깨트렸다. 여자 재봉사 수백 명은 놀라서 기계에서 눈을 들어 올려다보았다. 그들은 계단을 향해 달려갔다. 그러나 관리자 2명이 길을 가로막았다. 그들은 "경보는 무시하세요"라고 명령했다. 다시 일하러 돌아갔다…. 연기가 계단 사이로 스멀스멀 올라오고 있었다. 아래쪽에서 비명이 커졌다. 어디에도 탈출할 곳이 없었다…. 그 공장은 일하기 안전한 곳이 아니었다. 그렇다 하더라도 타즈린 패션은 글로벌 공급망이 시작되는 곳으로 방글라데시에서 생산한 의류는 유럽과 미국의 일부 세계적인 유명 의류 소매상의 상점에 공급될 예정이었다.[44]

타즈린 참사가 발생한 지 5개월 만에 근처 사바르에서 8층짜리 공장 건물이 돌더미로 무너져 내리며 인명을 앗아 갔다. 사바르 비극으로 근로자 1,100명 이상이 생명을 잃었으며, 이는 1984년 인도 보팔에서 있었던 독성 화학물질 누출사고 이래 최악의 제조공장 재앙이다. 벽이 갈라지는 현상에 두려움을 느낀 노동자들이 경찰과 공무원, 강력한 의류산업 단체에 그 같은 사실을 신고했음에도 왜 공장 건물이 폐쇄되지 않았는지 신랄한 질문이 제기되었다.

공장에서 일하던 자식 둘을 잃은 한 어머니의 가슴 저미는 말은 처절하다. 건물 잔해 귀퉁이에 서서 그녀는 아스마와 술탄 두 아이의 사진을 보며 입술을 꽉 깨물었다. 건물 붕괴 후 5일 동안 구조팀이 시신과 생존자를 끌어냈지만 그녀의 딸과 아들은 끝내 찾지 못했다. 그녀는 아이들의 이름을 부르짖었다. "오늘, 내가 여기 왔는데, 너희들은 안 돌아오는구나!"[45] 사바르 참사로 빚어진 엄청난 인간 비극은 드러낼 수 없었던 수년간의 혹사, 비인간적인 조건, 상상할 수 없는 위험을 폭로했다. 개발도상국 근로자가 패션에 민감한 서구의 구미에 맞추기 위해 어마어마한 위험을 감수하며 생계를 유지한다는 뜻이다.

사바르 건물 붕괴 후 국제노동조직, 비정부기구(NGO), 공무원, 유럽 소매상은 화재건축안전협정을 제정했다. 2013년 5월 발효되어 법적 구속력을 지닌 이 협정은 수천 명에 이르는 방글라데시 근로자를 위한 안전 교육, 작업장 점검, 근무조건 개선에 관한 프로그램을 수립했다.[46] 그러나 미국에 본사를 둔 갭(GAP)이나 월마트 등 대형 소매상은 협정 참여를 거부하고 강도가 낮은 자체 프로그램을 만들었다.[47]

미국과 유럽연합(EU)의 압력에 따라 방글라데시 정부는 근로자의 노동조합 결성과 단체 교섭권을 강화하고 작업장 점검, 개인 보호장구 확보, 손상 보상, 안전위원회 설치를 제공할 수 있도록 방글라데시 노동법을 개정했다.[48] 그러나 방글라데시 정부가 매년 의류 수출로 180억 달러를 벌어들이고 있으며 대부분이 여성인 350만 명의 의류 근로자가 있음에도 개정된 법은 근로자의 권리 보호와 작업장 안전 관련 의사결정 참여에 관한 국제 기준에 훨씬 못 미친다.[49]

방글라데시 근로자의 근로조건 개선 및 공정한 임금을 보장하지 못한 책임은 공장 소유주부터 정부와 세계의 유명 브랜드에 이르기까지 다양한 관계자의 탓으로 돌릴 수 있다. 그러나 과실은 공급망의 끝, 즉 바로 우리, 위험한 조건에서 재봉된 할인 의류를 사려는 소비자에게까지 내려간다.[50]

전 지구적으로 거미줄처럼 얽힌 무역은 근로자뿐만 아니라 소비자에게도 위험을 끼친다. 상품 교역의 극적인 성장은 치명적인 위험을 일으키는 안전하지 못한 소비자 상품 문제를 증폭시킨다. 소비자 선호가 다양해지고 무역장벽이 낮아지면서 국제교역의 네트워크가 그 어느 때보다 확장됨에 따라 오염되고 결함이 있어 위험한 수많은 모조품이 국경을 통과하고 있다. 이 글로벌 공급망이 시작되는 곳에 있는 근로자가 많은 경우 손상과 사망이라는 타격을 입는다. 그럼에도 왜 생산품 안전이 선진국과 개도국 모두에 일상적으로 직면한 문제가 되었는지를 살펴보자.

## 소비자 상품의 수요 확대

상품(식품, 의약품, 제조상품 등) 분야 국제무역의 순전한 규모와 기하급수적 성장은 무역 파트너에게 수익성이 좋은 수입원을 제공한다. 전 세계 농산품 수출만 해도 2011년 1조 7,000억 달러 규모로, 상위 10대 수출업자는 15% 이상 성장했다고 보고했다. 그와 마찬가지로 의약품 분야의 무역도 인상적인 성장을 했는데, 2011년 세계 수출 규모는 4,980억 달러에 달했다. 제조상품의 무역은 2010년과 2011년 사이에 6.5% 증가하여 11조 5,000억 달러 규모였다.[51] 최대 수출 기업은 고소득국에 있지만 중국이 미국에 이어 세계 2위의 상품 교역국으로 부상했다. 국제무역은 다양한 소비자 욕구를 충족시키고, 저비용 혹은 탈계절성 상품에 손쉬운 접근을 가능하게 하며, 수출 수익으로 경제개발에 불을 지필 수 있는 혜택을 보게 된다. 그러나 소비자에게도 주요 위해요소가 함께 들어온다.

## 무역장벽 완화

무역장벽을 낮추기 위한 공세적인 정치 활동은 상품 안전성에 악영향을 줄 수 있다. 세계무역기구(WTO) 협정은 국제 지침을 준수하면서 자체적인 안전기준을 수립하도록 안내한다. 그러나 그러한 조약은 무역규약을 위반하면서까지 국가들에게 자국의 위생 및 안전 요건에 미달하는 수입품을 수용하라는 압박으로 작용하면서 국내 보건보호 체계를 약화시킬 수 있다. 자유무역지대는 통상 규제감독이 느슨하기 때문에 제조물 안전 위험을 악화시킨다.[52]

## 제품 위해성을 증폭시키는 무역

오염 물질과 병원체 등 제품 유해물질은 생산, 가공, 운송 중에 국제 상업 유통에 혼입될 수 있다. 상품의 글로벌 영역이 확대되면서 광범위하고 빠른 질병 유행의 기회가 만들어진다. 예를 들면 농산물이 부적절하게 취급되거나 저장될 경우, 농산물의 장거리 국제 이동에 장기간이 소요됨에 따라 병원체가 성장하고 식품이 부패할 가능성이 높아진다. 무역은 환적(화물을 다른 배에 옮겨 싣는 것)과 하도급을 통해서 오염될 수 있는 새로운 진입구를 만들기도 한다. 철저한 안전점검 체계가 수립되어 있지 않을 경우 심각한 건강 위협을 제기하는 3대 제품 범주는 농산물과 가공식품, 의약품과 의료 기구, 기타 장난감 같은 제조물품이다.

### 농산물과 가공식품

미생물 병원체, 진균독, 기생충, 프리온, 잔류 항생제, 혼합물, 환경오염 물질 등은 모두 식품 매개 감염의 원인이 될 수 있다. 식품 매개 질병의 전 세계적 부담이 어느 정도인지는 보고 부실과 진단의 어려움으로 측정하기 어렵지만,[53] WHO는 미생물과 기생충으로 발병하는 설사병으로 매년 190만 명의 아동이 사망한다고 추계한다. 식품 매개 질병은 만연해 있고 매년 선진국 인구의 최대 30%까지 영향을 미친다. 비록 안전하지 않은 식품 생산, 취급, 저장 및 준비 조건에 따라 식품 매개 질병의 확산이 촉진되고 치료가 어려운 개도국이 실질적인 부담을 안고 있지만 말이다.[54]

수많은 질병이 오염된 식품의 무역을 통해 전 세계적으로 전파되었다. 예를 들면 1996년 미국과 캐나다에서 원포자충증의 유행으로 1,400명 이상의 환자가 발생했는데, 과테말라에서 수입한 라즈베리가 그 원인이었다. 2001년 아시아산 껍질을 깐 땅콩에서 검출된 살모넬라균은 세 개 대륙을 강타했다.

제품을 의도적으로 변경하는 행위 역시 국경을 가로질러 식품 매개 질병을 전파한다. 예를 들면 2007년 중국에서 수출한 양식 수산물에서는 오염된 강물로부터 양식장을 보호하기 위해 사용한 승인되지 않은 발암성 항생제와 화학물질이 검출되었다.[55] 변종크로이츠펠트야콥병(vCJD, 프리온에 감염된 소의 뇌나 척수 조직과 관련된 치명적인 동물 매개 감염의 신경 퇴행성 질병) 또한 국제적으로 확산되고 있다. 영국은 1980년대 중반 소해면상뇌증(BSE) 발병으로 값비싼 대가를 치렀다. 소해면상뇌증은 24개국에서 20만 마리 이상의 소에 감염되었고, 변종크로이츠펠트야콥병으로 153명의 사망자가 발생했다.

## 제약품: 가짜 약품의 전 지구적 전파

제약품(처방약과 일반 약품, 유명상표 약품과 제너릭)은 합법적·불법적 상거래를 통해 지구를 순환한다. 가짜 약품은 몇 가지 범주로 나눌 수 있는데 이들 범주는 서로 중복된다.

1. *허위 약품*은 의약품의 정체와 출처를 허위로 표시하며, 일반적으로 허위 의약품 제조자의 정체는 드러나지 않는다. 허위 의약품은 포장에 거짓 혹은 오해의 소지가 있는 정보(내용물, 복용량, 유통기한 등)가 부착되어 있다.
2. *규격 미달 약품*은 합법적으로 생산되었지만 국가 규제기관에서 설정한 품질 규격을 충족하지 못한다. 규격 미달 의약품 제조자는 주로 합법적이고 허가를 받은 자이다. 규격 미달 약품은 치료적 가치가 미흡하고 보통 규제 능력이 낮은 국가에서 생산된다.
3. *무등록 약품*은 국가에서 판매 인가를 받지 않은 약품으로, 불법이다. 무등록 약품은 품질이 양호할 수도 있으나, 규제된 분배망 밖에서 판매되기 때문에 의혹을 불러일으킨다.
4. *위조 약품*은 등록상표를 침해하고 불법으로 제조된다. 무역 관련 지식재산권에 관한 협정(TRIPS 협정) 제41조는 WTO 회원국이 등록상표를 법적으로 보호할 것을 요구한다. 의약품 위조 문제는 공중보건과 지식재산권적 관심사가 깊이 얽혀 있는 것으로 보기 때문에 시민사회는 '위조'라는 용어를 약의 효능이 주장하는 것과 다른 모든 의약품을 통칭하는 일반 용어

로 사용하는 것에 반대한다.[56]

이 같은 사실을 종합해보면, 품질이 열등한 이들 약품은 원료의약품(API)의 성분 미달, 원료의약품의 함량 미달 혹은 과잉, 독성 첨가물 함유 또는 거짓 포장되어 판매되는 제품을 포함할 수 있다. 가짜 약품은 내용물이 유독하거나 치료적 가치가 미흡해 약물내성 유발, 치료 실패, 심지어 사망에까지 이르게 하는 유해 위험성이 있다. 이 같은 사례로 2012~2013년 매사추세츠 약물 조제사의 허술한 관리로 치명적인 곰팡이가 혼입되어 약품이 오염됨에 따라 사망자가 발생한 사건을 들 수 있다.

가짜 약품은 저렴하게 만들 수 있고 높은 이윤 차액을 남길 수 있기 때문에 수익성이 매우 높은 암시장으로 번성하고 있다. 그뿐만 아니라 국가에서는 종종 엄격한 집행과 처벌을 하지 않는다. 규모와 이윤 차액에서 국제 불법약품 시장은 의약품 밀거래를 필적한다. 종종 동일한 범죄 조직이 합법적인 의약품 보급망에 있는 의약품을 전용하거나 제조한다. 가짜 약품의 전 세계 판매액은 매년 수십억 달러에 이르며, 시장 또한 급속하게 팽창하고 있다.[57] 전 세계 의약품의 15%는 불법적인 것으로 추산된다. 가짜 약품은 저소득국에 더욱 많이 유포되고 있고 아프리카, 아시아, 남미에서 유통되는 약품의 30%는 불법이다.[58] 실제 주소를 숨긴 불법 인터넷 사이트에서 판매되는 약품의 경우 50% 이상이 가짜인 것으로 판명되었다.[59]

표 2.1은 가짜 약품의 실제 영향을 보여준다. "사람들은 약 복용을 멈췄지만, 뭘 해야 할지, 누구를 믿고 어디로 가야 할지 모르고 있어요." 2013년 ≪워싱턴 포스트≫ 기사에 인용된 로저스 스티븐(HIV에 감염된 탄자니아인)의 말이다. 이는 우간다, 탄자니아, 나이지리아, 콩고민주공화국에서 큰 문제로 대두된다.[60]

가짜 약품을 규제하기 위한 조약 초안 두 개가 작성되었지만, 현재 그 결실로 나온 국제법이나 효과적인 거버넌스는 존재하지 않는다. 유럽회의의 의약품 위조와 공중보건 위협을 수반하는 유사 범죄에 관한 협약(의료범죄방지협약)은 위조 약품, 성분 또는 부속물의 의도적 제조, 보급, 거래를 불법화한다. 2011~2012년 22개국이 그 협약에 서명했지만, 스페인과 우크라이나만 비준한 상태이

표 2.1 / 가짜 약품이 공중보건에 미치는 영향

| 가짜 약품 | 국가/연도 | 보고 사례 |
|---|---|---|
| 아바스틴(Avastin)<br>(암) | 미국/2012 | 19건의 의료행위에 영향을 미침. 원료의약품이 부족했음 |
| 비아그라와 씨알리스<br>(발기부전) | 영국/2012 | 영국에 밀수입됨. 심각한 보건 위험이 있을 수 있는 신고되지 않은 원료의약품을 포함함 |
| 트루바다(Truvada)와<br>비리어드(Viread)<br>(HIV/AIDS) | 영국/2011 | 환자에게 보급되기 전에 압수됨. 정품이 전용되어 허위 포장된 경우임 |
| 지돌람-엔(Zidolam-N)<br>(HIV/AIDS) | 케냐/2011 | 허위 광고된 항레트로바이러스 치료 요법으로 3,000명의 환자가 치료받음 |
| 알리(Alli)<br>(체중 감량) | 미국/2010 | 미국에 밀수입됨. 심각한 보건 위험이 있는 신고되지 않은 원료의약품을 포함함 |
| 전통적 항당뇨병약<br>(혈당량 감소) | 중국, 2009 | 글리벤클라마이드 정상 투여량의 여섯 배를 포함함. 사망 2건과 입원 9건 발생함 |
| 메타켈핀(Metakelfin)<br>(말라리아) | 탄자니아/2009 | 40개 약국에서 발견됨. 원료의약품 함량이 미달됨 |
| 헤파린(Heparin)<br>(항응혈제) | 유럽/뉴질랜드,<br>북미/2008 | 수백 건의 알레르기 반응과 사망자 발생했음. 중국에서 비롯된 오염된 의약품이었음 |

자료: "Medicines: Spurious/Falsely-Labelled/Falsified/Counterfeit (SFFC) Medicines, Fact Sheet No. 275,"
　　http://www.who.int/mediacentre/factsheets/fs275/en/, (accessed 11/17/13)

다.[61] 위조품거래방지협정은 지식재산권 보호를 위한 기준을 설정했는데, WTO 와 세계지식재산기구 테두리 밖에서 수립된 체제이다. 2011년 10월, 8개국이 위조품거래방지협정에 서명했고, 2012년 1월에는 유럽연합과 22개 회원국이 그 뒤를 이었으나 일본만이 공식적으로 비준했다.[62] 위조품거래방지협정이 지나치게 광범위하고 협상 과정에서 투명성이 부족했다는 우려가 나오자 협정을 최초로 지지했던 국가에서는 그 조약을 거부하고 있다. 2012년 12월 유럽연합은 위조품거래방지협정을 철회했고, 유럽연합 사법재판소에 그 조약이 기본 인권 및 자유와 양립할 수 있는지 여부의 검토를 요청했다.[63] 2013년 현재, 의료범죄방지협약이나 위조품거래방지협정을 비준한 국가 수가 충분치 않아 이들 조약은 시행되지 못하고 있다. 이 같은 초기 단계의 노력 외에 한 전문가 그룹은 최근 공중보건 우려를 불러일으키는 모든 가짜 약품을 포함하는 조약을 제안했고,[64] 미국 의학한림원은 글로벌 실천규약을 제안했다.[65]

지식재산에 과도하게 집중하는 것을 우려하는 신흥국가(아르헨티나, 브라질, 인도 등)에 자극받아 세계보건총회는 2012년 5월 가짜 약품에 관한 구상을 수립했다.[66] 그 이후 2012년 11월 부에노스아이레스에서 초도회의를 주재했으며 이때 산출한 보고서는 2013 보건총회에서 논의되었다.[67]

## 기타 제조물품

기타 제조물품의 오염 물질과 결함은 긴급한 현안이 되고 있다. 2007년 어린이 장난감에서 삼키면 내장 파손을 일으키는 납 페인트와 소형 자석 등 유해 위험성이 발견된 후 국제적으로 수천 톤의 장난감을 대량 리콜하는 조치가 취해졌다. 바비인형, 핫휠자동차와 토머스탱크 엔진 기차 장난감, 아기 턱받이 등 유해 제품 대부분이 중국에 있는 제조공장에서 생산되었다.[68] 같은 해 중국은 포르말린으로 오염된 양모 담요, 발암물질이 함유된 '수단레드(Sudan Red)' 염색약 성분을 포함한 립스틱, 디에틸렌글리콜이 함유된 치약 등 수많은 위험 제품을 수출했다(글상자 2.5 참조).[69]

마텔 장난감 회사('품질과 검사'로 명성을 얻은 회사) 같은 기업이 관련된 제품 유해 위험성은 빙산의 일각일 뿐이다.[70] 산업 전반에 걸쳐 비용을 절감하라는 끊임없는 압력으로 공급자는 경쟁력을 유지하기 위해 절차를 생략한다. 그렇기 때문에 정부는 안전기준을 재평가하고, 규제 기관을 강화하며, 자국민을 보호하기 위해 국제 협력을 모색해야만 한다.

각국은 국내상품뿐만 아니라 해외 상품의 위해성으로부터 국민을 보호할 책임이 있다. 공급망이 점점 복잡해지고 국내 규제 체계 부담이 커짐에 따라 국제 협력은 반드시 필요하게 될 것이다. 글로벌 거버넌스는 전 세계 소비자의 안녕을 보호하기 위한 유일한 방법이다.

세계화가 급속도로 진행되면서 중국은 전 세계에 상품을 공급하는 주요 수출국으로 부상했다. 대량 노동력과 신기술의 발빠른 수용으로 중국은 상품을 저가로 생산할 수 있는 능력을 보유하게 되었고 해외시장에 매력적인 공급자가 되었다. 그러나 제조물 안전과 관련한 국제적 우려의 근원이 중국 공장에 있음이 확인되면서 중국의 경제적 잠재력은 떨어지고 있다. 2007년 미국 식품의약청(FDA)에서 시행한 총 472건의 소비자 제품 리콜 가운데 94%가 중국 수입품과 연관되어 있었다.[1]

2008년 중국에서는 불량 분유 섭취로 30만여 명의 유아 환자가 발생했고 또한 아시아 곳곳에서도 오염된 독성 분유가 원인으로 유아 환자가 발생했다. 이러한 오염 분유는 흔히 플라스틱, 접착제, 세제에 사용되는 합성 화학물질인 멜라민과 연관된 것으로 나타났다.[2] 중국의 식품업자는 단백질 함유량 미달에 따른 벌금을 피하고 제품이 우유처럼 보이게 하려고 아기 분유에 멜라민을 첨가해 단백질 성분 중 한 가지인 질소 성분을 높이고 있었던 것이다. 그러나 멜라민은 잘 용해되지 않고 요로 결석을 유발할 수 있기 때문에 국제식품규격위원회가 승인하지 않은 물질이다.

멜라민 오염에 연관된 중국의 유제품 업체는 22곳에 달했는데, 독성물질 첨가 사태는 거기서 끝나지 않았다. 동물 사료에도 불순 물질을 첨가하여 달걀을 오염시켰다. 멜라민 공포로 많은 나라에서 중국산 유제품과 대두 식품을 제한하거나 금지했다. 이러한 수입제한 조치로 상당한 경제적 타격을 입음에 따라 중국 당국은 서둘러 식품 안전을 개선하기 위한 조치를 취하기 시작했다.[3]

주

1 Russell Gips, "From China with Lead: The Hasty Reform of the Consumer Product Safety Commission," *Houston Law Review* 46, no. 1 (2009): 545-583.
2 Julie R. Ingelfinger, "Melamine and the Global Implications of Food Contamination," *New England Journal of Medicine* 359, no. 26 (2008): 2745-2748.
3 Andrew Jacobs, "China Issues Broad Rules to Improve Dairy Safety," *New York Times*, October 20, 2008, http://www.nytimes.com/2008/11/20/world/asia/20iht-milk.1.17993759.html.

# 세계화의 혜택과 부담

세계화는 번영의 엄청난 기회이기도 하지만 동시에 건강과 안전에 심각한 위험도 초래한다. 여행과 이주, 환경오염, 국제무역, 정보 전파는 지구 한쪽 끝에서 다른 쪽 끝까지 급속하게 질병을 전파하거나 심지어 증폭시키기까지 한다.

이것은 발병 원인이 병원체든, 행동이든, 환경이든, 위험한 활동이든 모두에 해당되는 사실이다. 더욱이 한 국가의 개발 수준은 그 나라 국민이 건강 위협에 얼마나 취약한가에 상당한 영향을 미친다.

각국은 개별적 책임은 물론이고 집단적 책임을 지니고 있다. 정부는 국내 보건안전 규정을 통해 자국민을 보호할 임무가 있지만 또한 공동으로 행동해야 할 필요성이 있다. 어느 한 국가도 국제적인 위협으로부터 자국민을 보호하는 데 필요한 자원과 지식을 모두 갖추지 못하고 있기 때문이다. 따라서 제3장에서는 세계화의 복잡한 도전과제에 대응하고 전 세계적으로 손상과 질병의 엄청난 부담을 줄이는 데 기여하는 글로벌보건법과 거버넌스의 역할을 탐색해보고자 한다.

## 제3장

# 보건을 위한 글로벌 거버넌스의 흐름에서 본 글로벌보건법

이 장에서는 글로벌보건법을 정의하고 두드러진 특징을 살펴볼 것이다. 또한 오늘날의 글로벌보건 풍토에서 주요 도전과제를 해결하는 데 좀 더 포괄적인 글로벌 거버넌스의 중요성을 논하고자 한다. 그러나 법과 거버넌스를 구분한다고 해서 이 두 개념이 완전히 별개라는 뜻은 아니다. 법과 거버넌스는 상호 연관되어 있고 명확한 경계가 없다. 법은 거버넌스의 주요 측면이고, 거버넌스의 특징은 법의 형태, 즉 글로벌보건 기구의 정관과 내규, 절차 같은 형태로 나타난다.

그와 동시에 광범위한 '연성' 규범적 수단은 법으로 분류될 수도 있고 거버넌스로 분류될 수도 있다. 비록 연성 규범이 특징적으로 구속력을 지니지는 않지만 국가 사이에 체결되기 때문에 준수될 것이라는 기대를 모은다. 예를 들면 제12장에서 논의되는 범유행 인플루엔자 대비(PIP) 프레임워크는 조약 기반의 협정은 아니지만 백신의 혜택을 공유하기 위해 이해 당사자 간에 구속력 있는 계약상의 의무를 생성할 수 있다.

나는 글로벌보건법을 이 분야의 임무와 법원, 주요 참여자 그리고 윤리적 토대를 담은 포괄적인 분야로 정의한다.

*글로벌보건법*은 전 세계 인구가 도달 가능한 최고 수준의 신체적·정신적 건강을 향유하기 위해 규범과 절차, 제도를 형성하는 국제법의 연구와 실천을 말하며, 경성법(국가를 구속하는 조약 등)과 연성 규약(국가 간에 타결한 실천규약 등)을 모두 포함한다. 규범적으로 이 분야는 수많은 글로벌보건 행위자 간에 자원 동원, 우선순위 설정, 제활동 간 조율, 진도 감시 그리고 책무성 보장을 위한 혁신적인 방법을 모색한다. 사회정의라는 가치가 이 분야에 스며 있어 세계에서 가장 취약한 사람들을 위한 건강 형평성을 꾀한다.

글로벌보건법이 효과적으로 작동하려면 국가와 비국가 행위자 간 그리고 공적 분야와 사적 분야 간 동반 관계를 촉진하면서 집단행동을 발전시켜 나가야 한다.[1] 따라서 나의 글로벌보건법 정의는 규범적(prescriptive)인 동시에 기술적(descriptive)이다. 사회정의의 가치를 준수하면서 글로벌보건을 촉진하도록 국제사회에 권한을 부여하는 데 필요한 국제법적 기본 틀을 마련해주지만 아직 확립된 것은 아니다.

이 장에서는 글로벌보건법의 주요 법원, 즉 국제 규범을 생성하는 경성 국제법과 연성(구속력이 없는) 규약을 설명한다. 좁게 보면 글로벌보건법은 빈약한 분야이다. 공중보건을 보호하기 위해 명시적으로 채택했으며 오로지 공중보건에 한정된 국제규약을 찾아보기는 어려우며, 대부분 WHO의 규범적 표준 틀 안에 속한다. WHO가 지금까지 체결한 조약은 단 세 개에 불과하다. 국제보건규칙, 담배규제기본협약, 명명규칙이 그것이다. 하지만 연성 규약의 경우, WHO는 결의문, 글로벌 전략, 실천규약 같은 건강증진 규범을 제고하기 위해 다수의 연성 규약을 채택하고 있다(제4장 참조).

그러나 나는 글로벌보건법의 정의를 거기에 한정하지 않고 훨씬 포괄적인 관점을 취하여 역동적이고 복잡한 분야로 바라본다. 이렇게 폭넓은 관점에서 보면 글로벌보건법의 건강 개념은 기본적인 권리일 뿐만 아니라 보건 분야 외의 다양한 법체제까지도 포괄하게 된다. 도달 가능한 최고 수준의 신체적·정신적 건강 권리는 인권 규범, 제도, 절차의 큰 연결망 안에 내재된 권리로서 보건과 교차하는 포괄적인 분야이고 또한 성장하고 있는 분야이기도 하다.

그와 동시에 다양한 국제법이 특별히 보건 관련 성과를 개선할 목적으로 설계되지 않았음에도 불구하고 공중보건과 안전에 심오한 영향을 미친다. 이번 장과 이어지는 장에서 국제 체제(무역, 식량, 무기 통제, 노동, 환경 등)가 보건 증진 혹은 악화에 얼마나 중요한 영향을 미치는지 분명해질 것이다. 만일 글로벌보건 행위자가 이들 체제에 영향력을 발휘해 보건을 좀 더 그들 임무의 중심에 가까이 두지 않으면 가장 취약한 집단을 아우르는, 정의에 입각한 만인을 위한 보건이라는 목표를 달성하기는 불가능해진다.

경성이든 연성이든, WHO 안에 있든 밖에 있든 글로벌보건법의 형태에 관계없이 강력한 시행에 필요한 기반 체계, 인적자원, 자원 제약을 고려하는 것이 반드시 필요하다. 정의에 입각한 글로벌보건 목표를 달성하려면 국가와 이해관계자는 국제 규범을 채택하려는 정치적 의지를 결집해야 할 뿐만 아니라 그런 규범을 실천할 수 있는 역량을 구비해야 한다. 새롭게 부상하는 글로벌보건법과 거버넌스의 틀 안에서 기본 요건을 충족하기 위해서는 바로 현장에서 권리를 실현하는 데 필요한 역량 그리고 정치적 의지를 구축하는 어려운 임무를 완수해야만 한다.


## 국제법의 역할

비록 국제법을 이용해 공중보건을 개선해온 오랜 역사가 있고 또한 지난 20년간 상당한 진전을 이루었지만 그 잠재력이 충분히 실현된 것은 아니다. 과거에는 국내법을 통해 대부분의 공중보건 문제가 다루어졌으나, 그 같은 맥락에서조차 사회집단의 보건과 안전을 촉진하는 도구로서 법의 역할은 여전히 간과되었다.[2]

냉전 종식과 세계화의 가속화 등 주요 경제적·정치적 변화는 전 세계 공중보건에 의미심장한 영향을 미치면서 중대한 건강 문제를 국제 정책, 정치, 법의 무대로 끌어들였다. 중증급성호흡기증후군(SARS), 신종 인플루엔자 같은 신종 감염성질환의 급속한 확산은 보건이 지리적 경계를 넘어선 공동의 관심사라는 정치적인 인식을 공고히 했고, 점점 세계화되어 가는 세상에서 공동행동의 필요성은 복잡한 보건 위협에 대응하기 위한 국제적 해결책에 관심을 심화시켰다.

글로벌보건이 안보, 무역, 개발, 인도적 지원 문제에 내재된 문제로 대외정책에서 좀 더 중심적인 위치를 차지함에 따라 최고위 수준의 외교적 협상 테이블에 등장하게 되었다. 오늘날 글로벌보건 문제는 G8 및 G20 정상회의, 유엔 같은 주요 강대국 협의체 안건에서도 볼 수 있다. 글로벌보건 관련 주요 의사결정은 한때 유럽과 북미 주요 강국의 영역이었다. 그러나 새롭게 등장한 다극화된 정치 풍토에서는 브라질, 중국, 인도, 남아공 같은 국가가 주축을 이루는 글로벌 남쪽 세력 연합이 전통적인 강대국, 즉 역사적으로 자국의 안보에 영향을 미치는 현안에 글로벌보건 입김이 가장 셌던 국가에 대립되는 관점을 제시하고 있다. 이들 신흥국가에는 글로벌보건의 정의(正義) 실현과 경제개발이 좀 더 자연스러운 정치적 동기가 된다.

글로벌보건법은 1차적으로 국제 공법의 영역 안에서 존재한다. 국제법의 대상과 법원(法源)은 전통적으로 좁은 의미로 정의되어 국가의 주권에 우선권을 주었다. 국제 공법은 주로 주권국가의 상호작용에 중점을 두고 넓게는 국가의 권리와 의무를 포함해 국가 간 행위와 관계를 다스리는 규칙과 절차로 특징지어진다. 국가는 국제법의 주요 대상으로 남아 있으나, 지금은 국제기구와 인권법이 발달하면서 포함된 개인도 국제법의 대상으로 여긴다.

국제법의 법원은 광범위하고 복잡하게 분포하지만 오늘날 대부분의 국제법은 양자 간, 지역 내 국가 간, 다자간 조약에서 발견될 수 있다. 이러한 조약 기반의 체계는 국내 법규와는 유사성이 거의 없다.(글상자 3.1은 이 분야를 학습하지 않은 독자들을 위해 단순화한 설명을 제공한다.)

국제법은 국가 중심적 성향 때문에 심각한 제한이 있다. 국제법은 1차적으로 주권국가의 권리와 의무를 다루기 때문에 개인과 시민사회부터 재단과 사기업에 이르는 비국가 행위자를 쉽게 통치할 수 없다. 비록 국제기구와 국가에서 점점 비국가 행위자와 교류를 늘리고 있고 그들을 글로벌보건 회의체에 포함하고 있지만, 국제법은 그들의 창의성과 자원을 적절히 포착해 활용하지 못한다. 그들의 제활동을 충분히 조율하지도, 책무성을 제고하지도 못한다.

유엔 국제사법재판소 규정 제38조는 국제법의 법원에 관하여 가장 권위적인 문언을 제시한다. 규정은 조약, 관습 그리고 일반 원칙을 주요 법원으로 명시하고,[1] 사법 판결과 법학자의 출판물을 2차 법원으로 명시하고 있다.[2]

**조약**은 국가 간 국제 협정으로 국제 규칙의 지배를 받는다.[3] 조약이 구속력을 지니려면 당사국이 서로 동의해야 하고 동의하지 않으면 당사국은 법적으로 구속되지 않기 때문에 통상 계약에 비유된다. 국가가 조약에 가입하더라도 서명이나 비준 시 일방적인 성명의 형태로 그들의 법적 의무를 배제하거나 수정할 목적으로 유보를 표시할 수 있다. 조약은 1차적으로 국가의 행위를 지배하고 안보나 무역 같은 국익 문제를 다루지만, 기업(무역법)이나 개인(인권 등) 등 사적 당사자에게 유의미한 영향을 미치기도 한다. 다자 조약은 협정 당사국을 넘어 중요한 규제 효과를 낼 수 있다. 정부 간 기구, 국가와 개인의 관계에 질서를 유지하고, 국제 관계에 어느 정도 안정성과 예측 가능성을 제공하며 무역, 인권, 보건, 환경 같은 필수적인 분야에서 전 지구적인 윤리 행위규범을 제도화하기 때문이다.[4]

**국제관습법**은 일반적이고 지속적인 국가 관행에 따라 확립된 법규범을 말한다.[5] 어떤 관행이 반복됨에 따라 다수의 국가에서 이 관행을 법적 의무로 널리 받아들일 경우 국제관습법의 규칙이 성립된다. 이러한 규칙은 집요하게 불복하는 국가를 제외한 모든 국가에 구속력이 있다. 국제관습법은 기본 원칙이지만 논란의 소지가 있다. 보편적인 특성으로 종종 강행 규범의 수준까지 올라갈 수 있기 때문에 기본 원칙이다. 국제법의 강행 규범은 집단 학살이나 노예 무역의 금지처럼 불복 여부와 관계없이 모든 국가에 적용된다.[6] 국제관습법은 행위가 관습의 지위를 획득하는 시기를 학자들이 쉽게 결정할 수 없기 때문에 논란을 불러일으킬 수 있다. '지속적인 관행' 혹은 '법적 의무감'이라는 것이 정확하게 무엇인가? 개념과 실제적인 측면의 어려움에도 불구하고 국제관습법은 사회와 국가의 규범을 대표하기 때문에 국제법의 중요한 측면에 속한다.

**법의 일반 원칙**은 문명국의 법체계에서 인정된 국내법의 폭넓은 원칙을 강조하는 무정형의 법체계이다.[7] 조약과 관습이 존재하지 않거나 모호할 때 사법재판소는 법의 일반 원칙으로 간극을 채울 수 있다. 어떤 규칙이 일반 원칙이 되려면 전 세계 대부분의 법체계, 즉 보통법, 대륙법, 주요 종교법(샤리아, 이슬람법 등), 이념에 기반한 법문화(사회주의법 등)에서도 인정되어야 한다. 조약법이 대폭 늘어나면서 현대 사법재판소는 예전처럼 일반 원칙에 의존하지 않으며 2차 법원으로 고려한다.

주

1 UN, "Charter of the United Nations," (1945), entered into force October 24, 1945, arts. 92-96; UN, "Statute of the International Court of Justice" (1945), entered into force October 24, 1945, art. 38. However, decisions of the ICJ have no binding force except between the parties to the case.

2 Ian Brownlie, *Principles of Public Interntional Law*, 8th ed. (Oxford: Oxford University Press, 2008), 19-25.

3 UN, "Vienna Convention on the Law of Treaties between States and International Organizations or between International Organization," (1969), entered into force January 2, 1980, art. 1(a).

4 John H. Jackson, *The World Trading System: Law and Policy of International Economic Relations*, 2nd ed. (Cambridge: The MIT Press, 1997), 24-34.

5 "Customary international law results from a general and consistent practice of states followed by them from a sense of legal obligation." Restatement (Third) of the Foreign Relations Law of the United States § 102 (1987).

6 UN, "Vienna Convention," art. 53.

7 Henry J. Steiner et al., *International Human Rights in Context: Law, Politics, Morals*, 3rd ed. (Oxford: Oxford University Press, 2008), 85-96.

국제법의 국가 중심적인 성질은 다른 주요 글로벌보건 문제를 제기한다. 주권성을 최우선으로 하는 원칙에 따라 국제 체제는 기본적으로 자발적인 '법'을 향해 진행될 수밖에 없었다. 글로벌보건법의 1차적인 법원이 되는 조약의 체결과 비준에서 국가는 조약에 동의함으로써 국제법 규칙을 수립한다. 그러나 종종 국가를 상대로 국제법을 감시하고 판결하며 집행할 초국가적인 지휘 권한을 가진 조직은 없다. 더욱이 많은 국제보건규약은 준수를 장려할 유인책 또는 처벌 조항을 거의 포함하지 않는다.

국가는 구속력 있는 조약 체결을 통해 행동의 자유를 희생하는 것을 꺼리기 때문에 종종 한정된 국제적 의무에만 동의하며, 설령 좀 더 적극적인 조약을 비준하더라도 효과적으로 이행하지는 못한다. 또한 오늘날에는 조약 협상에 보편적 공감대를 불러일으키고자 시도한 결과 최소 공통분모를 반영하는 빈약한 규범을 도출하기도 한다. 빈약하거나 모호한 규범과 부적절한 이행은 국제법에 만연해 있기는 하지만, 특히 건강권을 포함한 사회복지 권리 영역에 극심하다.

전반적으로 비국가 행위자의 미포함, 이행 능력의 부족, 모호한 기준 등 국제법의 한계는 글로벌보건법에 퍼져 있고 글로벌보건법이 마주친 문제를 더욱 심화시킨다. 좀 더 강력한 변화의 촉매제가 되려면 글로벌보건법은 ① 우선순위 설정, ② 제활동 조율, ③ 유인책 마련, ④ 성과 감시, ⑤ 투자 활성화, ⑥ 책무성 확보, ⑦ 공공-민간 분야 핵심 행위자 간 분쟁해결 촉진을 위해 진화해야 한다. 따라서 글로벌보건법은 사람들이 최고 수준의 신체적·정신적 건강에 도달할 수 있게 해줄 조건을 창출하기 위한 가장 적절한 전략을 수렴하고 또한 시험하는 노력이라고 할 수 있다.

## 국제보건법: WHO의 규범적 기준

앞서 논의한 바와 같이 전통적으로 글로벌보건법의 범위는 몇 안 되는 WHO에서 체결한 보건 조약에 제한되며, 매우 적절해 보이는 '국제보건법'이라는 꼬리표가 붙어 있다. 흔히 담배규제기본협약만이 WHO에서 협상한 유일한 조약이라고들 하지만 이것은 사실이 아니다. 제4장에서 설명하겠지만, 담배규제기본협약은 세계보건총회가 WHO 헌장 제19조(세계보건총회에서 3분의 2 이상의 투표로 "협약 또는 협정을 채택하는" 권한을 부여하는 조항)에 의거해 승인한 유일한 협정이다.

그러나 세계보건총회는 제21조에 의거해 광범위한 보건 문제에 관한 규칙을 채택할 수 있는 준입법적인 권한도 보유하고 있다. 이 권한을 이용하여 세계보건총회는 추가적으로 두 개의 국제규약을 채택했는데 명명규칙(질병, 사망 원인, 공중보건 관행에 관한 국제 명칭의 수립·개정, 진단 절차의 표준화)과 국제보건규칙(국제공중보건비상사태 시 집단행동을 위한 규범과 절차 수립)이 그것이다. 제21조의 규칙은 회원국에 보건 증진 표준을 준수하도록 구속하는 의무를 부과하기 때문에 조약 기반의 규약이다.

WHO는 광범위한 임무와 포괄적인 법적 권한을 가진 규범 기구로 설립되었다. 학자들은 WHO가 헌장에 명시된 조약을 협상할 수 있는 권한을 충분히 행사하지 않는 것을 비판한다. 이들 전문가는 국제보건법이 글로벌보건에서 의미

심장한 역할을 수행하면서 규범을 개혁하고 회원 국가와 이해관계자에게 담배 규제기본협약이 국가적·국제적 차원에서 담배규제 전략을 촉진했던 것처럼 영향력을 행사할 수 있다고 주장한다.[3]

그러나 조약에 초점을 맞추면 다양한 구속력이 없는 연성 규약을 채택할 권한까지 포함하는 WHO의 규범적 역할을 과소평가하게 된다. WHO의 규범적 권한은 제4장에서 좀 더 자세하게 논의될 것이다. 이 장에서는 WHO 헌장 제23조에 의거해 WHO가 회원국에 '권고'를 행사할 권한을 부여받았고 당사국은 자발적이긴 하나 이들 권고에 관하여 취한 조치를 매년 보고하도록 요구된다는 점(제62조)을 설명하는 것으로 충분하다. 모유 대체식품 판매에 관한 국제규약 (1981)과 보건인력의 국제 채용에 관한 국제실천규약(2010)은 가장 눈에 띄는 공식 권고 조항의 결과물이다. 각 규약은 진행 상황 모니터링과 시민사회 참여 등의 준수 사항과 함께 세부적인 규범적 기준을 마련한다.

제23조 권고 조항을 넘어 세계보건총회는 광범위한 글로벌 전략, 행동계획, 종종 조약이나 공식 권고를 떠올리게 하는 특징을 지닌 가이드라인을 승인하고 있다. 예를 들어 식습관·신체활동, 건강에 관한 글로벌 전략과 음주폐해 감소를 위한 글로벌 전략은 진행 상황 모니터링, 보고, 광범위한 이해 당사자 참여뿐만 아니라 건강증진 활동 기준을 수립한다. 마찬가지로 세계보건총회의 종합정신 건강행동계획 2013~2020은 정신질환 예방과 치료를 위한 기준을 수립한다.[4]

비록 국제사회가 종종 다자간 조약, 즉 지식재산권에서 무기 통제에 이르기까지 다양한 현안에 관한 조약을 마련하고자 노력하지만 (성공이 제한적이기는 하지만) 보건 분야는 주로 연성 국제규약으로 이루어져 있다. 글로벌보건 학자 사이에서는 종종 경성법과 연성법의 상대적인 장단점에 관하여 의견이 분분하지만, 실제로 정답은 없다. 그리고 많은 경우, 경성법과 연성법의 실질적인 파급 영향은 말할 것도 없고 그 형태조차도 구분하기 어렵다.

정치적·국제관계적 관점에서 볼 때 연성 규범은 국가 간 조약보다 협상이 훨씬 수월하다. 국가는 공식적인 준수 의무가 없을 때 어떤 규범에 동의할 가능성이 높다. 총회 대표들은 자국 정부의 최상위층으로부터의 승인이 필요한 조약을 체결하고 비준하는 공식적인 국가의 헌법 절차를 거치지 않고 연성법 규약에 동의할 수 있다. 연성 규약은 정치적·법적으로 용이할 뿐만 아니라 국제법보다 신속하게, 더 적은 자원으로 협상할 수 있다. 그리고 이런 규범은 구속력이 없기 때문에 국가는 더 포괄적인 기준을 수용할 준비가 되어 있는지도 모른다.

연성 규범은 규범의 구속력과 집행 능력이 미흡하긴 하지만 시간이 지나면서 공감대를 형성할 수 있다. 공감대 형성은 협상 자체에서 시작되며, 협상 기간 동안 국가는 논쟁을 거쳐 핵심 이해관계자와 동반자 관계를 구축하면서 원칙에 동의하게 된다. 그러면 시민사회는 정부가 합의한 원칙을 이용해 자국 정부에 준수하라는 압력을 가할 수 있게 된다. 한편 WHO는 이행준수 기간을 포함한 책무성 메커니즘을 규약에 포함하는 것이 얼마나 중요한지를 깨닫고 있다. 제4장 글상자 4.4는 시간이 지나면서 다양한 이해관계자 사이에 공감대 형성과 규범 수용을 촉진하기 위해 마련된 글로벌 전략이 어떻게 발전했는지를 보충 설명을 해준다. 글로벌 전략뿐만 아니라 실천규약 역시 목표를 달성하기 위한 명확한 국가별 세부 목표를 수립하며, 동시에 구체적인 진행에 관하여 WHO에 보고하도록 국가에 촉구한다.

WHO의 의결 기구인 세계보건총회는 194개 회원 국가로, 유엔 자체 회원국보다 많은 수로 구성된다. 세계보건총회가 채택한 결의는 국제사회의 정치적 의지와 기대를 보여주는 의미심장한 표현이다. 총회의 결의는 국제 규범을 점진적으로 발전시키며 심화할 수 있고, 때로는 국내법으로 제정되어 다른 분야의 조약 내용에 표시되거나 국제법에 통합되기도 한다.

연성 규범이 지닌 정치적·실용적 혜택을 고려할 때 세계보건총회가 구속력 있는 조약을 협상하는 일이 드물다고 해서 놀랄 일은 아니다.[5] 그러나 국가가 연성 규범을 어기고 충분한 자원을 투입하지 않는 듯이 보인다는 이유로 글로벌보건 학자와 시민사회는 줄곧 조약의 체결을 촉구하고 있다. 한 실증적 연구에 따르면 응답자의 93%는 WHO 보건인력의 국제 채용에 관한 국제실천규약이 해당 국가의 정책이나 실천, 규정에 의미 있는 파급효과를 미치지 못했다고 답했다.[6] 이는 연성 규범과 행위자의 행동 간 간극을 잘 보여주는 사례라 할 것이다.

또한 글로벌보건상의 난제를 처리하기 위해 때로는 구속력 있는 의무를 부과하는 국제법이 필요한 몇 가지 이유가 있다. 첫째, 국가는 국제관계 문제로서 조약을 준수할 가능성이 높을 뿐만 아니라 조약은 시민사회가 국가 법원(法院)에서 개혁을 추구할 때 의지할 수 있는 중요한 법원(法源)을 제공한다. 실제로 시민사회는 인권 규약을 그렇게 이용해오고 있다(제8장 참조). 시민사회는 종종 강제적 특성을 지닌 국제무역법을 모델로 제시하곤 한다. WTO 체계가 공식적이고 구속력 있는 분쟁해결 절차를 지니고 있기 때문이다(제9장 참조). 그렇기는 하지만 글로벌보건에서 가장 시급한 문제는 그 특성상 여러 분야에 퍼져 있기 때문에 국제무역체제를 모델로 한 법적 틀에 쉽게 들어맞지 않는다.

둘째, 법적 의무는 자발적인 규약보다는 공동행동에 관한 문제를 더 잘 해결해줄 수 있다. 보건은 종종 모든 국가가 혜택을 입는 글로벌 공공재로 간주된다(제1장 글상자 1.3 참조). 그럼에도 국가는 국내 정책 변경 또는 빈곤한 국가가 능력을 구축하도록 자금 지원 등 올바른 일을 하는 데 필요한 비용 문제에 직면한다. 이러한 상황에서 모든 국가를 구속하는 상호 합의된 약속은 협력을 이끌어내는 최고의 방법이 될 수 있다. 국제사회는 무역에서 기후변화에 이르기까지 수많은 영역에서 국가 간 공평한 비용 부담을 보장하기 위해서는 국제법이 필요하다는 점을 인식하고 있다.

셋째, 연성 보건 규범은 무역이나 지식재산권 같은 다른 체제의 경성 규범에 따라 자칫 무효화될 수 있다(제9장 참조). 예를 들면 WHO는 식량, 주류, 신체활동, 손상, 진통 처방 혹은 정신보건에 관한 경성 규범을 채택하지 않고 있다. 만일 타 분야 기구들이 경성법을 수립할 때 WHO만 자발적인 공감대를 통한 행동을 고수한다면, 이는 기구를 약화시키고 주변으로 밀려나게 하는 부정적인 결과를 초래할 것이다. WHO가 무역, 인권, 환경 등 다른 필수 분야에 영향력을 행사하지 못하는 것처럼 보이는 것은 그다지 놀라운 일이 아니다.

경성 규범과 연성 규범의 장단점에 관한 논쟁은 계속되겠지만, 사실 둘 다 나름의 역할이 있다. 연성 규범은 도입이 상대적으로 쉽고 공감대를 형성할 수 있지만, 공식적으로 주권국가에 자원을 투입하고 기준을 준수하라고 강제하지는 못한다. 명백히 WHO가 수립하는 규범은 역사적으로 보여온 선호도와 전문성을 반영하면서 앞으로도 계속해서 대부분 연성 규범의 형태를 띨 것이다. 그러나 WHO는 중요한 조약 협상을 위한 기반 체계로서 그 권위와 권한을 행사하면서 더 많은 것을 할 수 있다. 경성법을 좀 더 활용함으로써 규제 제도의 합법성을 신장시킬 수 있으며, 그에 따라 국가 정부는 이행 준수를 위한 도덕적·법적·정치적 이해관계를 높이게 될 것이다.

## 기본 권리로서 건강

WHO에서 비롯된 국제보건법이 인간의 건강을 증진하기 위해 명시적으로 계획된 유일한 법체계는 아니다. 인권 체제는 명시적으로 건강을 기본 권리로 새기고 있다. 경제적·사회적·문화적 권리규약은 모든 사람이 "도달 가능한 최고 수준의 신체적·정신적 건강을 향유"할 권리를 보장한다(제12조). 이 규약은 또한 식량, 의류, 주거, 사회보험, 아동보호, 교육, 과학적 혜택의 공유를 포함한 건강에 기본이 되는 사회적 결정 요인을 담고 있다.

건강권과 기타 건강 관련 인권에 관한 내용은 제8장에서 전체 지면을 할애했으므로 일단 여기서 짚고 넘어가야 할 것은 인권법이 글로벌보건법의 중요한 근간이라는 것이다. WHO 헌장은 건강이 '기본적 권리'라고 천명한다. 건강권에 관한 일반논평 제14호와 유엔 특별보고관 보고서 등 해석적 문서는 WHO의 규범적 기준과 연계하며 읽어야 한다. 인권법은 인권기구와 함께 건강권 시행에 관한 세부 지침을 담고 있다.

그러므로 인권법은 보건 체제로서 정당한 자격을 갖추고 있지만, 다른 여러 체제와도 연결된다. WHO의 헌장이 그 임무의 중심에 건강권을 넣은 점을 고려할 때, WHO의 규범적 표준은 인권문서를 준거로 삼아야 한다. 마찬가지로 인권법은 WTO 협정 등과 같이 다양한 비건강 관련 조약 체제에도 영향을 미칠 수 있다. 비록 건강과 비건강 관련 조약 간에 확립된 계층이 있는 것은 아니지만, 국가와 국제기구는 활동을 조율해 건강과 인권 가치를 가능한 한 모든 곳에 반영해야 한다.

건강, 인권, 비건강 체제의 상호 연관성을 가늠해보려면 담배를 둘러싼 국제

분쟁을 생각해보라. 이들 분쟁은 국제무역기구와 투자 조약하에서 발생하지만 담배규제기본협약에 따라 심대한 영향을 받고 있다(제7장 참조). 비록 분쟁 기구가 소속 체제에서 수립된 법에 주로 의지해야 하지만 또한 WHO와 인권 조약에 따라 부과된 국제적 의무와 잠재적으로 상충되지는 않는지 고려해야 한다.

예를 들면 어떤 국가가 단순한 민무늬 담뱃갑 포장을 요구하는 등의 엄격한 담배규제법을 시행할 경우, 무역의 자유로운 흐름을 저해하거나 민간경제 투자를 축소시키는 결과를 빚을 수 있다. 그러나 이들 국가가 인권법과 WHO의 규범적 표준에 의거한 적극적인 의무를 지니고 있다는 것을 인지하는 것 역시 중요하다. 유해성을 생생하게 보여주는 담배 경고, 담뱃세, 청정 공기 법규 없이 건강권과 담배규제기본협약을 준수하는 것이 어떻게 가능할까? 다양한 체제가 건강에 미치는 주요 영향을 고려할 때 글로벌보건 행위자가 비건강 관련 분야에 적극적으로 개입하지 않고는 효과를 기대할 수 없다. 다음으로 그 부분에 관해 논하고자 한다.


## 맞물린 국제법 체제

WHO 조약과 건강 관련 인권을 넘어 수많은 국제법 체제가 건강 관련 규범을 향상시키거나 혹은 그로부터 멀어지게 함으로써 건강과 안전에 영향을 미친다. 이들 중 국제무역과 지식재산권과 같은 일부 체제는 글로벌보건에 근본적인 중요성을 지니고 있기 때문에 나는 그 원칙과 실질적인 파급 영향에 관해 장 전체 지면을 할애해 설명했다(제9장 참조). 자유무역은 경제개발에 필수적이지만 안전하지 않은 제품이 국내에 반입되는 것을 막으려는 국가 전략을 약화시킬 수 있다. 특허 같은 지식재산권 보호는 혁신을 위한 유인책을 창출하지만 적정한 가격으로 의약품에 접근하는 데 방해가 되기도 한다.

건강과 맞물린 법체제는 보건 정책을 제고할 수도 있고 저해할 수도 있다. 제2장 글상자 2.3에서 논의했듯이 기후변화는 질병 매개체(말라리아 모기 등)의 전파를 지리적으로 확대하고, 해수면 상승 현상을 초래하며(홍수 야기), 자연재해의 빈도와 강도를 악화시키고(허리케인, 쓰나미, 폭염 등), 자원 부족(식량, 물, 땅 등)을 야기함으로써 건강 위협을 일으킨다. 식량과 농업 분야는 농업 보조 지원과 식량 원조라는 정치 문제를 처리하는 가운데 기아와 식량 불안에 직면한다. 인도주의적 법은 장애와 사망 발생 혹은 식량 보급 체계, 보건 시설, 기반 시설(전기, 통신 시설 등) 파괴 같은 무력 분쟁이 가져오는 엄청나게 파괴적인 결과를 다룬다. 끝으로 대규모 이주는 과밀인구 집단과 비위생적인 조건, 폭력 증대(강간 등), 매춘, 영양실조, 질병 전파 같은 문제를 일으킨다.[7]

위에서 언급한 건강에 명백히 연결된 것으로 보이는 국제 체제는 표면을 긁기 시작한 수준에 불과하다. 그 외에 확연히 드러나는 다른 체제를 몇 가지만 들자면 소비자 보호를 위해 국제식품규격을 발전시키는 WHO/식량농업기구 국제식품규격위원회, 종간(種間) 도약이 가능해 인간 질병 발병은 물론이고 세계적인 유행병을 일으킬 수 있는 동물 매개 질병을 감시하고 통제하는 세계동물보건기구, 사회적 혜택과 더불어 안전한 근무지 조건을 보장하는 다양한 협정을 채택한 국제노동기구 등이 있다. 또한 국제 무기통제 체제는 지뢰, 핵무기, 소화기에서 생화학무기에 이르기까지 장애나 살상을 일으킬 수 있는 능력을 지닌 무기에 관한 다수의 협정을 채택했다.

이들 각각의 체제는 물론이고 다른 많은 체제 모두 우리가 숨 쉬는 공기, 마시는 물, 살고 있는 땅, 구매하는 물건, 주장하는 권리 그리고 우리가 벌이는 분쟁에 영향을 미친다. 거대하고 다양한 일련의 국제법 체제가 어떻게 공중보건과 안전 목표 달성을 보충해주거나 혹은 지독하게 방해하는지는 쉽게 볼 수 있다. 그것이 글로벌보건법 그리고 좀 더 광범위한 보건을 위한 글로벌 거버넌스가 다양한 체제를 포괄해야 하는 이유이다. 글로벌보건 지도자가 이들 체제를 이해하고 그 방향에 영향을 미치지 않으면 정의에 입각한 글로벌보건을 이행하기란 불가능할 것이다.

## 국제법과 국내법의 상호 관계

지금까지는 국제 관계의 윤곽 안에서, 즉 지속되는 집단행동 문제를 해결하기 위해 국가와 이해 당사자 간 협력과 상호 책무성을 바탕으로 한 글로벌보건법을 다루었다. 그러나 글로벌보건법 논의는 국제법과 국내법 간 상호 관계를 살펴보지 않고는 불완전하다. 국내법과 국제법이 상이한 형태를 띠고 매우 상이한 법적 효과를 지니고 있지만, 서로에 영향을 미친다. 국제법 체제가 지닌 영향을 평가하려면 국제법 규범이 국내법과 정책을 어떻게 융화하는지를 살펴볼 필요가 있다. 반대로 국가보건규정 혹은 그런 규정의 부재는 국제법의 목표를 강화하거나 저하시킬 수 있다.

국제 규범을 국내법 영역에 수용하게 되면 태생적으로 미약한 국제법의 이행 강제성과 비효과성을 극복하는 데 도움을 준다. 그러나 국제법의 편입, 즉 주권국가가 국제 협정을 국내법으로 채택하는 행위는 복잡한 문제로서 국제 체제와 국내 법체계에 따라 좌우된다.[8] 일부 국가 체계는 별도의 편입 과정 없이 국제 규범에 법적 효력을 부여하기도 한다. 즉, 일단 조약이 비준되면 법적 효력이 발생한다. 또 다른 국가의 경우에 국제법이 법적 유효성을 가지려면 외형적으로 조약을 편입하는 과정이 필요하다.

대부분의 국가는 이 양극단 사이에 있다. 미국 헌법의 경우, 연방법 우위 조항(Supremacy Clause)은 "모든 조약은… 국가의 최고의 법이다"라고 명시한다. 그러나 어떤 협정이 '조약'으로 분류되려면 상원의 3분의 2가 비준해야 가능하다. 설사 비준되더라도 '자기 집행적'이어서 비준과 동시에 사법적으로 집행이 가능하지 않으면 효력이 제한된다.[9]

국제 규범은 다른 방식으로 국내법에 영향을 미칠 수 있다. 많은 국가, 특히 신생 민주국가는 건강권과 생명권 모두 또는 둘 중 하나를 자국 헌법에 명시한다. 그러면 국내 법원은 보건과 관련된 헌법적 혹은 법률적 권리를 해석할 때 종종 국제 규범 혹은 역내 재판소나 국제재판소의 판결을 이용한다. 그와 동시에 국제 보건 관련 권리는 필수의약품 접근, 엄격한 담배 규제 혹은 보편적 의료보장 같은 공중보건 법규과 정책 입안을 위한 시민사회의 활동을 뒷받침한다.

국제법은 실질적으로 국내 수준에서 얼마나 효과적으로 이행하느냐에 달려 있다. 이는 정부가 전적으로 준수하려는 정치적 의지와 준수할 수 있는 능력이 있어야 가능하다. 많은 보건 관련 국제 문서는 당사국이 이행 능력을 개발할 것을 촉구하는 한편, 국제사회로 하여금 기술적·재정적 지원의 제공을 권장한다. 예를 들면 국제보건규칙은 국내 전염병 범유행 대비와 협력적 조치에 의존한다. 그러나 이 조약은 능력 개발에 관해 모호한 언어로 쓰여 있다. 한 독립적인 검토에 따르면 국내 이행의 부실과 부유한 국가로부터의 불충분한 재정지원 문제가 있는 것으로 나타났다.[10]

이 모든 방법으로 국제법은 국내법에 영향을 미치면서도 그 성공 여부가 국내법에 크게 의존한다. 법적·정책적·경제적 개혁을 통해 국내법을 적극적으로 이행하지 않고는 국제법에 포함된 권리와 의무 또한 이행될 수 없다.

## 보건을 위한 글로벌 거버넌스

법은 태생적으로 이 세계가 직면한 복잡한 보건 문제를 해결하는 능력이 제한된다. 아래 논의된 대부분의 대형 글로벌보건 문제는 법의 전통적 접근 방식인 규제 표준, 분쟁 해결, 집행에 그다지 민감하지 않다. 법이 지닌 인지된 흠결에 따라 국제사회는 보건 분야와 보건을 초월한 분야에서 글로벌 거버넌스라는 새로운 언어, 즉 글로벌보건 아키텍처의 복잡성, 행위자 확장 그리고 규범 발전으로 건강증진 활동을 이끌어갈 수 있는 다양한 방법을 인정하는 언어에 의지하게 되었다. 거버넌스는 또한 자격을 구비한 조약의 체결에 이르는 험난한 과정과 국가가 강제적 협약에 동의하지 않으려는 비협조 문제를 회피할 수 있다.

글로벌 거버넌스를 이해하려면 거버넌스의 정의로 시작하는 것이 도움이 된다. 거버넌스는 집합재를 달성하기 위해 조직화한 사회가 다양한 민간 행위자와 공공 행위자의 활동을 지시하고, 영향력을 행사하며, 조율하는 방법을 말한다. 거버넌스(governance)는 거번먼트(government, 정부)와 동의어가 아님에 주목할 필요가 있다.[11] 국제보건체계는 정부의 본질적 의미를 규정하는 특징인 계층구조, 통치 권한, 집행 권력이 미흡하다. 이 같은 이유로 학자들은 거버넌스 혹은 아키텍처라고 하는 좀 더 느슨한 개념을 원용한다.[12]

글로벌보건 학자들이 '거버넌스'라는 용어를 사용할 때는 관례적으로 글로벌보건 거버넌스(global health governance)를 표현하는 말로 쓰인다.[13] 일반적으로 사용되는 글로벌보건 거버넌스의 의미는 보건 분야에서 작동하는 규범과 기구, 예를 들면 WHO나 유엔에이즈 같은 국제보건기구의 규범 개발에 한정된다. 그러나 나는 좀 더 적절한 용어인 '보건을 위한 글로벌 거버넌스(global governance for health)'라는 개념, 즉 보건 분야를 넘어 좀 더 포괄적인 개념을 사용한다.[14]

나는 보건을 위한 글로벌 거버넌스를 전 세계인의 건강을 설계하는 규칙, 규범, 제도, 절차의 모음으로 정의한다. 거버넌스 전략의 목표는 서로 다른 이해관계자를 유기적으로 조직하고 사회적·경제적·정치적 현안을 관리함으로써 글로벌보건을 개선하고 건강 불평등의 간극을 좁히는 것이다.

글로벌보건법이 그렇듯이 보건을 위한 글로벌 거버넌스는 농업, 무역, 개발, 인권, 환경 등 다양한 분야를 포괄한다. 이해관계자 범위 역시 마찬가지로 다양하며 다자 기구, 국가, 시민사회, 자선 조직, 기업 등을 포함한다. 국제 공법, 국가 법체계, 조직의 정관 등 법규칙은 보건을 위한 글로벌 거버넌스의 핵심 아키텍처 제공에 중요한 역할을 한다.[15] 그러나 법이 글로벌보건에서 중요한 도구가될 수는 있지만, 거버넌스의 여러 측면 중 하나에 불과하다.

의심의 여지 없이 효과적인 보건을 위한 글로벌 거버넌스를 달성한다는 것은 복잡한 과업이다. 정치(국내 및 국제), 권력 역학(글로벌 남·북), 기득권(기업 이윤 등), 경제적 파워(부유한 국가들, 재단 등), 안보(국가 및 인간), 국제 관계 등을 포함하는 다양한 역물살을 헤치고 나아가면서 그와 동시에 기본 목표인 최적의 건강과 공평한 분배를 이루기란 만만한 과제가 아니다.

국제사회는 복잡한 글로벌보건 환경에서 파편화된 활동을 어떻게 조율하고, 긍정적인 유인책을 강구하며, 공공 분야와 민간 분야의 동반 상승효과를 창출할 것인가?[16] 분명히 모든 국가와 행위자에게 일괄적으로 적용될 수 있는 만능 해결책이란 존재하지 않는다. 마찬가지로 하향식 '지휘와 통제' 규칙이 효과적으로 작동할 것으로 보이지는 않는다. 그렇지만 거버넌스는 다양한 행위자가 보건의 핵심 결정요인을 좀 더 적절하게 해결하고 사업의 효과성을 보장하기 위해 공동의 목표를 향해 나아가도록 지도하는 역할을 한다. 세계화의 복합적인 역학 속에서 보건을 위한 글로벌 거버넌스의 임무를 지휘하는 데는 험난한 도전이 따르지만, 가장 먼저 해야 할 필수적인 개혁은 바람직한 거버넌스의 보편적 가치, 즉 보건 영역을 초월해서도 본질적으로 중요한 가치를 심는 일일 것이다.

## 바람직한 거버넌스의 보편적 가치: 청지기의 책임

권한을 행사하고 자원을 배분하며 정책을 만드는 지도자에게는 청지기의 임무, 즉 주인을 대신해 주인의 이익을 위해 행동할 개인적 책임이 따른다. 바람직한 거버넌스는 정부를 넘어 국제기구, 기업, 재단 등 비정부 행위자에게까지 광범위하게 적용된다.[17] 대중이나 특정 집단을 위해 일하는 단체는 바람직한 거버넌스의 보편적 가치를 준수해야 한다.

첫째, 온전한 거버넌스는 공무원이 개인적 이득을 구하거나 의도된 목적 이외의 용도로 자금을 전용하지 않는 등 부패를 방지한다는 의미에서 *정직*하다. 조직의 절차와 의사결정이 개방되어 있고 사람들이 이해할 수 있다는 의미에서 *투명*하다. 관리들이 이해관계자 및 대중과 유의미한 방식으로 협의하고 정책 형성, 이행, 평가에 사심 없이 의견을 제공할 수 있는 권리를 준다는 의미에서 *숙의적*이다. 공중 업무와 자원을 현명하고 효과적으로 관리한다는 의미에서 *효율적*이다. 끝으로 바람직한 거버넌스는 지도자가 진도를 감시하고 보고하며, 성공과 실패에 책임을 지고, 대중에게 반대 의견을 제시하고 방향을 바꿀 수 있는 기회를 준다는 의미에서 *책무성*이 있다.

### 정직성: 부패와 싸움

청렴한 지도자는 자신이 섬기는 이들을 대표해 그들에게 진정으로 이익이 되는 의사결정과 행동을 하며, 결코 사리를 추구하거나 특정 선호 그룹(가족, 혹은 지배 계층)의 이익을 대변하지 않는다. 정직한 청지기로서 지도자는 대중이 가장 시급히 필요로 하는 곳에 자금을 지출해야 한다. 흔히 발생하는 정직한 거버넌스에 반하는 행위로는 강력한 분야(군사 등)의 비위를 맞추려고 자금을 전용하는 행위, 정치적 반대 세력을 회유하기 위해(실익이 있는 정부 직위 신설 등) 공공 자원을 오용하는 행위, 지도자 자신의 위상을 높이는 행위(대통령 관저 건설 등) 혹은 선호하는 인종의 이익을 불리는 행위 등이 있다. 최악의 사례로는 독재자가 공공자금을 빼돌려 해외 비밀 계좌에 거액을 은닉하는 경우이다.

적도 기니의 예를 보자. 적도 기니는 1996년 유전이 발견된 후 부유해졌고 현재 1인당 국내총생산(GDP)이 스페인과 맞먹는 국가이다. 그러나 이 나라의 자원은 형편없이 남용되어 인구의 70% 이상이 하루 2달러로 생활하고 있고 빈곤과 영아 사망률은 유전 발견 이후 오히려 높아지고 있는 실정이다.[18] 이 나라가 벌어들인 경제 수익은 정부를 둘러싼 소수 지배계층이 호화로운 생활을 누리도록 뒷받침해준다.

부패는 사회 통합을 저해하고 대중의 정부 불신을 키운다. 독점 권력, 견제되지 않는 권한, 책무성 부재 그리고 미약한 집행력은 부패의 기회를 창출한다.[19] 2011년 인도에서 아나 하자레가 이끈 대중 시위를 보면 부패를 향한 대중의 분노가 얼마나 깊으며 부패 척결이 얼마나 어려운 것인지 드러난다. 인도 의회에서 반부패법과 관련해 많은 논의가 이루어지고 추가 시위가 있었음에도 불구하고, 2013년까지도 의회는 반부패법을 채택하지 못했다.

정부는 부정직한 공무원을 적극적으로 기소하는 등 부패를 척결할 의무가 있다. 세계은행이 추산한 바에 따르면, 부패를 통제하고 법치를 내세우는 국가는 장기적으로 1인당 국민소득이 네 배 정도 상승할 것으로 기대할 수 있다.[20] 유엔의 반부패협약, 아프리카연합의 부패활동 방지 및 척결법 같은 국제 반부패 조약은 당사국이 부패를 방지하고 공소를 제기할 수 있는 독립기관 수립을 요구한다. 2011년 남아공 헌법재판소는 자국의 헌법과 국제법에 의거해 자국이 부패 척결을 위한 독립기관을 창설, 유지해야 할 '긴급한 임무'가 있다고 판결하며, "부패가 권리장전의 기반을 약화시키고 민주주의를 위태롭게 한다"라고 판

시했다.[21]

보건 기구는 대규모 공공 자원과 민간 자원을 보유하고 있으며 많은 개도국에서 보건은 가장 부패한 분야에 속한다.[22] 보건 분야의 부패는 국민의 신뢰를 무너뜨릴 뿐만 아니라 보건혜택 접근을 저해하고 국제 원조의 의지를 단념시켜 궁극적으로 국민의 건강에 해를 끼친다.

## 투명성: 개방성

공익을 위해 봉사하는 모든 기관이 그렇듯이 정부는 개방된 거버넌스와 자유로운 정보의 흐름을 통해 투명하게 운영할 의무가 있다. 투명성은 바람직한 거버넌스의 다른 의무, 즉 시민 참여와 공공의 책무성 등과 밀접하게 연관되어 있다. 개인은 정확하고 적시적인 정보 제공을 받지 않으면 정부 활동에 참여할 수 없고, 관련 정보 접근이 자유롭게 제공되지 않으면 정부에 의미 있게 책임을 따질 수 없기 때문이다.

정보의 자유로운 흐름과 개방된 의사결정 형태는 투명성의 주요한 특징이다. 대중은 정책 수립에 고려되는 요인인 ① 사실과 증거, ② 달성 목표, ③ 개인의 권리 보호를 위해 취해진 조치, ④ 의사결정 이유, ⑤ 이해관계자가 우려를 표현할 수 있는 공정하고 개방된 절차를 이해해야 한다. 열린 거버넌스는 공청회, 개방적 인터넷 접근, 정책안 발표, 구두·서면 의견을 제출할 권리 등 여러 방식으로 성취될 수 있다. 투명성이 없으면 대중은 공무원이 바람직한 거버넌스를 수행하고 자원을 효율적으로 이용하는지를 확신할 수 없다.

## 숙의적 의사결정: 대중 참여

자유로운 정보의 흐름은 대중 참여를 지원하는 데 필요하다. 시민의 관심 사항에 귀를 기울이는 것은 정부가 공정성과 정의를 실천하겠다는 약속의 표현이다. 시민 참여는 또한 공동체로 하여금 자신의 건강에 관심을 가지게 함으로써 정책에 영향을 미치고 좀 더 신중한 결정에 도달하게 하는 피드백 도구가 된다.

숙의적 의사결정은 관련 구성원, 즉 일반 대중, 이해관계자, 소외 집단 등 적극적으로 의견을 구하지 않으면 목소리를 듣지 못할 수도 있는 구성원의 관점에 주의를 기울이고 진정으로 경청할 것을 요구한다.

시민사회는 자유롭고 개방된 거버넌스에서 긴요한 역할을 담당한다. 만일 정부가 풀뿌리 단체에 압력을 행사하거나 가혹한 규칙, 즉 까다로운 등록 요건, '공식' 보증인 요구, 행정 편의주의적 요건, 해외 송금 금지, 풀뿌리 활동 감시 등을 부과한다면 시민사회 분야에 찬물을 끼얹게 될 것이다.

## 효과적인 업무 수행: 감시, 기준, 질 향상

바람직한 거버넌스는 건전한 정책, 효율적인 관리, 합리적인 우선순위 설정 등 효과적인 업무 수행이 필수이다. 이는 증거 중심의 정책 수립, 명확한 기준 설정, 진도 평가를 요구한다. 국제사회는 보건 자원의 효과적인 이용을 증진하기 위해 거버넌스의 개혁을 촉구하고 있다. 예를 들면 원조 효과성에 관한 파리선언과 아크라행동계획은 좀 더 명확한 세부 목표와 성공 지표, 파트너 간 공조, 성과를 위한 상호 책무성을 요구한다.[23] 야심 차게 설정된 기준에 대해 엄격하게 성과를 측정하는 것이 온전한 거버넌스의 특징이다.

## 책무성: 행동에 대한 책임

책무성(accountability)은 바람직한 거버넌스의 가장 중요한 원칙으로, 지도자로 하여금 자신이 내린 결정을 해명하고 자신의 행동에 전적으로 책임을 지게 하는 원칙이다. 공정한 민주 절차가 중요하긴 하지만, 책무성은 자유선거를 훨씬 넘어선다. 책무성은 법치를 고수함으로써 관리자가 국가와 국제 표준에 따라 자신이 내린 결정을 정당화할 수 있게 하는 데서 나온다. 정부 기능 간의 견제와 균형은 권력의 집중을 방지한다. 예를 들면 공무원의 임무 집행은 정치권과 사법부의 감독 대상이 될 수 있어야 한다. 또한 시민사회는 정책 입안자에게 책임을 물을 수 있는 권한을 부여받아야 한다.

온전한 거버넌스, 즉 정직성, 투명성, 참여, 효율성, 책무성은 인간의 복지에 강력한 도구가 될 수 있다. 정부뿐만 아니라 국제기구, 재단, 기업도 이 같은 가치를 고수함으로써 다음에 다루게 될 중요한 도전과제를 극복하는 데 도움을 줄 수 있다.

## 보건을 위한 글로벌 거버넌스의 여섯 가지 대(大) 도전과제

글로벌보건 영역에서 행위자, 계획, 재정의 확대에도 불구하고 현재의 아키텍처는 양심에 반하는 건강 불평등을 시정할 능력을 갖추지 못한 듯하다. 이러한 관성은 여섯 가지 근본적인 도전과제, 즉 정의에 입각한 건강 실현에 방해가 되는 정치적·법적·경제적·사회적 장애물이 지속된 결과로서 발생한 문제에서 그 원인을 찾을 수 있다.[24] 이러한 글로벌보건 과제는 서로 연결되어 있기 때문에 체계적인 접근이 요구된다(표 3.1 참조). 거버넌스 문제는 고정된 것이 아니라 복잡한 관계가 상호작용하며 빚어진다. 그림 3.1은 거버넌스 역학을 묘사하며 *누가* 행동해야 하고, *무엇을* 해야 하고, *어떻게* 글로벌보건 목표를 달성할 수 있는지를 보여준다.

### 도전과제 1. 글로벌보건 리더십 육성

무엇이든 가치 있는 목표를 성취하려면 지도력이 요구되기 마련이고, 글로벌보건 영역에서는 WHO가 그 같은 지도력을 제공할 수 있는 정당성을 부여받은 유일한 기관이다. 제4장은 변화를 일으킬 수 있는 힘을 가졌으나 역량을 충분히 발휘하지 않고 있는 이 기구에 할애했다. 여기에서 중요한 것은 만일 WHO가 부여받은 임무를 중심으로 당사국과 이해 당사자를 동원하지 않으면 진전을 이루기 어려울 것이라는 점을 강조하는 것이다. 글로벌보건 행위자의 확대와 다양한 분야가 보건 분야에 층층이 미치는 영향력을 고려해볼 때 글로벌보건 지도력을 발휘하는 것은 결코 쉽지 않은 과업이다. 더욱이 강대국은 종종 권한 이

표 3.1 / 보건을 위한 글로벌 거버넌스의 대 도전과제 유형

| 주요 거버넌스 도전과제 | 내용 | 글로벌보건에서 중요성 |
|---|---|---|
| WHO가 글로벌보건의 효과적인 리더가 되도록 권한 부여하기 | WHO의 핵심 리더십 기능에 포함될 사항: 우선순위·규범·표준의 수립·모니터링·집행·제활동 간 조율 | 지도력 발휘를 통해 글로벌보건의 가시성·정치적 의지·자원 확보 및 이해관계자가 공동 목표를 달성하도록 독려 |
| 자선 조직·기업·시민사회의 다양한 이해관계자가 보유한 창의성 활용하기 | 효과적인 보건을 위한 글로벌보건으로 자금이 풍부한 자선 조직, 기업의 사회적 책임, 시민사회 참여의 분위기와 유인책 조성 | 비국가 행위자는 복잡한 문제의 혁신적 해결 방법을 강구할 자원·노하우·옹호 능력 보유 |
| 다양한 행위자 간 협력·조율·동반 관계 촉진하기 | 확대된 행위자·사업·계획으로 현지 업무 수행의 파편화·경쟁·혼란 | 다양한 행위자가 진행 중인 사업을 인지하고 공동의 목표를 향해 협력적으로 임무를 수행하도록 조율 |
| 공중보건에 필요한 조건 이행, 보건체계 강화, 건강의 사회경제적 결정 요인 해결을 위한 우선순위 설정하기 | · 인간의 욕구: 위생, 물, 식량, 해충 방제 등<br>· 보건의료체계: 보편적 접근 보장<br>· 사회경제적 결정 요인: 교육, 주거, 일자리 등 | 자원은 기본욕구를 충족시키고, 보건체계 구축을 지원하지 않는 특정 질병 관련 활동처럼 사업 간 단절이 발생하지 않도록 보장해야 함 |
| 예측 가능·지속 가능·신축성 있는 재정 보장하기 | 보건 자원(국내 및 국제)이 합의된 세부 목표 미달, 예측 불가, 단기적 지원, 진행 중인 수요 대비 부족 | 예측 가능하고 지속 가능한 충분한 재정이 확보되면 국가는 장기 계획 수립 및 지속 가능한 능력 구축 가능 |
| 글로벌보건 지원에 최대 효과 보장 | 이해 당사자는 세부적인 목표 설정, 진도 감시, 신뢰할 수 있는 방식으로 성과 측정을 하지 못함 | 원조 효과성은 철저한 방법과 지속적인 개선으로 핵심 보건 지표를 달성하기 위해 필수적 |
| 정직·투명·책무성 있는 바람직한 거버넌스를 위한 체계 확립 | 이해 당사자의 부패, 비효율성, 책무성 부재 가능성 | 바람직한 거버넌스는 좀 더 효과적인 자원 이용 보장 및 국민의 신뢰 유지에 기여 |
| 당사국과 진정한 동반관계 구축, 당사국에서 우선순위 결정·프로그램 운영·핵심 역량과 지속 가능한 서비스 개발을 주도할 수 있는 권한 부여 | 우선순위와 운영에 대한 공여국 관여는 의존도를 불러일으키고 수원국의 수요보다 공여국이 원하는 것으로 서비스를 왜곡할 수 있음. 공여국은 북쪽 NGO에 자금을 조달하는 방법으로 보건 당국을 '우회'할 수 있음 | 진정한 동반 관계는 당사국이 사업 성공을 이해하고 자국의 능력을 계획·발전시키도록 하고, 이들의 주권 존중 |

| | | |
|---|---|---|
| 기구 신설보다는 기존 기구의 개혁 및 다자 기구를 통해 보건지원 제공 촉진 | 신규 계획은 WHO와 같은 기존 기구를 간과하곤 함. 그 결과 기존 기구를 약화시키고 일관성이 부족한 보건을 위한 글로벌 거버넌스 체계에 조각보를 덧대는 효과를 가져옴 | 기존 기구를 개혁해 충분한 자금과 정당성을 부여하고 권한을 행사할 수 있게 해줌 |
| 국제법과 거버넌스에서의 국가 중심주의적인 문제 극복 | 주권을 방어하는 국가는 국제 규범·공동 결의·책임 공유를 회피하고 비국가 행위자의 참여를 저지함 | 공통 문제를 해결하기 위한 집단적 대응은 글로벌보건을 진정으로 개선할 수 있는 최선의 기회 제공 |

자료: 이 표는 다음 학자들이 제시한 보건을 위한 글로벌 거버넌스의 도전과제를 종합한 것임. Devi Sridhar, "Seven Challenges in International Development Assistance for Health, and Ways Forward," *Journal of Law, Medicine and Ethics* 38, no. 3 (2010): 459-469; Lawrence O. Gostin and Emily A. Mok, "Grand Challenges in Global Health Governance," *British Medical Bulletic* 90, no. 1 (2009): 7-18; Laurence O. Gostin and Allyn A. Taylor, "Global Health Law: A Definition and Grand Challenges," *Public Health Ethics* 1, no. 1 (2008): 53-63.

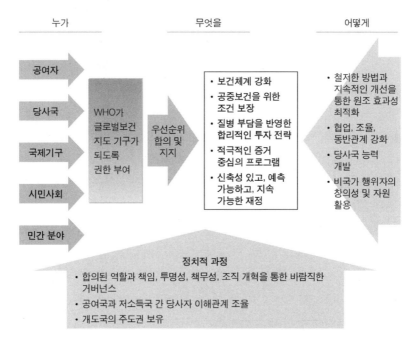

그림 3.1 / 보건을 위한 글로벌 거버넌스의 대 도전과제를 해결하기 위한 거버넌스 역학

양을 거부한다. 그러나 그 같은 어려움으로 이 복잡하고 파편화한 세상에서 강력한 지도력이 필요하다는 사실이 가려지면 안 된다. 지도력이 하향식의 경직된 거버넌스를 수반할 필요는 없지만, WHO는 다양한 행위자를 동원하고 조율하면서 공동의 목표, 효과적인 프로그램, 지속 가능한 행동, 그리고 책임 공유를 중심으로 이끌어갈 필요가 있다.

## 도전과제 2. 다양한 행위자 간 협업과 공조 개선

전통적인 국가 중심의 거버넌스 체계를 벗어난 다양한 행위자가 이제 글로벌 보건의 영역에 포진하고 있다. 홍수처럼 쏟아지는 다양한 행위자와 구상은 종종 특정 질병에 초점을 맞추고 있는데, 확산되는 지원 조직, 종교 사절단, 현지에서 운영되는 자원봉사자는 차치하고,[25] 40개 이상의 1 대 1 공여국, 26개의 유엔 기구, 20개의 글로벌 및 지역 기금, 90개의 글로벌보건구상이 있다.[26] 이처럼 혼잡한 글로벌보건 환경은 재정과 프로그램, 활동 영역이 파편화되고 중복되는 결과를 초래했다. 파편화는 기능이 제대로 작동하지 않는 역효과를 초래해 개도국은 '어디서 지원을 받아야 할지 모를 정도로 많은 글로벌보건 기구와 마주하는' 상황에 처한다.[27] 결과적으로 개도국 보건부는 "공여자의 관심, 활동, 절차가 때로는 중복되지만 서로 다른 제안서와 보고서를 작성하는" 임무로 가중된 부담을 진다.[28]

국제 행위자와 현지 서비스 제공자 간 자금 조달과 인적자원을 위한 경쟁은 이 같은 파편화에 관계되어 있다.[29] 능력 있는 현지 기관을 잠식하는 행위는 수원국 보건서비스에 필요한 주인의식을 저해한다. 에이즈 진료소나 기타 현대 시설을 갖춘 자금이 풍부한 외국 기구는 현지 제공자보다 높은 보수와 더 나은 근무 조건을 제시할 수 있지만, 그에 따라 개도국은 국내 능력이 유출되어 지속 가능한 서비스를 제공하기가 더욱 어려워진다.

보건을 위한 글로벌 거버넌스 체계는 효과적인 동반 관계를 배양하고 계획을 조율함으로써 동반 상승효과를 창출하고 파괴적인 경쟁을 회피해야 한다. 개도국은 주인의식을 가지고 스스로 우선순위를 설정하고, 국가보건계획을 발전시키며, 프로그램을 관리해야 한다. 공여국은 이들 목표에 맞추어 조정하고, 현지 체계를 지원하며, 중복을 피하기 위해 정보를 공유해야 한다.

### 도전과제 3. 글로벌보건의 혁신을 위해 다양한 이해 당사자의 창의성, 에너지, 자원 활용

행위자 확대는 글로벌보건에 절실히 필요한 자원과 창의성을 얻을 수 있기 때문에 물론 축하할 일이다. 따라서 이해관계자의 열정에 찬물을 끼얹을 것이 아니라 그들의 자원과 창의성을 활용하는 데 목표를 두어야 한다.

재단: 개인과 자선단체의 자금은 한때 비교적 미미한 수준이었지만 이제는 보건 관련 전체 개발 지원의 3분의 1을 차지한다.[30] 종종 헨리 포드, 존 록펠러, 빌 게이츠 같은 기업인이 설립한 재단은 귀중한 자원과 기술적 전문성을 제공한다. 부유한 재단은 글로벌보건 의제에 과도한 영향력을 행사하고 책무성이 충분치 못한 이유로 가끔은 비판을 받기도 한다. 재단이 국가 전략과 글로벌 우선순위에 맞추어 조정될 필요는 있지만, 이들 조직이 계속해서 글로벌보건에 자금을 투자하도록 장려하는 것 또한 반드시 필요하다. 자선단체의 관심이 미약해질 경우 연구와 서비스에 큰 틈이 남을 수 있기 때문이다.

기업: 민간 부문은 건강을 증진하는 상품과 서비스, 기술을 전달하고(의약품, 건강식품, 안전 제품 등), 전문성, 기반 시설, 뛰어난 사업 수완을 제공하며(연구, 마케팅, 유통 등), 건강을 증진하는 근무 관행을 준수하고(안전한 직장, 친환경 공간, 대기오염물질 배출 감소 등), 자금 지원, 교육, 의약품과 백신 기부 등 기업 자선 활동을 통해 보건에 기여한다(그림 3.2 참조). 그러나 보건을 위한 글로벌 거버넌스는 공공재에 따른 시장 위험을 줄일 수 있는 유인책을 제시하고, 근로자와 소비자의 건강과 안전을 보장하기 위한 기업 규제, 이해 충돌을 피하기 위한 엄격한 표준 개발에 민간 부문을 참여시키는 효과적인 방법을 찾아야 한다.

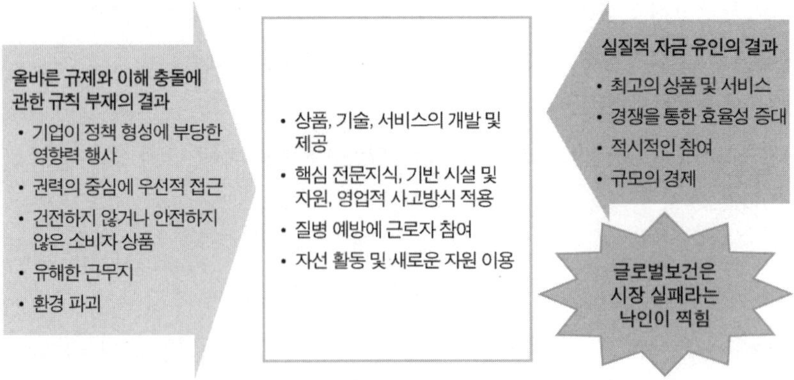

그림 3.2 / 글로벌보건에서 기업의 역할: 위험과 혜택

글로벌보건은 300억 달러 규모의 산업이다. 역사적으로 정부의 관할에 속했으나 이제는 비정부 행위자가 복합적인 보건 문제 해결에 중대한 역할을 담당한다. 민간 부문은 글로벌보건에 강력한 영향을 미친다. 그렇다면 어떤 방법으로 기업이 건강증진 활동을 극대화하고 유해한 활동을 최소화하도록 유도할 것인가?

자료: Adapted from Kate Taylor et al., "The Need for New Vaccines," *Vaccine* 27S, supplement no. 6 (2009): G3-G8, doi:10.1016/j.vaccine.2009.10.014.

시민사회: 시민사회는 그들이 속한 공동체 구성원을 지원하고 사회 변화를 위해 권익을 옹호하는 능력을 거듭 보여주고 있다. 온전히 참여하는 시민사회는 현지 수요와 관습을 이해하고 소외된 집단의 신뢰를 얻을 수 있기 때문에 필요한 서비스를 제공할 수 있다. 또한 시민사회단체는 효과적인 권익 옹호자로서 역할을 할 수 있다. 그들은 풀뿌리 연결망을 통해 대중의 관심 확보, 정책 개혁을 위한 로비 활동, 자원 확대, 인권위반 사례에 대응하는 주의 환기 등을 얻을 수 있다. 보건을 위한 글로벌 거버넌스는 시민사회단체가 지닌 고유한 목소리, 전문성, 열정을 포용해야 할 때 그들의 참여를 배제하곤 한다.

국제 NGO는 직면한 문제가 인도주의적 위기이든(전쟁으로 피폐해진 시리아에서 활동하는 세이브더칠드런 등), 전염병이든(아이티에서 콜레라 퇴치 활동을 벌이는 파트너스인헬스 등), 계속되는 궁핍이든(기아에 굶주린 사람들에게 식량을 지원하는 옥스팸 등) 도움이 필요한 국가에 귀중한 전문 식견과 서비스를 제공한다. 그들은 또한 글로벌보건 개혁을 옹호하며(국경없는의사회의 필수의약품 접근권 운동 등) 종종 연합체를 구성하기도 한다(국제지뢰금지운동 등). 그러나 이들 필수 조직은 자금 부족, 원조 인력의 폭력 피해, 국가의 활동 방해 등에 따른 심각한 도전에 직면하고 있다. 보건을 위한 글로벌 거버넌스는 NGO가 전 세계 가장 소외된 계층에 없어서는 안 될 서비스를 수행하기 때문에 그들의 업무 수행을 지원하고 촉진해야 한다.

그러나 시민사회는 다양한 단체를 포함하고 있고 모든 단체가 공익에 전념하는 것은 아니다. 예를 들면 일부 NGO는 겉으로 보이는 것과 달리, 분명히 기만적인 이름과 목적을 지니고 있다. 식품정직성캠페인(Food Integrity Campaign)과 식품정직성센터(Center for Food Integrity)의 차이를 구별할 수 있겠는가? 전자는 합법적인 압력단체이지만 후자는 업계의 위장 단체이다. 바로 업계 이익을 대표하는 단체가 의지하는 것이 이 같은 종류의 혼란이다.

## 도전과제 4. 예측 가능성, 지속 가능성, 신축성을 띤 재정 확보

국가는 예측 가능하고 지속 가능하며 필요에 따라 신축성 있게 조정할 수 있는 보건 재정이 필요하고, 그렇게 하려면 적정 국내 자원을 배분하고 국제 지원으로 보충할 필요가 있다. 서글프게도 많은 저소득국은 공중보건에 충분히 투자하지 않고 있고 국제 지원은 산발적이며 재량에 따라 제공된다.

저·중소득국의 국가재정 대비 보건비 지출은 전 세계 평균보다 낮은 수치이고(세계 평균이 15% 이상인 데 비해 10% 미만) 약속한 수준보다 훨씬 낮다. 보건 분야에 국가재정의 최소 15%를 지출하겠다는 거듭된 약속에도 불구하고 아프리카 국가에서는 2010년까지 겨우 9.6%에 이르렀을 뿐이다(제1장 참조).

그와 동시에 국제보건지원은 자유재량에 달려 있다. 해마다 부유한 국가와 재단은 재정을 늘리거나 줄일 수도 있고, 새로운 사업에 착수하거나 기존 사업을 중단할 수도 있으며 자원 사용에 제한조건을 둘 수도 있다. 이러한 환경에서 보건부는 장기적인 계획을 세울 수 없다. 즉, 개도국이 기반 시설을 구축하고 보건인력을 채용하며 사업을 운영하기 위한 능력을 약화시킨다.

부유한 국가 역시 약속은 하지만 그 약속을 지키지 못한다. OECD 회원국이 1970년에 했던 약속, 공적개발원조에 국민총소득(GNI)의 0.7%를 투자하겠다는 약속을 이행하려면 갈 길이 멀다. 40년 이상 지난 지금도 그들의 실제 기여금은 겨우 0.29%에 머물렀을 뿐이다.[31]

저소득국은 글로벌 질병 부담의 절반 이상을 차지하지만, 그들의 글로벌보건 지출은 전체의 2%에도 못 미친다.[32] 대외 지원은 저소득국 보건예산의 중요한 부분을 차지하고 있으며, 현지 구상과 창의적 해결 대안을 모색하지 않고 대외 지원에 의지하고 있다고 해도 거의 틀림이 없다. 외부 자원이 저소득국의 전체 보건예산의 26%를 차지하고, 20여 개국에서는 최대 30~60%에 이른다.[33] 명백히 이런 국내 자원과 국제 자원 간 부조화는 장기적으로 지속 가능하지 않다.[34]

## 도전과제 5. 공중보건에 필요한 조건 확보를 위한 우선순위 설정

보건을 위한 글로벌 거버넌스 체계는 질병, 손상, 조기 사망의 주요 원인을 개선하기 위해 주요 우선순위에 합의해야 한다. 질병 중심의 프로그램과 위기 개입은 계속 중요한 수단으로 남아 있을지라도, 국제사회는 공중의 보건과 안전을 위해 필요한 세 가지 필수 조건인 공중보건 혜택, 보편적 의료보장, 건강의 사회경제적 결정 요인에 역점을 두어야 한다(제14장 참조).

영구적인 보건 체계의 구축은 인구 집단의 건강과 안전에 긴요하다. 국제사회는 수직적 사업(질병 중심), 수평적 사업(보건체계 역량을 구축하는 사업), 사선적 사업(질병 중심 사업이지만 보건의료체계 구축에 상당한 투자를 하는 혼합적 접근법)의 상대적 가치를 두고 의견이 나뉜다. 단일 보건 상황에 중점을 두는 수직적 사업은 에이즈, 말라리아, 결핵, 모성 및 아동 사망같이 전 지구적 주요 관심 사항을 목표로 하기 때문에 정치적 호소력이 있다. 또한 수직적 사업의 결과는 측정과 평가가 훨씬 용이하다.

그러나 수직적 사업은 광범위한 보건 수요에 대응하는 보건 체계를 간과할 수 있다. 수평적 사업은 보건에 영향을 미치는 조건의 전 영역을 대상으로 예방과 치료를 시행하면서 종합적으로 보건의료체계를 강화하고자 한다. 강력한 보건 체계는 보건에 영향을 주는 다양한 조건의 해결을 넘어 자급 능력을 기르고 국가가 자국민을 보호할 수 있는 도구를 제공한다.

에이즈·결핵·말라리아 퇴치 세계기금, 세계백신면역연합, 에이즈 퇴치를 위한 대통령 비상계획(PEPFAR) 같은 사업은 특정 질병 문제를 해결하는 것이 주목적이지만, 점차 보건의료체계의 가치에도 역점을 두고 있다. 이른바 사선적 사업은 특정 질병 예방과 치료라는 주요 임무를 유지하면서, 보건체계 역량이 그들의 목표에 도움을 주고 인구 집단의 전반적인 건강을 개선한다는 점을 인정한다.

## 도전과제 6. 보건 증진을 위해 다양한 분야에 영향

글로벌보건 행위자는 보건 분야 개혁을 통해서 부분적인 성공을 달성할 수 있을 뿐이다. 다양한 분야, 즉 무역, 지식재산권, 이주, 환경 등은 공중의 보건에 강력한 파급효과를 미친다. 그 영향이 이로울 때도 있지만 종종 해롭다. 현재, 보건계는 자족적이고 다소 고립되어 있으며 주로 보건 분야 개혁에만 관심이 있다.

한 가지 관련 문제는 국제보건법의 표준이 모호하고 집행력이 미약한 경향이 있다는 점이다. 이러한 경향은 WTO처럼 규범, 결정, 준수가 잘 확립된 체제와 비교할 때 보건의 입지를 약하게 만든다. 그와 동시에 규칙 간 명확한 계층 구분이 없기 때문에 다양한 체제의 정책이 서로 충돌할 경우 해결 방법이 거의 없다. 예를 들면 지식재산권 규칙은 적정가격으로 의약품 구매를 어렵게 하기 때문에 건강권을 약화시킨다. 무역과 투자 관련 조약은 담배규제기본협약에서 요구되는 담배규제법을 제정하는 국가의 권한을 약화시킬 수 있다.

보건을 위한 글로벌 거버넌스 체계는 다른 체제가 건강을 좀 더 우선순위가 되도록 할 방법을 강구해야 한다. 무역, 금융, 투자 체제가 보건 목표를 약화시키기보다는 보완하도록 보장하려면 좀 더 강력한 정치력을 행사하거나 국제법 개정이 필요할 수도 있다. 확실한 것은 건강 분야에만 편협하게 중점을 둘 경우 정의에 입각한 글로벌보건을 보장할 수 없다는 점이다.

이들 대 도전과제, 즉 지도력, 조율, 이해 당사자의 창의성, 재정, 우선순위, 다분야에 미치는 영향은 보건을 위한 글로벌 거버넌스가 직면한 가장 복잡한 문제 가운데 일부이다. 중요한 것은 지출한 돈의 액수뿐만 아니라 자원이 어떻게 투자되어 이용되는가이다. 무엇보다도 강력하고 전략적인 지도력이 시급하다. 제4장에서는 WHO의 권한, 재정, 성과, 개혁 어젠다를 고찰하면서 이 주제를 다루고자 한다.

# 글로벌보건 기구들

제2부는 보건을 위한 글로벌 거버넌스의 근간이 되는 여러 가지 기구의 조직에 관한 논의를 다룬다. 이들 기구는 거버넌스를 통해 각종 건강증진 규범과 우선순위 설정, 정의에 입각한 보건을 위한 자원 동원 및 할당, 다양한 행위자가 효과적이고 협력적으로 업무를 수행하기 위한 지휘, 세부 목표 설정·진도 감시·결과에 대한 책무성 보장 등, 글로벌보건 업무의 많은 부분을 수행한다.

제2부에서 먼저 다루는 기구는 글로벌보건의 기본 틀에서 가장 중요한 기구인 세계보건기구(WHO)이다. 풍부한 역사와 헌장의 권위 그리고 국제적 정당성을 인정받은 WHO는 국제적으로 지도력을 발휘할 수 있는 특별한 위치에 있다. 그러나 제4장에서 보듯이 이 기구는 현재 재정난에 직면해 있고 성찰과 개혁이 요구되는 단계에 처해 있다.

WHO가 보건을 위한 글로벌 거버넌스에 필수적인 조직이기는 하지만, 오늘날에는 이 기구가 상당한 영향력을 발휘하는 다양한 행위자 틈에 끼어 있다. 제5장에서는 글로벌보건 판도의 복잡성을 상기하면서, 세계은행 등 '옛' 기구를 비롯해, 에이즈·결핵·말라리아 퇴치 세계기금, 세계백신면역연합, 빌&멜린다게이츠재단 같은 '새로운' 기구를 포함한 핵심 글로벌보건 개발 기구의 활동을 분석한다.

　여기서 다루는 기구는 기술적(descriptive), 규범적(normative)으로 설명될 것이다. 먼저 이들 기구의 거버넌스 절차를 설명한 뒤 제3장에서 제시한 바람직한 거버넌스의 표준과 비교하여 이들 조직의 의사결정과 활동을 평가하고 좀 더 효과적인 조직으로 기능할 수 있는 방안을 제시하고자 한다. 또한 세계무역기구(WTO)와 유엔에이즈 같은 글로벌보건의 핵심 기구는 책 후반부에서 좀 더 심도 있게 논의될 것이다(제9장, 제10장).

제4장

# 세계보건기구의 약속과 이행

세계보건기구(WHO)는 글로벌보건 지도 기구로서 진보적인 헌장과 국제적 정당성을 부여받은 조직이다. 비견할 수 없는 규범적 권한과 영향력이 있는 이 기구를 대체할 수 있는 조직은 존재하지 않는다. WHO는 포괄적인 권한과 월등한 전문성을 지닌 전문화된 유엔 산하 기구이다. 사실상 전 세계 모든 국가가 WHO 회원국이기 때문에 WHO는 민주적 책무성과 전 지구적 파급효과의 잠재력을 지니고 있다. 오늘날 유엔이 그 같은 포괄적인 권한과 전 지구적 파급 능력이 있는 국제기구를 새로 창설할 가능성은 매우 낮다.

이 같이 풍부한 유산에도 불구하고 WHO는 지도력에서 위기를 맞고 있다.[1] 오늘날 이 조직이 처한 정치적·경제적 상황은 과거와는 완전히 다르다. 과거에는 유일한 글로벌보건 기구였지만 이제는 에이즈·결핵·말라리아 퇴치 세계기금, 세계백신면역연합, 에이즈 퇴치를 위한 대통령 비상계획(PEPFAR), 빌&멜린다게이츠재단 같은 강력한 행위자로 가득한 무대에서 활동한다. 한때 다국적 기구와 국가에서 장악했던 글로벌보건 영역에 이제는 기업, 무역 협회, 공공-민간 파트너십, 재단, 시민사회까지 아우르는 다양한 이해관계자가 활동한다. 또한 활동 영역이 글로벌보건과 중복되면서 때로는 경쟁하는 분야인 농업, 무역, 안보, 환경 등의 법체제도 보건에 강력하게 영향을 미친다.[2]

WHO는 만인을 위한 건강이라는 원대한 비전에 충실하면서도 지도력을 발휘하고 결과물을 창출하며 변화하는 정치 풍토에 적응해야 한다. 더욱이 인도적 재난, 신종 감염성질환 출현, 손상, 비전염성질환 등 보건 문제가 범람하는 상황에서 그렇게 하지 않으면 안 된다. 세계적 보건 수요가 늘어남에 따라 첨단 의료기술과 정보기술의 힘을 얻은 공중의 기대 역시 높아지고 있다. 그러나 전 지구적으로 겪고 있는 재정 위기 속에서 부족한 자원을 두고 다른 기구와 경쟁함에 따라 WHO의 재정은 늘어나는 수요와 기대에 부응하지 못하는 형편이다. 마거릿 챈 WHO 사무총장은 기구 역사상 가장 큰 구조 개혁에 착수하면서 2010~2011년 예산이 3,000만 달러 정도 부족하다고 발표했다.[3] 예산 개혁을 약속했음에도 불구하고 지금까지 WHO는 근본적으로 자원과 지도적 역할을 위한 요구 간의 간극을 메우지 못하고 있다.

제4장은 WHO의 기원, 설립 이상(理想), 핵심 기능, 운영 구조에 관한 설명을 담았다. WHO는 제2차 세계대전 참화 후 유례없는 헌장의 권한을 부여받고 탄생한 규범 기구이다. 그러나 두창 박멸 같은 놀랄 만한 성공에도 불구하고 전후(戰後) 보건과 인권 운동의 숭고한 기대에 미치지 못하고 있다. 이 장의 결말은 WHO의 야심만만한 개혁 목표의 분석과 함께 근본적인 변화를 위한 제언으로 마무리될 것이다.

## 최고의 글로벌보건 지휘 기구 탄생

### 기원과 전신(前身)

WHO와 그 이전에 존재했던 국제보건기구의 기원은 1851년 파리에서 열린 제1차 국제위생회의까지 거슬러 올라간다. 이 회의는 감염성질환 통제에 관한 국제규약을 수립하려 했으나 성공하지 못했다. 1892년에 이르러 유럽 국가들은 최초의 국제위생협약을 채택했는데, 이 협약이 WHO의 국제보건규칙의 전신이다(제6장 참조).

협약 당사국은 1892년 체결된 협약의 이행을 감독하려면 지휘권이 있는 조직이 필요하다고 인식했으나 최초의 보건사무국이 설치된 곳은 대서양 건너편이었다. 1902년 미주공화국 국제위생사무소가 등장했던 것이다. [이 사무소는 명칭이 범미위생국(PASB)으로 바뀌었다가 현재의 범미보건기구(PAHO)로 바뀌었다.] 그로부터 5년 후, 유럽 국가가 주축을 이루는 12개국 대표단이 로마협정을 체결하면서 프랑스에 본부를 둔 국제공중위생사무소(OIHP)가 창설되었다. 로마협정하에서 국제공중위생사무소의 임무는 국제위생협약의 개정과 관리였다. 이들 초기 국제보건기구의 존재 이유는 모두 감염성질환 통제 조약의 이행이었다.

그다음 분기점은 국제연맹의 창설을 부른 제1차 세계대전이다. 국제연맹의 협약은 국가가 '질병 방지와 통제에 관한 국제적 관심 사항에 조치를 취할' 것을 의무화했고, 그에 따라 1921년 제네바에 본부를 둔 국제연맹보건기구(LNHO)가 창설되었다. 국제연맹보건기구는 질병과 그 원인을 표준화한 정의를 비롯해 사망률과 전염성질환에 관한 정기적인 역학 보고서를 발행했는데, 지금까지도 WHO는 이 기능을 수행하고 있다. 1926년 국제공중위생사무소와 국제연맹보건기구는 싱가포르에 본부를 둔 국제역학정보 동양사무국에 관한 업무 협약을 체결했다.

제1차 세계대전 여파로 떠오른 한 가지 핵심 질문은 국제공중위생사무소와 국제연맹보건기구가 어떻게 공존할 수 있는가에 관해서였다. 정부 간에 새로운 연합보건기구를 창설하려는 노력이 있었지만 "두 개의 독립적인 국제보건기구는 30년 동안 하나는 파리에서, 다른 하나는 제네바에서 나란히 존속했다".[4] 이 두 기구의 기능이 통합되는 데는 또 하나의 전쟁을 치러야 했다. 제2차 세계대전이 발발하자 국제 공중보건 업무는 사실상 중단되었고 범미위생국만 계속 운영되었다.[5] 전쟁 기간에 유엔 구제부흥사업국이 국제공중위생사무소, 국제연맹보건기구, 동양사무국의 기능을 대신 맡아 수행했다. 이 기능은 전후 WHO에 이관되었다.[6]

보건에 관한 국제 협력과 활동은 이러한 역사에 뿌리를 두고 있다. 무역, 전쟁, 지정학적 이해관계에 얽힌 연결 고리를 보지 않고 글로벌보건 기구와 정치를 이해한다는 것은 불가능하다. 이 같은 권력과 정치의 관계는 오늘날에도 글로벌보건의 우선순위와 어젠다에 계속해서 영향을 미치고 있다.

## WHO의 창설

유엔은 제2차 세계대전의 공포에 대응하기 위해 출범했다. 유엔의 주요 기능 중 하나는 글로벌보건을 보호하는 것이었다.[7] 1945년, 샌프란시스코에서 개최된 국제기구에 관한 유엔회의는 특화된 보건기구 창설을 만장일치로 승인했다. 1946년 2월 15일 새롭게 구성된 유엔경제사회이사회는 그런 기구를 어떻게 창설할지를 논의하기 위한 국제회의 개최를 촉구했다. 그에 따라 1946년 6월 19일 61명의 대표로 구성된 국제보건회의가 소집되었고, 대표단은 '세계 보건의 마그나 카르타'라고 불리는 WHO 헌장에 조인했다.[8] 유엔 최초의 전문기구인 WHO 헌장은 26개국의 비준 요건이 충족된 1948년 4월 7일 발효되었으며, 이 날은 지금까지도 매년 세계 보건의 날로 기념되고 있다. WHO 헌장은 건강이 '모든 국민의 행복, 조화로운 관계 및 안전의 기초'[9]라는 보편적 이상을 천명한다.[10]

지역 분권화는 그 회의에서 격렬한 논쟁의 대상이었다. 대표들은 지역 약정이 '전 세계적 중요성을 띤 보건 문제에 대해 중앙 기구의 행동과 일치하도록 보장하고 그와 동시에 지역의 특수한 요구에 부응할 수 있도록 유연성을 적절히 허용'하도록 하는 데 관심을 두었다.[11] 아마도 최대 난제는 WHO의 범미위생국과의 관계 설정이었을 것이다. 궁극적으로 범미위생국의 지위는 그 정체성과 자원, 명칭을 유지하면서 동시에 WHO의 미주지역사무국의 기능을 수행하는 것으로 합의되었다.[12] 오늘날까지도 이 사무소는 독립된 국제조직(PAHO)과 WHO 미주지역사무국(AMRO)이라는 두 개의 정체성을 유지하고 있다.

1948년 6월 WHO는 최초 55개 회원국에서 53명의 대표가 참석한 가운데 처음으로 세계보건총회를 개최했다. 그 당시 보건총회는 말라리아, 결핵, 성병, 아동 및 여성 보건, 영양, 환경 위생을 우선순위라고 선언했다.

처음 개최된 총회는 선행 기구로부터 두 가지 주요한 법적 책임을 인수했다. WHO의 첫 번째 규칙으로 19세기 후반의 국제사인(死因)목록(글상자 4.6 참조)에 기원을 둔 통일 분류 체계인 질병 및 사인(死因)에 관한 명명규칙을 채택했고, 두 개로 나뉘어 있던 기존의 국제위생협약인 해상 및 육상 교통에 관한 협약과 공중 교통에 관한 협약을 통합했다. 1951년까지 총회는 국제위생규칙을 WHO의 두 번째 규칙으로 채택했다. 이는 1969년 재명명된 이후 지금은 국제보건규칙으로 알려져 있다.

# 지배 구조: 회원국, 조직, 분권

WHO는 194개 회원국과 두 개의 준회원국(완전한 주권이 부족한 영토)으로 구성된 정부 간 기구이다. 이처럼 많은 국가를 대표한다는 점은 1국가 1투표의 원칙과 함께 WHO의 거버넌스를 규정하는 핵심이다.

WHO의 지배 구조에는 세계보건총회와 집행이사회, 사무국, 지역사무국이 포함된다. 세계보건총회는 WHO의 운영 기구이자 의사결정 기구이고 집행이사회는 세계보건총회 정책을 감독, 이행하는 집행부이며, 사무총장이 지휘하는 사무국은 총회와 이사회에 자문과 지원을 제공하는 기술·행정 부서이다. 여섯 개의 지역위원회는 147개 국가대표부의 지원을 받으면서 해당 지역 내 보건문제 해결에 중점을 두고 있다. 대부분의 국가대표부는 WHO의 사업이 수행되는 개발도상국에 있다.

## 세계보건총회

세계보건총회는 WHO의 주요 의사결정 기구로서 매년 5월 스위스 제네바에서 정책 수립과 예산 승인을 위해 정기 회의를 개최한다. 그리고 5년 단위로 사무총장을 선출한다. 또한 이사회나 회원국 과반수의 요청으로 특별회기가 소집될 수 있다. 총회는 WHO의 정책을 결정하고 총회 보고서와 활동을 심의, 결정 세계보건총회(WHA)는 회원국 대표, 준회원국 대표, 옵서버로 구성된다.

**세계보건총회 회원국 대표(delegates):** 각 회원국은 총회에 3명의 대표를 보낼 수 있지만, 실제로 는 회원국 대표와 대표를 수행하는 교체 대표 및 자문 위원으로 구성한다. 회원국은 보건에 관한 기술 역량을 바탕으로 대표단을 선정해야 하지만, 실제로는 보건부나 외교부에서 대표를 선발한 다(WHO 헌장 제11조).

**세계보건총회 준회원국 대표(representatives):** 총회의 준회원국은 기술 역량을 바탕으로 대표를 선발할 수 있다(제8조). 이사회도 총회에 대표를 파견한다(WHO 규칙 44). 이사회 의장은 직무상 대표가 되며, 임명된 다른 이사 3명과 함께 이사회를 대표한다. 또한 총회는 정부 간 기구 및 NGO도 의결권이 없는 대표로 총회에 참석하도록 허용할 수 있다.[1]

**세계보건총회 옵서버(observers):** WHO 헌장에 옵서버가 언급되어 있지는 않으나, 실제로 총회는 잠재 회원과 '반영구적 옵서버'를 초청하여 총회 활동에 참여하게 한다. 현재 활동하는 7 옵서버 로는 교황청, 몰타기사단, 국제적십자위원회(ICRC), 국제적십자사·적신월사연맹, 팔레스타인 자 치정부, 국제의회연맹, 대만이 있다.

**집행이사회 회원국:** 총회에서 선출된 회원국은 3년의 임기로 집행이사회에서 임무를 수행할 이사 를 임명할 수 있다. 헌장은 효율적인 운영을 보장하고 '공평한 지리적 분포'를 실현하기 위해 이사 회 규모를 24명으로 제한한다(제24조). 이사회 이사는 개인적인 자격으로 행동해야 하지만 실제 로는 해당국 대표의 결정에 정부가 종종 영향을 미친다.

주

1  World Health Organization (WHO), Resolution WHA 8-26 and WHA 8-27, "Rules of Procedure of the World Health Assembly,"(1955), Rule 19.

하는 업무 외에도 이사회와 사무총장에게 조치를 취하거나 조사하도록 지시할 수 있다(글상자 4.1 참조).

총회 회의는 본회의와 두 개의 위원회로 개최된다. A위원회는 주로 사업과 예산을 다루고, B위원회는 주로 행정, 재무, 법무를 다룬다. 중요한 현안(신규 회원국 가입, 사무총장 임명, 이사회 선출 등)이 본회의에서 의결되기는 하지만, 대부분의 총회 업무는 이 두 위원회에서 수행된다. 투명성, 조율, 참여를 확대하기 위한 C위원회의 출범이 제안되었으나 아직까지 총회에서 채택되지 않고 있다(이 장 후반의 세계보건총회 'C위원회' 참조).

총회 본회의에서 결의안을 채택하려면 단순 과반수가 필요하지만, 헌장에 영향을 미치는 의사결정(규약 또는 헌장 개정 등) 또는 절차 규칙에 따른 결정(회원국의 투표권 정지 처분 등)의 경우에는 3분의 2 이상의 의결이 요구된다. 1회원 1투표제이지만 전통적으로 대부분의 결정은 합의(컨센서스)로 이루어진다.

## 집행이사회

이사회는 연 2회(주요 회의는 1월, 세계보건총회 후 좀 더 짧은 회의는 5월) 정기회합하고 특별회기를 개최할 수 있다. 사무총장은 이사회 의장과 협의해 집행이사회의 안건을 결정한다.

이사회의 주요 기능은 총회의 업무 촉진이다. 즉, 총회의 결정 사항과 정책을 시행하고, 위탁받은 기능을 수행하며, 자문에 응하고, 총회로부터 승인을 받기 위한 일반 사업 계획서를 제출한다. WHO 헌장 제29조에 따라 총회는 총회의 어떤 권한이든 이사회에 위임할 수 있다. 이사회는 총회의 임시 안건을 상정할 뿐 아니라 기술적 문제에 관한 해결 방안까지도 제시한다.[13] 총회의 요구사항을 집행하는 업무 외에도 이사회는 신종 질환 퇴치, 인도적 구제를 위한 준비, 긴급한 연구 수행에 필요한 긴급 조치를 취할 수 있는 권한이 있다[제28조 (i)].

## 사무국

사무국은 사무총장과 기술·행정 인원으로 구성된다. 사무총장은 WHO의 최고 기술 및 행정관(제31장)으로서 직무 권한에 따라 총회, 이사회, 모든 위원회와 소위원회 그리고 회의의 간사가 된다. 총회는 이사회가 지명한 사무총장을 5년 임기(1회 연임 가능)로 임명한다. 사무총장의 지역별 순환 임명이 격렬한 논쟁의 대상이 되고 있지만 총회는 이 안을 지지하지 않고 있다.

사무총장은 사무국 직원을 임명하고 그들의 효율성, 청렴성, 국제적 대표성을 보장할 책임이 있다. 사무총장의 책임은 기술적·관리적 수완을 넘어 정치적 수완까지도 요구된다. 세계의 글로벌보건 지도자로서 사무총장은 자원을 증대하고, 국가와 이해관계자에게 영향력을 행사하고 협조하며, WHO의 지위와 명성을 확보할 책임이 있다. 사무총장은 청지기로서 기구의 인적·재정적 자본을 관리하고 외교관으로서 협정을 체결하거나 분쟁을 중재한다. 또한 글로벌보건의 얼굴이며, 청렴한 인물로서 고도의 윤리적 표준과 정치적 중립성을 보여야한다.

사무국은 WHO의 업무를 수행하므로 일국의 정부나 외부 조직의 지시를 받거나 부적절한 보수를 받는 등 이해 충돌이 발생하지 않도록 해야 한다. 사무국에는 7,000명가량의 전문가와 지원 인력이 근무하고 있으며 이들 모두 근무 기간이 정해진 직원으로 본부, 지역사무국, 현지에서 근무한다. 사무국은 총회와이사회를 지원하는 활동뿐만 아니라 WHO의 일상 업무를 관리할 책임이 있다.

## 지역사무국

총회는 WHO 헌장 제11장(제44~54조)에 따라 지정된 지리적 구역 내의 보건수요에 부응하기 위해 지역적 기구를 설치할 수 있는 권한이 있다. 각 지역적기구는 회원국 대표로 구성된 지역위원회와 지역사무국으로 구성된다. 지역위원회의 기능은 '지역적 특성에 한정된' 보건 정책을 수립하고 지역사무국의 활동을 감독하며 사무총장에게 국제적 보건 문제에 관해 조언하는 것이다. 여섯개의 WHO 지역사무국이 활동하고 있으며 각 지역 본부는 범미 지역의 경우 미국의 워싱턴 D.C., 유럽 지역은 덴마크의 코펜하겐, 동지중해 지역은 이집트의카이로, 아프리카 지역은 콩고의 브라자빌, 동남아시아 지역은 인도의 뉴델리,서태평양 지역은 필리핀의 마닐라에 있다.

## 주요 발전 단계: 질병 퇴치에서 보건 체계까지

WHO는 초창기 그 시대의 대재앙이었던 결핵, 말라리아, 두창 근절을 위한 중요한 캠페인에 착수했다. WHO의 가장 초기의 성과로 피부와 뼈에 영향을 주는 열대질환인 요스의 방제를 꼽을 수 있을 것이다. 1950년대 중반에 착수된 말라리아 박멸을 위한 글로벌 프로그램은 대규모 사업이었다. 그럴 수밖에 없었던 것이 당시 말라리아로 연간 100만 명이 사망했고 사망자 대부분은 아프리카의 아동이었다. 그러나 궁극적으로 그 캠페인은 높은 약제내성 비율, 살충제의 낮은 효과성, 계획, 물류 관리, 자원 등의 문제로 실패했다. 1969년 WHO는 전 지구적 말라리아 박멸이라는 포부를 포기했지만 이 목표는 현재 재검토되고 있다.[14]

아마도 이 기구의 가장 혁혁한 성과는 두창 박멸일 것이다. 1958년 총회는 사무총장에게 두창 박멸 수단을 연구하라고 지시했고,[15] 그 다음해에 전 세계적 박멸을 '주요 목표'로 삼았다.[16] 글로벌 두창 박멸 사업(1959~1967)과 집중 두창 박멸 사업(1967~1980)을 시행한 결과, 1980년 5월 8일 제33차 총회는 "세계와 세계 모든 사람이 두창으로부터 자유로워졌다"[17]는 역사적 선언을 했다. 오늘날 미국과 러시아만 두창 바이러스 표본을 보유한 국가인 것으로 알려져 있다. 이 바이러스가 과격주의자의 손에 들어가 있을지도 모른다는 추측이 나도는 가운데 WHO는 잔존 바이러스의 파괴를 둘러싼 가치를 논의하고 있다.

1980년대 후반에 WHO는 글로벌 퇴치 대상으로 두 개의 다른 질병을 추가했다. 1986년 추가한 사상선충증(기니충질병)과 1988년 추가한 폴리오가 그것이다. 오늘날 이 두 가지 질병은 박멸에 근접해 있지만 아직도 진행 중인 범유행 말라리아, 십이지장충, 요스 사례를 보면 글로벌 질병 박멸이 얼마나 대단한 도전인지 분명해진다.[18] 가장 최근 WHO가 예방접종을 통해 글로벌 박멸을 고려하고 있는 질병은 홍역이지만, 박멸 목표일정은 아직 설정하지 않은 상태이다.[19]

이 같은 성공에도 불구하고 1960년대 후반에 WHO는 수직적이고 질병 위주로 구성된 사업이 '정태적'이고 '파편화'되어 있다고 보아 실망감을 표했다.[20] 이에 따라 보건 체계와 보건교육이 새로운 핵심으로 떠올랐다. 그중 가장 유명한 역사에 한 획을 그은 1978년의 1차보건의료에 관한 알마아타선언은 보편적 1차보건의료의 보장을 요구하며 '전 세계 모든 사람이 2000년까지 사회적·경제적으로 생산적인 삶을 이끌어갈 수 있게 해주는 보건 수준에 도달한다'는 목표를 설정했다. 적정한 비용과 접근성을 갖춘 1차보건의료는 과학적으로 타당하고, 사회적으로 수용 가능하며, 각 발달 단계별 신체적·정신적 건강 유지에 목표를 두고, 사람들이 생활하고 일하는 곳에서 가능한 한 가까운 곳에서 이용할 수 있어야 한다고 이 선언은 명시했다.[1]

제한된 보건예산과 인적자원으로 전 세계는 이 비전에 미치지 못했다. 1980년대와 1990년대에 수행된 구조조정 프로그램과 수익자 부담금은 접근 장벽을 높이고 보건 체계를 약화시키는 결과를 낳았다. 보건예산의 부족은 값싼 보건 상품과 서비스로 구성된 제한된 패키지만을 제공하는 '선택적' 1차보건의료로 이어졌다. 이러한 협소하고 기술 관료적인 1차보건의료 접근 방식은 알마아타에서 구상했던 종합적이고 참여적인 접근과는 동떨어진 것이었다. 비록 브라질, 칠레, 태국 같은 많은 중소득국에서 서비스가 개선되기는 했지만, 대부분의 저소득국, 특히 아프리카에 있는 국가에서는 진전이 거의 없었다.

알마아타선언 30주년을 맞이하여 WHO는 2008 세계보건보고서에서 1차보건의료의 실천 의지를 새롭게 할 것을 요구했다. WHO는 4대 개혁인 ① 건강 형평성을 개선하기 위한 보편적 의료보장, ② 사람 중심의 보건 체계를 수립하기 위한 서비스 전달체계 개편, ③ 공중보건을 1차보건의료와 통합하고 모든 정책에 건강을 고려하기 위한 공공정책 실현, ④ 시민 참여를 장려하기 위한 지도력을 지지했다. 2009년 총회는 보건 체계의 강화와 함께 계획·재정·조정 역량을 개선할 것을 권고하는 결의를 했다.[2] 마거릿 챈 WHO 사무총장은 1차보건의료는 효율적일 뿐만 아니라 공정해야 하며, 현지 지역사회가 해결책을 만들고 주체가 되어 유지 관리해야 한다고 설명했다.[3]

2년 후 WHO는 2010 세계보건보고서에서 보건 지출로 매년 1억 명이 빈곤선 이하로 내몰리고 있다는 점을 강조하며, 1차보건의료 접근 확대와 보건 비용의 '궁핍화' 효과 감소라는 두 개의 목표를 선언했다. WHO는 이 같은 부정적인 결과를 방지하려면, 개인의 직접 부담률이 전체 보건 비용의 15~20%를 초과하지 않아야 하고, 세금과 다른 세수의 형태로 선납형 공동 재정이 필요하다고 평가했다.[4] 그다음 해 제64차 총회는 보편적 의료보장 결의문을 채택하며 사무총장에게 이 현안을 유엔총회 차원에서 논의해볼 것을 요구했다.[5] 이에 2012년 12월 유엔총회는 보편적 의료보장을 지원하는 결의문을 통과시켰고 2015년 이후 개발 의제에서도 그 중요성을 인정했다.[6]

주

1  WHO, *Declaration of Alma-Ata* (1978).
2  WHO, Resolution WHA62.12, "Primary Health Care, Including Health System Strengthening," May 22, 2009.

3 Margaret Chan, "Return to Alma-Ata," *The Lancet* 372, no. 9642(2008): 865-866.
4 WHO, *World Health Report: Health Systems Financing: The Path to Universal Coverage* (Geneva: WHO, 2010), 53, 79.
5 WHO, Resolution WHA94.9, "Sustainable Health Financing Structures and Universal Coverage," May 24, 2011.
6 UN General Assembly(UNGA), Resolution 67/81, "Global Health and Foreign Policy," December 12, 2012.

것이 1978년의 1차보건의료에 관한 알마아타선언이다. 이 선언은 세기가 바뀔 때까지 '만인을 위한 건강'이라는 목표를 성취함으로써 모든 사람이 '사회적·경제적으로 생산적인 삶을 이끌 수 있도록' 보장할 것을 요구했다.[21]

30년 후 WHO는 1차보건의료 개선이라는 목표를 새롭게 하면서 보편적 의료보장과 건강 형평성을 특징으로 하는 '보건체계 강화'를 요구했다. 보건의료비를 개인이 부담하는 체계는 1차보건의료를 실현하지 못하도록 가로막는 장벽이 된다. 가난에 시달리는 수많은 사람이 '궁핍화시키는' 보건의료의 높은 비용과 필수 의료혜택을 포기하고 지내야 하는 삶 사이에서 선택해야 하는 상황에 처하면서 질병과 빈곤의 소용돌이 속으로 떨어지는 것이다(글상자 4.2 참조).

하프단 말러는 1973년부터 1988년까지 WHO의 사무총장을 지낸 전설적인 인물로 알마아타선언이 "농업, 산업, 교육, 주거 및 통신 분야의 협력이 요구되는 통합적인 개념"[22]이라는 틀을 세웠다. 알마아타선언과 그에 따른 만인을 위한 건강 캠페인은 2008년 WHO의 건강의 사회적 결정 요인에 관한 위원회가 발표한 보고서의 전조로 볼 수 있다. 이 보고서는 사람이 태어나서 자라고 생활하고 일하고 나이 드는 환경조건이 개인의 안녕에 강력한 영향을 미친다고 결론지었다.[23]

WHO가 보건 체계를 포용했다고 해서 결코 유행병과 싸우겠다는 포부를 포기한 것은 아니었다. 1988년 보건총회는 국제로터리클럽, 미국 질병통제예방센터(CDC), 유엔아동기금(UNICEF)과 공동으로 글로벌폴리오박멸구상에 착수했다. 2008년, 야생 폴리오바이러스가 끈질기게 전파됨에 따라 보건총회는 박멸 활동을 더욱 강화했다. 보건총회는 전략계획 2010~2012에서 아프가니스탄, 인도,

나이지리아, 파키스탄 등과 같은 핵심 지역을 목표로 삼았다. 폴리오박멸구상은 과거의 박멸 사업과 비교할 때 예방접종 불신이라는 전례 없는 도전에 직면했다. 이는 주로 폴리오바이러스가 잔존하는 마지막 지역의 지정학적 환경 때문이기도 했고 또한 오사마 빈 라덴을 찾으려는 노력의 일부로 파키스탄에 있는 미국 중앙정보국(CIA)이 가짜 예방접종을 실시했기 때문이기도 했다.[24] 이는 폴리오박멸구상의 예방접종률에 영향을 미쳤을 뿐 아니라 폴리오풍토병이 잔존하는 마지막 3개국인 나이지리아, 파키스탄, 아프가니스탄에서 예방접종을 펼치던 의료 직원이 표적 살해되는 결과까지 초래했다. 그 같은 난관과 2013년 전쟁으로 피폐해진 시리아와 아프리카의 뿔 지역에 야생형 폴리오바이러스 1형의 발생에도 불구하고, 폴리오박멸구상에 따라 '모든 폴리오 질병을 종식'시키기 위한 폴리오 박멸 및 최종 전략계획 2013~2018이 추진되었다.[25]

에이즈 범유행은 WHO가 하나의 질병과 맞서 싸우면서 부딪힌 최대 도전과제였음을 보여준다. 1986년 시작된 글로벌 에이즈 프로그램(Global Program on AIDS)은 WHO가 창설된 이래 사상 최대 규모의 사업으로 성장했다. 에이즈 대응에 있어 WHO의 존재감이 여전히 강하게 남아 있기는 하지만 WHO는 1996년 1월 1일 유엔에이즈에 지휘권을 양도했다(제10장 참조).

그렇다고 해서 WHO가 에이즈에서 손을 뗀 것은 아니다. WHO는 2003년 세계 에이즈의 날에 유엔에이즈와 공동으로 획기적인 '3 by 5' 구상에 착수하며, 300만 명의 개발도상국 국민이 2005년 말까지 항레트로바이러스 치료에 접근할 수 있도록 보장하겠다는 목표를 세웠다. 같은 시기에 출범한 에이즈·결핵·말라리아 퇴치 세계기금과 에이즈 퇴치를 위한 대통령 비상계획(PEPFAR)에서 절실하게 필요했던 자원을 지원했다. 3 by 5 구상은 목표의 절반을 달성했으며, 항레트로바이러스 치료를 받는 저·중소득층은 40만 명에서 130만 명으로 늘어났다. 비록 목표에 도달하지는 못했지만 "그 구상이 없었더라면 치료받는 사람이 세 배로 늘어나거나 아프리카의 경우 여덟 배로 늘어나는 일은 분명히 없었을 것"이다.[26] 궁극적으로 WHO의 이 구상은 '보편적 접근성이라는 목표를 세우는 것이 가능한' 것임을 보여주었다.[27]

고대로부터 있었던 질병을 박멸하기 위한 운동이 WHO의 초기 역사를 특징지었고 에이즈가 20세기 후반을 결정지은 도전과제였다면, 신종 질병 특히 중증급성호흡기증후군(SARS), 유행성 인플루엔자, 신종 코로나바이러스 중동호흡기증후군(MERS) 같은 질병과 싸운 것이 21세기 초를 특징짓는 전형이라 할 수 있을 것이다. 2003년 WHO는 SARS를 글로벌보건 위협으로 분류하고 세간의 높은 주목을 받는 사태 진행 보고와 여행 주의보로 WHO의 인지도를 높이며 유행성 질병 위협에 대응하는 전 지구적 협력의 새로운 프레임워크 출범과 국제보건규칙의 개정을 유도했다. (이 장의 후반부와 제6장에서 WHO의 두 번째 규칙인 국제보건규칙을 논의한다.)

SARS가 출현하기 전 WHO는 조류인플루엔자 A형(H5N1)을 추적하고 있었는데 최초의 인체 발병 사례가 보고된 것은 1997년 홍콩에서였다. H5N1은 대규모 조류 도살 처분과 무역 제한으로 상업에 미치는 영향이 컸고, 알려진 감염 환자 중 60%가 사망한 까닭에 특히 심각한 우려를 불러일으켰다. 사람 간 전염이 이루어지지 않아 유행병으로 번지지는 않았지만 2013년 10월 8일까지 380명이 사망했고 새로운 감염 건수가 계속 보고되고 있다.[28]

2006년 말 인도네시아는 WHO와 H5N1 바이러스 표본 공유를 거부하며 바이러스를 제공한 국가에 백신 접근성을 공평하게 보장하지 않는 한 바이러스 표본 공유는 불공평한 것이라고 주장했다. WHO는 인도네시아의 바이러스 공유 거부로 인해 감시와 대응이 지체될까 봐 우려했다. 그 같은 두려움은 2009년 H1N1 '돼지독감' 유행으로 더욱 가중되었다. 2007년 5월 WHO는 논란이 많은 이 문제를 놓고 협상을 시작했고, 2011년 5월 인플루엔자바이러스 공유와 백신 및 기타 혜택 접근을 위한 범유행 인플루엔자 대비(PIP) 프레임워크를 이끌어냈다.[29] 비록 PIP 프레임워크가 외교적인 승리를 나타내기도 했지만 한편으로는 WHO가 남·북 격차를 이어가는 데서 직면한 도전을 잘 보여주는 것이기도 했다(제12장 참조). 글상자 4.3은 SARS, H5N1 조류인플루엔자, H1N1 범유행 인플루엔자의 여파에 이어 MERS가 WHO의 규범적 지도력을 어떻게 시험하고 있는지를 보여준다.

WHO 역사상 중요 사건은 과학적·기술적 전문성과 관계된다. 그러나 다음에 살펴보겠지만 WHO 헌장은 규범적 기구로서 글로벌보건 영역의 국제법을

WHO는 PIP 프레임워크와 국제보건규칙 개정을 성공적으로 협상하며 외교적 승리를 거두었지만, 중동호흡기증후군(MERS)이 출현하면서 이들 규범 운영에 관한 WHO의 지도력이 시험대에 올랐다. MERS는 2012년 사우디아라비아에서 처음 보고된 것으로 MERS-CoV로 불리는 신종 코로나바이러스이다. MERS는 사람에서 사람으로 감염되는 것으로 나타나지는 않지만 실험실 확진 사례에서 높은 치명률을 보인다. 2013년 11월 4일까지 보고된 150명의 감염자 중에서 64명이 사망했는데, 모두 아라비아 반도나 그 주변 국가에서 보고되었다.[1]

MERS의 출현으로 국제법과 공중보건상의 중대한 문제가 제기되면서 WHO는 고병원성 바이러스 소유권과 공유에 관해 치열한 공방이 오가는 법적 영역을 다시 논의하지 않을 수 없게 되었다. 국가는 국제사회와 바이러스 표본을 공유할 책임이 있는가? 생물학적 물질을 대상으로 지식재산권을 주장하는 것은 합법적이고 윤리적인가?

### 논란의 시초

데이비드 피들러가 설명하듯이, 논란의 시초는 2012년 6월 폐렴과 신부전증을 앓던 한 환자가 사우디아라비아 지다에서 사망하면서부터이다.[2] 질병의 원인이 파악되지 않았으므로, 상담의였던 알리 자키는 혈액과 가래 표본을 네덜란드에 있는 에라스무스의료센터에 보냈고, 그곳에서 성공적으로 신종 코로나바이러스를 식별해냈다. 에라스무스의료센터는 병원체를 공유할 때 통상 사용되는 계약인 물질이전계약(MTA)에 따라 코로나바이러스 표본을 다른 실험실과 공유했다. 에라스무스의료센터는 MERS의 진단 도구, 백신, 항바이러스약품 개발을 목적으로 MERS 코로나바이러스의 유전자 서열에 대해 네덜란드에서 특허를 출원했다. 사우디아라비아는 즉각 반대 의사를 표명하며, 의사 자키가 해외 MERS 표본 송달에 관한 국내 절차를 위반했고, 그에 따라 에라스무스의료센터가 코로나바이러스 표본에서 발생하는 향후의 과학적 진전에 관한 지식재산권을 잘못 주장하는 사태가 빚어졌다고 주장했다.[3] 2013년 1월, WHO는 이집트 카이로에서 MERS 문제를 해결하기 위해 긴급 회의를 소집했지만, 사우디아라비아의 우려에서 대두되는 법적 현안을 고려하지는 못했다.

### 국제보건규칙에 따라 바이러스 표본을 공유할 의무

국제보건규칙에 따라 WHO 회원국은 국제공중보건비상사태를 구성하는 사건을 WHO에 신고하고 정보를 공유해야 한다(제6장 참조). 이 신종 코로나바이러스는 국제보건규칙에 따르면 명백한 보고 대상이었다. 그러나 2013년 7월, 국제보건규칙에 따라 소집된 MERS-CoV 비상위원회는 '국제공중보건비상사태의 조건이 현재 충족되지 못했다'고 결론 내렸고, 2013년 9월 같은 위원회의 3차 회의에서 그 결정을 재확인했다.[4] WHO는 사우디아라비아가 국제보건규칙상의 책임을 무시했다고 비난하지는 않았으나, 사우디아라비아 정부에 추가 정보를 적시에 제공하라고 압박을 가했다. 이러한 우려는 중국이 SARS를 즉각 보고하지 않았던 사실을 연상시킨다. 중국의 미보고 사태는 국제보건규칙의 개정에 박차를 가하는 계기가 되었다. 질병 사태가 발생할 때 전 세계적인 소통과 투명성은 국제보건규칙의 기본 원칙이다.

### 바이러스의 주권: MERS 소유자는 누구인가?

2007년 인도네시아는 국제법하에서 인플루엔자 A형(H5N1) 표본의 소유권을 주장했다. 주장의 근거는 생물다양성협약으로, 이 협약은 각국이 자국 영토 내에서 발견된 생물자원의 소유권을 통제할 권한이 있음을 인정한다.[5] 사우디아라비아는 공식적으로 MERS 표본의 소유권을 주장하지는 않았지만, 바이러스 공유를 통제할 법적 권리는 주장하고 있었다. 2011년 5월 24일 제64차 세계보건총회에서 채택된 범유행 인플루엔자 대비(PIP) 프레임워크는 WHO 중재하에 인도네시아의 H5N1 분쟁을 어렵게 해결한 결과물로, 바이러스 표본과 함께 치료 요법의 발전 효과와 혜택과 부담을 나누기 위한 규범과 절차를 포함한다(제12장 참조). 그러나 MERS는 인플루엔자에 한정된 PIP 프레임워크의 한계를 드러낸다. 따라서 SARS의 발병 원인 역시 코로나바이러스이지만 현재 신종 인플루엔자 외의 생물 표본을 포함하는 국제 바이러스 공유 협정은 존재하지 않는다. 이는 글로벌보건 거버넌스의 주요 간극을 보여준다고 할 수 있다.

### 생물 물질의 지식재산권

에라스무스의료센터의 특허 신청과 제한적 물질이전계약은 '지식재산권(IP) 주장으로 MERS와 관련한 국제 연구가 좌절될 것인가'하는 윤리적 문제를 제기한다. 다시 말해, 에라스무스의료센터의 지식재산권 주장으로 국제 과학연구와 협력의 의욕이 꺾일 것인가 하는 것이다(지식재산권과 글로벌보건의 폭넓은 논의는 제9장 참조). 2013년 5월 세계보건총회에서 마거릿 챈 사무총장은 "어떤 지식재산도 전 세계 국가가 자국민을 보호하는 데 방해가 되면 안 됩니다"라고 단호한 어투로 역설했다.[6] 또한 챈 사무총장은 바이러스 공유가 실험실 당사자 간 양자 협정이 아닌 WHO 협력센터를 통해 이루어져야 한다고 주장했다.

MERS 논란은 현재 진행 중인 WHO의 글로벌보건 거버넌스의 필수불가결한 기능, 특히 규범을 만들고 국제 협력을 장려할 의무를 잘 보여준다. MERS는 생물 물질 공유에 관한 국제 규칙과 과학적 진전에서 연유하는 혜택의 공정한 분배 간의 간극을 드러냈다. 개정된 국제보건규칙과 PIP 프레임워크는 시작일 뿐이다. 좀 더 조화롭고 적극적인 국제 협력을 이루는 데 필요한 규범적 규칙의 표면만을 긁었을 뿐이다.

주

1 WHO, "Middle East Respiratory Syndrome Coronavirus (MERS-CoV)-update," November 4, 2013, http://www.WHO.int/csr/don/2-13_11_04/en/index.html.
2 David Fidler, "WHO Owns MERS?" Foreign Affairs, June 7, 2013, http://www.foreignaffairs.com/articles/136638/David-p-fidler/WHO-owns-mers.
3 Declan Butler, "Tensions Linger Over Discovery of Coronavirus," *Nature*, January 14, 2013, http://www.nature.com/news/tensions-linger-over-discovery-of-coronavirus-1.12108.
4 WHO, "Statement on the Second Meeting of the IHR Emergency Committee concerning MERS-CoV," July 17, 2013, http://www.WHO.int/mediacentre/news/statements/2013/mers_cov_20130717/en/; WHO, "Statement on the Third Meeting of the IHR Emergency Committee concerning MERS-CoV," September 25, 2013, http://www.WHO.int/mediacentre/news/statements/2013/mers_cov_20130925/en/.
5 David P. Fidler, "Influenza Virus Samples, International Law, and Global Health Diplomacy," *Emerging Infectious Diseases* 14, no. 1(2008): 90.
6 Thomas J. Bollyky, "The Battle for Affordable Drugs," *CNN*, June 3, 2013, http://globalpublicsquare.blogs.cnn.com/2013/06/03/the-battle-for-affordable-drugs/.

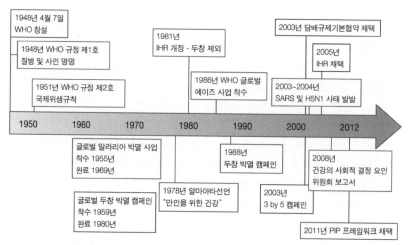

그림 4.1 / WHO의 주요 역사적 사건

발전시키도록 설계되었다. 오늘날 WHO가 이룩한 많은 성과는 규범 발전과 관계가 깊다. 이들은 대부분 연성 규범이지만, 두 가지 획기적인 조약도 포함된다 (그림 4.1 참조).

# WHO 헌장: 규범 기구의 진보적 비전

## 임무와 핵심 기능

헌장에 의거해 창설된 규범적 기구인 WHO는 보기 드문 권한을 보유하고 있다. 헌장 제1조는 "모든 사람이 가능한 한 최고 수준의 건강에 도달하는 것"이라는 담대한 임무를 밝힌다. 전문에는 보건이 "완전한 육체적·정신적·사회적 복리의 상태를 뜻하며 단순히 질병 또는 병약이 존재하지 않는 상태를 뜻하지 않는다"라고 정의한다. 또한 전문은 인권을 그 중심 주제로 놓고, "도달할 수 있는 최고 수준의 건강을 향유한다는 것은 인종, 종교, 정치적 신념과, 경제적 또는 사회적 조건의 구별 없이 만인이 가지는 기본 권리의 하나"라는 점을 확인한다.

헌장은 WHO가 "국제보건사업에 있어서 지도적·조정적 기구로서 활동"하면서 유엔 기구, 정부의 보건행정 기관, 전문가 단체와 긴밀히 협력해야 한다고 분명하게 명시함으로써(제2조) WHO의 최고 글로벌보건 지도 기구의 위치를 확립한다.

제2조는 WHO에 임무를 수행할 수 있는 포괄적인 규범적 권력을 부여한다. 이에 따라 세계보건총회는 "국제적으로 보건과 관련한 조약, 협정, 규칙을 채택하고 권고를 이행할 수 있는" 권한이 있다. 기구는 주로 헌장에서 허용하는 권고와 총회, 이사회, 사무국의 비공식적 행동인 연성 권력을 이용해 규범적 권한을 행사한다. WHO가 구속력 있는 국제법을 협상하면서 헌장에 명시된 권한으로 경성 권력을 행사하는 일은 드물다.

## 권고: 글로벌보건의 연성 규범

지금까지 WHO의 가장 두드러진 규범적 활동은 과학, 윤리, 인권에 기초한 연성 표준을 세우는 것이었다. 연성 규범은 비록 구속력은 없지만 그 영향력을 무시할 수 없다. 특히 국가 차원에서 이들 연성 규범이 법제화되거나 규정 또는 지침으로 편입되었을 때는 더욱더 그렇다.

WHO 헌장 제23조는 "회원국에 권고를 행사할" 권한을 총회에 부여하고 있으며, 제62조는 각 회원국이 권고에 따라 취한 조치를 매년 보고할 것을 요구한다. 총회가 행한 권고 중 가장 두드러진 두 가지 권고는 모유 대체식품 판매에 관한 국제규약(1981)과 보건인력의 국제 채용에 관한 국제실천규약(2010)으로 글상자 4.4에 설명되어 있다.

이 눈에 띄는 두 예외를 제외하고는 총회가 제23조의 권한을 명시적으로 행사하는 일은 드물다. 그러나 실제로 제23조를 행사하지 않는 것이 중요해 보이지는 않는다. 당사국이 권고를 준수할 의무가 없기 때문이다. 더욱이 WHO는 제62조의 보고 요건을 강제하지 않고 있어 헌장상의 권고와 기타 연성 규범 간의 차이는 크지 않은 듯하다.

WHO는 규범 수립을 위한 다양한 법적·정책적 도구가 있고 그 수준에 따라 다양한 지원을 제공한다. 첫째, 총회는 결의를 통과시킬 수 있다. 결의는 회원국의 의지의 표현이고 가장 높은 수준의 약속을 천명한다. 둘째, 사무국은 총회나 이사회로부터 부여받은 권한에 따라 표준을 수립할 수 있지만 그 권한 부여자의 공식 승인은 필요하지 않다. 끝으로, 사무국은 전문가 위원회를 소집하고 공식 승인 없이 그 결과를 배포할 수 있다.

총회가 규범 내용을 좀 더 직접적으로 승인할수록 회원국이 그 표준을 지지하고 이행할 가능성이 커진다. WHO의 가장 중요한 사업의 정치적 지지를 구축하기 위해 총회는 종종 요청-개발-승인의 절차를 채택한다. 예를 들면 세계보건총회는 사무국에 모유 대체식품과 보건인력의 채용 규약을 수립하라는 임무를 부과한 후 이를 공식 승인했다. 제23조 권고에 해당하지 않으나 총회는 식습관, 신체활동 및 건강에 관한 글로벌 전략, 음주폐해 감소를 위한 글로벌 전략, 비전

## 모유 대체식품 판매에 관한 국제규약

모유 대체식품 판매에 관한 국제규약은 WHO 헌장 제23조에 따라 명시적으로 승인된 최초의 세계보건총회 권고이다.[1] 1970년대 모유 수유율이 감소함에 따라 WHO는 유엔아동기금(UNICEF) 과 협력하여 이 규약을 수립했다. 이 규약의 목표는 모유 수유를 통해 아기의 건강한 성장과 발육을 증진하는 것이다. WHO는 영아용 조제분유 산업을 포함한 이해관계자 사이에서 정치적 논란이 된 협정을 중재했다. 세계보건총회는 1981년 이 규약을 채택했다. 미국이 유일한 반대국이었다.[2]

규약 내용을 보면 산업은 대중에게 모유 대체식품을 장려하지 않아야 하고 보건의료시설과 전문인력도 모유 대체식품을 장려하지 않아야 하며 산업은 모유 대체식품의 무료 표본상품을 임신부, 산모, 그 가족에게 제공하지 않아야 한다. 세계보건총회는 모든 정부가 이 규약을 국내법에 적용하고 그 이행 상황을 연 2회 보고하도록 요구했다. 2012년 현재 84개국이 그 규약의 일부나 전체 그리고 후속 세계보건총회 결의문을 이행하기 위한 법제화를 완료했다.[3] 이 규약은 시민사회가 감시 역할을 할 수 있게 한다. 예를 들면 국제유아식품행동네트워크는 이 규약을 근거로 모유수유를 저해하는 기업의 행동을 감시하는 단체로 활동한다.[4]

## 보건인력의 국제 채용에 관한 국제실천규약

세계보건총회는 2010년 5월 보건인력의 국제 채용에 관한 국제실천규약을 채택했다. 이 규약은 특히 저소득국의 글로벌보건인력 부족 사태와 보건인력 이주에 따른 영향을 해결하기 위한 다자적 프레임워크를 제공한다. 실제로 이 규약을 이행하기는 어려운 것으로 증명되고 있다. 2013년까지 겨우 51개국, 그것도 대부분 유럽 국가에서만 이행을 보고한 사실은 이 문제의 어려움을 잘 보여주고 있다.[5] 이 규약의 규범과 파급 영향은 제11장에서 자세히 논의될 것이다.

주

1  Sami Shubber, *The International Code of Marketing of Breast-Milk Substitutes: An International Measure to Protect and Promote Breast-Feeding* (The Hague: Kluwer Law International, 1998).
2  UNICEF, "National Implementation of the International Code of Marketing of Breastmilk Substitutes," April 2011.
3  WHO, *Country Implementation of the International Code of Marketing of Breast-Milk Substitutes: Status Report 2011* (Geneva: WHO, 2013), 5-6, citing UNICEF, "National Implementation of the International Code of Marketing of Breastmilk Substitutes" (April 2011).
4  "Code Watch Reports," International Baby Food Action Network, http://ibfan.org/code-watch-reports(accessed 10/10/13).

5 WHA/WHA Doc. A66/25, "The Health Workforce: Advances in Responding to Shortages and Migration, and in Preparing for Emerging Needs," April 12, 2013.

## 글상자 4.5 / WHO의 글로벌 전략

WHO의 글로벌 전략은 다양한 분야에 건강 증진과 질병 예방에 관해 종합적으로 권고한다. 이 글상자에서는 행동위험 요인과 관련하여 가장 눈에 띄는 글로벌 전략 세 가지와 이들 전략에 영향을 미치는 행동계획을 소개한다. 그 외에 WHO가 채택한 전략으로는 결핵 퇴치, 항균제 내성 방지를 위한 글로벌 전략, 2020년까지 예방 가능한 실명(失明) 방지를 목표로 한 글로벌 구상인 비전 2020(시력 2.0과 2020년 비전이라는 중의적 뜻이 있음—옮긴이 주) 등이 있다.

### 식습관, 신체활동 및 건강에 관한 글로벌 전략

2002년 5월 세계보건총회는 심혈관질환, 암, 당뇨를 유발하는 주요 비전염성질환의 위험 요인을 줄이기 위해 식습관, 신체활동 및 건강에 관한 글로벌 전략의 수립을 요구했다.[1] 면밀한 절차를 거치면서 수립된 이 전략은 WHO와 식량농업기구의 합동 전문가 협의 보고서 작성, 광범위한 이해관계자 협의와 집행위원회 승인 과정을 거쳐 세계보건총회에서 채택됨에 따라 제도적 정당성을 확보했다.[2]

이 글로벌 전략의 주요 4대 목표는 ① 만성질환 위험 요인을 줄이기 위한 공중보건행동 촉진, ② 비전염성질환의 야기, 예방 및 관리에서 식습관과 신체활동의 역할에 관한 공중의 인식과 이해 높이기, ③ 지속 가능한 행동 변화를 가져올 수 있는 행동계획 개발 및 시행을 위해 모든 관련 분야 참여시키기, ④ 과학과 연구 증진이다. 뒤이어 세계보건총회는 비전염성질환 예방 및 관리를 위한 행동계획(2008~2013)[3]과 아동 대상 식품 및 비주류 광고에 관한 권고(2010)[4]를 시행계획과 함께[5] 채택했다. 2011년 유엔은 비전염성질환에 관한 고위급 정상회의를 개최하고 이들 질병의 예방과 관리에 관한 주요 정치적 선언을 채택했다.[6]

### 음주폐해 감소를 위한 글로벌 전략

음주는 사회 파괴적인 폭력, 자살, 자동차 사고를 일으킬 뿐만 아니라 심혈관질환과 암을 유발한다. 음주폐해 감소를 위한 글로벌 전략은 2008년 세계보건총회에서 막이 올랐고 2010년 5월 채택되었다.[7] 이 전략은 이해관계자 협의를 거쳐 국가와 지역 차원 및 집행위원회에서 전략 초안을 작성한 후 세계보건총회 승인을 받기까지 여러 절차를 거쳐 수립되었다. 이 전략에는 보건서비스, 지역사회 행동, 가격 설정, 주류의 불법판매 감소를 포함한 10가지 세부 목표가 명시되어 있다. 이 글로벌보건 위협의 방대함과 복잡성을 고려할 때, 이 전략은 WHO, 시민사회, 학계와 산업계의 핵심 역할과 함께 광범위한 이해관계자의 개입을 촉구한다.

## 비전염성질환 예방과 관리를 위한 글로벌 전략

비전염성질환(심혈관질환, 암, 당뇨 및 만성호흡기질환)은 전 지구적인 주요 사망 원인이며, 특히 저소득국에서 불균형적으로 높은 부담을 안고 있다(제13장 참조). 행동위험(흡연, 음주폐해, 부실한 식습관, 신체활동 부족 등)을 줄이면 비전염성질환 부담을 상당히 낮출 수 있다. 21세기로 전환되는 시점에 세계보건총회는 비전염성질환 예방과 관리를 위한 글로벌 전략을 채택했다.[8] 이 전략은 비전염성질환과 그 사회적·경제적·행동적·정치적 결정 요인 지도를 만들고 완화할 수 있는 위험 요인을 해소하며 비전염성질환 예방과 치료를 위한 보건의료적 지원을 촉진하는 데 목표를 두었다. 2008년 세계보건총회는 이 글로벌 전략의 이행을 강화했으나[9] 긴급 행동을 위한 추동력이 생기기까지는 2011년 유엔 비전염성질환에 관한 고위급 정상회의까지 기다려야 했다.[10] 2013년 세계보건총회는 글로벌 비전염성질환 행동계획 2013~2020을 채택했고, 여기에는 2025년까지 비전염성질환에 따른 조기 사망률의 25% 감소 등 아홉 가지 자발적 세부 목표가 포함되어 있다.[11]

## 종합정신건강행동계획 2013~2020

종합정신건강행동계획 2013~2020은 글로벌 전략은 아니지만 그 중요성과 함께 앞서 언급한 세 가지 글로벌 전략과의 연관성 때문에 주목할 필요가 있다. WHO 헌장에 나와 있듯이 건강은 단순히 신체적으로 건강한 상태만을 말하는 것이 아니며 정신적·사회적 복리 상태까지도 포함한다. 자살은 전 세계 젊은 층에서 두 번째로 흔한 사망 원인이며 질병의 전 지구적 부담의 10%는 정신질환, 신경질환, 약물 남용 관련 질환에서 기인한다.[12] 2013년 세계보건총회는 사회적·경제적·행동적 요인이 정신건강에 영향을 미칠 수 있음을 인정하면서 종합정신건강행동계획 2013~2020을 채택했다.[13] 이 행동계획의 주요 목표는 지도력, 거버넌스, 정보 체계와 정신건강 연구 강화뿐만 아니라 정신질환 예방과 치료를 위한 전략 시행도 요구한다. 행동계획에는 중증정신질환에 최소 20%의 서비스 보장 증대와 국가별 자살률의 최소 10% 감소 등 측정 가능한 글로벌 세부 목표가 포함되어 있어 진도 감시가 가능하다.[14]

주

1  WHA, Resolution WHA55.23, "Global Strategy on Diet, Physical Activity and Health," May 18, 2002.
2  WHA, Resolution WHA59.17, "Global Strategy on Diet, Physical Activity and Health," May 22, 2004.
3  WHO, *2008-2013 Action Plan for the Global Strategy for the Prevention and Control of Noncommunicable Diseases* (Geneva: WHO, 2009).
4  WHA, Resolution WHA63.14, "Marketing of Foods and Non-alcoholic Beverages to Children," May 21, 2010.

5 WHO, *A Framework for Implementing the Set of Recommendations on the Marketing of Foods and Non-alcoholic Beverages to Children* (Geneva: WHO, 2012).

6 UNGA, Resolution A/66/L.1, "Political Declaration of the High-Level Meeting of the General Assembly on the Prevention and Control of Non-communicable Diseases," September 19, 2011.

7 WHA, Resolution WHA63.13, "Global Strategy to Reduce the Harmful Use of Alcohol," May 21, 2010.

8 WHA, Resolution WHA53.14, "Global Strategy for the Prevention and Control of Noncommunicable Diseases," 2000.

9 WHA, Resolution WHA61.14, "Prevention and Control of Noncommunicable Diseases: Implementation of the Global Strategy," May 24, 2008, implementing WHO, *2008-2013 Action Plan for the Global Strategy for the Prevention and Control of Noncommunicable Diseases*.

10 UNGA, Resolution A/RES/66/2, "Political Declaration of the High-Level meeting of the General Assembly on the Prevention and Control of Non-communicable Diseases," January 24, 2012.

11 WHA, Resolution WHA66.10, "Follow-Up to the Political Declaration of the High-Level Meeting of the General Asembly on the Prevention and Control of Non-communicable Diseases," May 27, 2013.

12 WHA, Resolution WHA66.8, "Comprehensive Mental Health Action Plan 2013-2020," May 27, 2013, 4; Christopher J. L. Murray et al., "Disability-Adjusted Life Year(DALYs) for 291 Diseases and Injuries in Twenty-One Regions, 1990-2010: A Systematic Analysis for the Global Burden of Disease Study 2010," *The Lancet* 380, no. 9859(2012): 2204, 2207.

13 WHA, Resolution WHA66.8, "Comprehensive Mental Health Action Plan 2013-2020."

14 Shekhar Saxena, Michelle Funk, and Dan Chisholm, "World Health Assembly Adopts Comprehensive Mental Health Plan 2013-2020," *The Lancet* 381, no. 9882(2013): 1970.

염성질환 예방과 관리를 위한 글로벌 전략, 종합정신건강행동계획 등 주요 글로벌 전략에 전적인 무게를 실어주었다(글상자 4.5 참조).

대부분의 규범은 실천규약처럼 규제의 강도가 낮은, 좀 더 비공식적인 언어로 되어 있거나, 표 4.5에 논의된 글로벌 전략과 같이 포괄적인 정책 프레임워크 형태를 띤다. WHO는 자체 권한에 속하는 다양하고 복잡한 기술적 영역을 고려하여 전문가의 조언을 수렴하고 배포하는 다양한 메커니즘을 발전시켜왔다. 사무국은 기술적 지침을 제공하기 위해 전문가로 구성된 자문 패널과 위원회를 소집한다.[30] 예를 들면 약물 의존성 전문가 위원회는 마약에 관한 단일 협약(1961)에 따라 부여된 기능을 수행하는데 WHO에 지침을 제공한다. 필수의약품 선정 및 사용에 관한 전문가 위원회는 WHO의 필수의약품 기본 목록 개편을 돕는다. 필수의약품이란 '국민 대부분에게 필요한 보건의료 요구에 부합하고… 따라서 항상 적정 수량, 적절한 처방 형태 그리고 개인과 공동체가 살 수 있는 가격으로 언제나 제공될 수 있어야 하는' 약물을 가리킨다.[31] 전문가 위원회 보고서는 자문적 성격을 띠지만 과학 발전에 영향력을 행사할 수 있으며 필수의약품 기본 목록은 국가 차원의 의약품 등록과 조달 전략의 바탕이 된다.

WHO는 간호, 영양, 정신건강에서 인권에 이르는 조직 기능을 지원하기 위해 연구소, 대학교와 연결된 협력센터망을 구축했다. 글로벌 유행 경고 및 대응망(GOARN)은 또 하나의 돋보이는 사례이다. GOARN은 국제적으로 중요한 질병이 발생할 때 신속하게 식별, 확인, 대응하기 위해 인적·기술적 자원풀(pool)을 활용하는 여러 기구 간 기술 협력체이다.

## 조약 체결: 경성법

앞서 논의한 것처럼 WHO 헌장은 최고 수준의 건강 향유를 적극적으로 증진하기 위해 법을 이용하고 권한을 행사하는 규범적 조직을 그리고 있다. WHO 헌장은 '협정(agreements)' 또는 '협약(conventions)'을 체결하기 위한 절차와 '규칙(regulations)'을 위한 절차를 따로 두고 있다. 그러나 WHO의 엄청난 규범적 권한에도 불구하고 오늘날 국제보건법은 실망스러울 만큼 빈약하다. 세계보건총회는 65년의 역사에서 겨우 세 개의 조약을 채택했을 뿐인데, 그중 두 개는 기구가 출범하기 이전부터 존속해온 명명규칙과 국제보건규칙이다. 이들 서로 다른 문서의 채택 절차는 다음과 같다.

협약 또는 협정: 제19조에 따라 세계보건총회는 3분의 2 이상의 투표로 "협약 또는 협정을 채택하는" 권한이 있다. 협약이나 협정은 구속력 있는 국제조약으로서 각국 정부가 당사국 헌법 절차에 따라 그 협약이나 협정을 수용할 때 각국에 효력이 발생한다.

이는 국가가 국제 협약이나 협정을 체결할 수 있는 선택의 자유가 있다는 표준 조약체결 절차에 부합한다. 그러나 제20조는 회원국 대표가 채택을 반대하는 투표를 한 경우라도 회원국이 세계보건총회가 협약 또는 협정을 채택한 날부터 18개월 이내에 그 같은 협약이나 협정의 수락에 관해 "조치를 취할 것"을 요구한다는 점에서 이례적이다. 각 회원국은 비준을 위해 취한 의안 제출 등의 조치를 사무총장에게 신고해야 한다. 만일 회원국이 정해진 기간 내에 조약을 수락하지 않을 때는 그 사유서를 제출해야 한다. 이는 국가의 주권을 바탕으로 한 국제법에서 매우 찾아보기 힘든 강력한 메커니즘이다. 국가가 "조치를 취하지" 않은 이유를 신고하라는 요건 또한 국제법상 특이한 점인데, 국가가 자국의 헌법 절차에 따라 조약을 진지하게 고려하도록 하기 때문이다.

제20조와 제62조는 조약을 수락한 회원국이 매년 이행에 관해 보고할 의무에 따라 사무총장에게 감시할 수 있는 권한을 부여한다. 좀 더 일반적으로 헌장 제14장은 회원국이 자국민의 건강을 향상시키기 위해 '취한 조치'와 '진행'에 관해서 매년 보고하고, 집행이사회의 요청이 있을 경우 보건에 관한 정보를 제출할 것을 요구한다.

WHO가 보건협약을 타결한 것은 총회에서 담배규제기본협약을 채택한 2003년이 되어서였다.[32] 칭찬할 만한 성과이기는 하지만, 담배규제기본협약은 합법적인 담배(불법 담배와 동일하게 해로운)만으로 한정하여 규제한다는 점에서 거의 유일무이한 형태라고 볼 수 있다. 담배규제기본협약이 정치적으로 가능했던 이유는 담배 산업이 과학적 사실을 애매모호하게 하고 부정하는 점, 니코틴 의존성을 유발하는 담배를 개발하는 점, 기만적인 광고에 몰두하는 점 그리고 젊은이, 여성, 미성년자를 표적으로 하는 점 등에서 비난받고 있었기 때문이다. 제7장에서는 담배 폐해의 글로벌 대응을 다룬다.

규칙: 제21조에 따라 세계보건총회는 준입법적 권한을 유지하고 있으므로 WHO는 다음과 같은 광범위한 보건 사항에 관한 규칙을 채택하는 권한을 부여받았다.

ⓐ 질병의 국제적 확산을 방지할 목적의 위생상·검역상 요건과 기타 절차

ⓑ 질병, 사인, 공중위생 업무에 관한 용어표

ⓒ 국제적으로 사용되는 진단 절차에 관한 기준

ⓓ 국제무역에 취급되는 생물학적 제제, 약학적 제제 및 유사한 제품의 안전성, 순도와 효력에 관한 기준, 그리고 그런 제품의 광고 및 표시

WHO의 규칙채택 권한은 협정이나 협약을 채택하는 권한보다 월등히 크다. 제22조에 따라 세계보건총회가 규칙 채택에 관해 적절한 신고를 한 후에는 정해진 기간 내에 사무총장에게 거절이나 유보를 신고한 회원국을 제외한 모든 회원국에 효력이 발생한다. 결과적으로 국가는 사전에 거부 조치를 취하지 않으면 자동으로 구속된다. 아마도 WHO 헌장은 국제법상에서 국가의 명시적인 동의 없이 구속력 있는 의무를 부과하도록 허용하는 유일무이한 문서일 것이다.

규칙은 실제로 사무총장에게 조약 유보를 신고한 국가에까지 효력이 발생할 수 있다. 국제법은 WHO 헌장이 채택된 이후에 진화했다. 빈협약에 따라 그리고 현 국가 관행상 조약 유보를 신고한 국가라 하더라도 유보가 조약의 전반적인 목적과 양립할 경우에는 조약 당사자로 인정될 수 있다.

WHO 규칙 제1호 (명명규칙): 제2조는 구체적으로 WHO에 질병, 사인, 공중보건 업무에 관한 국제 용어표를 작성하고 개정하며 진단 방법을 표준화하는 권한을 부여한다. 1948년 제1차 세계보건총회는 질병 분류와 관련해 다년간 지속되던 국제 절차인 질병과 사인(死因)에 관한 명명규칙을 WHO 규칙 제1호로 채택했다. 이 규칙은 표준화한 명칭을 제공함으로써 이환율과 사망률 데이터의 국제 비교를 용이하게 한다. 명명규칙은 국가에서 최신 국제질병분류법(ICD)을 사용하도록 요구한다. 현재 최신 국제질병분류는 제10차 개정목록이다(글상자 4.6 참조).

국제질병분류(ICD)는 전염병학적·보건관리 및 임상 목적을 위한 국제표준 진단 분류이다. 동일한 방식의 데이터를 이용해 국민건강의 특징을 파악하고 감시하며, 자원 할당과 보건서비스의 질을 평가한다. 국제질병분류는 사망 확인서 같은 인구동태 기록상의 질병을 분류하여 국가의 이환율과 사망률 통계 종합을 위한 표준화한 양식을 제공한다.

국제질병분류의 기원은 1853년 브뤼셀에서 열린 최초의 국제통계회의(ISC)로 거슬러 올라간다. 국제통계회의에서 윌리엄 파와 마크 데스핀은 국제적으로 적용 가능한 통일된 사인분류 체계를 작성하라는 임무를 받았다. 잉글랜드와 웨일스 호적총국의 통계 전문가였던 파는 이 분류법을 개선하는 데 일생을 바쳤다. 국제통계회의의 후신인 국제통계기구는 1893년 국제사인목록을 채택했다.

WHO는 헌장에 '필요에 따라 질병, 사인, 공중보건 업무에 관한 국제 용어표를 작성·개정하고, 필요에 따라 진단 방법을 표준화하라'는 임무가 명시됨에 따라 출범할 때부터 국제질병목록과 관련한 책임을 맡았다[제2조 (s) (t)].[1] 1948년 제1차 세계보건총회는 WHO 규칙 제1호인 질병과 사인에 관한 명명규칙을 채택했다.[2] 총회는 명명규칙을 1956년 수정했다가[3] 1967년 전면 개정하면서, 국가는 이환율과 사망률 통계용으로 최신 개정목록을 사용해야 한다고 명시했다.[4] 세계보건총회는 1990년 제10차(ICD-10) 개정목록을 승인했고 2015년까지 11차 개정목록을 출판할 예정이다.

주

1  WHO, "Constitution of the World Health Organization" (1946), entered into forced April 7, 1948, art.2(s)(t).
2  WHO, "World Health Organization Regulations No. 1 regarding Nomenclature (Including the Compilation and Publication of Statistics) with Respect to Diseases and Causes of Death," July 24, 1948.
3  WHA, Resolution WHA9.29, "Amendment of Nomenclauture Regulations," May 21, 1956.
4  WHO, "Regulations regarding Nomemclature (Including the Compilation and Publication of Statistics) with Respect to Diseases and Causes of Death 1967," May 22, 1967.

WHO 규칙 제2호 (국제보건규칙): 앞서 WHO 역사와 발전 부분에서 강조했듯이 국제보건규칙은 감염성질환 통제를 다루기 위해 19세기에 열린 일련의 유럽 위생회의까지 거슬러 올라간다. 세계보건총회는 1951년 WHO 규칙 제2호로 여섯 가지 방역 가능한 질병인 콜레라, 페스트, 이(虱)를 매개로 발병하는 유행성 발진티푸스, 재귀열, 두창, 황열병을 포함한 국제위생규칙(ISR)을 채택했다. 제22

차 총회(1969)는 국제위생규칙을 개정·통합하고 국제보건규칙이라고 재명명했다. 이후 국제보건규칙은 1973년 제26차 총회에서 콜레라 요건을 수정했고 1981년 제34차 총회에서는 전년도에 두창 박멸을 달성함에 따라 두창을 제외하는 등 사소한 개정이 뒤따랐다. 제48차 총회(1995)에서 근본적인 개정을 요구하기까지 국제보건규칙은 1851년 최초의 위생회의에서 토의했던 것과 똑같은 세 가지 질병인 콜레라, 페스트, 황열병에만 적용되었다. 2000년대 초에 발발한 SARS와 조류인플루엔자의 여파로 총회는 2005년 국제보건규칙을 전면 개정했고 2007년에 발효되었다(제6장 참조).

## 경성 규범 대 연성 규범

WHO는 대체로 규범을 수립하기보다는 글로벌보건의 뿌리 깊은 문제에 과학적이고 기술적인 해결책을 선호한다. 규범적 행동을 취할 때조차 구속력 있는 경성 규범인 국제법보다는 대부분 지침, 규약, 권고의 형태로 된 연성 규범을 선택해왔다. 담배규제기본협약이나 국제보건규칙과 같은 국제 문서에서 보듯 상황이 변화하고는 있지만 저명한 학자들은 WHO가 구속력 있는 규범 수립을 꺼리는 성향을 비판한다.[33] 그러나 힐러리 클린턴 전 미국 국무장관이 2009년 1월 인사청문회에서 '영리한(smart)' 권력이라고 불렀던 것처럼[34] 연성 규범을 선택하는 것에는 타당한 이유가 있다. (제3장에서 연성 규범과 경성 규범의 장단점을 논의한다.)

## 국가 보건 법제화

WHO 헌장은 국내법과 국제법 모두 국민건강의 효과적 증진에 필수적이기 때문에 둘 간에 밀접한 상호작용이 있어야 함을 역설한다. 제63조는 회원국이 "보건과 관련된 중요한 법률, 규칙, 공식 보고서, 통계를 기구에 신속히 신고할 것"을 지시한다. 과거, 국제공중위생사무소(OIHP)는 국가 공중보건 법제화를 요약하여 출판했고 이 기능은 WHO 출범과 함께 WHO에 이관되었다.[35]

WHO의 국제보건법제화요약(IDHL)은 회원국의 공중보건법과 규정을 요약하고 번역해 출판한다. 그러나 WHO는 1999년 IDHL 인력을 감원하고 인쇄 출판을 중단하며 이 헌장에 명시된 필수 기능의 지원을 축소했다. 오늘날 IDHL은 전자문서 형태로 이용할 수 있지만 국가 공중보건 법제화에 관한 파편화된 설명을 제공할 따름이다. 현재 이 서비스를 재활성화 혹은 재개하려는 노력이 지속되고 있다.

## WHO 개혁 어젠다: WHO 지도력의 미래를 보장하기 위한 제언

2011년 3월 10일 WHO 개혁 특별자문위원회가 소집되기 하루 전날, 마거릿 챈 사무총장은 본부에 상주하는 모든 직원을 소집했다. 지역사무국 직원은 위성으로 이 회의에 참석했다. 챈 사무총장은 우려되는 재정 적자와 정리 해고를 알리며 근본적인 개혁을 요구했다. 그해 5월 세계보건총회는 개혁 어젠다를 승인했고, 집행이사회는 'WHO 개혁에 관한 회원국 주도의 투명하고 포괄적인 협의 절차'에 착수했다.[36]

2012년 세계보건총회와 집행이사회는 세 가지 개혁 목표를 정의했다. ① *보건 성과 개선:* WHO는 회원국과 파트너 간 합의된 우선순위 설정, ② *글로벌보건의 통합 확대:* WHO는 다양한 행위자가 좀 더 효과적으로 활동할 수 있도록 지도적 역할 수행, ③ *탁월한 업무 수행:* 효과성, 효율성, 신속한 대응 능력, 객관성, 투명성, 책무성을 갖춘 업무 수행.[37]

개혁 어젠다는 WHO가 직면한 도전을 자체 인식하고 있음을 보여준다. 그렇다면 WHO는 왜 성공적인 대응을 못 하는 것일까? 왜 많은 협력자가 WHO의 미래를 걱정하는가? 왜 WHO는 변화하고 적응하기가 그토록 어려운가? 나는 WHO가 세계 최고의 보건 기구로서 정당한 지위를 되찾을 수 있도록 보장하기 위한 여덟 가지 제안으로 이 장을 마치고자 한다.[38]

## 제안 1. 회원국이 주주가 되도록 장려

WHO 개혁 특별자문위원회 회의 당시 챈 사무총장은 강력한 어조로 용감한 발언을 했다. 회원국이 기구의 성공을 위해 진짜 지분을 가진 '주주'로서 행동하지 않는다는 것이었다. 그러한 비판에는 어느 정도 진실성이 있다. 물론 회원국은 기구의 성공을 바란다. 하지만 이들은 종종 효과적인 행동을 저해하는 방식으로 행동하곤 한다. 회원국은 WHO가 적정한 자금 조달로 기구의 재정을 통제할 수 있기를 바라면서도, 자신들은 의무 분담금의 상향 조정에 저항하거나 자금이 수반되지 않는 의무를 요구하며, 때로는 지급금을 체납하기도 한다.

회원국은 WHO가 지도력을 발휘해 서로 다른 이해관계가 있는 활동을 조율하며 우선순위를 설정해주기를 바란다. 그와 동시에 자신의 주권 영역 침범을 반대하며 WHO에 통제권을 행사하고 싶어 한다. 다시 말해 "모두 조정을 원하지만, 아무도 조정 대상이 되고 싶어 하지는 않는다". 회원국은 종종 자국의 지리 전략적 이익을 지키는 데 열중한다. 이 장의 앞부분에서 논의한 인도네시아의 바이러스 공유에 관한 일화는 WHO가 두 개의 강력한 진영, 즉 북미와 유럽 같은 주요 공여자와 브라질, 중국, 인도 같은 신흥 경제대국들 사이에서 갈피를 잡지 못했음을 잘 보여준다. 부유한 '순수 공여국'과 빈곤한 '순수 수원국' 사이에는 긴장이 내재하기 마련이다. 전자는 WHO 예산 축소를 모색하고 후자는 예산 확대를 모색하기 때문이다.

전반적으로 국내 정치는 자체 이익에 따라 변하기 마련이고 국가는 외부에서 부과한 자금 요구와 행동을 거부하기 마련이다. 일부 정치 지도자는 유엔 기구가 관료적이고 비효율적이라는 관점으로 적대감을 보이거나 불신하기도 한다. 이러한 정치환경에서 WHO 회원국이 주주로서 행동하지 않는다는 것은 그리 놀라운 일이 아니다.

회원국이 주권을 행사하기에 앞서 글로벌 공공재를 위해 주주처럼 행동하지 않는다면 WHO는 성공을 이루어낼 수 없다. 보건안보 보호, 보건체계 구축, 건강 불평등 해소를 위한 강력한 글로벌보건 지도자를 세우면 모든 국가에 이익이 된다. 그러나 회원국이 WHO에 넉넉하게 자금을 조달하고 권위와 유연성을 부여하며 책임을 묻지 않는다면 그런 일은 기대할 수 없다.

## 제안 2. 기술 우위에서 글로벌 지도자로 WHO의 내부 문화 바꾸기

WHO의 개혁 어젠다는 조직의 힘과 신뢰의 중심에 있는 인적자본의 가치를 강조한다. 개혁은 경력 직원의 채용과 유지 방식을 개선하겠다고 약속한다. 인적자본 확보가 불가피하나 이 개혁은 두 가지 중대한 문제점에 대응하지 못한다.

첫째, 기구의 재정 위기가 인력 감축을 촉발하면서 현재 직원 수준으로 급증하는 보건 난제를 어떻게 충족할지 불투명하다. 사무국은 적절한 자원 없이 전문인력 확대는 고사하고 유지할 수조차 없다.

둘째, 개혁은 세계화한 세상에서 필요한 *유형의* 인적자원을 간과하고 있다. WHO는 주로 과학자, 전염병 관련 학자, 의사, 간호사로 구성되어 있다. 이들 기능이 필수적이긴 하지만 세계 보건의 지도자가 되려면 규범 개발에 전문성을 지니고 핵심 분야에 영향을 미치는 능력이 있는 사람이 필요하다. WHO에는 법조인, 외교관, 중재인, 경제 전문가뿐만 아니라 농업, 무역, 지식재산권, 인권 관련 전문가도 필요하다.

WHO가 규범 개발을 꺼리는 이유는 조직에 자금과 전문성이 부족하고 다른 유엔 기구보다 비교 우위를 점하지 못하는 탓일 수 있다. 그러나 규범 설정에 좀더 역점을 두는 것이 WHO가 의제 수립, 자원 할당, 인력 개발을 위해 고려해야 할 대안이다. 규범 개발은 WHO 헌장에서 요구하는 필수불가결한 측면이다.

## 제안 3. 이해관계자 목소리 듣기와 비국가 행위자의 창의력 활용

WHO는 유엔 기구로서 회원국으로만 구성되어 있고 회원국이 세계보건총회와 집행이사회를 지배한다. 이 같은 지배 구조는 WHO에 합법성과 영향력을 부여해주며 글로벌보건과 관련해 내는 기구의 목소리는 국가 공동체의 목소리로서 독보적인 지위를 유지한다. 그러나 이러한 국가 중심적 구조 탓에 종종 일반 대중, 민간, 자선 조직 등 귀중한 이해관계자가 열외로 취급되기도 한다.

비국가 행위자는 WHO에서 목소리를 낼 수 없으면 자신의 에너지를 다른 곳에 집중하게 된다. 자원과 영향력이 양자 간 사업(PEPFAR 등), 혁신적 파트너십(세계기금, 세계백신면역연합 등), 재단(게이츠재단 등)으로 옮아 감에 따라 그 과정에서 WHO는 속이 텅 비게 될 것이다.

주요 경쟁 기구 외에도 세상에는 무수한 이해관계자가 있다. 이들 행위자 대다수는 WHO에서 자신의 목소리를 낼 수도 없고 자신의 이익을 반영하지도 않는다고 느끼면서 WHO에 환멸을 느끼고 있다. 한 비정부연합체가 통탄하듯 말이다. "우리는 잘 들어주지 않는 '작은 목소리'를 위해 시급히 좀 더 큰 역할을 해야 합니다. WHO에서 목소리를 내기가 어려우니까요. WHO는 다른 유엔 기구와 비교해 공공이익단체에 잘 협조해주지 않아요."[39] 지도력의 주요 기능은 핵심 이해관계자의 자원과 에너지를 활용하는 것이다. WHO와 비국가 행위자 간에 멀고 때로는 불신하는 관계를 변화시켜 이들 이해관계자와 전략적 동맹 관계를 구축하면 협력을 얻을 수 있다.

비정부 행위자는 WHO 지배 구조에서 공식적 역할을 하지 않는다. 총회와 이사회는 국가 이외의 이해관계자를 전적으로 인정하지 않는다. 이는 지배 구조와 의사결정 절차에 제3자를 통합할 장치가 있는 여타 국제기구와 대비되는 부분이다. 예를 들면 유엔에이즈는 운영위원회에 의결권은 없지만 시민사회 대표를 포함시킨다. 세계기금이나 세계백신면역연합 같은 좀 더 최근에 생긴 파트너십은 시민사회조직, 기업, 재단을 의결권이 있는 이사회 회원으로 참여시킨다(제5장 참조).

**다중 이해관계자 참여:** 현재 국제기구, 국가, 파트너십, 재단, 기업 그리고 시민사회 간에 글로벌보건 대화를 나누기 위한 그 어떤 장도 존재하지 않는다. WHO는 이들 다양한 이해관계자에게 목소리와 대표성을 부여함으로써 좀 더 효과적인 결과를 기대할 수 있다. 이 같은 목적으로 사무총장은 2011년 세계보건포럼을 제안했다. 이 포럼은 효과성, 통합성, 책무성을 늘리고 공식 지배구조에 보고를 장려하기 위해 WHO 후원하에 마련된 다양한 이해관계자 회의이다.[40] 그러나 회원국들이 이 포럼에 반대했고 시민사회는 그 포럼이 기업 이익을 증진할 수 있다는 점을 우려했다. 이에 사무총장은 핵심 정책을 목표로 한 이해관계자 포럼, 여러 집단과의 개별적인 협의, 웹 기반 회의와 대면 회의를 혼합한 형태의 회의체를 대안으로 제안했다.

이들 제안이 효과적으로 작동하려면 WHO의 어젠다, 우선순위, 지배 구조에 영향을 미칠 수 있어야 한다. 예를 들면 WHO는 혁신적인 '글로벌보건 프레임워크' 개발을 위한 플랫폼을 만들어 이사회와 총회에서 채택하고 시민사회가 감시하며 진정한 책무성 메커니즘이 수반되도록 할 수 있을 것이다(제14장 참조).[41]

궁극적인 참여의 형태가 어떤 것이든 공정하고 포괄적이며 소외된 공동체의 목소리를 듣고 시민사회가 참여할 수 있도록 자원을 보장해야 한다.[42] 그러려면 합의된 행동 어젠다와 함께 투명하고 대표성 있는 어젠다 선정 절차가 필요하다. 또한 그런 사업을 인지하지 못하거나 참여 수단이 없는 취약한 집단을 주도적으로 접촉해 참여시켜야 한다. 만일 WHO가 좀 더 적극적으로 끌어안지 않는다면 민간 부문이 글로벌보건 대화를 장악하면서도 시민사회는 소외될 수 있다.

비정부기구(NGO)의 공식 지위: WHO 회의에 의결권 없이 참여하기 위한 선행 조건은 '공식적인 관계'이지만 WHO는 NGO가 공식적인 관계라는 지위를 확보하기가 매우 어렵게 만든다. 이 지위를 가진 NGO는 이사회와 세계보건총회에 참석해 준비된 발언만 할 수 있다. (준비 없이 하는 발언은 허용되지 않는다.)

제한된 예외가 있기는 하지만 공식적인 관계를 수립하려면 NGO는 ① 국제적인 조직으로 해당 분야에 '전 세계적으로 조직된 구성원의 많은 부분'을 대표해야 하고, ② 의결권이 있는 회원, 정관, 지배 조직, 행정 구조를 갖추고 있어야 하며, ③ WHO의 만인을 위한 건강 전략과 관계된 주요 활동이 있어야 한다. 그런 요건을 갖추어도 대부분의 NGO는 공식 관계를 신청하기에 앞서 2년의 비공식 관계를 유지해야 한다.[43] 이처럼 까다로운 절차는 영향력이 크지만 충분한 자금이 없는 소규모 국내 조직이나 특수 임무를 띤 NGO를 배제하는 요인이 된다. 현재 공식 관계에 있는 대부분의 NGO는 글로벌 북쪽에 기반을 두고 있다.[44]

집행이사회와 세계보건총회는 NGO가 참여할 수 있도록 요건을 낮추고 시민사회를 더 크게 환영해야 한다. 예를 들면 WHO는 개발도상국 NGO가 참여할 수 있도록 지원금을 제공할 수 있을 것이다. 또한 즉흥적인 발언도 허용하고 NGO의 비공식 세션을 촉진하며 공청회를 개최하면 시민사회의 의견을 들을 기회가 확대될 것이다. 2004년 세계보건총회는 '심층 연구'를 이유로 비국가 참여 절차 간소화 방안을 연기했다.[45] 이 방안은 성공의 기미 없이 아직 미결 상태로 남아 있다.

세계보건총회 'C위원회': 이 장의 앞부분에서 설명했듯이, 학자와 외교관은 국제기구, 재단, 다국적 보건 사업, 시민사회조직 등으로 구성된 제3의 세계보건총회위원회(C위원회) 설치를 제안했다.[46] 목적은 투명성, 조정, 이해관계자 참여를 증대시키는 것이다. 총회 산하 현존하는 두 위원회는 국가로만 구성되어 있는데 그들의 업무는 주로 WHO의 거버넌스와 재정에 관한 것이다. 그러나 총회는 WHO를 초월하여 글로벌보건 활동을 '지도하고 조정하는' 권한을 부여받았으며 또한 전문기구, 정부, 전문가 단체, 기타 행위자와의 협력이 요구된다(제2조).

WHO 헌장은 총회에 위원회를 추가로 설치할 수 있는 권한과 투표권 없이 참가할 대표자를 초청할 권한을 부여한다(제18조). C위원회에서는 보건 구상을 논의하고, 이해관계자에게 그들의 활동과 계획을 제시할 수 있는 장을 제공하며 활동 간 조화도 논의할 수 있을 것이다.

이해 충돌: 이해 충돌은 WHO의 정직성에 관한 외부 인식이 신뢰의 기반이 되기 때문에 WHO 거버넌스를 위한 필수 윤리적 관심 사항이다. WHO는 기구와 협력하는 단체가 금전적 혹은 다른 경쟁적 이해관계 없이 순수하게 공공의 이익에 전념하도록 보장하기 위해 주의를 기울여야 한다.[47] 모든 단체에 해당되기는 하지만 특히 식품, 주류, 의약품, 바이오기술 산업 같은 민간 부문과 협력할 때 더욱 관련이 있다. (WHO는 이미 담배회사나 담배회사가 자금을 조달하는 단체를 제외하는 엄격한 규칙이 있다.) WHO는 기업의 보건과 안전의 표준을 수립하고 감독할 책임이 있으며 이는 기업에 접근 특권을 부여하지 않는 또 다른 이유이기도 하다. 예를 들면 식품이나 마케팅 산업이 영양지침 개발에 자금을 조달

하는 것은 부적절하다. 기부자는 그들의 이해관계가 있는 영역에 자금을 지원하고 기업은 WHO 의사결정에 영향을 미침으로써 혜택을 볼 수 있다. 집행이사회는 감시와 집행을 포함해 이해 충돌을 관리하기 위한 명확하고 투명한 절차를 수립해야 한다.

재단은 민간 부문과 유사한 이해 충돌의 잠재성을 지닌 것은 아니나 상당한 영향력을 행사할 수 있다. 빌 게이츠, 마이클 블룸버그 같은 부유한 자선가는 막대한 자원을 기부하지만 그들 또한 세계 보건 어젠다를 왜곡시킬 수 있다. 예를 들면 게이츠재단과 기타 공개되지 않은 자금원이 WHO 개혁의 청사진 개발을 위해 자금을 지원했다. 이는 WHO와 부유한 기부자 간의 이익이 충분히 분리되어 있었는지에 의문을 제기되게 했는데, 이 과정이 온전히 투명하지도, 설명되지도 않았기 때문이다.

## 제안 4. 투명성, 성과, 책무성을 통한 WHO 거버넌스 개선

WHO 개혁 어젠다는 WHO의 거버넌스와 광범위한 글로벌보건 거버넌스를 모두 강조한다. 제3장은 투명성, 정직성, 결과 기반의 업무 수행, 책무성을 요구하는 바람직한 거버넌스의 개념을 설명한다. 바람직한 거버넌스가 확보되지 않으면 이해관계자는 좀 더 잘 작동하는 다른 기구로 지원을 전환하게 되면서 WHO의 정당성은 무너질 수밖에 없다.

WHO는 회원국이 주인인 정부 간 기구로서 조사에 개방되어 있어야 하고 외부 당사자와 접촉, 증거, 이유를 숨김없이 공개해야 한다. 무엇보다 바람직한 거버넌스는 명확한 목표 및 계획과 함께 가시적인 결과를 요구한다. 2013년 사무총장이 제안한 산출량과 파급 영향을 측정하기 위한 표준 지표인 '결과 사슬'은 중요한 시도이다. WHO의 2014~2015 예산안은 각 사업 영역과 국가별, 지역별, 본부 차원의 세부 결과물의 수치적 지표를 포함한다.[48]

이해관계자는 그들이 제공한 자원의 투입으로 어떻게 보건 결과물의 개선을 달성하는지에 관한 명확성을 요구한다. 그러나 한 독립 평가에 따르면 WHO는 원가 의식, 재무관리, 정보공개, 개발 어젠다 달성 같은 핵심 매개변수에서 '약함(weak)' 등급을 받았다.[49] 개혁 어젠다에는 이러한 우려사항에 대처하고자 제 3자의 객관적 평가의 중요성이 반영되어 있고 WHO 업무의 독립평가 수립을 약속한다.[50]

## 제안 5. WHO 헌장에 의거한 규범 기구로서 권한 행사

이 장은 글로벌보건 활동을 지휘하고 조정하는 임무가 부여된 규범적 기구로 서 WHO의 임무를 강조한다. 규범 수립의 정당성은 단순히 WHO 헌장에 명시 된 의무일 뿐만 아니라 과학기술적 지원 이상의 더 나은 변화를 이끌어갈 수 있 다는 의미이기도 하다. 규범 개발은 글로벌보건 어젠다를 설정하고 우선순위의 지침이 되며 여러 활동을 조율하고 핵심 국가와 비국가 행위자들의 행동에 영 향을 미칠 수 있다.

만일 WHO가 규범 기구로서 헌장적 권위를 다시 주장하려 한다면 어떤 원칙 을 채택해야 하는가? 경성 규범과 연성 규범의 가장 효과적인 조합은 무엇인가? 그리고 어떻게 보건 규범의 이행과 준수를 촉진할 수 있을 것인가?

인권과 정의(正義): WHO는 역사적으로 보나 헌장의 설계로 보나 인권이 규범 개발의 기본 원천임은 분명하다. 종전 후 전반적인 분위기에서 특기할 만한 점 은 유엔이 유엔헌장, 세계인권선언, WHO 헌장을 본질적인 의미를 규정하는 문 서로 보고 건강과 인권이 서로 밀접하게 얽힌 사회적 운동의 양대 축이라고 본 것이다. 헌장 전문의 처음 두 문장은 건강을 포괄적으로 정의하고 '도달할 수 있 는 최고 수준의 건강'을 기본 인권으로 선언하며 WHO가 건강권의 선봉장임을 천명했다.

그러나 몇 가지 주목할 만한 성과에도 불구하고 WHO는 규범 개발 감행을 거의 안 하며 건강권을 드물게 적용할 뿐이다. 명백히 WHO는 지금까지 보건과 인권 운동의 지도자 역할을 수행하지 않았고 그 역할을 시민사회와 유엔 특별 보고관에게 맡겨두었다. 65년의 역사에서 세계보건총회는 건강권에 관한 단 한 건의 결의도 통과시키지 못했다. 2008년 미국은 WHO와 유엔 인권고등판무관

사무소가 공동으로 작성한 건강권 자료표(fact sheet) 발간을 격렬하게 반대하며 그 보고서가 무해한 것임에도 불구하고 '우려의 심각성'을 강조하고 '철회하라는 요청'을 되풀이했다.[51]

연성 규범과 경성 규범: 이 장 앞부분에서 논의했듯이 WHO는 입법 권한을 드물게 행사했고 지금까지 겨우 두 개의 주요 조약만을 체결했을 뿐이다. 법은 강력한 공중보건 도구이기 때문에 이는 기회 상실을 뜻한다. 담배규제기본협약과 국제보건규칙을 합리화한 사례에서 보여주듯 담배와 보건 안보는 국경을 초월한다. 비전염성질환, 정신질환과 손상 등 다양한 주요 보건 위험도 마찬가지다.

연성 규범은 국제법을 보완한다. 이 사실은 WHO가 실천규약, 글로벌 전략, 행동계획을 통해 점차 목적을 실현하고 있다는 점에서도 드러난다. 국가는 법적으로 구속되지 않으면 포괄적 표준에 합의할 가능성이 높기 때문에 WHO는 보건 체계, 필수의약품 접근, 건강의 사회경제적 결정 요인 같은 파급 영향이 큰 현안에 관해 대담한 지침을 발행할 기회를 지닌다. WHO는 선언, 보고서, 위촉 외에도 국가와 비국가 행위자가 채택할 수 있는 규범적 표준을 수립할 수 있다. 더욱이 연성 문서는 집행과 책무성의 더 큰 잠재성을 띤 후속 조약 제정을 위한 기본 요소가 될 수 있다.

이행과 준수: 규범이 실행력을 얻으려면 책무성을 묻기 위한 효과적인 장치가 있어야 한다. WHO의 비교 우위가 단속에 있는 것은 아니지만 회의 소집, 감시, 보고를 할 수 있는 합당한 조직 체계를 갖추고 있다. 회의 소집과정 자체가 이해 당사자를 설득하기 위한 토대가 될 수도 있다. 일단 규범 문서가 채택되면 행위자는 진도 보고를 하고 진행 중인 감시 활동을 피드백할 수 있을 것이다. 개발도상국의 역량 부족은 주요 도전과제로서 혁신 재정과 기술 지원이 필요하다.

전통적으로 국제 문서는 주로 국가를 대상으로 하며 많은 이해 당사자가 제외되었다. 규범적 영향력을 기업, 재단, 미디어, 시민사회에까지 확대하면 규범 준수를 보장하는 데 도움이 될 수 있다. 권익 옹호 집단은 정치적 영향력을 행사하여 여론을 모을 수 있다. 예를 들면 NGO는 이해 당사자의 약속 미이행의 책임을 묻는 '그림자 보고서(shadow reports)'를 발행할 수 있다.

'범사회적' 접근: *범정부적*이거나 '*모든 정책에 건강을 고려*'하는 접근 방식은 보건 당국이 자체적으로 주요 개혁을 이룰 수 없음을 인정한다. 모든 정책에 건강을 고려하는 접근 방식은 모든 정부 부처가 정책 입안과 정책 시행에서 건강을 고려할 것을 촉구한다. *범사회적* 접근은 정부를 초월하여 기업, 자선 재단, 미디어, 학계를 아우르며 모든 사회 분야를 포괄함으로써 의미 있는 결과물을 추출하고자 한다.

## 제안 6. WHO 본부, 지역, 모든 회원국 간 통합 증대를 통해 단일 목소리와 정책 보장

WHO의 전 세계 조직을 구성하는 본부, 지역, 국가 대표사무소는 모두 필수적인 역할을 담당한다. 이상적인 역할은 본부가 어젠다와 우선순위 설정, 규범적 표준 수립, 기술적 전문성 제공, 국가 지원 업무를 수행하는 것이다. 지역사무국은 전 지구적 차원의 의사결정을 위한 의견을 제시하고 글로벌 계획을 이행하며 지역적 색깔이 짙은 문제에는 좀 더 강한 통제권을 가지는 것이다. 회원국 대표사무소는 회원국과 현지 수준에서 활동하며 역량 개발과 규범을 회원국 상황에 맞게 이행하도록 돕는 것이 될 것이다.

WHO가 조직 구조와 거버넌스에 좀 더 중앙 집권화해야 할 것인가의 문제는 계속되는 논쟁거리이다. 수준별로 권력과 자원을 할당하는 데는 분명 장점이 있다. 중앙 집권화는 통합력과 효율성을 촉진하고 분권화는 혁신을 장려하고 현지 조건과 문화에 대한 대응력을 증진한다.

중앙 집권화의 상대적인 장점이 논쟁의 대상이기는 하지만 WHO는 좀 더 통합적으로 운영될 필요가 있다. 산하 기관마다 기구를 대표한다면서 상반되는 전략과 정책을 표현하거나, 다양한 수준의 활동 간에 갈등이 존재하여 전반적인 효과를 저해하게 되면 기구에 해로울 뿐만 아니라 혼란까지 야기한다. 더욱이 자원과 인력 통제가 분산되어 있고 지역사무소와 회원국 행위자가 지나치게 독립적으로 행동하게 되면 국제기구는 지도력을 행사할 수 없다. 사무총장은 WHO의 전 세계 자원, 인력, 규범개발 통제를 확대해야 한다.

다양한 수준 간의 조직 정비는 헌장에 설계된 구조와 일치한다. 각 지역적 기구는 '기구의 불가분한 일부'가 되어야 한다(제45조). 제50조 (a)에 따르면, 지역 거버넌스는 '지역적 성격만 지니는 사항'에 관계되어야 한다. 헌장은 지역이 전 세계적 과제를 통제하는 것을 허용하지 않으며 '사무총장을 통해 … 국제적 보건 문제에 관해 기구에 조언'하는 것으로 역할을 제한하고 있다[제50조 (e)]. 또한 지역사무국은 '사무총장의 일반적 권력에 예속되어' 있다(제51조).

그럼에도 불구하고 WHO의 문화는 지역에 정책과 자원의 상당한 권한을 부여하면서 파편화하는 양상을 불러왔다. WHO 지역사무국은 유엔 체제 내에서 고유한 독립성을 지니고 있어 회원국 대표를 포함한 지역 내 인력에게 권한을 행사한다. 지역 내 국가들이 지역사무국장을 선출하므로 사무총장은 지역에 책임을 물을 수 있는 권한이 제한된다. 사무총장은 또한 WHO 예산의 일정 부분을 지역에 할당해야 한다. 지역위원회는 연례 회의를 통해 정책 수립, 예산 검토, 진도 평가를 수행한다. 세계보건총회와 집행이사회는 공식적으로 결정을 승인하지만 재정과 정책 시행을 철저히 감독하지는 않는다.

더욱이 지역 내 국가 간에는 공통점이 거의 없고 서로 조화롭게 행동하지 않기 때문에 통합을 어렵게 만든다. 예를 들면 서태평양 지역의 호주와 뉴질랜드, 전미 지역의 캐나다와 미국 등 고소득국의 이해는 해당 지역 내에 있는 개발도상국과 매우 다를 것이다. 이스라엘은 유럽 지역에 속해 있지만 이웃한 아랍 국가는 동지중해 지역에 속해 있다. 북한은 동남아시아 지역에 속해 있으나 남한은 서태평양 지역에 속해 있다.

그러므로 WHO는 전 세계적·지역적·국가적 차원의 자원을 조정해 모든 수준의 보건 요구에 좀 더 잘 부응할 수 있도록 해야 한다. 기구의 지도력은 이사회, 총회, 사무총장이라는 지배 구조를 통해 조화와 통제를 얼마나 개선하느냐에 달려 있다. WHO 본부는 지역 기구의 인력과 의사결정 감독을 확대해야 한다. WHO는 최소한 각 지역사무국 내에서 보유하고 있는 자금 명세와 지역이 목표를 어느 정도 달성했는지를 전적으로 공개해야 한다. 분산된 의사결정 체계를 표준으로 존속시킨다고 하더라도 WHO는 전 지역에 걸쳐 동일한 척도를 적용해 효율성을 평가해야 한다. 전 세계적으로 통합력을 갖춘 조직이 되면 WHO는 글로벌보건 활동을 좀 더 효과적으로 운영할 수 있게 될 것이다.

## 제안 7. 예측 가능, 지속 가능, 필요에 따라 신축 가능한 재정 보장

WHO는 스스로 시인했듯이 '과도하게 확장되고 과도하게 지출을 약속한' 상태에서 확대되는 요구를 충족하기에는 자원이 부족할 뿐 아니라 모든 자원을 완전히 통제하지도 못하고 있다.[52] 세계기금, 에이즈 퇴치를 위한 대통령 비상계획(PEPFAR), 게이츠재단의 경우 사무총장이 2014~2015년도 예산으로 제안한 39억 8,000만 달러를 무색하게 하는 엄청난 재정 자원을 보유하고 있다. 미국 질병통제예방센터(CDC)는 전체 WHO 예산의 세 배 이상을 보유하고 있다.[53]

이 장의 앞부분에서 논의했듯이 WHO는 2010~2011년도에 최소 3억 달러의 재정 적자를 겪었다. 적자를 줄이기 위해 회원국은 WHO의 2012~2013년도 예산을 39억 6,000만 달러로 책정했는데 이는 사무총장이 요구한 금액보다 10억 달러가량 모자라는 규모이며 본부 직원 300명(인력의 10% 이상)이 해고될 상황에 처했다. 글로벌보건 재정이 10년 동안(2010년까지) 네 배 늘었고 WHO 예산이 두 배로 증액되었지만 여전히 위기에 처해 있다. 회원국으로부터 재정 지원이 없는 수임사항, 보건문제 증가, 스위스 프랑화 가치의 장기적 상승, 형편없는 재정 통제 등의 문제가 모두 결합해 오늘날 곤란한 상황에 이른 것이다. 글로벌 경기 침체로 WHO의 자금 사정은 더욱 악화되었고 2014~2015년도 예산은 2012~2013년도와 같은 금액인 39억 6,000만 달러에 머물렀다. 이는 물가 상승률을 고려하면 전체 예산이 소폭 감소한 셈이며 글로벌보건 지출이 전 세계적으로 제자리걸음인 추세와 맞물려 있다.

예산 동결은 WHO가 우선순위를 재조정하게 했는데 WHO는 감염성질환 예산을 7,200만 달러 삭감했고 비전염성질환 예산은 5,400만 달러 증액했다.[54] 중동과 동아시아에서 각각 중동호흡기증후군과 H7N9 인플루엔자가 발생한 이후 WHO는 위기 상황 혹은 유행병 발발에 대비한 비상 재정을 조성하기 위해 회원국들과 협의할 계획이다.[55] 이러한 변화는 WHO의 글로벌보건과 기구 내 우선 순위에 도달하는 데 예산과 예산 개혁이 중요함을 보여준다.

개혁 과정의 중심에 예산 할당이 있기는 하지만 WHO의 성공은 또한 기구의 재정확보 방식에 달려 있기도 하다. WHO의 재정은 두 줄기에서 파생한다. 첫 번째 줄기는 예산 일부를 충당하는 의무 분담금으로서 회원국의 부와 인구에 따라 회원국에 할당된다. 의무 분담금 수준은 실제 글로벌 요구를 신중하게 평가한 결과물이라기보다는 정치적 의지의 산물인 것으로 보인다. 두 번째 줄기는 예산 외 자금 지원으로 회원국과 민간의 자금 제공자가 자발적으로 기부하는 자금이며 흔히 특정 질병, 특정 분야 혹은 특정 국가에 배정된다.

기구가 재정난에 허덕이는 상황은 오직 자금 부족으로만 빚어진 사태는 아니며 자원 지출의 유연성 부족도 한몫 거들고 있다. 1998년부터 1999년까지 WHO 예산의 절반가량(48.8%)이 재량적 자금원, 즉 자발적 자금이었지만 오늘날에는 이 수치가 거의 80%까지 상승했다.[56] 이 같은 80 대 20 구성은 급속하게 변화하는 보건 위협에 대응하기 위한 조직의 효과성과 유연성을 저해한다.

이처럼 기구 전체 예산에서 자발적 재정이 불균형적으로 높은 것은 불안정을 야기한다. 예산 외 재정은 WHO를 기부자에게 끌려다니는 조직으로 변모시켰고 글로벌보건 어젠다를 지도하고 조정하는 능력을 제한한다. 예산 외 재정으로 전환하는 타당하고 분명한 이유가 있다. 즉, 특정 사업의 재정 지원을 통해 기부자가 WHO의 활동과 방향에 영향을 미치도록 보장한다는 것이다. 기부자의 선호는 매년 변하고 그에 따라 장기적인 전략 계획과 역량 개발이 지연되는 결과를 낳는다.

또한 예산 외 재정은 글로벌보건 우선순위를 왜곡한다. 예산 외 재정과 비교할 때 의무 분담금은 실제 글로벌 질병 부담에 맞추어 조정된다. 예를 들면 2010~2011년도 WHO의 예산 외 재정은 주로 감염성질환(65%)에 지출되었고 비전염성질환과 손상에는 미미한 수준에 머물렀다. 그러나 비전염성질환은 전 세계 모든 사망자의 65%를, 손상은 글로벌 질병 부담의 11%를 차지한다.[57]

WHO 개혁 어젠다는 재단, 신흥 경제대국, 민간 분야의 기부를 끌어들이기 위해 자금원 기반을 확대할 것을 제안한다. 이들 이해관계자는 분명히 가치가 있다. 하지만 그들이 전통적인 기부자와 다르게 행동할 것 같지는 않으며 특정 사업에 배정하는 방법 등을 통해 기부금액을 통제하는 것을 선호할 것이다. 더욱이 자선 조직과 기업 재정에 의지할 경우 기구의 독립성에 관한 의심과 비난의 여지를 열어두게 될 것이다.

WHO의 예산통제권을 증대하고 조직의 우선순위에 따라 재정을 조정하기 위해 2013년 세계보건총회는 의무 분담금으로 충당하는 예산뿐만 아니라 전체 예산을 승인하겠다고 밝혔다. 총회는 WHO 재정의 예측성을 개선하고 기구의 우선순위와 글로벌 질병 부담을 좀 더 잘 반영할 수 있도록 재정을 WHO의 사업에 맞추어 조정하려 한다. 자발적 자금원의 급격한 오르내림에 따른 파장을 줄이고 부유한 기부자가 자금 배정을 통해 WHO 어젠다를 좌지우지하는 사태를 줄이기 위해 WHO는 회원국 및 기타 주요 WHO 기부자와 좀 더 현실적인 예산 재정 관련 대화를 할 필요가 있다.[58]

그러나 이러한 개혁을 넘어 기부자 주도의 우선순위라는 문제를 해결하기 위한 이상적인 방안은 세계보건총회에서 회원국 분담금을 상향 조정하는 것이다. 총회는 의무 분담금 증액을 약속받아 5년 이내에 전체 예산의 최소 50%가 되도록 해야 한다. 또한 회원국은 분담금 외에 조건을 달지 않은 자발적 기부와 장기적 자금공여 약속을 할 수 있다. 회원국은 WHO의 미래에 진정한 주주가 되어 공동으로 행동하는 한편, 지엽적인 정치적 이익 행사는 삼가야 한다. 세계보건총회가 분담금 상향조정 결정에 실패할 경우 WHO는 자발적 기부금액의 핵심 예산을 보충하기 위해 20~30%의 간접 비용을 부과하는 방법을 고려할 수 있다. 간접비용 모형이 학계에서는 친숙한 모형이기는 하나 WHO는 그러한 간접비 부과로 기부자가 다른 다자 기구로 돌아서지 않도록 조치를 취해야 할 수도 있다. 어떤 공식을 적용하든 회원국이 WHO에 예측 가능하고 지속 가능하며 글로벌보건 요구에 따라 신축성 있게 조정 가능한 재정을 보장해주지 않는 한 WHO가 그 잠재력을 달성할 길이 요원하다는 데는 의심의 여지가 없다.

## 제안 8. 보건 분야 안팎에 영향력 행사를 통해 보건을 위한 글로벌 거버넌스에 지도력 발휘

글로벌보건 조율: WHO의 지도력은 자체 업무의 효과적인 거버넌스뿐만 아니라 글로벌 거버넌스까지도 포함해 발휘되어야 한다. 즉, 보건 분야 안팎에까지 영향력을 행사해야 한다는 의미이다. 글로벌보건의 행위자 확대는 잘 알려져 있다. 글로벌보건 상황을 보면, 조율이 빈약하고 자금 조달이 불안정하며 우선순위가 불명확하다. 부유한 기부자는 종종 자원을 특정 사업이나 질병에 연결 짓고 자선단체는 그들만의 특정 대의를 선택한다. 그에 따라 글로벌보건은 전반적인 통합 전략 없이 산만하게 흩어진 창고 같은 모습을 하고 있다. 보건 당국이 자국 영토 내에 있는 모든 외국의 지원 사업을 지원해줄 수 없을 뿐만 아니라 심지어 존재조차도 모를 수 있다. 이 모든 여건으로 수원국은 가장 중요한 목표여야 할 보건서비스를 주도적으로 이끌고 효과적으로 관리하는 능력을 방해받게 된다.

좀 더 합리적인 경로는 글로벌 우선순위와 국가별 보건 계획에 맞추어 국제 자원을 조정하는 것이다. 그렇게 하려면 보건 체계, 개발, 사회경제적 지위 결정 요인 같은 가장 효과적인 전략을 식별하는 WHO의 비교 우위를 활용해야 한다. 이는 저소득국이 자국 국민의 필요를 충족하는 국가 계획을 시행할 수 있게 해줄 것이다.

보건 분야를 넘어선 영향력: 글로벌보건구상의 조율과 국가별 보건 계획에 맞춘 자원 조정이 필요하지만 그것만으로는 충분치 않다. WHO는 보건에 직접적인 영향을 미치는 다른 체제에 영향력을 행사해야 한다. 지식재산권은 필수의 약품 접근에 영향을 미치고 서비스 분야 무역은 보건 근로자 이주에 영향을 주며 기후변화는 식품, 질병 매개체, 자연재해에 영향을 끼친다. 인권법은 사회적 결정 요인을 포함하고 인도주의적 법률은 전시에 민간인을 보호한다. WHO는 주요 협의체에 참석해 강력한 목소리로 보건을 지지해야 한다. WHO는 건강이 왜 중요한지, 인간의 복리를 보호하기 위해 다른 상보적 분야가 어떻게 적응해야 하는지를 설명해야 한다. 그러려면 사무국은 실질적인 무게를 실어줄 국제 관계, 외교, 법의 핵심 전문성을 개발해야 하고 총회는 보건을 위한 글로벌 거버넌스에 임무와 자원을 제공해야 한다.

WHO의 개혁 절차는 핵심 사업에 역점을 두되 글로벌 거버넌스를 축소하면 안 된다. WHO는 전략적 개입, 강력한 총회 결의, 정치적 용기, 노련한 외교를 통해 보건 분야를 넘어 파급효과를 증폭할 수 있는 진정한 잠재력을 보유하고 있다. 예를 들면 WHO는 각 정부에 평등, 참여, 책무성 같은 인권에 초점을 맞춘 보건 지표의 사용을 촉구할 수 있을 것이다. 마찬가지로 WHO는 적응전략 작성 단계에서 보건을 우선시하도록 기후변화 협상에 좀 더 깊이 개입할 수 있을 것이다.[59] 끝으로 WHO는 세계무역기구, 국제통화기금, 세계은행, 유엔식량 농업기구 등 글로벌 기구의 고위 지도층으로 구성된 보건 중심의 신규 컨소시엄을 진두지휘함으로써 분야 간 영향력을 향상시킬 수 있을 것이다. 컨소시엄의 목표는 다양한 체제의 고위층이 보건에 지속적으로 역점을 두도록 보장하는 것이 될 것이다.

WHO는 글로벌보건 자금 조달과 활동을 합리화하고 무역, 지식재산권, 환경 분야의 보건을 지지할 수 있는 합법성을 지닌 유일한 기구이다. 그러나 강대국과 기업이 기득권을 좇아 현상 유지에 열중하고 있어 글로벌 거버넌스를 근본적으로 개혁하기는 어려울 것이다. 글로벌헬스워치의 보고서에 따르면 부유한 국가는 자금 조달력을 이용해 WHO에 '거시경제와 무역 근처에서 얼씬거리지 말고… 건강권 같은 용어 사용을 피하라'고 압력을 행사한다.[60]

개혁에는 회원국의 정치적 지원이 필요하다. 예전에는 G8 회원국이 세계 어젠다를 장악했지만 오늘날 G20은 WHO가 소수의 국가에 의지하는 비율을 줄이도록 변모할 수 있을 것이다. 강력한 G20 국가는 신자유 모델에서 갈라져 나온 보건, 개발, 의약품 접근에 관심을 두고 있다. 오늘날 과거와 다른 강력한 행위자 집단은 보건과 개발을 글로벌 거버넌스의 중심에 둘 수 있다.

# 마무리 성찰: WHO 내 조직 갈등

진보적 헌장과 탁월한 전문성을 갖춘 WHO는 세계 보건을 이끌어갈 수 있는 위치에 있다. 그러나 WHO는 중대한 조직 갈등을 겪고 있으며 건강한 미래를 추구하기 위해서 이 같은 갈등을 반드시 극복해야 한다.[61]

- *회원국의 종복:* 회원국은 WHO를 엄격히 통제하면서 WHO가 그들의 요구, 종종 대립되는 요구에 충실하기를 원한다. 회원국이 기구를 지배하면서 사무총장 선출, 업무계획 수립, 예산 승인과 함께 WHO의 전반적인 방향을 이끌어간다. 지배 조직이 그 같은 엄격한 통제력을 행사하면 사무국이 글로벌보건의 도덕적 지도자로 행동하고 소외된 인구를 열정적으로 대변하기가 어려울 수밖에 없다.
- *단기적 시야:* WHO의 활동이 종종 단기성 위급 상황에 대처하다 보니 지속적인 보건 요구에 대응하지 못하기도 한다. 중증급성호흡기증후군(SARS), 인플루엔자, 생화학 테러에서 인도적 재난에 이르기까지 보건안보 위기 상황에 불균형적으로 많은 자원이 투입되면서 비전염성질환과 손상 등 만성적 보건 위협에는 대처할 여지가 거의 없다.
- *자원 결핍:* WHO의 자원 수준은 글로벌보건 요구의 범위와 규모에 비해 매우 궁핍하다. WHO의 광범위한 책임에도 불구하고 그 예산은 국가 보건 예산, 심지어 현지 보건예산과 비교해도 형편없이 낮은 수준이다. 자원을 지나치게 적게 투입하면 진정한 파급효과를 발휘할 수 없기 때문에 이 같은 재정 결핍은 조직의 효과성을 심각하게 훼손한다.
- *특정 목적으로 배정된 자금:* WHO에 유입되는 자금은 불충분하기만 한 것이 아니라 그 흐름 또한 커다란 제약을 받고 있다. 이는 자원의 공정한 분배와 함께 만인을 위한 건강 달성이라는 WHO의 핵심 임무와도 배치된다. WHO는 가장 필요하고 비교 우위가 명확한 곳에 자원을 투입할 수 있는 더 큰 권한을 보유해야 한다.
- *전 세계적 이행 역량 미흡:* WHO는 구조가 분권화되어 있어 전 세계적 이

행 역량이 부족하다. 지역사무국은 자율권을 광범위하게 보유하고 있다. 각 지역사무국은 해당 지역의 회원국으로 구성되어 있어 그들의 요구에 부응한다. 지역사무국장은 사무총장이 아닌 지역 회원국에 보고한다. 지역화는 기구가 한목소리를 내면서 글로벌 전략을 이행하는 능력의 발휘를 방해한다.

WHO 개혁에 진전이 있음에도 불구하고 개혁 과정을 통해 의미 있는 변화를 이끌어낼 수 있을지는 여전히 심각한 의문으로 남아 있다. WHO는 측정 가능한 세부 목표를 수립하고 재정을 우선순위에 맞추어 조정하기 위한 조치를 취했다. 그러나 2014~2015년도 예산의 의무 분담금은 전년도와 변함이 없다. WHO는 지대한 효과를 볼 수 있는 시민사회의 참여확대 방안을 채택하기보다는 2015년을 목표로 모든 이해 당사자 간 소통의 지침이 될 프레임워크를 모색하기로 했다.[62]

WHO가 글로벌보건 지도 기구로서 합당한 지위를 유지하려면 근본적인 개혁을 단행해야 한다. WHO의 미래는 회원국의 손에 달려 있다. 회원국이 기꺼이 WHO에 투자하고 지원한다면 보건 안보와 인간의 복리라는 엄청난 이익을 얻게 될 것이다. 정치적 의지만 있다면 WHO의 현안은 극복될 수 있다. 회원국은 주주로 행동함으로써 WHO의 미래를 보장하게 될 것이고, 사무국은 보건 분야 안팎에서 규범적 영향력을 행사하는 가운데 바람직한 거버넌스를 실현할 수 있을 것이다. 또한 이사회는 적극적으로 이해관계자를 참여시킬 수 있고, 총회는 진화하는 보건문제 대응에 필요한 자원과 유연성을 보장할 수 있을 것이다.

## 제5장

# 신구(新舊) 보건 기구들

## 세계은행에서 세계기금, 세계백신면역연합, 게이츠재단에 이르기까지

글로벌보건 상황은 어지러울 정도로 급속하게 변하고 있다. 세계보건기구(WHO)는 제2차 세계대전 여파로 타의 추종을 불허하는 독보적인 존재였지만 오늘날에는 200개가량의 국제기구와 정책 구상이 공존한다.[1] 이 수치는 글로벌보건에 중요한 역할을 하는 무수히 많은 국제 비정부기구(NGO)와 재단은 포함하지 않은 것이다. 신생 기구는 더 많은 자금, 시민사회를 위한 높은 목소리, 혁신적인 아이디어에서 커다란 혜택을 가져오지만 보건 요구와 가용 자금 간 불일치, 보건 계획과 재정에 관한 파편화된 접근 방식, 부적절한 지도력과 책무성 같은 문제를 노출하고 있다. 많은 학자와 옹호자는 이러한 결점을 인정하고 글로벌보건 기본 구조의 근본적인 재조정을 요구하고 있다.[2]

이 장에서는 글로벌보건 기구의 진화에 관한 이야기를 하면서 개혁을 위한 통찰을 모색해보고자 한다. 체제 개혁은 개도국이 직면한 주요 보건요구에 대응하는 한편 신종 감염성질환처럼 언제라도 발생할 수 있는 새로운 보건 위협에 대응할 수 있는 유연성을 유지하도록 해야 한다.

재구상한 조직 구조는 새로운 현실에 대응하는 가운데 WHO 창설 당시의 가치, 즉 건강권과 만인을 위한 건강이라는 총체적인 이상으로 돌아갈 필요가 있다. 정보, 사람, 상품, 서비스의 급속한 전파가 특징인 세계화는 감염성질환의 확산을 부채질하고 있다. 또한 문화적 규범과 행동 습관의 보급과 함께 비전염성질환이 물밀듯이 들어오고 있다.

세계의 지정학적 권력 구조 또한 WHO 창설 이후 막대한 변화를 겪었다. 브릭스(BRICS: 브라질, 러시아, 인도, 중국, 남아공) 같은 신흥 경제대국은 이제 상당한 경제적·정치적 영향력을 지니고 있지만 이들 국가의 질병과 빈곤 부담률은 여전히 높다. 기후변화 같은 재앙을 초래하는 위협이 부상하는 가운데 정치적 관심을 얻고자 보건 요구와 경쟁하고 있으며 글로벌보건 기구가 직면한 문제를 더욱 심화시키고 있다. 무역과 지식재산권 같은 다양한 체제가 보건과 양립하면서 동시에 경쟁하는 구도로 글로벌보건 기구를 계속 시험하고 있다.

이 같은 거대한 변화의 중심에서 많은 국제기구와 정부는 파트너 간 조율, 국가별 전략과 연계, 국가 주도의 보건 체계 등 핵심 개혁원칙에 합의했다.[3] 과거에는 성공을 측정할 때 특정 보건위협에 투입된 자금지원 금액 등 금액을 기준으로 했다. 그러나 이제는 보건 결과에 측정 가능한 개선이 있었는지, 이상적으로는 단순한 점진적 변화뿐만 아니라 보건과 수명 간에 깊이 있고 영구적인 개선도 이루어졌는지 여부에 따라 평가되어야 한다.

이 장에서 나는 글로벌보건 조직 구조가 진화해온 3단계를 파악해보고 향후 '개혁' 단계의 방향을 제시한다. 첫 단계는 WHO를 중심으로 한 글로벌보건 어젠다 설정이 특징이다. 제4장에서 유일무이하게 중요한 기구로서 WHO를 체계적으로 고찰했으나 여기서는 WHO가 내리막길을 걷게 된 주요 요인뿐 아니라 창설 당시의 가치를 다시 한 번 되새겨볼 수 있게 했다. WHO의 사양은 기구가 어느 정도 자초하기도 했고 어느 정도는 신자유주의적 경제정책에 관한 미국의 워싱턴 컨센서스(Washington Consensus)의 부상 때문이기도 하다. 이는 세계은행이 글로벌보건에서 주도적인 역할을 수행하는 두 번째 단계로 전환하는 계기가 된다. 세계은행은 전문성과 자원 측면에서 주목할 만한 강점이 있었지만 역효과를 낳은 일부 정책의 도입으로 많은 국가의 보건 체계의 약화를 초래했다.

이 장의 주안점은 현재 우리가 처한 복잡한 세 번째 단계에 있다. 기존 방식의 실패, 새천년개발목표와 에이즈 범유행 대응 같은 새로운 역학 관계 속에서 부상한 세 번째 단계는 엄청난 보건 행위자 수와 다양성이 그 특징이다. 일부 주요 글로벌보건 기구는 세계기금(에이즈, 결핵 및 말라리아), 유엔에이즈, 세계백신면역연합(백신)처럼 우선순위가 엄격하게 정해져 있다. 에이즈 퇴치를 위한 대통령 비상계획(PEPFAR) 같은 정부 사업 또한 에이즈 범유행으로 초래된 근본적인 변화를 반영한다. 이 새로운 단계는 또한 빌&멜린다게이츠재단 같은 부유한 자선가의 등장을 특징으로 하는데 이들은 창의성과 막대한 자원을 가져왔을 뿐만 아니라 막강한 영향력을 행사하고 있다.

이 장은 글로벌보건 조직 구조의 첫 세 단계로부터 얻은 교훈을 정리하고 단계별로 부상한 문제점을 제기하며 마무리한다. 이로부터 주요 개혁의 필요성이 제기되고 글로벌보건 조직 구조의 네 번째 단계의 방향을 설정한다. 나는 오늘날의 글로벌보건 지형을 특징짓는 사회정치적 현실 변화 속에서 이러한 개혁을 이끌어 나가려면 강력한 지도력이 있어야 한다고 주장한다.


## 제1단계: 독보적인 세계보건기구

WHO는 창설 후 첫 10년 동안 헌장에 담긴 표현대로 유일한 글로벌보건 기구로서 기능했고 각국은 WHO의 기술 자문과 규범적 지도력에 의존했다. WHO는 정부가 글로벌보건의 주요 행위자이고 (WHO 운영 포함) 글로벌보건 행위자가 드문 환경에서 운영되었다. 당시에는 다른 글로벌보건 기구가 거의 없었다. 유엔아동기금(UNICEF)은 WHO와 협력하여 아동 예방접종을 실시했고 세계은행은 WHO와 함께 선택된 개도국을 지원하면서 보건 분야에 첫발을 내디뎠다. 미국국제개발처(USAID)는 최대 규모의 양자 간 기구로 1961년 출범 당시에는 경제성장 지원에 역점을 두었으나 1970년대에 임무가 확장되면서 식량, 영양, 가족계획에 역점을 둔 보건 분야까지 포괄하게 되었다. 록펠러재단 같은 자선단체가 적극적으로 개도국의 질병 통제를 지원하긴 했지만 정부 외의 글로벌보건 행위자는 흔치 않았다.

## 강력한 WHO

1970년대 말과 1980년대 초 하프단 말러 사무총장의 박력 넘치는 지도력 아래 WHO는 힘의 정점에 이르렀다. 아마도 당시 WHO의 가장 대담한 구상은 회원국을 동원해 새로운 보건 접근 방식인 1차보건의료를 지지하게 한 일일 것이다. 이는 중국의 '맨발의 의사들'과 남미, 방글라데시, 필리핀의 공동체 기반의 보건 사업을 통해 실현되기 시작했다.

알마아타선언(1978)이 이루어졌을 때 1차보건의료라는 새로운 중점은 보건체계의 탈바꿈을 약속하는 듯했다. 그 이전 방식은 식민 국가로부터 물려받은 3차의료와 특정 질병 중심 사업이 통합된 방식이었는데 대부분이 국민 보건요구를 충족시키지 못했다. 알마아타선언은 '만인을 위한 건강'을 약속하며 종합보건체계의 원칙을 수립했다. 새 비전은 WHO 헌장에 명시된 건강의 확장적 정의에 부합했으며 이어진 몇십 년 동안 건강권에 많은 영향을 미치게 된다.[4]

한편 업계의 반대에도 불구하고 WHO는 1977년 최초의 필수의약품 기본 목록을 발표했다. 이어 1981년에 세계보건총회는 모유 대체식품 판매에 관한 국제규약을 승인했는데 그때도 업계의 반발에 부딪혔다.

WHO의 지도력이 절정에 달했던 1979년 과학자들은 WHO의 두창 박멸 캠페인이 숭고한 목표를 달성했다고 확인해주었다. 이는 WHO가 효과적으로 글로벌보건 어젠다를 설정하고 대담한 구상을 진두지휘하며 정의에 입각한 보건이라는 비전을 지지했던 시기였다.

## WHO의 기우는 영향력

WHO의 성공은 얄궂게도 글로벌보건 공동체 내에 진보적인 정책에 반대하는 세력을 형성하고 분열을 일으키면서 기구의 영향력을 기울게 하는 데 일조했다. 상업적 이익을 보호하려는 미국은 필수의약품 기본 목록을 제약 산업을 위협하는 수단으로 간주하며 반대했다. 또한 모유 대체식품 규약이 분유 제조업체의 이익에 반한다고 보았다. 미국은 경제적·사회적·문화적 권리에 관한 국제협약 비준을 거부하면서 건강권에 뿌리를 둔 글로벌보건 지도 기구에 저항했다.

더 중요한 것은 WHO의 1차보건의료 사업에 반대하는 쪽으로 조류가 바뀌었다는 것이다. 알마아타선언의 포괄적인 비전은 다른 국제기구로부터 비용이 과다하고 범위가 지나치게 넓다는 평가를 받으며 '선택적 1차보건의료'에 자리를 내주었다. 선택적 1차보건의료는 한정된 범위 내에서 비용 효과적인 보건의료의 개입을 말한다. 유엔아동기금은 이 제한된 접근 방식을 받아들이고 소위 GOBI(성장 모니터링, 경구 수분 보충, 모유 수유, 예방접종)라고 알려진 사업을 기본적인 1차의료 개입으로 지지했다. 처음에는 포괄적인 1차보건의료를 향한 한 단계로 제안되었지만 선택적 1차보건의료는 그 자체가 목적이 되었다. 공여국은 이처럼 저렴하고 손쉽게 모니터링할 수 있는 단기적이고 결과 지향적인 접근 방식을 지지했다.[5]

선택적 1차보건의료의 지지는 당시 뿌리를 내리고 있던 워싱턴 컨센서스로 알려진 신자유주의적 이념을 반영한 것이다. 그 시대의 특징으로 개도국의 부채 확대를 들 수 있는데 이는 개도국이 종종 대형 국가개발사업을 추진하기 위해 차관을 들여온 결과이다. 1970년대 말과 1980년대 초 소비자 물가하락을 동반한 세계적인 경기 침체가 발생하자 이들 중 많은 국가가 부채를 상환할 수 없게 되었다. 부채가 정부의 비효율성을 보여주는 증거로 간주되면서 국가에서는 투자 목적으로 이용하려던 자금을 제한하기 시작했다. 이에 따라 긴축 정부예산, 민영화, 무역자유화를 선호하는 사상이 고개를 드는 데 도움을 주었다.

WHO처럼 회원국 정부를 통해 협력하고 만인을 위한 보건이라는 야심만만한 어젠다를 수립한 지 얼마 되지 않은 기구에는 당연히 힘든 시기일 수밖에 없었다. 더구나 WHO 자체에서도 대의를 지키는 데 아무런 도움이 되지 못했다. 1988년 인기가 높았던 하프단 말러 사무총장은 히로시 나카지마로 교체되었다. 편파적 인사와 부패, 전제주의적 관리 방식, 재정 관리부실의 혐의를 받았던 나카지마 박사는 직원들과 WHO의 주요 자금 조달국 사이에서 평판이 좋지 않았다. 미국과 다른 국가들의 반대에도 불구하고 그가 1993년 사무총장으로 재선출되자 그의 출신국인 일본이 투표에서 표를 얻기 위해 원조와 무역을 이용했는지 여부에 관한 조사가 이루어졌다.

WHO가 신뢰를 잃어버리자 주요 자금 조달국은 WHO에 기본 운영자금을 지원하는 대신 소위 예산 외 지원이라는 명분으로 자금을 대체함에 따라 기구의 자금 운용방식 통제를 한층 더 강화했다. 회원국은 WHO의 기본 예산을 빼냄으로써 지속 가능하지 않은 자금조달 행태를 부추겼고 이는 오늘날까지 이어오고 있다. WHO의 자체 예산의 통제 약화는 기구의 지도력과 효과성을 더욱 악화시키는 작용을 했다. 예산 외 자금 조달은 폭넓은 1차보건의료를 희생하는 대신 단일 질병통제 사업의 인지도를 높였다. 더욱이 구소비에트연방 국가와 미국 같은 주요 회원국이 의무 분담금을 체납하면서 1990년대 초반 WHO에는 예산 적자가 발생하게 된다.

그즈음 WHO는 이미 글로벌보건 조직 구조의 정상 자리를 내주었고 그 자리는 정치적·경제적 세력이 커진 세계은행이 차지하고 있었다. 한때 위세당당했던 이 글로벌보건 기구는 위축된 중요성과 권한을 되살리기 위해 탈바꿈하지 않을 수 없었고 그에 따라 1990년대 후반 확산하기 시작한 글로벌보건 파트너십의 중심에서 새로운 역할을 맡게 되었다.[6] WHO는 확대되는 글로벌보건 환경 속에서 위상이 진화하는 가운데 그 정체성과 독자성을 잃기 시작했다. 한때 글로벌보건 어젠다를 지배했던 것과 달리 WHO는 다른 행위자와 똑같은 위치에서 줄곧 자원과 영향력을 두고 다투고 있었던 것이다.

### 교훈

WHO의 위축에서 얻을 수 있는 몇 가지 교훈은 글로벌보건 기구가 다음 단계로 진화하는 데 도움을 줄 수 있다. 첫째, 영향력 있고 신뢰받는 지도자와 투명한 인사 절차의 중요성으로 최고 수준의 청렴성을 충족시켜야 한다. 나카지마 박사는 그의 재선 과정에서 생긴 의혹과 함께 긴 그림자를 드리웠다. 비록 후임 사무총장들이 WHO 사무총장 선출 절차를 합법적으로 되돌려놓긴 했지만 아직도 완전히 투명하지는 않다. 2012년 사무총장 선출에서 마거릿 챈은 경쟁자 없이 당선되었다.

그러나 강력한 지도자만으로는 충분치 않다. WHO는 종합적인 1차의료와 현장에 근거한 건강권에서 멀어지면서 정당성의 일부를 상실했다. 또한 WHO는 성장하는 시민사회운동을 결코 활용한 적이 없다. 시민사회운동은 전 세계 에이즈 정책에 대변혁을 일으켰고 공중보건을 효과적으로 지지하고 있다. WHO는 비정부기구(NGO)의 에너지를 이용하기보다는 그들을 소외시켰다. 또 WHO는 세계은행, 국제통화기금, 세계무역기구 같은 강력한 국제 행위자를 상대할 때 도덕적 지도력을 발휘하는 대신 그들에게 맡겨버리는 경향이 있었다.

알마아타선언에서 등을 돌린 사실 역시 지도력과 지갑의 힘 사이에 피할 수 없는 끈이 연결되어 있음을 드러낸다. WHO는 허약한 재정 상태를 보여주듯 포괄적인 1차보건의료를 위한 자금을 마련하고자 다른 기구에 의존했다. 하지만 유엔아동기금과 세계은행, 기타 양자 간 공여 조직은 선택적 1차보건의료를 선호했다. WHO가 규범적 권한과 더불어 그 우선순위를 행사할 수 있는 자금 능력을 보유하고 있었다면 훨씬 더 효과적으로 글로벌보건 어젠다를 수립할 수 있었을 것이다.

## 제2단계: 세계은행의 부상

제2차 세계대전 이후 몇십 년간 WHO가 차지한 최고의 지위는 그 시대에 들어맞았다. 유엔 체제(유엔헌장, 세계인권선언 및 WHO 헌장)를 제정할 때 유입된 이상주의가 그랬고 국가가 국민의 삶을 개선할 수 있다는 믿음도(유럽 복지국가에서 아프리카 신생 독립국가에 이르기까지) 그랬다. 이와 대조적으로 1980년대와 1990년대의 정치 풍토는 신자유주의적 경제정책 기조가 주를 이루었고 국가를 향한 회의적인 시각이 만연한 시대였다. 그런 시기에 은행이 가장 영향력 있는 글로벌보건 기구로 출현한다는 것은 시대적으로 어울리는 현상이다.

세계은행의 글로벌보건 분야 진출은 창설 후 몇십 년이 지난 1968년 로버트

**연혁:** 세계은행과 국제통화기금(IMF)은 1944년 브레턴우즈회의에서 수립되었다. 은행은 1946년 운영되기 시작했고 초기에는 종전 후 유럽 재건에 필요한 자금을 조달하는 데 중점을 두었다. 얼마 지나지 않아 그 범위가 전 지구로 확대되었으며 1960년대 전반에 걸쳐 경제성장에 박차를 가하기 위해 대규모 자본과 기반시설 투자가 이루어졌다. 1970년대에는 인간의 기본욕구 충족과 관련된 분야에 직접투자를 시작했다. 오늘날 은행이 정의하는 임무는 간단명료하다. '빈곤에서 자유로운 세상을 위해 일하는 것'이다.[1]

**구조:** 세계은행그룹은 다섯 개의 기구로 구성되며 그중 세 곳이 보건 재원을 제공한다. 국제개발협회(IDA)는 저소득국에 무상증여와 저금리 장기차관을 제공한다. 여기에는 무상증여를 통해 전체 혹은 상당한 재정 지원을 받는 '부채부담' 위험에 처한 국가들도 포함된다. 국제부흥개발은행(IBRD)은 최초의 세계은행 조직으로 시중 시세 차관을 저·중소득국에 제공한다. 국제금융공사(IFC)는 세계은행그룹의 민간 조직으로 개도국에 민간투자를 촉진하기 위해 차관, 자기자본, 기술 지원을 제공한다.

**거버넌스:** 모든 회원국을 포함하는 총회(Board of Governors)와 규모가 작은 상임이사회(Board of Executive Directors)가 국제개발협회, 국제부흥개발은행과 국제금융공사를 포함한 네 개의 세계은행그룹 소속 기구를 운영한다. 총회의 권한에는 회원국 승인 및 유보와 예산 검토 등이 포함된다. 상임이사회는 차관 승인 및 은행총재 임명 등의 정책을 수립한다.

국제부흥개발은행의 최대 주주인 5개국은 각각 자국을 대표하는 상임이사를 임명하고, 나머지 상임이사회 이사는 이사회(Board of Directors)에서 선출된다. 이렇게 선출된 상임이사는 현재 20명이며 국가군과 일부 개별 국가를 대표한다.

국제부흥개발은행 총회와 이사회에서 투표권은 각국이 보유한 국제부흥개발은행 주주에 따라 결정되기에 경제적 영향력과 연결되어 있다. 따라서 WHO의 1국가 1투표 제도와 달리 개도국의 지분이 개혁을 통해 다소 늘어나긴 했지만 여전히 부유한 국가에서 은행 경영에 불균형적인 권한을 보유하고 있다.[2]

**재원 조달:** 국제부흥개발은행은 채권 매매와 융자 상환 이자로 차관 실행을 위한 재원을 마련한다. 이와 달리 국제개발협회는 출연금을 대부분 전통적인 공여국과 소수의 개도국에서 받는다. 국제개발협회 기금 보충은 3년마다 이루어진다. 제16차 보충회의에서 기금 기부국은 317억 달러를 출자했고 2011년 7월에서 2014년 6월까지 국제개발기금의 493억 달러 차관 중 대부분을 차지했다. 제17차 보충회의에서도 유사한 수준의 재원 보충이 예상된다.[3]

주

1 Jennifer Prah Ruger, "The Changing Role of the World Bank in Global Health," *American Journal of Public Health* 95, no. 1(2005): 60-70; "The World Bank: Working for a World Free of Poverty," World Bank, http://www.worldbank.org/(accessed 11/18/13).
2 World Bank Group, "Spring Meetings Update: Voice Reform and Capital Increase," presentation to the United Nations Economic and Social Council, May 21, 2010.
3 UK House of Commons, International Development Committee, *International Development Committee – Fourth Report: The World Bank* (London: House of Commons, 2011); World Bank, *IDA Replenishment – Second Meeting, July 1-4, 2013, Chairperson's Summary* (2013).

맥나마라가 총재직을 수행할 때 시작되었다(글상자 5.1 참조). 세계은행이 단순한 재정 기구가 아닌 개발 기구라는 맥나마라 총재의 믿음은 개발을 그저 경제 성장이 아닌 인간의 욕구 문제를 처리하기 위한 수단으로 인식하기 시작한 시점과 맞물린다.

가족계획을 목적으로 한 세계은행의 최초 차관은 1970년 자메이카에 제공되었고 영양을 목적으로는 1976년 브라질에, 기본 보건서비스 목적으로는 1981년 튀니지에 제공되었다. 1974년 세계은행은 초기 공공-민간 파트너십 형태로 WHO, 유엔개발계획(UNDP), 식량농업기구(FAO), 민간 기업 및 NGO와 함께 회선사상충 관리 프로그램에 참여했다. 서아프리카 11개국의 회선사상충을 퇴치하기 위해 착수된 이 사업은 크게 성공했다. 1970년대 말 세계은행은 인구보건영양담당국을 설치했다. 오늘날에는 보건영양인구(HNP) 사업부로 개편되어 세계은행의 인적 개발네트워크의 한 기둥이 되고 있다.[7] 이 같은 전환은 사람들의 건강이 경제 생산성에 직결된다는 내부 연구들을 근거로 세계은행의 개발 임무 아래 합리화되었다.[8]

1980년대 후반 WHO의 위축은 세계은행에 기회가 되었다. 또한 전 지구적 경기 침체와 정가에서 인기를 얻고 있던 신자유주의적 이념 덕분에 미국을 포함한 강력한 행위자들은 선택적 1차보건의료 같은 세계은행 정책을 선호하게 되었다. 세계은행의 영향력은 재원에서 얻어진 것이지만, 또한 각국 재무장관과 이루어진 접촉이 비록 짧은 기간이었지만 은행이 글로벌보건을 장악하는 데 도움을 주었다.

세계은행은 조직 내 보건경제 분야 전문성을 축적하고 WHO 의존도를 줄이면서 상당한 수준의 분석 역량을 개발했다. 은행은 또한 보건 업무에 물, 위생, 농업 같은 분야를 접목하며 다양한 분야 간 연계를 시도했다.

## 보건 재정

1970년대 후반과 1980년대 초반의 부채와 금융 위기의 영향으로 세계은행은 국가 경제 안정화를 돕는 차관에 역점을 두었다. 주목할 것은 광범위한 거시경제개혁을 조건으로 사회부문 차관을 이용하기 시작했다는 것인데, 이는 사실 심각한 문제가 있는 행태였다.

세계은행의 보건 융자는 1980년대 중반에 본격적으로 시작되었다. 은행의 중요한 캠페인 중 하나인 1987년의 안전한 모성 구상은 1990년대 은행의 보건영양인구(HNP) 사업부 계획 아래서 시행된 차관 중 거의 3분의 1을 차지할 만큼 확대되었다. 1987년 은행 차관의 1% 미만 수준이었던 보건영양인구 사업 활동은 10년 후에는 11%를 차지했고 1996년 20억 달러에 이르면서 절정에 달했다. 1990년대 후반 은행은 HIV/AIDS 대응(글상자 5.2 참조)과 보건체계 성과 및 재정 개혁을 개선하는 사업을 우선순위로 삼았다. 1997년에서 2006년까지 가족계획과 높은 임신율 감소를 위한 사업에 투입하는 자금지원 규모가 보건영양인구계획 관련 전체 차관의 11%에서 2%로 감액됨에 따라 영양과 인구 사업은 줄어들었다.

21세기의 첫 10년 동안 글로벌보건 자금 조달이 극적으로 증가하기 전까지는 세계은행이 세계 최대의 보건 자금 제공자였다. 세계은행의 지출이 가파르게 상승했음에도 불구하고 보건 결과는 대체로 개선되지 못했다. 2009년 내부 검토에서 '은행의 보건영양인구 지원이 실제로 빈곤한 사람들에게 개선 결과를 주었다는 증거가 미흡하다'는 점을 인정했다. 특히 아프리카에서 성과가 저조했다. 아프리카 사업에서는 은행이 자랑하는 에이즈 사업을 포함해 불과 24%만이 만족스러운 평가를 받았다. 성과 부실은 다양한 분야가 혼합된 무상증여의 복

다국가 HIV/AIDS 사업(MAP)으로 세계은행은 주요 국제 HIV/AIDS 자금 제공자로서 위치를 확보했다. 물론 얼마 지나지 않아 에이즈 퇴치를 위한 대통령 비상계획(PEPFAR)과 세계기금의 등장으로 세계은행의 자금력이 빛을 잃게 된다. 2000년 착수된 MAP은 취약한 인구 지원을 강조하고 질병이 확산되는 나라를 대상으로 15년 동안 3단계에 걸쳐 추진될 계획이었다. 2011년까지 누적된 MAP 자금은 아프리카 35개국에 걸쳐 20억 달러에 달했다. 이 사업은 5만여 개의 시민사회조직, 180만 명의 고아와 취약층 아동, 28만 명의 기회감염 치료 대상자를 지원했다. MAP은 치료보다는 역량 개발과 기술 지원에 역점을 두었으며 치료는 PEPFAR와 세계기금의 주요 임무가 되었다.[1]

세계은행은 에이즈를 둘러싼 정치적 공약, 특히 다부문 국가사업이 늘어난 덕분에 MAP의 1단계 사업이 성공했다는 점을 인정했다. 세계은행의 추진 방식이 보건 당국을 약화하고 다른 긴급한 요구와 양성평등의 가치를 떨어뜨렸다는 주장도 있으나 랜싯은 MAP의 최대 기여는 다부문적 대응을 증진한 것에 있었다고 주장한다.

이러한 질문을 넘어 MAP의 전반적인 효과성에 대해서는 의문이 남아 있다. 사업을 추진한 지 8년 후 랜싯은 "HIV/AIDS에 파급효과가 불분명하다"라고 평가했다. 세계은행의 2009년 내부 검토에 따르면 에이즈 사업에서 겨우 29%만 만족스러운 평가를 받았다.[2]

주

1  "Multi-Country HIV/AIDS Program (MAP)," World Bank,
   http://go.worldbank.org/13A0B15ZN0(accessed 10/10/13)
2  "The World Bank and HIV/AIDS in Africa," editorial, *The Lancet* 371, no. 9626(2008):
   1724.

잡함과 기구의 역량 부족에 기인한다. 혹은 자체 조사와 외부 조사 결과를 겸허히 수용하고 배우려는 열린 태도가 부족해 문제가 해결되지 않거나 심지어 인식조차 하지 못하고 지나쳤을 수도 있다.[9]

세계은행의 2009년도 물과 위생시설 사업에 관한 검토를 보면 모든 정책에서 건강을 추구하는 접근법을 채택할 필요가 있다는 중요한 교훈이 담겨 있다. 즉, 보건 개선을 위한 신중한 목표를 수립할 필요가 있다는 것이다. 이들 사업 가운데 보건 성과를 개선하겠다는 명시적 목표가 담긴 사업은 소수였고 개선 여부의 감시를 포함하는 사업은 더욱 적었다. 은행이 추진한 사업들은 보건에 중점을 두었음에도 불구하고 위생 문제를 거의 다루지 않았다. 아이러니하게도 은행이 식수 서비스의 민영화 사업에 제공한 차관은 맑은 물 접근성을 떨어뜨리는 결과를 낳았다.[10] 전반적으로 은행의 다부문적 접근 방식에도 불구하고 은행의 주요 행위자는 협업 증진전략 없이 거의 독립적으로 기능했다.

## 보건개혁 처방, 구조조정, 약화된 보건 체계

세계은행과 IMF, 그리고 부유한 서방 국가가 1980년대와 1990년대에 처방한 신자유주의 정책은 세계은행의 보건 사업보다 공중보건에 훨씬 더 큰 영향을 미쳤다. 세계은행과 IMF의 차관 조건은 전반적인 공공부문 지출을 줄일 것을 요구했고 이는 많은 저·중소득국의 보건 체계를 약화시키는 결과를 낳았다.

세계은행은 1987년 본격적으로 보건 정책이라는 경쟁 분야에 진출하면서 '부자의 요구를 채워주는 보건서비스가 아닌 빈자의 요구를 채워주는 보건서비스'로 전환하기 위한 수익자 부담금(user fees) 원칙을 장려했다.[11] 세계은행만이 수익자 부담금을 장려한 것은 아니었다. 아프리카 보건장관들이 지지한 바마코구상을 통해 WHO와 유엔아동기금은 수익자 부담금에서 발생하는 수익은 현지에서 유지하고 최빈국 국민에게는 적용하지 않는다는 계획을 지지했다.[12] 이들 기구는 공적 보조금이 부자의 1차의료 이용 시 활용되는 점에 대해 수익자 부담금은 그저 일정한 상쇄 기능을 할 뿐이며 보편성을 저해하지는 않는다고 주장한다. 그러나 이후 연구에 따르면 수익자 부담금은 보건의료에 접근하는 데 주요 장벽이 되었음을 시사한다.[13]

세계은행의 '세계개발보고서 1993: 보건 투자'는 형평성, 효율성, 효과성 개선을 목적으로 한 개혁을 촉진하면서 글로벌보건의 영향력이 절정에 달했음을 보여주었다. 이 보고서가 지지한 3대 접근방식은 다음과 같다: ① 여아 교육을 포함한 보건환경 개선 촉진, ② 필수 서비스, 3차의료 감소, 분권화, 서비스의 민간 위탁에 중점, ③ 민영 건강보험 및 민간 행위자와 공공 행위자 간 경쟁 촉진을 포함한 다양성과 시장화 증진이다.

이 보고서는 필수 보건 패키지라는 개념을 도입했고 여기에는 협의의 공중보건서비스(예방접종, 에이즈 예방, 미량영양소, 구충, 담배 규제 등)와 임상서비스[성매개감염성질환(STD)과 결핵 치료, 아동환자 의료, 출산 전 및 분만 의료, 가족계획 등]가 포함된다.[14] 인민보건운동(People's Health Movement) 등 많은 보건 옹호 단체는 세계은행의 '필수 서비스' 접근 방식이 지나치게 제한적이라고 보고 여전히 의혹을 품고 있다. 또한 권익 옹호자들은 수익자 부담금과 본인 부담 방식으로 인해 '빈곤의 올가미'가 발생할 것을 우려하며 세계은행이 민간보건 분야를 지원하는 것 역시 반대한다.[15]

이제는 세계은행이 장려한 수익자 부담금 같은 정책이 따돌림받고 있지만 필수 보건 패키지, 비용 효과성, 분권화 같은 다른 정책은 여전히 지배적이다. 주목할 만한 것으로 1993년 보고서는 조기 사망으로 인해 상실한 생존연수와 장애로 인해 상실한 건강연수를 합한 장애보정생존연수(DALY)를 질병 부담의 측정 기준으로 소개했다. 오늘날 장애보정생존연수는 비용 효과성 분석의 중심 원리로 대표되고 있지만 이 분석은 여전히 논란이 많다.

세계은행과 IMF는 차관 조건으로 자신들이 선호하는 정책을 국가가 이행할 것을 요구했다. 구조조정 사업은 정부 지출 감소, 규제 완화, 민영화, 소비세, 무역자유화 등 재정 통제와 신자유주의적 정책을 향한 경제개혁을 이끌었다.[16] IMF와 세계은행의 차관은 과도한 영향력을 행사하며 수혜국 정부가 거시경제에 책임을 다하고 있는지 여부를 다른 공여자에게 알려주는 역할을 했다. 차관의 조건화로 세계은행과 IMF는 다른 자금 조달원을 열어주거나 혹은 막아버릴 수 있는 힘을 보유하게 되었다.

세계은행과 IMF는 적자 감소를 모색하면서 즉각적인 요구에 부응하고 장기적으로 경제적 이익이 기대되는 보건·교육 예산을 무기나 다른 고가의 사업 예산과 똑같이 취급했다. 정부가 예산 감축을 결정할 권한이 있었기 때문에 전통적으로 허약한 보건 당국이 종종 예산감축 피해를 보았다.

보건지출 감소, 수익자 부담금, 공공 분야 임금 상한제 등 신자유주의 정책은 공중보건에 파괴적인 영향을 미쳤음을 시사하는 수많은 증거가 있다. 보건 체계는 황폐해졌고 보건 시설에는 인적자원과 의약품이 부족했으며 기반 시설은 말 그대로 허물어지고 있었다. 수익자 부담금이 없었을 당시 보건서비스 이용

글상자 5.3 / 부채와 부채 구제

1970년대 유가 급등을 시발점으로 연이어 발생한 일련의 사건은 빈곤한 국가에서 부채상환 비용보다 보건 비용을 적게 지출하는 어이없는 상황에 이르게 했다. 석유가 풍부한 국가는 서방의 은행에 소득을 예치했고 서방의 은행은 재빨리 비산유국에 관대한 차관을 제공하기 시작했다. 1970년대 말 부유한 국가는 이자율을 상향 조정하고 국내 농업 보조금을 증가시켰다. 그 결과 아프리카는 농산물 수출가격 하락으로 수입이 줄어드는데 채무 원리금은 폭발적으로 증가하는 복합적인 상황에 부닥쳤다. 1990년대 말 탄자니아는 보건의료 지출의 두 배 이상을 채무 상환에 지출하고 있었고 잠비아의 채무상환 금액은 보건예산의 네 배에 가까웠다. 전체적으로 볼 때 사하라 이남 아프리카 국가에서는 1998년 부유한 국가에 진 채무 상환에 152억 달러를 지출했다.[1]

주빌리 2000이라고 하는 40개국 이상으로 구성된 국제 연합체는 새천년이 시작될 때까지 제3세계의 부채를 탕감해줄 것을 요구했다. 부채탕감 요구에 따라 1996년 고채무빈곤국(HIPCs) 구상이 착수되었고 1999년에는 강화된 고채무빈곤국 구상 그리고 G8의 2005년 다중부채구제구상이 수립되었다. 이러한 정책 구상은 부유한 채권국에 진 빚을 연이어 덜어주기 위한 절차를 수립했다.

이전부터 추진되어온 정책을 바탕으로 수립된 첫 고채무빈곤국 구상은 양자 간 부채 구제수준을 늘렸고 또한 최초로 다중부채 상환을 제공한 사업이었다. 이 사업 대상이 되려면 국가는 구조조정 프로그램을 이행해야 했는데 이는 부채 구제를 지연시키는 요인이 되었다.

2005년도 G8 정상회의는 다중부채구제구상 아래 세계은행, IMF, 아프리카개발은행이 고채무빈곤국 요건을 충족하는 국가의 부채를 완전히 탕감해줄 것을 제안했고 이 제안은 수용되었다. 그 시점에는 대부분의 G7 국가에서 이미 고채무빈곤국 부채를 100% 탕감한 후였다.[2]

이제 채무 원리금 수준은 훨씬 낮아졌다. 2011년까지 부채 구제를 받은 고채무빈곤국 36개국의 경우 채무 원리금은 1999년 세수의 22% 수준에서 5% 수준으로 떨어졌다. 그렇지만 이 모든 정책 구상에도 불구하고 공중보건 개선에 이용될 수 있는 자금이 여전히 부유한 국가와 글로벌 북쪽에 있는 조직에 흘러들어 간다. 2008년, 주빌리 2000 운동의 후신인 주빌리 USA 네트워크는 새천년개발목표를 충족시키기 위해 고채무빈곤국으로 분류되지는 않았지만 부채 탕감이 필요한 24개 저소득국을 식별했다.[3]

주

1 Kwesi Owusu et al., *Through the Eye of a Needle: The Africa Debt Report — A Country by Country Analysis* (London: Jubilee 2000 Coalition, 2000).
2 United Nations Economic Commission for Africa (UNECA), Economic and Social Council, *An Overview of Africa's Debt in the Context of the Highly Indebted Poor Countries (HIPCs) Initiative* (Addis Ababa: UNECA, Economic and Social Council, 1997).
3 World Bank, *HIPC Heavily Indebted Poor Countries Initiative: MDRI Multilateral Debt Relief*

*Initiative*, prepared for spring 2012 meetings, http://siteresources.worldbank.org: Jubilee USA Network, *Transition Recommendations* (Washington, DC: Jubilee USA Network, 2008).

이 급증했던 것과 달리 수익자 부담금 부과 후 빈곤한 사람의 보건서비스 접근성이 현저히 떨어졌다는 연구 결과가 있다. 마거릿 챈 사무총장은 그 피해를 다음과 같이 요약했다. "수익자 부담금은 빈곤한 사람에게 벌을 줍니다. 비효율적이지요. 사람들로 하여금 최대한… 치료를 늦추게 만들어 치료는 더욱 어려워지고 비싸지게 됩니다. 그리고 의료 비용을 본인이 부담하게 되면 자금 파탄이 날 수 있습니다."[17] 무엇보다 빈곤한 사람에게는 적용하지 않겠다는 예외 조항이 현실에서는 잘 작동되지 않는다. 인력채용 제한은 보건인력에 실업을 야기했고 보건 역량을 떨어뜨렸다. 예를 들면 탄자니아에서는 1995년부터 2005년까지 보건 관련 졸업생 6명 중 1명꼴로 공중보건 관련 일자리를 구했다.[18]

그럼에도 불구하고 세계은행과 IMF는 이 사업으로 보건 지출이 줄어들거나 보건 상황이 악화된 것이 아니며 오히려 보건과 교육 분야가 개선되었다고 주장하며 구조조정 사업을 방어한다.[19] 이 정책의 지지자들은 경제성장이 장기적인 빈곤 감소에 중요하다는 점을 들어 구조조정 사업이 '빈곤한 사람에게 친화적인' 사업이라고 주장한다.[20] 오늘날 신자유 정책을 학습한 관리들은 여전히 재정 긴축을 추구하며 보건 분야의 자금 부족을 일으키고 있다.

그러나 워싱턴 컨센서스 밖에서는 이들 사업이 국가보건역량을 저해하며 파괴적인 결과를 부른다는 컨센서스가 형성되어 있다. 물론 모든 보건 체계의 실패가 구조조정 때문이라고 비판하는 것은 잘못이다. 이 장 앞부분에서 논의했듯이 상품가격 하락과 부채상환 의무의 소용돌이에 따른 세수 감소도 그 원인중 하나이다(글상자 5.3 참조).

## 오늘날의 세계은행

오늘날 구조조정의 조건으로 시행되었던 많은 혹독한 정책이 수그러들었다. 세계은행은 수익자 부담금 정책에서 크게 물러나 있다.[21] 임금 인상 상한제는 거의 찾아볼 수 없으며 은행은 이제 보건 지출을 늘릴 것을 장려한다.[22] 이러한 정책 변화에 따라 세계은행이 역사적으로 대립 관계를 보여왔던 시민사회와 관계 개선을 이루고 있다. 세계은행은 1990년대 중반 시민사회 전문가를 고용해 참여적 행동계획을 발전시키며 시민사회를 개입시키기 시작했다. 2009년에 이르러서는 세계은행이 추진한 사업의 81%에 시민사회가 개입되었다.[23] 세계은행은 연례 회의와 연계해 시민사회 정책포럼을 개최하고 개도국 대표의 참여를 돕기 위해 장려금을 지급한다.

그럼에도 불구하고 옥스팸이 세계은행의 민영 보건의료제도 지지를 비판하는 데서 보듯이 시민사회단체의 불신은 여전히 많이 남아 있다. 세계은행과 IMF의 감시 조직인 성평등행동(Gender Action)은 은행이 성평등을 촉진하지 않는다고 비판한다. 예를 들면 콩고민주공화국의 광산 사업에 제공한 차관의 경우, 이들 사업은 만연한 성차별적 폭력뿐만 아니라 광산 기업의 민영화가 보건에 미치는 역효과 문제에 적절히 대응하지 못했다는 비판을 받았다.[24]

2012년 세계은행 총재로 김용을 임명한 것은 분수령이 되었다. 사상 처음으로 시민사회조직인 파트너스인헬스의 공동 창설자이자 WHO의 3 by 5 치료 구상의 지휘자가 은행의 최고위직을 차지한 것이다. 시민사회는 세계은행 정책에 여전히 우려하고 있지만 세계은행을 좀 더 호의적으로 바라보기 시작했다. 신임 총재는 2013년 세계보건총회 연설에서 '알마아타의 위대한 정신'과 보편적 의료보장을 보듬고, 수익자 부담금이 '부당하고 불필요하다'고 했다. 이는 세계은행의 새로운 기조를 나타낸 것이다.[25] 김 총재는 또한 은행이 2030년까지 세계의 절대 빈곤을 없애기 위해 온 힘을 쏟겠다고 약속했다.[26]

김용 총재의 임명은 다른 측면에서도 획기적인 의미를 지닌다. 즉, 개도국의 경제력과 정치적 영향력의 성장과 동등한 남-북 파트너십을 반영한다는 것이다. 비록 김 총재가 미국의 후보로서 승리하긴 했지만 그동안 미국이 임명해왔던 세계은행 총재를 최초로 경쟁을 거쳐 선출했다는 점에서 의미를 지닌다. 김용 총재는 남아공과 브라질의 지지를 받은 나이지리아의 재무장관 응고지 오콘조-이웨알라의 강력한 도전을 받았다. 오콘조-이웨알라는 '글로벌 거버넌스에서 민주성이 결여되지 않도록' '좀 더 개방적이고 투명하고 성과에 기반한' 절차의 필요성을 강조했다.[27]

### 과도기와 교훈

세계은행이 글로벌보건을 장악한 시기는 중요한 교훈을 남긴다. 기술과 분석 전문성이 중요하긴 하지만 그것이 가치중립적이지는 않다. 건강권 임무를 띤 기구가 제공하는 기술적 지침과 지원은 경제적 임무를 띤 기구가 제공하는 것과는 사뭇 다르다. 다양한 부문을 아우르는 역량은 기구의 지도적 역할을 위한 잠재력을 확장할 수 있지만 그 잠재력은 해당 분야에서 협력하지 않으면 실현되지 않을 수 있다. 세계은행이 재무 당국과 연결되어 있고 차관 조건을 통해 활용할 수 있는 능력을 보유하는 등 보건 분야를 뛰어넘는 힘으로 파급효과를 크게 높일 수 있지만 권력이 대부분 그렇듯이 그런 힘은 좋게도 나쁘게도 행사될 수 있다.

세계은행의 신자유주의적 정책은 시민사회와 학계를 포함한 비국가 행위자의 분노를 샀다. 그러나 이들 비국가 행위자는 다중 이해관계자로 구성된 기구와 파트너십이 확산하는 가운데 그 역할이 커지게 된다. 이는 바로 글로벌보건 기구의 다음 단계, 즉 현 단계를 정의하는 특징이다.

## 제3단계: 파트너십 시대

WHO의 신뢰가 무너지고 세계은행의 효과성에 대한 의구심으로 틈이 생기면서 다양한 이해관계자로 이루어진 파트너십(동반 관계)이 주도하는 글로벌보건 기구의 시대가 도래하게 되었다. 유엔 기구의 비효율성을 두고 일어난 광범위한 우려와 유엔 기구 간의 갈등 또한 이런 글로벌보건 구도의 크나큰 변화에 일조했다. 유엔 기구는 그들이 마주친 도전의 폭넓은 범위와 복잡성에 대응하기 위해서는 파트너십이 필요하다는 점을 스스로 인식하고 있었다.[28] 주로 빌&멜린다게이츠재단의 기금에서 나온 새로운 재원이 등장해 주요 신규 파트너십에 초기 단계부터 자금 지원을 제공하기 시작했다.

세계화는 조직 구조를 재편하며 우리가 서로 연결되어 있고 공동의 운명과 책임 공유의 의무를 지니고 있음을 드러냈다. 유엔 새천년선언(2000)에 따르면 '우리는 우리 개인이 속한 사회에 지는 책임 외에도 전 지구 차원에서 모든 인간을 위해 존엄성과 평등, 형평성의 원칙을 지킬 공동의 책임이 있다'.[29] 새천년개발목표는 모성 및 아동 사망률과 함께 에이즈, 결핵, 말라리아를 개발 어젠다의 중심에 놓았다. 이는 세계기금, 세계백신면역연합, 결핵퇴치운동(Stop TB), 말라리아근절운동(Roll Back Malaria), 모성·신생아·아동 건강 파트너십(Partnership for Maternal, Newborn and Child Health) 등의 새로운 기구 창설에 촉매제 역할을 했다.

또한 세계화는 세계 어느 한곳에서 발생하는 통제되지 않은 풍토성 전염병이나 느슨한 식품안전 체계 같은 보건 위협이 세계 다른 곳에서 어떻게 위험을 악화시킬 수 있는가 하는 데 인식을 높이는 계기가 되었다. 마찬가지로 세계화된 문화와 초국적 기업은 비전염성질환의 전파를 부채질한다. 이러한 현상으로 글로벌보건은 어느 한 행위자가 장악하기 어려운 복잡한 환경이 만들어지면서 정치적 어젠다로 승격되었다. 이제 기구들은 서로 협력과 끌어안기를 확대하는 방안을 모색해야 한다.

이러한 크나큰 변화로 영향을 받은 강력한 행위자는 정치 지도자에만 한정된 것이 아니다. 빌과 멜린다 게이츠 같은 자선가와 보노 같은 유명인 역시 이 분야에 진출해 그들이 보유한 자원과 명성으로 생명을 구하고자 노력한다. 한편 초국적 기업들은 좋고 나쁨을 떠나 제약에서 식품과 에너지에 이르기까지 보건 분야에 영향력을 행사한다. 소비자가 더 건강한 제품과 기업의 책임성 제고를 요구함에 따라 민간 산업이 이 분야에 끌려들어 왔다.

NGO의 등장 역시 이 파트너십의 새로운 시대를 규정하는 역할을 한다. 국가 차원의 민주화 운동은 글로벌 기구에까지 확대되면서 시민사회의 참여를 요구한다. 한편 양자 간 개발 기구는 자금의 상당 부분을 NGO를 통해 지원하기 시작했다. 세계화로 초국적 시민사회운동이 강화되면서 이들은 부채 구제, 구조조정, 무역, 건강 불평등 같은 전 지구적 사회정의 현안 해결에 역점을 두고 있다.

에이즈 운동이 인권 옹호, 네트워크, 공동체 기반의 지원과 더불어 그 중심적인 역할을 했음은 아무리 강조해도 지나치지 않는다(제10장 참조). 에이즈 운동의 선구적 전략으로 바야흐로 시민사회 행동의 시대가 막이 오르며 모성보건(안전한 어머니회 백색리본 연합), 담배 규제(기본협약연합), 비전염성질환(NCD 연합) 등에 역점을 둔 파트너십이 형성되었다.

에이즈 범유행이 체제 발전에 중심이 된 데에는 또 다른 필수적인 요인이 있었는데 바로 글로벌보건 재원의 유례없는 증액을 촉발하는 방아쇠 역할을 했다는 것이다. 이 같은 자금 지원은 에이즈가 사회경제적으로 삶의 모든 측면에 영향을 미친다는 점과 함께 세계기금, 유엔에이즈, 에이즈 퇴치를 위한 대통령 비상계획(PEPFAR), 국제의약품구매기구(UNITAID) 등의 신규 조직과 프로그램이 탄생하는 계기가 되었고 또한 결과와 책무성을 더욱 강조하게 되었다. 그러나 HIV/AIDS 예방과 치료를 위한 외국 자금의 유입과 에이즈 사업의 확산은 또한 글로벌보건 구조의 약점을 드러냈을 뿐만 아니라 더욱 악화시켰으며 사업의 파편화, 우선순위 무시, 지속 가능하지 않은 재정이라는 엄청난 문제점을 보여주었다.

이 시대의 또 다른 특징은 일련의 새로운 원칙이 나타났다는 것이다. 정부는 늘어난 재정 그리고 더욱 효과적인 보건 재정으로, 새천년개발목표를 달성하려면 성과를 높일 필요가 있음을 깨달았다. 보고 요건과 다른 무상 지원에 요구되는 조건은 수원국에 과도한 부담을 주고 있었다. 무상원조는 종종 개도국의 우선순위와 일치하지 않았을 뿐 아니라 원조 예측이 불가능함에 따라 수원국이 효과적으로 원조를 이용하지 못하게 가로막고 있었다.

이러한 약점을 해결하고자 새로운 원칙이 유엔이 주도하는 절차에 따라 도출되었다. 1995년 유엔 사무총장 부트로스 부트로스-갈리의 개발 어젠다 보고서에서 촉발된 이 절차는 2002년 개발 재정에 관한 몬테레이 컨센서스를 이끌어냈다.[30] 멕시코 몬테레이에서 합의된 원칙은 로마(2003), 파리(2005), 아크라 (2008), 부산(2011)에서 열린 원조 효과성에 관한 고위 포럼을 거치면서 더욱 진화했다.[31]

파리원칙(2005년 원조 효과성에 관한 파리선언에 포함된)은 다섯 영역을 포함한다. ① 당사국 주도권: 당사국이 자체 전략을 수립할 수 있다. ② 조정: 개발 파트너는 당사국 전략을 지원하고 현지 체계를 이용하도록 조정한다. ③ 조화: 개발 파트너 간 상호 협조하고 절차를 간소화한다. ④ 결과: 측정 가능한 보건개선 달성에 역점을 둔다. ⑤ 상호 책무성: 당사국과 파트너 간 서로 책무성을 진다.[32]

아크라와 부산 포럼은 이들 원칙을 확장하고 개선하면서 개발 관계에서 개도국을 동등한 파트너로 그리고 자신의 운명을 책임진 진정한 주도권을 가진 파트너로 인정하려는 움직임을 향해 계속 진화하고 있다. 아크라행동계획은 역량 구축과 함께 모든 파트너를 포함해야 함을 강조한다. 부산파트너십협정은 남-남 협력을 포함하고 시민사회, 의회, 기업의 역할을 강조했다. 부산협정은 세상을 본질적으로 원조 공여자와 원조 수혜자로 이분하는 원조 효과성에서 개발 협력으로 전환한 것이 가장 중요한 특징이라 할 수 있다.

이제 제3단계 글로벌보건 기구에서 가장 두드러진 특징, 즉 공공-민간 파트너십에 관해 살펴보고자 한다. 특히 가장 많은 재정과 거버넌스 혁신을 제공하는 세계기금과 세계백신면역연합이라는 두 파트너십에 초점을 맞추고자 한다. 그런 다음 게이츠재단의 사례를 들어 자선가가 미치는 영향과 그에 따른 문제점을 설명하도록 하겠다. 끝으로 역사가 길고 짧음을 떠나 글로벌보건 조직이 시민사회의 영향력 증대와 당사국 우선순위에 맞춰 조정할 필요성을 포함해 이 시대의 역동성과 수요에 어떻게 대응하고 있는지 살펴볼 것이다.

## 글로벌보건 파트너십 정의

국가는 집단적으로 WHO나 세계은행 같은 정부 간 기구를 통제하는 방식으로 글로벌보건에 주요 영향을 끼친다. 이들의 2010년도 양자 간 개발 기구 자금 조달은 전체 국제보건지원의 3분의 2를 차지했다.[33]

국가는 여전히 강력한 행위자로 남아 있지만 새로운 글로벌보건 지형은 점차 파트너십의 영향을 받고 있다. 파트너십이란 '공동의 목적을 위해 위험과 이익을 공유하는 다양한 조직 간의 협력적이고 공식적인 관계'로 공식 정의된다.[34] 이 공통된 정의 아래 '연구 개발, 기술 지원과 보건서비스·체계 지원, 옹호, 협조, 재무' 등 다양한 영역의 중점과 기능을 지닌 수많은 조직 형태와 목적이 존재한다.[35] 글로벌보건 파트너십 대다수는 WHO와 긴밀한 관계를 맺고 있다. 파트너십 이사회에는 정부와 정부 간 기구 대표가 포함되지만 시민사회, 재단, 민간 분야와 학계 대표도 포함된다. 21세기 들어 10년이 지난 후 지구상에는 100여 개의 글로벌보건 파트너십이 활동했다.[36]

모든 글로벌 파트너십이 영리기관 대표를 포함하는 것은 아니다. 설령 영리기관이 포함된다고 해도 기업 대표는 파트너십 이사회에서 종종 의결권을 행사하지 못한다. 그럼에도 불구하고 파트너십은 이사회에 NGO나 재단 대표보다 더 많은 수의 기업 대표를 포함시키기도 한다. 더욱이 이사회는 남성이 불균형적으로 많고 글로벌 북쪽 출신이 많다.[37]

글로벌보건 파트너십은 종종 다양한 이해관계자로부터 기술적 전문성, 자원, 지원을 모색한다. 예를 들면 백신과 의약품, 진단 기술의 혁신을 이루려면 제약회사와 협력하여 수요를 파악하고 재정을 보장하며 유인책을 개발해야 한다. 보건인력의 이주와 유지 문제를 해결하려면 시민사회뿐만 아니라 보건 전문가와 교수, 교육가를 참여시켜 정치적 의지를 확대해야 한다.[38]

### 에이즈·결핵·말라리아 퇴치 세계기금

새천년이 도래했을 때 에이즈 범유행과 관련된 긴급성과 복잡성으로 거버넌스의 혁신 필요성이 제기되었다. 이는 에이즈·결핵·말라리아 퇴치 세계기금("세계기금")이라고 하는 최대 규모의 글로벌보건 자금을 제공하는 새 기구가 출범하는 계기가 되었다. 세계기금은 끈질긴 재정난에도 불구하고 대담한 혁신 조직으로서, 특히 시민사회를 끌어안는 부분에서 혁신적임이 증명되었다. 세계기금은 또한 국가별 전략에 맞추어 재정을 조정할 수 있도록 진화해왔으며 이 세 가지 질병 외에 범위를 확대해 국가별 우선순위를 포함하기 시작했다.

### 연혁, 운영 및 결과

세계기금은 세기가 바뀔 무렵 HIV/AIDS 사업이 마주친 엄청난 재정난에 대응해 창설되었다. 빈곤국의 에이즈 치료 요구가 커지고 있었지만 자금은 거의 없는 것과 다름없었다. 옹호 단체의 촉구에 따라 국제사회는 2000~2001년 일련의 조치를 취했고 그 결과로 세계기금이 출범했다. 2000년 일본 오키나와에서 열린 G8 정상회의에서 선진국은 처음으로 HIV/AIDS 자금 조달에 새로운 긴급성을 부여했다. 2001년 4월 나이지리아 아부자에서 개최된 아프리카 정상회담에서 유엔 사무총장 코피 아난은 'HIV/AIDS와 다른 감염성질환 퇴치를 전담하는 세계기금 설치'를 제안하면서 매년 70억~100억 달러의 '군자금'을 조성할 것을 요구했다. 그로부터 한 달 후 미국이 처음으로 2억 달러를 약속했다. 2001년 6월 유엔총회는 HIV/AIDS 특별회기 중에 '세계 HIV/AIDS 및 보건 기금' 설치를 지지했다. 2001년 7월 G8 정상은 'HIV/AIDS, 말라리아, 결핵 퇴치를 위한 새로운 세계기금' 설치를 발표했다. 세계기금은 그다음 해에 운영되기 시작했으며 2002년 4월 첫 무상증여 계획을 승인했다.[39]

세계기금은 독립적인 스위스재단으로 창설되었다. 기금을 유엔 체제 밖에 두기로 한 결정은 신중히 숙고해 내린 결정으로, 유엔의 관료주의, 유엔 기구 간 경쟁, 회원국이 재원 요청을 거부할 때 따르는 정치적 문제의 우려를 반영한 것이다. 세계기금은 최초에는 WHO를 통해 관리되었으나 2009년부터 자치적으로 운영되었다.

첫 10년 동안 기금은 라운드 방식으로 운영되었다. 세계기금은 처음에는 연 2회, 나중에는 연 1회 저소득국을 대상으로 제안 요청서를 발행했다. 수요에 기초한 방식이기 때문에 제안서가 기술적으로 건전하고 당해 국가의 보건 수요에 부응할 경우 신청국은 개입 수단과 자금 수준을 자유롭게 선택할 수 있었다. 예를 들면 신청국은 전염병이 집중된 지역의 소외인구에 집중 지원하기를 선택할 수 있었다. 과학 전문가로 구성된 기술검토위원회(TRP)가 제안서를 검토하고 위원회에 권고사항을 제출했다.

세계기금은 결과 중심 재정의 최선두에 있다. 무상증여를 신청하려면 산출물을 측정할 수 있는 목표를 포함해야 한다. 무상증여는 5년 동안 승인받을 수는 있지만 위원회가 착수 후 2년 뒤에 성과를 검토하여 적절한 성과가 있을 경우에 한해 추가 자금을 지급하는 방식이었다. 실제로 위원회가 자금 지원을 중단하는 일은 매우 드물었으나 2010년 중반부터는 자금 지원거부 사례가 급증하기 시작했다. 보고서에 성과가 부실한 것으로 나타나면 세계기금 사무국은 교정 조치와 함께 좀 더 빈번하게 보고를 요구했다.[40] 결과 중심의 자금 지원은 이제 양자 간 사업은 물론이고 글로벌보건 파트너십에서 흔히 찾아볼 수 있다.

결과 중심의 자금 지원으로 전환하면서 떠오르는 문제는 과연 어떤 결과를 측정해야 하는가이다. 에이즈 치료를 받는 사람의 수 등 눈에 띄는 수치적 목표에 집중함에 따라 지속적 치료나 사회적 낙인 감소처럼 측정하기 곤란한 결과에서 관심이 멀어지고 있지는 않은가? 한정된 몇 가지 질병에 역점을 둠으로써 아동 및 모성 사망이나 보건체계 강화 같은 다른 난제를 해결할 기회가 저해되는 것은 아닌가? 세계기금은 이 같은 위험에 주의를 기울이며 이들 두 보건 우선순위에 관한 정책을 발전시키고 있다.

세계기금의 성과는 인상적이다. 첫 무상증여를 제공한 후 10년이 지난 2012년 말까지 세계기금의 지원 사업을 통해 420만 명이 에이즈 치료를 받고 있었다. 또한 세계기금은 3억 1,000만 개의 말라리아 예방 모기장 구매, 2억 9,000만 건의 말라리아 치료, 930만 건의 결핵 검진 및 치료를 지원했다. 자체 계산에 따르면 세계기금은 2011년까지 870만 명의 생명을 구했고 151개국에 무상증여로 누적 금액 229억 달러를 승인했다. 세계기금은 주요 글로벌 자금 공급자이다. 결핵과 말라리아 퇴치를 위한 주요 국제 자금원으로서 2012년 결핵 사업 국제 기금의 82%를, 2011년 말라리아 사업의 50%를 공급했으며 에이즈 사업에서도 주요 자금원이다.[41]

### 시민사회와 거버넌스

세계기금의 진보적인 거버넌스는 다른 기구에 모범이 되었다.[42] 이사회는 정부와 비국가 행위자, 남-북 대표 등 여러 이해관계자로 구성된다. 세계기금이행한 혁신 가운데 시민사회의 개입은 특별히 관심을 기울일 필요가 있다. 의결권이 있는 이사 20명 중 3명은 NGO를 대표한다. 그중 한 명은 세계기금의 목표 대상 질병을 보유한 채로 살아가는 사회집단을, 다른 한 명은 개도국을, 또 다른 한 명은 선진국을 대표한다. 이사회는 재단과 민간부문 대표도 포함하며 나머지 15석은 정부 대표가 차지한다. (지리적으로 구획된 지역의 정부 대표는 물론이고 주요 자금 공여국도 포함된다.) 다국적 기구(WHO, 유엔에이즈, 세계은행 등)는 의결권이 없는 이사회 위원이다.

세계기금은 현지 거버넌스 구조, 특히 국가조정체제(CCM)를 통해 이러한 포괄적인 접근을 이용한다. 이들 다양한 분야에 걸쳐 다양한 이해관계자가 참여하는 위원회는 지역사회조직으로부터 의견 수렴 및 '주수혜자(principal recipient)'(이해관계자들에게 자금을 배분하는 무상증여 수령자) 지정을 포함해 세계기금의 제안서를 작성한다. 또한 국가조정체제위원회는 무상증여 이행을 감독하고 무상증여가 국가보건사업에 연결되도록 보장하는 역할을 한다.

세계기금은 표적 질병을 가진 사람들이 국가조정체제위원회에 포함되도록 보장할 것을 요구한다. 정부가 아닌 현지 지역사회에서 자체적으로 시민사회와 민간부문 대표를 선정한다. 세계기금은 국가조정체제위원회의 최소 40%는 반드시 비정부 단체 대표로 구성되어야 한다고 본다. 또한 국가조정체제위원회는 시민사회의 참여를 더욱 보장하고자 제안서를 작성할 때 여성, 동성애자, 이주민, 성노동자, 주사약물 투약자(IDUs) 같은 '핵심 집단'의 역할을 기록해야 한다.[43] 그러나 현실에서 국가조정체제위원회의 운영은 가변적이고 투명성, 포용성, 성포괄성 분야에 문제점을 안고 있다.

국제치료준비연합이 시행한 외부 검토에 따르면 일부 국가에서는 시민사회 대표가 '주목할 만한 기여'를 했고 동등한 파트너로 대우받았지만 대개는 다른 대표만큼 영향력을 발휘하지 못했다. 그 이유는 이들이 정부 관리에게 이의를 제기하려 하지 않거나, 적절한 지식이 부족하거나, 단순히 동등하게 대우받지 못했기 때문이다. 국제치료준비연합이 권고한 전략으로는 별도의 시민사회 회의를 통해 시민사회 대표들에게 시민사회의 역량 구축, 시민사회 대표에게 책임을 물을 수 있는 성과 지표를 포함한 정보를 제공하고 권한을 부여하기 등이

포함된다.[44]

　세계기금은 정부가 소외인구 수요에 적절히 대처하지 못할 수 있음을 인정하고 NGO가 국가조정체제위원회를 거치지 않고도 신청서를 제출하는 것을 허용한다. 또한 세계기금은 합법적인 정부가 없거나, 분쟁 중이거나, 인도적 위기에 처한 국가 등 취약한 국가도 국가조정체제위원회를 통하지 않고 신청할 수 있도록 허용한다.

　세계기금이 시민사회 지원을 더욱 강화할 수 있게 한 두 가지 혁신 활동이 있다. 하나는 이중노선 재정으로, 국가조정체제위원회가 정부 주수혜자와 비정부 주수혜자를 지명하는 방법이다.[45] 두 번째 혁신은 지역사회 체제 강화(CSS)로, 서비스 전달에서 옹호 활동에 이르기까지 지역사회를 강화하기 위해 설계된 활동이다. 전문 영역별 활동으로는 파트너십, 역량 구축, 의료서비스 전달 그리고 계획, 모니터링, 평가 등이 포함된다.

　세계기금의 접근 방식은 시민사회 참여를 지원하기 위한 최선의 방법에 근본적인 질문을 제기한다. 공식 지침을 준수함으로써 어느 정도까지 의미 있는 참여가 보장되는가? 국제사회는 진정한 지역사회 참여가 미흡한 국가의 절차를 위법한 것으로 간주해야 하는가? 그렇다면 국제기구가 부적절한 참여를 파악할 수 있는 최선의 방법은 무엇이며 그에 따라 책임져야 할 결과는 무엇인가? 끝으로 국제기구는 어떻게 빈곤한 사람이나 장애자 같은 취약한 집단의 의견을 반영하도록 보장할 수 있는가? 세계기금은 2012년 개편을 단행하면서 사무국의 6인으로 구성된 시민사회 지원팀을 해체하고 국가별 팀에 그 기능을 이양했다. 이러한 기능을 국가 차원으로 위임하는 것이 과연 시민사회의 지도력을 증진할 것인가 아니면 희석시킬 것인가?[46]

### 형평성과 인권

　세계기금이 이들 질문과 씨름하고 있지만 이 기구가 추진한 시민사회 참여는 형평성이라는 목표에 전념하고 있음을 잘 보여준다. 2011년 무상원조 승인 회의에서 세계기금은 '성과 중심의 자금지원 결정에 형평성 요소를 체계적으로 고려할 것'이라고 했다. (이 회의는 종국에는 취소되었다.) 또한 세계기금은 2011년 재정을 '일반 기금(general pools)'과 '표적 기금(targeted pools)'으로 나누어 재정의 10%를 표적 기금에 할당해 주로 집중된 유행을 해결하고자 했다. 이 자금의 상당 부분은 소외 집단을 대상으로 이용될 예정이었다.[47] 2008~2009년 세계기금은 성평등과 성소수자의 수요를 충족하기 위한 전략을 발전시켰다. 비록 HIV 전염병과 관련해 여성의 수요와 현실을 감시와 평가 과정에 제대로 통합하지 못한 점을 비판받고 있지만[48] 이 전략은 높이 평가받았다. 세계기금의 2008년부터 2009년도 라운드에서는 사회적 낙인과 인권 문제를 다루는 제안서가 성공적으로 승인받았다. 세계기금은 2012~2016년 전략계획의 일부로 인권을 5대 전략목표 중 하나로 격상시켰다.[49]

### 투명성과 위기, 변환의 역설

2011년 1월 연합통신(AP)은 "유명인이 지지하는 글로벌보건 기금에 사기행위 만연"이라는 자극적인 제목과 함께 세계기금의 감사관이 밝혀낸 비리에 관한 기사를 보도하며 "세계기금이 운영하는 일부 무상증여의 경우 3분의 2까지 비리가 좀먹고 있다"라고 주장했다. 그러나 세계기금의 전체 사업 중 극히 일부인 4개국을 대상으로 한 무상증여에만 문제가 있었다. 최악의 사태였던 무상지원자금의 3분의 2가 가짜 영수증과 다른 사기행위를 통해 사라져 버린 모리타니아의 경우조차 지원금 총액은 800만 달러에도 미치지 못했다.[50]

세계기금의 자체 감시과정이 실제로 작동하고 있었다. 각국의 독립된 현지 자금 관리자라는 내부 장치로 비리가 발견되었다. 세계기금은 조사를 거쳐 오용된 자금을 회복하고 비리를 멈추기 위한 조치를 취했다. 세계기금의 감사관은 이 같은 조사 결과를 발표했다. 발표가 있기 한 달 전 세계기금은 말리 무상증여 두 건을 유예하고 한 건은 종료했다는 보도 자료를 배포했다. 또한 세계기금은 모리타니아와 지부티를 포함한 몇 개국에 시행한 무상증여를 특별 감시대상에 포함했다고 보고했다. 세계기금의 조사에 따라 말리에서 15명이 체포되고 보건장관이 사임했다. 모리타니아와 잠비아에서도 범죄 수사에 착수했다.[51]

역설적으로 세계기금의 투명성 실천은 또 다른 위기를 불러왔다. 스웨덴, 독일, 아일랜드가 자금 지급을 유예한 것이다. 세계기금이 신뢰를 회복하기 위해 취한 고도로 가시적인 대응에는 미셸 카자츠카인 사무국장의 강제 사임이 포함되었으며 그 후임으로 전(前) 에이즈 퇴치를 위한 대통령 비상계획(PEPFAR) 총책임자였던 마크 다이불이 임명되었다. 또한 세계기금은 재정 안전장치를 발표하고 재무 통제와 감독 개선안을 제안하기 위한 독립적인 고위 패널을 설치했다. 세계기금은 재정 안전장치뿐만 아니라 무상증여 절차의 간소화, 무상증여 관리 개선, 거버넌스 개선 등 광범위한 개혁을 포함한 전면적인 권고안을 받아들였다.[52]

변화의 약속은 결실을 보았다. 독일을 포함한 공여국이 되돌아온 것이다. 세계기금에 최초로 분담금을 중단한 스웨덴은 실제 분담금을 증액했다. 일본과 영국 등 다른 공여국도 신규 분담금을 제공하거나 기존 분담금을 증액했다.[53]

패널의 보고서 이후 세계기금은 무상증여 관리와 효과를 제고하고자 주요 구조조정이 포함된 5개년 전략계획을 채택했다. 이러한 변화에는 본부 직원의 현장 파견, 국가사무소팀 확장, 세계기금에 근무하는 600명가량의 직원 4분의 3을 무상증여 관리에 배정하는 조치 등이 포함된다. 특별팀은 아프리카와 아시아의 질병 부담이 높은 국가에 집중하게 될 것이다. 구조조정은 조직의 상층부에까지 미치면서 총괄관리자 직위가 신설되었다.

### 향후 도전과제: 자금 조달, 범위, 신흥 경제대국

지속되는 자금조달 문제: 2010년 10월 자금재보충회의(세계기금 공여국이 지원을 약속하는 정기 회의)에서 세계기금은 2011~2013년도 계획으로 130억~200억 달러의 기금 조성을 모색했다. 이는 현재 속도로 사업을 지속하기에는 부족한 수치이지만 새천년개발목표 진도를 가속화하는 데 필요한 금액보다는 높은 수치였다. 이 회의는 국가가 2010년 유엔 새천년개발목표 정상회의에서 '적정 자금조달'을 약속한 지 한 달 만에 개최되었지만 약속한 총액은 겨우 117억 달러에 그쳤다.[54] 그로부터 3년 후 세계기금의 2014~2016년 목표는 150억 달러였다.[55]

불충분한 자금지원 약속, 세계적인 경제 위기와 부패 폭로에 따라 이사회는 2011년 11월 제11차 라운드를 착수한 지 한 달 만에 취소했다. 세계기금이 기존 사업을 유지하기 위해 과도기적 자금조달 장치를 마련하긴 했지만 신규 사업에 자금을 지원하기 어려운 형편이었다. 그러나 세계기금은 개혁을 통해 1년이 지나기 전에 공여국이 기여금을 재개하거나 증액하도록 동원하는 데 성공했다. 이에 따라 2013년에 제한되기는 했지만 신규 자금조달 계획이 가능해졌다. 2013년 중반 이사회는 다음에 설명하게 될 새로운 자금조달 모델 아래 6억 2,200만 달러 규모의 신규 무상증여 사업 세 건을 승인했다.[56]

2002년 시민사회는 매년 자금조달에 허덕이는 사태를 방지하고자 '공평 분담금 프레임워크'를 제안했다. 이 프레임워크는 의무 분담금 산정을 수원국의 경제 능력을 고려한 글로벌 재정 수요와 연계함으로써 자금 조달에 공통된 접근 방식을 적용한다는 것이었다. 초기 프레임워크는 민간 부문에서 매년 필요한 100억 달러 중 10억 달러를 기부하고 나머지 90억 달러는 유엔개발계획의 인적 자원 지수에서 '높은' 등급을 받은 48개국에 분담하는 방식이다.[57]

이 프레임워크가 채택되지는 않았으나 옹호자들이 자국 정부에 재정을 늘릴 것을 요구하는 계기가 되었다. 또한 '보건세계기금' 모델을 다시 그려보는 계기가 되었는데 이에 관한 자세한 내용은 이 장 뒷부분에서 다루어진다. 세계기금이 2016년까지 계획한 재정 전략에서는 혁신적인 자금조달 방식, 기업 파트너십, 민간 공여자와 함께 '급속히 산업화하는 중소득국과 신흥 산업국 혹은 자원이 풍부한 경제대국'의 역할이 강조된다.[58]

또한 세계기금은 무상증여가 국내 보건자금을 대체하는 것이 아니라 국내 보건에 부가적인 보탬이 되도록 보장할 방법을 모색하고 있다('부가성'의 원칙). 세계기금은 이 원칙의 시행이 어렵다는 점을 인정하고 2011년 공동재정 정책을 시행했다. 이 정책하에서 수원국은 자국의 질병사업 예산의 일정 부분을 국내 예산으로 충당하고 자국의 소득 범주에 따라 점진적으로 국내 예산을 늘려나가야 한다. 또한 자국의 질병 예산과 전반적인 예산 지출을 매년 확대해야 한다.

당사국 절차 및 전략과 연계하여 조정: 세계기금의 접근 방식은 전통적인 대외원조에 비해 진보한 것이다. 수원국은 주로 보건 당국이 주체가 되어 수요를 바탕으로 무상증여를 신청해서 국내 자금조달의 부족분을 메운다. 이러한 수요 중심 접근의 일부로서 세계기금은 수요를 제한하거나 자금 요청의 상한 금액을 정하지 않았다. 이는 공여국이 자체 우선순위에 따라 독립적인 사업을 지원한 것에 비하면 비약적인 개선이었다. 그러나 수원국은 광범위한 보건 수요를 충족시켜야 하는 데 반해 세계기금은 겨우 세 가지 질병만 목표로 한다. 더욱이 세계기금의 라운드 방식 재정은 당사국 예산 주기와 동떨어져 있는 데다 보건 당국과 파트너에 길고 복잡한 양식을 작성해야 하는 부담을 준다.

세계기금은 수원국의 수요 및 절차와 연계하는 데서 발생하는 단점을 극복하기 위한 방법을 모색하고 있다. 세계기금은 현재 신청자의 제안서 작성에 도움을 주기 위해 관련 정보를 담은 홍보지와 도구를 제공하고 있다.[59] 세계기금의 무상증여에 필요한 서류 작성에 도움을 주기 위한 기술 서비스 산업도 성장했다.

세계기금의 2012~2016년도 전략은 수원국 절차와 연계성을 늘려나가고 예측 가능성을 높이며 무상증여 지출을 신속하게 처리하고자 라운드 방식에서 크게 탈피하여 반복적 절차로 대체되고 있음을 보여준다. 이 새로운 자금조달 모델에서 세계기금은 신청자에게 향후 3년간 받을 수 있는 금액을 알려주며 수원국은 그 외에도 파급력이 크고 성과가 높은 사업의 보상으로 추가적인 유인 자금을 받을 수 있다. 이 정보는 수원국 협의체에 제공되어 국가조정체제위원회는 자금 요청을 위한 개념 노트를 작성할 때 이용된다. 기술적으로 건전한 제안서는 무상증여 협상의 근거가 되며, 이는 지출이 준비된 무상증여로서 이사회의 승인만 받으면 된다. 기술적 우려를 야기하는 제안서는 거부되는 것이 아니라 수정 또는 재제출 지시와 함께 회송된다. 세계기금이 이 같은 접근 방법을 취한 것은 새로운 시도이지만 세계은행과 다른 개발 기관들은 이미 이와 유사한 절차를 시행하고 있다.[60]

자금 조달을 수원국의 절차와 연계하기 위해, 신청서는 가능한 한 견고한 국가전략계획을 바탕으로 포괄적인 증거 중심의 절차를 통해 작성되어야 한다. 그렇지만 수원국은 그런 전략 없이도 여전히 자금을 신청할 수 있다.

세계기금의 지원범위 확대 요구에도 불구하고 세계기금의 중점은 여전히 세 가지 질병에만 있다. 세계기금은 보건체계 강화와 모성 및 아동 보건을 위한 자금 조달까지도 포함하며 확대되었다. 그러나 자금 신청자는 그 같은 목적의 자원이 어떻게 에이즈나 결핵, 말라리아 퇴치에 도움이 되는지 보여주어야 한다.

예를 들면 일부 국가는 신규 보건직원 교육, 1차의료 개선, 보건정보 수집 목적으로 자금을 지원받는다.

시민사회는 훨씬 더 대폭적인 개혁, 특히 보건세계기금으로 확대하기를 주창하고 있다. 즉, 현재의 세계기금 범위를 확대하여 종합적인 보건 수요에 대응하거나 적어도 보건 관련 새천년개발목표를 완전히 통합할 것을 주장한다. 포괄적 거버넌스를 포함해 기존 자금 운영방식 위에 주요 글로벌 자금 공급원을 구축할 수도 있을 것이다. 그러나 이 접근 방식에 정치적 위험이 따르는 이유는 기존 기금이 안고 있는 자금부족 문제 때문이다. 지속 가능한 재정 보증 없이 세계기금의 범위를 확대할 경우 현재 목표로 삼고 있는 세 가지 질병에 지원하는 규모가 줄어들면서 심각한 결과를 초래할 수 있다.[61]

신흥 경제대국: 과거 저소득국에 속했던 많은 국가가 이제 빠르게 경제대국으로 성장하면서 예전보다 많은 자원을 국내 보건수요에 투입하고 있다. 세계기금 이사회는 세계 2위 경제대국인 중국에 네 번째로 큰 무상증여를 제공해 신랄한 비판을 받았다. 중국이 수령한 세계기금 무상증여는 8억 3,000만 달러를 넘어섰지만 비판이 최고조에 이르렀던 당시 중국이 세계기금에 기부한 금액은 겨우 1,600만 달러에 지나지 않았다. 그 후 중국은 2013년까지 3,000만 달러까지 증액하기로 약속했다.[62]

2011년 이사회는 자격 요건을 엄격하게 강화하면서 중소득국 자금 지원을 제한하고 소외인구 자금 지원에 우선순위를 두었다. 그럼에도 많은 옹호자들은 이 같은 제한이 지나치게 엄격해지면서 실제로는 소외인구를 위협하는 요소로 작용했다고 보았다. 그들은 중국이나 베트남 같은 국가가 적극적인 자금 지원 없이도 주사약물 투약자를 위한 피해 감소 프로그램을 지속할 것인가에 의구심을 나타냈다. 전체적으로 중소득국 자금 지원을 제한할 경우 가장 수요가 많은 지역에 지원이 약화되지 않겠는가? 남아공, 나이지리아, 인도 등 HIV 부담률이 극도로 높은 국가는 중소득국으로 분류된다.

2012년 이사회는 자금 할당에 관한 새로운 접근법을 수립하면서 질병 부담률이 가장 높고 지급 능력이 가장 낮은 국가를 우선순위에 두었다. 이사회는 또한 주사약물 투약자 등 '가장 위험에 처한' 소외 인구집단을 집중 지원하고자 질병 부담률은 좀 더 낮고 소득은 좀 더 높은 국가에 투자할 것을 요구했다.

## 세계백신면역연합

세계기금보다 2년 먼저 출범한 세계백신면역연합은 유사한 난관에 맞닥뜨리고 있다. 세계백신면역연합 역시 백신으로 예방 가능한 질병이라는 특정 보건 문제에 수십억 달러를 모금해 효과적으로 지출하고자 하며 그 성과는 구제된 생명과 예방접종한 아동의 수로 측정된다. 그럼에도 세계기금과 세계백신면역연합 사이에는 중요한 차이가 있다. 세계기금은 사회적 결정 요인을 매개로 한 질병 문제를 다루는 반면에 세계백신면역연합은 좀 더 국소적으로 개도국의 수요에 맞춰 백신을 공급하고 전달하는 데 중점을 둔다. 세계백신면역연합과 세계기금의 출범에서 운영 방식에 이르기까지 전반적인 대조를 통해 공통점과 차이점을 살펴보면 이해에 도움이 될 것이다.

세계백신면역연합은 민간 조직인 게이츠재단을 중심으로 형성되었다는 점에서 이례적인 출발을 보였다. 게이츠재단은 기술, 비용 효과성, 측정 가능한 결과에 높은 관심이 있어서 수백만 명의 목숨을 살릴 수 있는 잠재력이 입증된 백신이라는 저비용 기술에 투자했던 것이다. 부유한 국가에서 HIV/AIDS 등 백신 외의 것에 달러를 투자하고 있었기 때문에 게이츠재단은 세계은행, WHO, 유엔아동기금과 함께 백신의 글로벌 지원에 다시 집중하고자 했다. 1990년대 말 개도국에서는 거의 3,000만 명의 아동이 기본 예방접종을 받지 못하고 있었고 거기에다 신형 백신은 거의 찾아볼 수 없는 실정이었던 것이다. 이에 1999년 게이츠재단이 최초 약속한 7억 5,000만 달러로 2000년 네 개의 기구와 다른 파트너가 연합하여 세계백신면역연합을 출범시켰다.[63] 세계기금의 경우와 마찬가지로 국제기구(유엔아동기금을 지칭)가 세계백신면역연합을 이끌었고, 세계기금과 마찬가지로 세계백신면역연합은 나중에 독립된 스위스 재단이 되었다.[64] 세계백신면역연합은 저소득국에 초점을 둔 세 가지 임무를 띠고 설립되었다. 기본 예방접종 확대, 부유한 국가에 도입된 백신사용 촉진, 연구 장려가 그것이다.

세계백신면역연합은 출범 후 2011년까지 550만 명 이상의 생명을 구하는 데 도움을 주었고 계획대로 추진될 경우 2015년까지 400만 명을 추가로 살릴 수 있다고 추산했다. 예방접종 사업은 아동 3억 7,000만 명에게 시행되었다. B형 간염 예방접종은 세계백신면역연합의 가장 성공적인 사업으로 꼽히는데 저소득국 예방접종이 2000년 17%에서 2009년에는 74%까지 늘어났다. 홍역, 헤모필루스 인플루엔자 b형(Hib)(수막염과 폐렴을 일으킴), 백일해, 황열병 예방접종에 투자한 결과 각각 10만 명 이상의 생명을 구했다. 세계백신면역연합은 또한 폴리오, 폐렴구균질환, 로타바이러스 백신도 지원했다. 기본 아동예방접종 3종 혼합형 DPT3(디프테리아, 백일해, 파상풍 백신) 접종을 받은 저소득국 아동의 비율은 세계백신면역연합 출범 당시 60~65%에서 2012년 79%로 상승했다. 전반적으로 세계백신면역연합의 투자는 2012년 중반까지 79억 달러에 이르렀다.[65]

세계백신면역연합은 수원국의 기반시설 확충을 목표로 보건인력 교육, 차량, 백신의 적절한 온도 유지를 위한 저온유통 강화 등 면역 지원 서비스를 통해 예방접종 확대를 지원한다. 세계백신면역연합은 주사기 재사용으로 발생하는 질병 전파를 방지하고자 일회용 자동 폐기 주사기를 보급하는 등 보건인력이 좀더 안전한 주사 행위를 하도록 지원한다. 세계백신면역연합의 안전한 주사기 사용에 관한 지원을 받은 71개국의 90%는 세계백신면역연합 자금이 예방접종 외에도 주사기 안전 사용에 매우 중요한 역할을 했다고 보고했다.[66]

또한 세계백신면역연합은 저소득국에서 신형 백신과 저활용 백신의 보급을 확대하고 있다. 이는 2012년 5월까지 조달한 자금 중 거의 84%를 차지할 만큼 높은 비중을 차지한다.[67] 초기에는 B형 간염, 헤모필루스 인플루엔자 b형, 황열병 백신에 역점을 두었으나 2012년이 될 때까지 홍역 풍진, 홍역 2차 접종, 수막구균 단백결합, 폐렴구균, 로타바이러스까지도 포함하게 되었다. 세계백신면역연합은 디프테리아, 파상풍, 백일해, B형 간염, 헤모필루스 인플루엔자 b형 백신을 혼합한 5가혼합백신뿐만 아니라 여아의 자궁경부암 예방을 위한 인유두종바이러스(HPV) 백신도 지원한다.

2011년 수요가 가장 높았던 백신은 로타바이러스 백신과 폐렴구균 백신이다. 전자는 설사로 인한 사망(연간 45만 명 이상)의 주 원인이 되는 바이러스 감염을 예방하기 위한 백신이고 후자는 폐렴(매년 아동 50만 명 이상 사망)과 수막염의 주요 원인인 박테리아로부터 보호하기 위한 백신이다.[68] 최신 백신과 저활용 백신 신청을 위한 사전 요건으로 수원국은 적어도 DPT3 예방접종률이 최소 70%여야 하고 충분한 예방접종 기반을 보장하기 위한 정책이 수반되어야 한다. 통상 수원국의 다개년계획에 따라 4~5년간 조달되는 자금은 백신 자체 구매와 보급(예방접종 교육, 운동, 사회적 동원 등) 목적의 현금 무상증여에 쓰인다.

이 시대가 요구하는 사고에 맞게 세계백신면역연합은 보건체계 강화를 위한 자금흐름 체계를 수립했다. 세계백신면역연합은 수원국이 백신 전달에 필요한 공동체와 광역 행정구역(district) 차원, 특히 보건인력, 의약품·장비·기반 시설, 조직과 관리 차원의 제안서 제출을 권장한다. 지원은 수원국의 국가보건전략과 연계하여 1~5년간 제공된다. 2010년 세계백신면역연합은 보건체계 지원 목적으로 53개국에 5억 6,800만 달러를 지원했다.[69] 이 지원은 예방접종을 넘어 모성 및 아동 보건서비스까지 강화하고 있다.

### 혁신적 재원 조달: 사전시장보증약정(AMC)과 국제백신금융기구

세계백신면역연합은 예방접종 보급의 직접적인 지원과 함께 빈곤국의 수요를 충족하고자 백신 가격 낮추기, 적절한 보급 보장, 백신개발 촉진을 통한 세계시장 개혁을 목표로 삼고 있다. 세계백신면역연합은 수요 통합, 예측 가능성 개선, 재정 확충을 통해 생산업체, 특히 개도국에 있는 생산업체의 참여를 장려하고 있다. 그 결과 2000년에는 개도국 백신 공급업체가 한 곳뿐이었으나 2010년에는 일곱 곳으로 늘어났다. 점점 많은 회사가 이 분야에 진출하면서 경쟁률은 높아지고 가격은 낮아지고 있다. 가장 큰 폭의 가격변화 사례로는 B형 간염 백신이 2000년 1회 투여량당 56센트였으나 2010년에는 18센트로 하락했고 5가혼합백신 가격은 2007~2011년 29% 하락했다. 세계백신면역연합은 백신시장 확대를 통해 동일한 백신을 저소득국에서는 더 저렴한 가격으로 판매하는 차등가격제를 백신 공급업체에 권장하고 있다.[70]

세계백신면역연합은 혁신적인 재원 조달을 통한 백신시장 개혁에 주력한다. 사전시장보증약정(AMC)은 개도국에서 주로 발견되는 질병 연구의 시장성이 불투명해 제조업체가 투자를 꺼리는 시장에 내재된 약점을 개선하기 위해 설계된 제도이다. 사전시장보증약정은 이 같은 백신에 재원을 보증함으로써 시장을 활성화하고 연구 개발은 물론이고 충분한 생산 능력을 촉진한다. 폐렴구균백신의 경우 처음에 1회 투여량당 7달러였으나 사전시장보증약정을 통해 3.5달러로 가격이 하락했으며, 이는 고소득국과 비교할 때 90% 이상 낮은 가격이다. 2030년까지 세계백신면역연합은 폐렴구균백신의 사전시장보증약정으로 700만 명의 생명을 구할 수 있을 것으로 추정한다.[71]

국제백신금융기구(IFFIm)는 세계백신면역연합의 또 다른 혁신적 자금조달 장치이다. 2006년 설치된 국제백신금융기구는 공여국이 채권자에 지급하기로 한 장기적인 기여 약속을 바탕으로 채권을 판매하여 운영된다. 따라서, 세계백신면역연합은 채권 구매자에게서 선행 투자를 받고 공여국은 수년간에 걸쳐 채권 보유자에게 상환하는 형식이다. 국제백신금융기구는 세계백신면역연합에 즉각 혹은 장기적으로 자금을 지원한다.

국제백신금융기구는 세계백신면역연합의 주요 자금 조달원으로 세계백신면역연합의 연평균 지출액을 세 배까지 증가시켰다. 국제백신금융기구는 2006년부터 2011년까지 채권 판매로 36억 달러를 모금했으며 이는 세계백신면역연합 전체 기금의 거의 절반에 이른다. 국제백신금융기금 공여국이 지급한 금액이 겨우 6억 달러일 뿐인데도 그렇다. 영국과 프랑스 정부가 주요 공여국이긴 하지만 남아공과 브라질을 포함한 10개국 정부가 법적 구속력 있는 약속을 했다. 이처럼 한 원조 기구에 20년 이상 자금 약속을 하는 경우는 유례없는 일이다.[72] 국제백신금융기구와 같이 초기 투자비용을 높게 책정하는 방식은 다른 글로벌보건 자금 제공자(세계기금 등)에게도 좋은 모델로서 오늘날의 재원격차 문제를 피할 수 있고 그와 동시에 급속히 성장하는 신흥 경제대국에 향후 좀 더 많은 지원을 부담하도록 하는 방법이 될 수 있을 것이다.

세계백신면역연합은 세계기금보다 탄탄한 재무구조를 갖추고 있다. 이는 부분적으로는 국제백신금융기구 때문이기도 하고 다른 한편으로는 세계기금보다 자금지원 요구가 훨씬 적기 때문이기도 하다. 백신의 높은 비용 효과성과 측정 가능한 생명구제 효과 덕분에 세계백신면역연합은 특히 매력적인 투자처가 된다. 세계백신면역연합은 2011년도 자금기여선언회의에서 2015년까지 43억 달러 기여 약속을 확보했고 이는 자체 목표인 37억 달러 목표를 초과하는 규모이다.[73]

**세계백신면역연합의 조직 설계: 세계기금과 비교**

거버넌스 구조: 세계백신면역연합의 거버넌스 구조는 세계기금과 마찬가지로 파트너십을 기초로 하지만 세부적으로는 혁신을 장려하는 세계백신면역연합의 기원과 임무에 맞춰져 있다. 상임이사회는 세계백신면역연합을 창립한 4개 기구, 즉 게이츠재단, WHO, 세계은행, 유엔아동기금으로 이루어져 있다. 이사회는 혁신을 활용한다는 목표 아래 보건연구기술연구소와 백신 산업을 위한 의석을 포함하고 있다. 또한 시민사회 대표 의석 한 개가 지정되어 있고 10개의 정부 대표 의석은 선진국과 개도국 간에 공평하게 배분되어 있다. 기업 이사회에서 흔히 볼 수 있듯이(그리고 글로벌보건 이사회로는 드물게 기업이 의결권을 가졌다는 점을 민감하게 의식하여), 세계백신면역연합 이사회는 업무과 관계없는 9명이 포함되어 있다. 이들은 이사회 내에 독립적인 조사 기능을 하면서 기금 조성을 비롯해 다른 기능을 수행한다.

수원국 차원에서 보면 세계백신면역연합과 세계기금은 다중주주 모델이라는 공통점을 보인다. 세계백신면역연합은 유관기관협조위원회(ICC)나 그와 유사한 보건 협조 기관에 자금 조달 제안서를 승인할 것을 요구한다. 세계기금의 3대 질병 퇴치를 위해 새롭게 구성된 국가조정체제(CCM)와 달리 유관기관협조위원회는 세계백신면역연합이 출범하기 전부터 운영되고 있었으며 위원회의 구성은 세부적인 지침에 구속되지 않는다.

제안서 검토의 경우 이 두 기구는 유사한 접근법을 취한다. 세계기금의 기술검토위원회(TRP)처럼 세계백신면역연합은 두 개의 독립검토위원회(IRC)를 두어 각각 신규 제안서 검토와 감시 기능을 수행한다. 이들 위원회는 독립된 전문가들로 구성되어 업무의 질을 보장하도록 도와주면서 합법성을 제공한다. 세계백신면역연합 신청서 승인율은 세계기금보다 높다. 이는 아마도 백신보다는 에이즈가 복잡한 점, 독립검토위원회가 조건부 승인을 할 수 있는 재량권을 지닌 점, 그리고 독립검토위원회가 신규 제안서를 자세히 검토해 의견을 제시하는 점에 기인하는 것으로 보인다.

재정: 세계백신면역연합은 사전시장보증약정과 국제백신금융기구 외에도 혁신적 재원 조달에 글로벌보건의 지도적 역할을 담당하고 있다. 2011년 세계백신면역연합은 매칭 펀드를 운영하기 시작했는데 이를 통해 영국의 국제개발처와 게이츠재단은 기업, 재단, 소속 직원, 고객과 사업 파트너로부터 지원되는 기부금만큼 추가로 세계백신면역연합에 기부한다.

또한 세계백신면역연합은 성과 검토를 철저하게 수행하고 있다. 독립검토위원회(IRC)는 세계기금보다 수원국의 성과미달 여부를 찾아내기 위한 준비를 훨씬 잘 갖추고 있다. 2011년에는 176건의 갱신 요청서 가운데 45건에 지속적인 자금 조달을 반대하는 권고를 했다.[74] 또한 성과는 수원국이 받는 자금의 규모에 영향을 미친다. 세계백신면역연합의 자금조달 모델 중심에는 기본 공식이 있다. 즉, 접종대상 아동의 수가 늘어날수록 해당 국가가 수령하는 자금의 규모가 늘어나는 것이다. 최초 예방접종 지원 서비스에 투자한 후 수원국은 DPT3 예방접종 대상으로 추가되는 아동당 20달러를 추가로 지원받는다. 성과가 높을수록 지원 자금이 늘어나는 구조다.

세계백신면역연합의 보건체계 분야 자금조달 역시 부분적으로 성과와 연동된다. 2011년 세계백신면역연합 이사회는 현금 무상증여(백신과 안전한 주사 장비를 직접 조달하는 것이 아닌)를 고정 금액과 성과 기반 총액이라는 두 범주로 나누기로 결정했다. 수원국이 성과 연동 무상증여를 받으려면 예방접종 보급과 형평성 개선을 바탕으로 세운 목표를 달성해야 한다. 백신 자금조달과 마찬가지로 보건체계 지원 자금은 수원국의 출생 인구와 1인당 국민소득을 기초로 최대 금액이 정해진다.

세계백신면역연합의 성과 기반 모델과 자금조달 제한 지침은 세계기금이 오래도록 유지해온 수요 중심의 자금 조달과 대비되며 서로 다른 기원과 임무를 반영한다. 세계기금은 주로 보건비상사태에 대응하기 위한 목적으로 만들어졌기 때문에 창설 초기에 '지속 가능성'은 그다지 높은 우선순위가 아니었다. 이와 달리 세계백신면역연합은 기본 보건서비스를 위한 자금을 지원하고 세계은행과 재단이 공동 창시자로 포함되면서 좀 더 장기적인 자금 조달과 자체 기금활용 방법이 창립 초기의 관심사였다. 세계기금이 새로 채택한 재원조달 모델은 질적 요소를 위해 보정된 공식에 따라 자금 할당을 결정하게 됨에 따라 세계백신면역연합의 접근 방식에 근접하고 있다. 이는 HIV/AIDS에 대한 글로벌 대응이 비상조치 단계에서 유지 단계로 전환하면서 나타난 현상이다.

세계백신면역연합은 지원 범위를 엄격하게 규정함에 따라 자체 자금조달 요구를 예측하는 동시에 전반적인 자금지원 소요를 제한할 수 있는 유리한 입지에 있다. 세계백신면역연합은 반드시 수원국이 자금 조달에 참여하도록 하고 국민소득에 따라 결정된 금액을 정부가 공동으로 출자하게 함으로써 국가가 자체 능력을 확보하는 길에 들어설 수 있게 한다. 이사회는 수원국이 공동 분담금을 1년 이상 체납할 경우 체납 금액을 완납할 때까지 무상증여를 유예할 수는 있지만 준수율이 높은 편이다. 2011년 후반까지 콩고민주공화국만 2010년도 공동 자금조달 요건을 충족하지 못했을 뿐이다. 세계백신면역연합 사무국은 특수한 상황 때문에 콩고에 무상증여를 유예하지는 않았지만 콩고가 자체 자금조달 소요를 충족할 때까지 신규 무상증여를 승인하지 않을 것이라고 했다.[75]

세계백신면역연합의 자금조달 제한이 글로벌보건에 유익한 것인가? 그 같은 제한은 국가에서 실제로 필요한, 특히 보건 체계를 강화할 수 있는 자금을 받지 못하게 막을 수 있고 신형 백신 도입이 늦어지게 할 수도 있다. 그와 동시에 명확한 기대치를 설정함으로써 세계백신면역연합은 수원국 정부의 지속적인 지원을 얻으면서 장기적인 지속 가능성을 높인다. 이에 비해 세계기금은 수원국의 의미 있는 자금 기여 없이 국제 에이즈 자금 조달에 의존하는 일부 국가와 갈등을 빚고 있다. 이 문제는 2011년 세계백신면역연합의 공동 자금조달 정책에서 거론되었다.[76]

신청 자격: 세계백신면역연합의 재원 조달은 신청 자격이 있는 국가 수와 성격에 따라 정해진다. 저소득국만 세계백신면역연합 자금을 신청할 자격이 있다. 이와 대조적으로 세계기금 무상증여는 중소득국에도 제공될 수 있지만 제한조건이 높아지고 있다.

이 같은 서로 다른 접근 논리는 두 기구가 직면하는 서로 다른 보건 위협의 특성과 비용에 기인한다. 에이즈 퇴치 비용, 특히 치료를 위한 자금은 상당한 규모가 필요하지만 백신 같은 기초 보건서비스를 위한 자금은 중소득국도 감당할 수 있다. 또한 소외인구 대상의 자금 지원은 국내 정치에 따라 제외될 수 있기 때문에 국제적인 대응이 필요하다.

세계백신면역연합은 자격 요건을 제한함으로써 재정 안정성을 확보한다. 세계기금은 장기적인 적정 재정을 확보하기 위해 고군분투하고 있다. 반대로 세계백신면역연합은 자격 요건을 통해 자금신청 건수를 줄일 수 있다. 빈곤한 국가가 경제성장으로 중진국 대열에 오르면 세계백신면역연합의 자금신청 자격을 상실한다. 최초 세계백신면역연합 자금 신청 자격이 있는 국가는 73개국이었지만 2013년까지 17개국이 자격 요건에서 제외되었다.[77]

책무성: 자금을 얻기 위한 경쟁이 치열하고 많은 국가에서 부패가 여전히 만연함에 따라 세계백신면역연합과 세계기금은 부패를 예방하고 대응하는 데 주력하고 있다. 두 조직 모두 유용되는 무상증여를 중단할 수 있으며 부패나 유용이 확인되면 무상증여를 종료할 수 있다. 수원국은 자금지출 명세의 상세한 기록을 유지해야 한다. 2009년도 투명성 책무성 정책에 따라 세계백신면역연합은 자금조달 착수에 앞서 수원국의 자금통제 능력을 평가하고 취약점에 대처하기 위한 조치를 취하며 정기적으로 무상증여 운용을 평가한다. 세계백신면역연합의 수원국은 연례 재무감사를 수행해야 한다. 반면에 세계기금은 각국에 있는 현지 자금 관리인과 협조해 회계감사를 확인하고 유용이 의심되면 조사를 시행한다.

양 조직 모두 성과 기반의 접근 방식을 취하고 있고 이는 책무성을 한층 더 강화한다. 둘 다 유용한 공급을 환원할 것을 요구하고 무상증여 중단을 공개적으로 발표한다. 2011년 세계백신면역연합은 중단된 무상증여 보고에 관하여 투명성 정책을 도입했다.[78] 세계기금과 마찬가지로 세계백신면역연합 규칙은 유용의 예방, 탐지, 대응에 도움이 된다.

세계백신면역연합과 세계기금이 부패에 대응하는 접근 방식 간에는 한 가지 중요한 차이가 있다. 세계기금은 무상증여를 완전히 종료할 수 있지만 세계백신면역연합은 체계 지원을 위한 현금 무상증여는 중단하더라도 백신자금 지원은 계속한다는 것이다. 이는 세계백신면역연합이 백신 구매자금을 유엔아동기금에 직접 지원하기 때문이다.

시민사회: 시민사회는 세계기금의 창립을 지지하고 에이즈 운동과 관련하여 역사에 남을 만한 사회적 동원을 이루면서 초기부터 세계기금에 중요한 역할을 담당해오고 있다. 이와 대조적으로 세계백신면역연합은 초기에 오로지 유엔아동기금과 수원국 정부를 통해서만 자금을 지원했기 때문에 시작 당시에는 시민사회의 개입이 제한되었다. 그러나 지역사회 지원이 예방접종 사업에 필수라는 사실이 분명해지면서 이 같은 상황은 변하고 있다. 최근 세계백신면역연합은 서비스 전달(예방접종, 아동 보건의료, 보건체계 강화 등), 공동체 의식 높이기, 오지 대민활동에 시민사회조직을 참여시키는 방법을 시범 사업으로 추진하고 있다.[79] 세계백신면역연합 이사회는 2012년 자금을 지원받을 수 있는 자격 요건의 폭을 넓히면서 주로 보건체계기금을 통해 NGO도 자금을 받을 수 있게 했다.[80] 세계백신면역연합의 시민사회집단은 2010년 15명으로 구성된 운영위원회를 발전시켰고 시민사회포럼을 만들어 옹호와 기금조성 활동에 시민사회를 포함시키고 있다.[81]

## 재단: 새로운 차원으로 끌어올리다

여러 재단이 오랫동안 글로벌보건 역사에서 중요한 역할을 해오고 있지만 1913년 석유왕 존 록펠러가 세운 록펠러재단만큼 심대한 영향을 미친 재단은 없다. 글로벌보건은 록펠러재단의 핵심 업무영역으로 말라리아와 황열 연구를 지원했고 중국의학재단뿐만 아니라 중국의 의료체계를 발전시켰으며 의과대학에도 자금을 지원했다. 이 모든 활동이 재단 창립 후 10년 이내에 이루어진 것이다.[82] 록펠러재단은 후에 농학자 노먼 볼로그의 연구를 지원했는데 그의 혁신적 공적은 다양한 개량종 밀과 쌀의 높은 수확으로 이어지면서 녹색혁명을 이끌었다. 오늘날 록펠러재단은 보편적 의료보장을 옹호하고 보건체계 강화를 지원하고 있으며 휴대전화, 랩톱 컴퓨터, 기타 e-헬스에서 부상하는 분야인 정보기술 지원을 포함한다.

록펠러재단의 1세기에 걸친 자금 지원은 비전을 가진 기업가가 글로벌보건에 미칠 수 있는 영향력을 보여주는 증거이다. 재단이 추진한 활동은 때때로 논란을 일으키기도 했다. 1970년대 말 재단은 알마아타회의가 있은 지 겨우 1년 만에 유엔아동기금과 세계은행을 동원하여 선택적 1차보건의료를 지지하게끔 했던 것이다.[83]

## 빌&멜린다게이츠재단

오늘날 민간 재단 가운데 1994년 마이크로소프트 공동 창업자가 세운 빌&멜린다게이츠재단만큼 강력한 영향력이나 자원을 가진 재단은 존재하지 않는다. 멜린다 게이츠가 재단 운영에 공동 참여하고 2006년 연부 연납으로 310억 달러를 약속한 이래 워런 버핏도 재단 운영에 참여하고 있다. 2012년 재단의 자산 규모는 370억 달러를 초과했다.[84]

재단이 2011년 9월까지 지출한 260억 달러 중 150억 달러 이상이 글로벌보건에 투입되었고 나머지 금액의 대부분은 미국 내 교육과 국제 개발에 쓰였다. 2011년도에 할당된 30억 달러 가운데 20억 달러가 글로벌보건 분야에 쓰였다.[85]

재단은 개도국에 부담을 주는 소외된 질병 혹은 자금 부족을 겪고 있는 질병의 잠재적 파급력에 기초해 무상증여를 제공한다. 2011년 재단이 지출한 글로벌보건 자금의 3분의 1은 폴리오와 백신, 30%는 HIV와 기타 감염성질환, 나머지는 가족 보건과 정책, 옹호, 연구 개발을 위한 것이었다.[86] 재단은 아프리카, 인도, 중국에서 담배 규제는 물론이고 인도와 중국의 주요 HIV 사업도 지원한다.[87]

세계은행과 양자 간 원조 기관처럼 재단은 보건의료를 넘어 영양, 깨끗한 물과 위생을 비롯해 농업 개발(영양가 있고 생산적인 주요 곡물, 자료 모음, 연구 및 소농의 시장 접근)에까지 무상증여를 제공하고 있다. 영양 강화 작물 지원에서 보듯이 재단의 활동은 기술적 해결책을 선호한다.

**틈새 공략: 혁신**

빌&멜린다게이츠재단은 혁신으로 재단 역할의 전형을 보여주며 다음과 같이 강조한다. "우리는 모든 차원에서 글로벌보건을 탈바꿈할 수 있는 잠재적 혁신에 열정을 가지고 있습니다. 기초과학의 혁신은 큰 돌파구를 이끌어낼 수 있지만 필요한 사람들에게 경제적이고 효과적인 보건 도구를 제공하는 방법의 혁신도 마찬가지로 중요합니다."[88] 게이츠재단은 HIV, 말라리아, 결핵 치료 의약품과 백신 연구에 비중 있는 투자를 하고 있다.

게이츠재단은 비용 효과성을 추구하는 성향대로 보건사업 평가 개선을 위한 건강메트릭스네트워크를 지원했고 폐렴과 설사 등 아동질환 백신을 지원하고 있다. 2010년 재단은 백신 연구, 개발, 전달을 위해 100억 달러 투자를 약속했으며 개도국에 예방접종 보급률을 5세 이하 아동의 90%까지 확대하기 위해 추가 자금조달을 모색하고 있다. 이 약속이 실현될 경우 2020년 말까지 추가 760만 명의 생명을 구할 수 있게 된다.[89]

게이츠재단은 정부를 압박하는 정치적 압력에서 자유로운 독립적인 조직이기 때문에 장기적인 투자를 할 수 있다. 2003년 시작한 글로벌보건 대도전 경진대회는 저온 보관이 불필요한 백신, 주삿바늘 없는 백신주사, 질병 전파 곤충 감소 등 다양한 핵심적인 혁신을 증진하고 있다.[90]

게이츠재단은 이 구상에 이어 대도전 탐사 장려금 사업을 시행하고 있다. 선정 사업으로는 말라리아 전파 모기를 없애기 위한 저출력 극초단파 기술이 포함된다.[91] 또한 재단은 수도 설비나 전기 혹은 하수관 연결 없이 분뇨를 유용한 자원으로 전환해주는 '차세대' 저가 화장실을 개발하는 대회를 개최했다. 우승은 전기를 생성하는 태양열 화장실이 차지했다.[92]

재단의 연구개발 투자는 결실을 거두고 있다. 예를 들면 2001년 제공한 장려금 7,000만 달러로 아프리카에서 주요 수막염 유행의 원인이 되는 수막구균수막염 백신을 개발하는 수막염 백신 프로젝트가 착수되었다.[93] 2010년 후반부터 서아프리카 지역에 있는 여러 국가의 아동들이 수막염 백신을 접종받기 시작했다.

## 틈새 공략: 긴 시야 가지기

폴리오 박멸은 재단의 최고 우선순위에 속한다.[94] 박멸에 성공할 경우 한때 매년 아동 수십만 명을 마비시켰던 질병을 종식시킬 뿐만 아니라 장기적으로 폴리오 질병 통제에 드는 비용보다 저렴하다. 박멸 활동을 시작한 지 25년이 채 지나기 전에 발병 건수는 99% 줄어들었으며 25만 명의 생명을 구하고 500만 건의 폴리오를 예방하는 효과를 거뒀다.[95] 지금까지 박멸된 질병은 두창과 우역(牛疫) 두 가지뿐이다.

2011년 게이츠재단은 다른 질병에 투자하는 금액보다 많은 3억 5,800만 달러를 폴리오 박멸에 투자했다. 게이츠재단은 국제로터리클럽을 글로벌폴리오박멸구상의 주요 비정부 자금 제공자로서 참여시켰는데 이 두 단체의 기부금을 합하면 2012~2013년도 G8 국가의 기부금과 맞먹는 수준이었다.[96] 게이츠재단이 폴리오 예방에 투자한 내용을 보면 감시체계 개선, 더 나은 백신, 폴리오 재발에 대비한 신약 개발 등 혁신에 중점을 두고 있음을 잘 알 수 있다.

2013년 폴리오 전염병이 남아 있는 마지막 세 국가에서 박멸 활동은 장애에 부딪혔다. 나이지리아, 아프가니스탄, 파키스탄에서는 백신 안전 불신이 폴리오 관련한 인명의 살상 등 폭력의 형태로 나타났다. 또한 폴리오바이러스는 2012~2013년 폴리오가 없던 국가였던 소말리아, 케냐, 니제르, 차드에 수입되었는데 이는 서아프리카에서 아프리카의 뿔에 이르는 '야생형 폴리오바이러스 수입 벨트'의 일부이다. 2013년 시리아 내전은 폴리오가 발생할 수 있는 조건을 제공했다. 이런 차질을 겪었음에도 폴리오 건수는 2012년 기록적으로 낮은 수치를 보였다(223건). 인도는 2012년 1월 폴리오가 근절된 것으로 발표되었다.[97]

## 틈새를 넘어: 파트너십과 옹호를 통한 영향력 활용

빌&멜린다게이츠재단은 연구와 폴리오 박멸과 같이 굵직한 혜택을 거둘 수 있는 틈새를 찾아 파급효과를 극대화하고자 한다. 또 다른 전략은 세계백신면역연합이나 세계기금 같은 파트너십 지원 등을 통해 다른 행위자들의 투자를 활용하는 것이다. 2012년 게이츠재단은 세계기금이 최대 재정 문제를 헤쳐나갈 수 있도록 2016년까지 법적 구속력이 있는 7억 5,000만 달러짜리 약속어음을

발행했다.[98]

또한 2012년 게이츠재단은 WHO, 세계은행, 기타 원조 기구, 보건 당국과 함께 2020년까지 다섯 가지 소외열대질환 방제와 다섯 가지 다른 질병 퇴치 또는 박멸이라는 역대 최대 규모의 합동 계획에 착수했다. 게이츠재단은 제약회사를 끌어들여 수십억 회분의 약품을 기부하고 약품 개발 촉진을 위한 공공-민간 파트너십인 소외질병의약품구상과 화합물을 공유하기로 약속하게 했다.[99]

게이츠재단은 파트너십 외에도 글로벌보건 개혁과 정부 재정 확충을 옹호하는 원캠페인(ONE Campaign) 같은 비정부기구를 지원한다. 재단은 글로벌보건의 인지도를 높여 그 성공 사례를, 특히 미국에서 보여주고자 한다. 예를 들면 게이츠재단은 2005년 PBS 시리즈 *생존을 위한 처방(Rx for Survival)*과 멀티미디어 구상인 *살아 있는 증거 프로젝트: 미국의 글로벌보건 투자는 성공하는 중*을 지원했다.[100]

### 민간의 영향력: 게이츠재단 비판

빌&멜린다게이츠재단이 가진 힘은 거버넌스와 책무성에 심각한 질문을 제기한다. 특정 집단을 대표하지 않고 공식적인 책임이 없는 몇 안 되는 부유한 개인이 어느 정도까지 영향력을 미치는 것이 적절한가? 게이츠재단의 파트너십 활용과 WHO 자금지원 방식을 보면 자체 자원을 활용해서뿐만 아니라 다른 행위자들에게 영향을 끼치면서 글로벌보건 어젠다에 과도한 영향력을 행사하고 있다. 게이츠재단은 2010~2011년도 WHO 예산으로 4억 6,600만 달러 이상의 자발적인 기부금을 책정했고 이는 기구의 전체 기부의 거의 10%에 해당한다. 이로써 게이츠재단은 미국 정부에 이어 최대 기부자가 되었다.[101] 이 같은 자금 지원은 WHO가 직원을 어떻게 운용하고 어떤 파트너에게 자금을 지원하는지에 영향을 미치고 심지어 권고사항에도 영향을 미친다.

2007년 WHO 말라리아 사업부서장인 아라타 코치는 게이츠재단이 WHO에 말라리아 관련 특정 관리방법을 지원하라는 압력을 행사한 데 우려를 표명했다. 그러한 처방은 영아를 대상으로 하는 간헐성 예방적 치료로 과학자 사이에서는 회의적인 방법이었다. 게이츠재단은 그 같은 사실을 부인했다. 코치 박사는 게이츠재단이 연구비의 상당 부분을 지원하면서 재단이 선호하는 방향으로 연구를 치우치게 하고 과학적 절차의 독립성을 축소할 수 있다고 보았다.[102]

게이츠재단의 보건 우선순위는 모두 매우 중요하다. 그러나 재단이 아무리 글로벌보건의 선봉에 있다고 해도, 특히 손상, 담배 규제를 제외한 비전염성질환, 정신보건 및 보건체계 분야의 투자는 이루어지지 않고 있다. 게이츠재단은 가족 보건, 식량 안보, 깨끗한 물과 위생, 감염성질환 박멸을 앞당기도록 보장함으로써 이 세계에 봉사하고 있는가 아니면 비전염성질환과 보건 체계에 자금 지원과 옹호를 지연시키고 있는가? 재단이 기술적 해결책을 강조하는 것은 구조적인 불평등의 원인이 되는 요소로부터 주의를 다른 데로 돌리는 것은 아닌가?

게이츠재단이 빌과 멜린다 게이츠, 그리고 2006년 합류한 워런 버핏 세 사람만 재단이사로 두고 이들만 직접적인 책임을 진다는 사실은 그 영향력에 대해 의문을 증폭시킨다. 게이츠재단은 재단을 이끄는 목소리의 폭을 넓히고자 글로벌보건 전문가로 구성된 자문위원회를 설치하고 무상증여의 외부 검토를 모색하고 있다.

게이츠재단의 엄청난 자산은 민간기업 지원에 또 다른 형태의 영향력을 끼친다. 2007년 ≪로스앤젤레스타임스≫ 조사에 따르면 게이츠재단은 나이지리아 델타 지역의 공기오염 책임이 있는 석유회사를 포함해 공해 책임이 있는 기업에 많은 투자를 하고 있다. 현지의 한 의사는 "우리는 여기서 흡연합니다… 그런데 담배로 하는 것은 아니죠"라고 말했다. ≪로스앤젤레스타임스≫는 "게이츠재단은 재단의 자선 목적이나 사회적으로 관심 있는 철학에 반하는 기업에 최소 8억 7,000만 달러 또는 자산의 41%를 투자하고 있다"라고 주장했다. 또한 재단은 제약업체의 강력한 지식재산권 보호 지지로 의약품 접근이 지연되고 있음에도 제약회사에 상당한 투자를 한다. 코카콜라, 크래프트 등 거대 식품음료 기업을 지원함으로써 설탕 음료와 건강하지 않은 식품의 강력한 마케팅을 눈감아준다.[103]

매스컴의 비판에도 불구하고 게이츠재단은 투자 정책의 수정을 거부한다. 게이츠재단의 보고서에는 빌과 멜린다 게이츠가 '수익 모델이 두드러지게 유해한 활동과 관련된 회사 등을 포함해 투자하지 않도록 정해진 영역이 있다'라고 했

**클린턴재단과 HIV/AIDS**

클린턴재단은 2001년 출범한 지 1년 후 에이즈 치료 비용을 낮추기 위해 클린턴보건접근구상 (CHAI)을 수립했다. 빌 게이츠는 부를 이용해 질병을 해결하려 한 반면에 클린턴 전 대통령은 지미 카터 전 대통령이 카터센터를 설립한 것 같이 전직 대통령이라는 신분과 관계를 활용했다. 클린턴보건접근구상은 항레트로바이러스(ARV) 대량 구매와 그 수요를 정확하게 예측함으로써 1차 치료용 항레트로바이러스 가격을 대폭 낮추는 한편[1] 제조업체는 낮은 가격에 원료를 확보하고 생산 방법을 개선하는 방안이다. 또한 이 구상은 신규 업체가 항레트로바이러스 제조를 하도록 유도해 시장 경쟁을 높이는 효과를 보게 했다.[2]

2005년 개도국에 있는 HIV 감염 아동은 치료를 거의 받지 못하고 있었다. 성인 8명 가운데 1명이 치료를 받았던 데 비해 아동은 40명 가운데 1명이 겨우 치료받는 정도였다. 클린턴보건접근구상은 보건인력 교육 확대, 제약회사와 협력, 아동 에이즈 약품시장 개입 등을 통해 비용을 낮추고 접근성을 높이면서 아동 에이즈 치료를 확대했다. 2005~2011년 클린턴보건접근구상에 따라 에이즈 치료를 받은 아동은 30배 이상 늘어났다.[3]

클린턴보건접근구상은 좀 더 광범위한 보건 체계를 중심으로 변화하는 추세를 따르고 있다. 이 구상은 2010년 클린턴재단에서 분리되었다. 클린턴보건접근구상은 치료 접근성에 관한 임무를 지속하는 가운데 보건체계 강화, 전문 보건인력의 보급 증대, 말라리아와 결핵 임상시험 및 의약품 확대를 추진하고 있다.

**블룸버그자선재단: 담배 규제**

전 뉴욕시장이자 기업인인 마이클 블룸버그는 블룸버그자선재단을 통해 담배규제 분야에서 가장 큰 글로벌보건의 발자취를 남기고 있다. 2006년 블룸버그자선재단의 주요 자금원인 블룸버그가족재단이 글로벌 운동을 추진하기 위해 약속한 최초의 1억 2,500만 달러는 예방, 금연, 감시 및 정책 개혁까지 포괄하여 지원했다.[4]

2007년 블룸버그자선재단은 '흡연 및 예방정책 감시, 사람들을 담배연기 폐해로부터 보호, 금연지원, 담배 위험 경고, 담배 광고·홍보·후원 금지, 담뱃세 인상'을 위해 3억 7,500만 달러를 기부하면서 WHO와 함께 담배규제 정책의 확대 활동에 참여했다. 이 운동은 흡연 인구의 3분의 2가 거주하는 러시아, 중국, 인도, 브라질, 멕시코를 포함한 15개국에 역점을 두었다. 담배 산업이 금연법에 반대하려는 움직임을 보이자 2012년 블룸버그자선재단은 저소득국의 금연정책 개발과 대형 담배회사를 상대로 제기한 소송을 지원하기 위해 2억 2,000만 달러를 약속했다. 블룸버그자선재단의 담배와 전쟁 다음 단계는 특히 담배 소비가 높은 방글라데시, 중국, 인도, 인도네시아, 러시아 등 저·중소득 5개국에 역점을 둘 예정이다.[5]

주

1 "HIV/AIDS," Clinton Foundation,
   http://www.clintonfoundation.org/our-work/Clinton-health-access-initiative/programs/hivai
   ds (accessed 10/10/13).
2 "Business Approach," Clinton Health Access Initiative,
   http://www.clintonhealthaccess.org/about/stories/business-approach (accessed
   10/10/13).
3 "Pediatric Aids," Clinton Foundation,
   http://www.clintonfoundation.org/our-work/Clinton-health-access-initiative/programs/pedi
   atric-aids (accessed 10/10/13); WHO, *Global HIV/AIDS Response: Epidemic Update and
   Health Sector Progress towards Universal Access* (Geneva: WHO, 2011), 162.
4 Diane Cardwell, "Bloomberg Donating $125 Million to Anti-Smoking Efforts," *New York
   Times*, August 15, 2006,
   http://www.nytimes.com/2006/08/15/nyregion/15cnd-bloom.html.
5 Bloomberg Philanthropies, *Accelerating the Worldwide Movement to Reduce Tobacco
   Use* (New York: Bloomberg Philanthropies, 2011); Michael Bloomberg, "Bloomberg
   Philanthropies Commits $220 Million to Fight Tobacco Use," March 22, 2012,
   http://www.mikebloomberg.com/index.cfm?objectid=3A9E3B81-C29C-&CA2-F32D-97D
   E06EC82C7; "Tobacco Control," Bloomberg Philanthropies,
   http://www.bloomberg.org/initiative/tobacco (accessed 10/10/13).

지만 유일한 구체적 사례는 담배뿐이다. 게이츠재단은 실제로 일부 대학의 운동에 호응해 수단의 대량 학살을 일으킨 정부와 관련된 기업에 이루어지던 투자를 중단했다.[104]

공공 기관과 마찬가지로 재단 역시 바람직한 거버넌스의 표준을 따르도록 해야 하는가? 세계기금과 세계백신면역연합 같은 명망 있는 기구는 무상증여 제안서를 인터넷에 게시하지만 게이츠재단은 그렇지 않다. 투명성과 의사결정 참여가 제한되어 있는 재단은 개혁이 필요하다. 어떻게 글로벌 거버넌스에 빌 게이츠, 빌 클린턴, 마이클 블룸버그 같은 거물(글상자 5.4 참조)이 가진 막대한 자원과 독창성을 활용하면서 그와 동시에 그들이 우선순위를 왜곡하거나 불평등을 야기시키는 근본 원인에서 한눈팔지 않도록 보장할 수 있을 것인가?

이런 질문은 억만장자에게 부의 최소 50%를 자선사업에 기부하라고 요구하는 '기부 선언'과 함께 더욱 중요해진다. 2013년 현재 기부 선언에 서명한 사람은 100가족을 넘어섰다.[105] 그들은 글로벌보건을 위해 어떤 기금을 내놓을 것인가?

## 바람직한 거버넌스 원칙과 원조 효과성

WHO, 세계은행 그리고 양자 간 지원 기구 같은 구(舊)기구는 전통적인 대정부 간, 공여국·수원국 체제와 완전히 다른 수원국 주도의 포괄적 파트너십으로 전환하는 것에 어떻게 대응해왔는가? 앞서 우리는 WHO가 개혁 과정에서 어떻게 좀 더 포괄적인 참여를 모색하고 있고(제4장 참조) 세계은행이 어떻게 시민사회를 개입시키고 있는지를 살펴보았다. WHO와 세계은행은 광범위한 보건기구의 협력체인 헬스 8에 참여하고 있다(글상자 5.5 참조). 양자 간 기구는 원조 효과성과 바람직한 거버넌스의 원칙을 준수하고 있다. 국제보건파트너십(IHP+)은 명시적으로 파리원칙에 바탕을 둔 오늘날 가장 중요한 협력체이다.

**글상자 5.5 / 헬스 8(H8)**

새천년개발목표는 원조 효과성 촉진에서 새로운 파트너십 촉발에 이르기까지 이 분야의 조직에 큰 발자취를 남기고 있다. 또한 주요 글로벌보건 기구가 H8이라는 협력 기구를 만들게 된 동인이 되었다. 2007년 새천년개발목표를 달성하고자 출범한 H8은 WHO, 세계은행, 유엔아동기금(UNICEF), 유엔인구기금(UNFPA), 유엔에이즈, 세계기금, 세계백신면역연합, 빌&멜린다게이츠재단으로 구성되었다. H8은 옹호 연대와 정보 공유를 위한 포럼 역할을 한다. H8은 G8 정상회의에 새천년개발목표의 보건 어젠다를 우선순위화하고[1] '진도와 성과 감시 및 평가를 개선하기 위해' 보건 정보에 관한 투자를 늘릴 것을 요구했다.[2] H8은 공동협력 개념을 끌어안았지만 어젠다를 공유하지 않고 공개적인 발표를 꺼리는 등 투명성은 회피하고 있다.[3] 그 같은 행태를 보임에 따라 H8은 불신을 야기하고 비밀리에 결정하는 엘리트 클럽으로 보일 위험이 있다.

주

1 World Health Organization (WHO), "G8 Urged to Act on Food Crisis and Health," *Bulletin of the World Health Organization* 86, no. 7 (2008): 497-576.
2 Health Metrics Network, "Health Information 'Tribes' Unite behind Bangkok Call to Action," February 5, 2010, http://www.who.int/healthmetrics/news/weekly_highlights/ghif_2010_call-to-action/en/index.html.
3 Sandi Doughton, "Global-Health Stars Converge on Seattle," *Seattle Times*, June 17, 2009, http://seattletimes.com/html/health/2009348027_healthdavos17m0.html.

**국제보건파트너십(IHP+)**

2007년 선진국과 개도국 정부에서 WHO, 세계기금, 세계백신면역연합 등 글로벌보건 기구 및 빌&멜린다게이츠재단과 함께 공동으로 국제보건파트너십(IHP)을 체결했다. 이는 곧 여러 다른 보건 구상의 상위 기구가 되면서 IHP+로 불리게 되었다. 국제보건파트너십의 목표는 보건체계 지원을 제고하면서 공여국이 수원국의 계획, 절차와 연계해 조정하고 협력하는 능력을 개선함으로써 보건 지원을 좀 더 효과적으로 하려는 데 있다. 수원국 보건 계획을 완전히 시행하기 위한 자금 조달을 보증하지는 않는다. 이 점을 NGO에서 비판하고는 있지만 그 효과성을 보여줌으로써 간접적으로 보건 자금을 늘리는 것이 IHP+의 목표이다. 시민사회의 힘이 성장하고 있음을 반영해 IHP+는 그 느슨한 지배 구조에 NGO 대표를 포함했다.

IHP+의 중심에는 모든 파트너가 수원국의 주도적 역할을 강화하면서 단 하나의 국가보건전략을 지원함으로써 자금 지원의 중복과 파편화, 높은 거래 비용을 피해야 한다는 인식이 깔려 있다. 자금 지원자는 단일한 성과 프레임워크 공유 등 국가 전략을 지원하는 데 협조를 약속한다. 이 목적에 따라 가장 가시적인 IHP+ 구상인 국가전략합동평가(JANS) 절차를 발전시켰는데, 이 절차하에서 수원국 정부, 시민사회, 개발 파트너는 공동으로 국가보건전략을 검토한다. 국가전략합동평가 절차는 질적 개선 효과를 볼 수 있고 파트너에게는 국가보건전략에 맞춰 지원을 조정하는 데 신뢰성을 줄 수 있다.[106] 이 평가에는 효과성과 효율성, 투명성과 참여 확대, 재무관리, 형평성, 고위급의 정치적 약속 등 바람직한 거버넌스 원칙이 녹아 있다.[107]

IHP+는 어떻게 하고 있는가? 점점 많은 파트너가 참여의 이익이 있다고들 한다. 이들 파트너는 최초 27개국에서 2013년 중반까지 59개국으로 늘어났으며 33개 개도국이 포함되어 있다.[108] 2012년 독립 컨소시엄인 IHP+성과(Results)는 국가 주도성 면에서 상당한 진전이 있었지만 원조 효과성은 떨어진 것으로 보고했다.[109]

# 제4단계: 미래의 글로벌보건 기구

글로벌보건 기구의 복잡성과 다양성은 계속될 것이다. 그러나 또한 이들 기구가 진화함에 따라 변화는 불가피하다. 그 같은 변화가 정의에 입각한 글로벌보건을 향한 진전을 가로막을지(자금 삭감, 건강하지 못한 경쟁, 따로따로 추진되는 사업 등을 통해) 아니면 촉진할지(자원·혁신·영향력의 제고 등) 여부는 정부, 국민, 옹호 단체에 달려 있다. 지리 전략적 세력 구도가 변화함에 따라 글로벌 남쪽과 글로벌 북쪽 사이의 역동적 긴장은 새로운 형태를 띨 수 있다. 이 역동성은 모두에게 혜택이 될 것인가, 점진적 개혁에 찬물을 끼얹을 것인가?

## 신흥 경제대국의 부상: 세력 변화, 새로운 기회, 새로운 위협

경제적으로든 정치적으로든 새롭게 등장한 강력한 국가만큼 글로벌보건 기구에 심대한 영향을 미치는 변화는 많지 않다. 아프리카, 아시아, 남미 국가가 저소득국에서 중소득국으로 지위가 상승하면서 자원이 확대됨에도 불구하고 절박한 보건 수요는 끊이지 않고 계속된다. 또한 이들은 글로벌보건 어젠다 통제권을 두고 고소득국과 경쟁함에 따라 글로벌보건 기구의 거버넌스와 방향에 새로운 영향력을 행사하고 있다.

중소득국에 사는 빈곤한 인구의 70%는 보건 수요가 매우 많다.[110] 늘어난 경제적 부에도 불구하고 이들 국가는 보건서비스 수요를 완전히 충족시킬 수 없다. 이런 상황에서 글로벌보건 기구는 어떻게 대응해야 하는가? 세계백신면역연합처럼 최빈국에만 집중해야 하는가? 아니면 세계기금의 정책처럼 중소득국에도 기금을 쓸 수 있게 하되 좀 더 엄격한 요건을 적용해야 하는가? 국제적 자금 지원이 없을 경우 중소득국은 소외인구를 무시해버릴 위험이 있지는 않은가?

경제성장과 세계 무대에서 한 자리를 차지하고 싶은 욕망으로 브릭스(BRICS)와 다른 신흥 경제강국은 좀 더 큰 정치적 영향력을 행사하려 한다. 브릭스 국가들이 양자 간 대외 원조를 제공하는 것이 새삼스러운 일은 아니지만 증가 추세를 보인다. 예를 들면 중국은 1963년부터 지난 반백 년 동안 2만 1,000여 명에 이르는 보건인력을 해외에 파견했고, 아프리카 말라리아 방제 업무를 시작한 것은 30년을 거슬러 올라간다.[111] 그러나 21세기가 시작된 후 첫 10년 동안 중국은 말라리아 방제사업 규모를 방대하게 확장했다. 개별적인 보건 사업 외에도 중국은 아프리카 대륙의 천연자원을 자국 산업화에 이용하는 한편 도로, 다리, 병원 등 기반 시설을 건설하면서 아프리카에서 영향력을 넓혀 가고 있다.

중소득국은 공여국으로서 지위 변화의 특징인 수십억 달러를 지출하면서 양자 간 개발 기관을 설립하거나 확대하고 있다. 이 같은 기구로는 브라질 협력기구, 멕시코 국제개발협력기구, 인도 개발파트너십기구, 남아공 개발파트너십기구 등이 있다.[112]

새롭게 부상하는 국가는 글로벌 기구에도 기부하고 있지만 그들의 경제적 역량에 비해 금액은 적은 편이다. 러시아는 세계기금에 2억 달러 이상을 기부한 반면에, 브라질은 대부분의 개발원조를 다자 기구를 통해 제공한다. 마거릿 챈 WHO 사무총장은 중소득국이 WHO 예산과 사업에 더 많은 자원을 할당할 것을 장려하고 있다. 중소득국은 아직 다자 원조에 주요한 기부 공약을 하고 있지는 않지만 그럼에도 주요 기구의 방향을 이끌어가는 데 일조하기를 원한다.

## 혁신적 재원 조달

20세기 글로벌보건이 양자 간이든 다자간이든 국고를 통해 효과적인 지원을 받았다면 21세기 글로벌보건은 창의적인 방법을 찾아 자원을 늘려야만 한다. 세계백신면역연합의 사전시장보증약정과 국제백신금융기구 같은 보건을 위한 혁신적 재정 장치가 수적으로 늘어날 것인가? 옹호자들은 항공 여행과 자금 거래에 세금을 부과하는 방법으로든 담배, 주류, 설탕이 든 음료에 추가 부담금을 물리는 방법으로든 새로운 수입원을 창출하라고 압박한다. 사전시장보증약정이 보여주듯이 혁신적 재정은 필요한 자금을 모금할 수 있을 뿐 아니라 혁신을 이끌어낼 수 있다. 과연 미래의 혁신적 재원 조달은 가용한 자금 수준을 뛰어넘어 효과를 기대할 수 있을까? 그러한 자금은 독창적인 방법으로 설계되어 소외 인구를 지원하고 책무성을 증가하며 다른 거버넌스의 단점을 보완할 수 있을 것인가?

이들 새 자금원은 WHO와 세계기금 같은 기구를 괴롭히는 자금난을 완화할 것인가? 그렇다면, 옹호자들이 요구하는 '보건세계기금'은 현실에 좀 더 다가갈 수 있을 것인가? 보건 재원 조달자는 에이즈와 감염성질환에서 보건 자금의 새로운 영역인 손상과 정신보건, 비전염성질환으로 옮겨 갈 것인가? 자금 조달이 보건 체계와 사회경제적 결정 요인을 중심축으로 제공될 것인가? 국제 보건 재원조달의 목표가 이환율과 사망률의 전반적 감소에서 아주 조금이라도 양심에 반하는 불평등을 좁히는 방향으로 움직일 것인가? 그리고 민주주의 건설과 인권에 역점을 둔 시민사회에 자원이 전환될 것인가?

암울한 자금 조달 시나리오 역시 가능하다. 북미와 유럽의 장기적인 예산 긴축은 국제보건지원에 결핍을 초래할 수 있다. 새로운 자금원은 부족 자금을 메우는 데 쓰일 것인가 아니면 보건에 중요한 다른 우선순위, 예를 들면 기후변화에 대처하기 위한 사업에 쓰일 것인가?

### 글로벌보건 전망의 혼돈 대 질서: 보건세계기금을 향한 걸음?

학자들은 글로벌보건 지형이 깊이 파편화되어 있음을 안타까워한다. WHO 헌장은 기구를 '국제보건사업에 있어서 지도적·조정적 기구'로 활동하는 것이라고 명시하고 있지만[113] WHO는 그 기대에 부응하지 못하고 있다. 그와 동시에 데이비드 피들러는 글로벌보건 거버넌스를 '혼돈 속의 조직 구조'라고 특징지은 바 있다.[114]

'보건세계기금'에 관한 논의가 서로 다른 비전의 전형을 보여주는 가운데 미래의 두 가지 시나리오가 가능해 보인다. 보건세계기금 시나리오에서 이 분야가 추구하는 목표는 두 가지로, 지속 가능한 보건 체계를 구축하기 위한 공동기금 조성과 국제 원조를 국가보건전략과 연계해 조정하는 것이다. 이는 느리긴 하지만 글로벌보건 기구와 파트너십이 이미 옮겨 가고 있는 방향이다. 공동기금은 보편적 의료보장과 통합 보건 사업화를 증진할 것이다. 주요 글로벌보건 공동기금 제공자는 수원국 주도의 우선순위 중심으로 이해관계자의 협조를 더 잘 이끌어낼 위치에 있게 될 것이다.

'보건세계기금'에 반대하는 쪽은 주로 글로벌보건의 현실 정치에 바탕을 두고 있다. 공여국 정부가 지원 자금의 보건 효과를 직접 추적할 수 없거나 자체 우선순위에 따라 자금을 지출할 수 없다는 점을 유권자나 자국의 비정부 단체에 설명한다면 정치계는 자금을 삭감할 것인가? 자금이 부족한 현실에서 기존의 행위자들은 한 거대 기구가 엄청난 자금 지분을 가져가는 것에 대해 주저하지 않을 것인가? 역사는 기존 기구가 뒷자리에 가서 얌전히 앉아 있지는 않을 것임을 보여준다. 최근 역사에서 문을 닫거나 통합된 주요 보건 기구는 없다.

최소한 두 비전 간의 타협은 가능해 보인다. *주요한* 글로벌보건 자금 제공자가 있을 수 있지만 분명 자금 제공자가 하나만 있지는 않을 것이라는 것이다. 글로벌보건 지형은 조정을 통해 질서를 갖출 수도 있지만 다양성은 여전할 것이다. 그리고 거기에는 타당한 이유가 있다. 글로벌보건은 복잡한 업무이다. 그 범위는 보건 체계에서 깨끗한 물과 영양이 풍부한 식품까지 아우르며 역동적인 사업과 기구를 통해 다양한 층으로 구성된다. 글로벌보건은 농업, 에너지, 무역, 교통, 환경 등 다양한 분야를 아우른다. 어떤 한 기관도 거대한 글로벌보건 체제를 지휘할 역량도, 전문성도 가질 수 없다.

## 의문과 기회

현 추세는 미래 방향의 실마리를 제공한다. 즉, 지금보다 더 다양한 행위자가 있을 것이고 수원국 주도의 접근 방식을 더욱 존중해야 하며 더 많은 층을 포함해야 한다는 것이지만 중대한 의문이 남는다. '보건세계기금'이 창설되어 더 많은 원조가 이루어질 것인가? 아니면 각국이 자국의 지원 자금 대부분을 통제하려 하면서 IHP+가 취한 것과 유사한 좀 더 적극적인 접근 방식으로 바뀔 것인가? 회원국은 계속해서 WHO에 특정 목적의 자금을 기부하며 WHO가 스스로 방향을 결정할 능력을 약화시킬 것인가?

아마도 훨씬 더 중대한 문제는 글로벌보건 기구가 투자, 무역, 이주 등 다른 체제와 어떻게 상호작용할 것인가가 될 것이다. 세계화와 개발, 기후변화가 전 세계인의 보건에 영향을 미침에 따라 다양한 체제는 보건에 더욱 중요해지고 있다. 한편 교육, 일자리, 사회보장 등 핵심적인 사회 현안은 보건과 연관성이 깊어 교차 부문 간 접목의 중요성이 강조되고 있다. 국제 업무에서 G8이 G20으로 세력이 이동한 것을 본떠 H8도 H20으로 확대하며 다른 체제를 담당하는 기구들까지 포괄하게 될 것인가?

불확실성은 새로운 기회를 수반하기 마련이다. 파리원칙, 그리고 부산파트너십협정과 원조에서 개발 협력으로 전환을 포함한 후속물은 글로벌보건 기구를 탈바꿈시킬 수 있다. 이들 원칙의 실현을 넘어 글로벌보건 기구는 특정 질병 퇴치를 넘어 사람들이 건강해질 수 있는 조건, 즉 위생 시설, 깨끗한 물, 영양가 있는 식품, 매개체 방제 등을 진정으로 보장하는 방향으로 나아갈 수 있다. 그리고 새로이 정의에 역점을 두어 빈곤하고 사회적으로 혜택받지 못하는 이들의 수요에 주의를 기울일 수 있다. '좀 더 영리한' 자금 조달, 협조 개선, 수원국 주도, 형평성을 달성하려면 글로벌보건 기구는 거버넌스의 개선, 즉 투명성, 모니터링, 평가, 책무성이 필요하다. 그리고 이 모든 목표를 달성하려면 시민사회를 포용해야 한다. 단지 거버넌스에만 포함시키는 것이 아니라 자원과 새로운 아이디어를 촉진하기 위한 촉매제로서 그렇게 해야 한다. 이런 것이 바로 국제기구의 공복에서 현지 보건 옹호자에 이르기까지 글로벌보건을 구성하는 모두가 붙잡아야 할 기회이다.

# 제3부

# 국제법과 글로벌보건

세계화된 세상의 보건 불평등과 주요 글로벌보건 기구에 관한 고찰에 이어 이번에는 글로벌보건의 핵심을 이루는 법원(法源)을 살펴보고자 한다. 제3부의 전개 방식은 제3장에 규명된 글로벌보건법의 정의를 반영하되 먼저 세계보건기구(WHO)의 중요한 두 건의 규범 조약에 관해 설명한다. 제6장에서 논의되는 국제보건규칙은 범유행 인플루엔자처럼 급속한 전파로 국제적 우려를 조성하는 보건 위협의 전 세계적인 대응 체계를 관리한다. 19세기 중반에 발원한 국제보건규칙은 '보건 안보'를 달성하기 위한 주요 글로벌 전략이다. WHO가 체결한 최근 조약은 흡연, 즉 전 세계적으로 유일하게 예방 가능한 조기 사망의 원인에 관한 것이다. 제7장에서 다루게 될 담배 규제에 관한 기본협약은 암, 심혈관질환, 호흡기질환 같은 흡연 관련 질병을 예방하기 위해 수요와 공급 측면의 정책 시행이 요구된다.

제8장은 건강권과 식량, 물, 생명 자체의 권리 등 다양한 '보건 관련' 권리에 관한 국제인권법 체제를 고찰한다. 건강권이 이 책에 담긴 중심 주제이므로 제8

장은 건강과 인권 간의 상호 연관성을 체계적으로 살펴볼 것이다. 이 장에서는 인권규범 분야에서 잘 알려진 정확성 결여와 감시·준수·책무성 결핍에 주의를 환기시킨다. 그러나 이 책의 접근 방식에 맞추어 제8장은 건강권이 어떻게 더 적극적으로 건강과 보건 정의에 따라 의미 있는 개선에 이바지할 수 있는지를 보여줄 것이다.

제3부는 논쟁이 많은 무역과 보건 관계를 고찰한 제9장으로 마무리된다. 글로벌보건에서 가장 끈질기고 뿌리 깊게 느껴지는 한 부분이 보건과 관련한 무역자유화의 역기능이다. 신자유주의 출현은 종종 세계은행과 연결되곤 하는데 시민사회 내에서 평판은 매우 부정적이다. 이 글은 무역과 지식재산권(IP)이 주로 글로벌 북쪽에는 혜택을 주는 반면에 글로벌 남쪽에는 보건 체계를 약화시킨다는 관점을 유지하며 거기에는 그럴 만한 이유가 있다. 세계무역기구(WTO)는 부유한 국가와 다국적기업이 맹렬히 방어하는 현대 무역체계의 기본 틀을 형성한다. 이 같은 정치적·철학적 분열은 무역이 번영의 원동력이 되어 '모두를 끌어올리는' 효과가 있다는 견해와 무역이 약자에게 불리하고 지식재산권 보호는 빈곤한 사람들의 의약품 구매를 어렵게 한다는 견해로 뚜렷이 양분된다. 물론 진실은 이 양극단 사이 어디엔가 있겠지만, 저소득국에게 공정하지 못한 거래를 하고 있다는 인식이 점점 커지고 있다. WTO는 지식재산권에 관한 도하선언에 허용된, 소위 말하는 무역 관련 지식재산권협정(TRIPS)에 유연성이 있다는 주장과 함께 주권국가가 공중보건법을 입법할 수 있는 권리가 있음을 주장하며 대응해왔다. 도하무역회담이 교착 상태에 있다는 사실은 남·북 격차가 여전히 정치적인 사안으로 남아 있음을 시사한다.

제6장

# 국제보건규칙

국제공중보건비상사태에 대응하기

2005년 5월 23일 세계보건총회는 글로벌보건안보에 관한 유일한 국제 규칙인[1] 국제보건규칙(IHR)의 개정을 채택했다. 총회의 역사적인 투표는 공중보건과 안보, 민주주의가 서로 얽혀 있는 시점에 정부 최고위층의 협의로 이루어졌다. 코피 아난 전 유엔 사무총장은 국제보건규칙이 '더 큰 자유'를 향하여 인류를 움직일 것으로 내다봤다.[2]

글로벌보건안보에 관한 국제 규칙을 수립하도록 국가를 자극한 중대한 요인이 무엇인가?

전통적으로 공중보건에 관한 권한은 주권국가에 있었다. 그러나 국경에서 보건 위협을 차단하려는 노력은 아무 소용 없음이 증명되면서, 정치 지도자들은 국가의 단독 행동만으로는 감염병 확산을 통제할 수 없다는 점을 깨닫게 되었다. 그보다는 보건 위험을 조기에 탐지하고 근원을 봉쇄하는 것이 국민을 보호하는 데 효과가 더 크기 때문이다.

질병을 신속하게 파악하고 통제하려면 국내뿐 아니라 국제적 대응도 필요했다. 국내적으로는 모든 국가가 튼튼한 공중보건 감시 및 대응 체계를 수립해야 했다. 국가 차원의 공중보건 기반 시설이 뒷받침되지 않으면 질병이 탐지되기도 전에 국제교역 현장에 유입되어 국제 통상로를 따라 빠르게 전파된다. 또한 글로벌보건안보를 위해서는 국제 정보, 감시, 대응망의 원활한 협조가 필요했다.

이들 중 어느 것도 개별 국가와 국제사회가 신속하고 효과적으로 행동하기 위한 역량을 갖추기 전에는 시도될 수 없었다. 모든 차원에서 성공적인 질병 탐지와 대응이 가능하도록 하려면 잘 훈련된 과학자, 장비를 제대로 갖춘 실험실, 호환되는 자료 체계가 갖춰져야 한다. 물론 역량 구축에는 상당한 자원이 요구되지만, 국제법은 기술 지원과 경제적 투자를 유치하는 데는 무기력하다는 특징이 있다.

각국이 글로벌보건안보 개선을 위한 국제 규칙을 고안하게 된 데는 건강 의제 이외에도 또 다른 인식이 작용했다. 국가는 개인의 자유와 보건 문제는 물론이고 국제 무역과 통상에도 핵심적인 이해관계가 있다. 역사적으로 빠르게 확산되는 감염병은 깊은 공포심을 심어주었을 뿐만 아니라 과잉 행동으로 치닫게 했으며, '타인'에 대한 편견까지지도 심어주었다. 편견 대상은 주로 외국인, 특히 감염병이 만연한 인구밀집 국가에 사는 빈곤한 사람들이었다.

무서운 질병에서 오는 깊은 공포심에 대응하고자 국가 차원에서 종종 효과에 상관없이 여행과 무역을 제한하곤 했다. 그 반대로 질병이 발생한 국가에서는 상업, 관광, 국가위상 악화와 관련한 우려로 국제사회에 알리기를 꺼림에 따라 질병 발생 → 사실 은폐 → 경제적 파급이라는 악순환으로 이어지곤 했다.

또한 질병 유행은 정부에서 검사, 치료, 검역 격리 같은 강제력을 동원해 외국인 여행자는 물론이고 자국민의 이익에도 반하는 행동을 취하게 했다. 가끔 강제력이 필요할 때도 있었지만 종종 효과적이지 않거나, 위협 정도에 비해 과도한 조치가 취해지곤 했다. 많은 국가에서 비호감 집단, 특히 이민자를 대상으로 적대적으로 취하는 행동이었다. 예를 들면 20세기 초 샌프란시스코에서 페스트가 창궐했을 때 보건 담당자들은 중국계 미국인만 격리 조치를 취했다. 이를 두고 연방법원은 관리들이 '사악한 눈과 불평등한 손'으로 행동했다고 판결했다.[3]

한편에는 보건 안보, 다른 편에는 무역과 인권을 두고 그 사이에 섬세한 균형을 유지해야 한다는 인식이 점차 자라나기 시작했다. 국내법은 효과적이고 균형 있는 접근 방식을 보장할 수 없었기 때문에 초국적인 해결책의 필요성이 대두되었다. 그 결과 국제보건규칙이 21세기에 가장 중요하다고 할 수 있는 글로벌보건 조약이 되었으며, WHO가 그 거버넌스 체제의 중심에 있다. 이 모든 것을 정치적으로 가능하게 만든 것은 특히 중증급성호흡기증후군(SARS)과 조류인플루엔자라는 무서운 신종 감염성질환의 등장이었다. 따라서 2009년 소위 돼지독감(H1N1) 범유행이 처음으로 등장하며 지금까지 유일하게 국제공중보건비상사태로 발표된 것은 그리 놀랍지 않다.

## 국제보건규칙(2005) 이전의 협약들

역사가는 현대 국제감염병법의 발원을 1851년 처음 파리회의 이후 총 10회에 걸쳐 개최된 유럽위생회의까지 거슬러 올라간다. 강대국은 외부의 보건 위협, 특히 근동과 중동에서 출현한 '아시아형' 콜레라로부터 보호받기를 원했다. 국제 통상과 함께 유럽 해안에 무서운 질병이 상륙하자 유럽 지도자들은 국제법적 해결책을 마련하기로 결의했다.

대표들이 파리회의에서 국제조약에 합의하지는 못했지만,[4] 유럽 국가는 19세기 후반과 20세기 초반에 감염성질환의 월경 효과에 대처하고자 다양한 협약 체결 문제를 협상했다.[5] 1892년 최초의 국제위생협약(ISC)은 콜레라 검역에 역점을 두었고, 1897년의 두 번째 협약은 페스트에 한정되었으나,[6] 1926년에는 두창과 발진티푸스까지 확장되었다. 1933년에는 초국적 항공 여행이 공중보건에 미치는 영향을 해결하고자 항공에 관한 별도의 협약이 채택되었다.[7]

유럽 지도자들은 그들의 목표에 도달하기 위해서는 협약이 '사장'되지 않도록 하기 위해 잘 준비된 '중립적 기관'이 필요함을 깨달았다.[8] 이에 로마협정에 따라 1907년에 파리에 본부를 둔 국제공중위생사무소가 설치되어 국제위생협약 업무를 맡게 되었다. 주목할 만한 것은 초기 국제보건조직의 존재 이유는 감염병 관련 조약의 관리에 있었다.

따라서 국제감염병법은 강대국이 인식한 안보 필요성에서 출발해 성장했다. 그 당시에는 빈곤한 국가 내 보건을 개선하기보다는 외부 위협으로부터 자기방어가 가장 중요했던 것으로 보인다. 질병 위험은 글로벌 남쪽에서 발생하고 부유한 지역에 퍼지지 않도록 하는 국제법이 필요하다는 인식은 잘못된 것임에도 불구하고 좀처럼 없어지지 않는다.

## WHO 헌장: 규칙 제정을 위한 특별 권한

WHO 헌장은 세계보건총회에 '질병의 국제적 확산 방지를 목적으로 하는 위생상 및 검역상 요건 및 기타 절차'에 관한 규칙을 채택하는 권한을 부여한다(제21조 제4장 참조). 세계보건총회의 규칙제정 권한은 국제법에서 유례가 없으며, 국제 협정을 단순화하고 촉진하도록 설계되어 있다. WHO 규칙은 자동적으로 발효되며, 제한된 기한 내에 거부 결정을 사무총장에게 통보한 회원국을 제외한 모든 회원국에 구속력이 있다(제22조). 회원국 비준은 국제법상 요구되지는 않으나 국제보건규칙이 완전하게 효력을 발생하려면 국내법이나 정책을 통한 시행이 필요할 수 있다.

### 국제위생규칙에서 국제보건규칙까지

1951년 5월 25일, 제4차 보건총회는 국제위생협약을 대체하는 국제위생규칙을 채택했다. 국제위생규칙은 콜레라, 페스트, 이(虱)를 매개로 발병하는 유행성 발진티푸스, 재귀열, 두창, 황열병 등 여섯 개의 보고 가능한 질병을 다루었다. 국제위생규칙의 공약 목표는 '세계 상거래 간섭을 최소화하면서 질병의 세계적 전파로부터 안전을 최대한 보장'하는 것으로, 회원국은 WHO에 질병발생 사실을 신고하고 질병의 국경 통과를 막기 위해 국경에 공중보건 능력을 유지할 의무가 부과되었다.

1969년 제21차 보건총회는 국제위생규칙을 국제보건규칙으로 이름을 바꾸면서(IHR 1969) 발진티푸스와 재귀열을 제외하고 콜레라, 페스트, 두창, 황열병만 남겨두었다. 20세기 말까지 국제보건규칙은 별다른 변화 없이 그대로 남아 있었다. 제26차 보건총회(1973)는 콜레라 관련 국제보건규칙을 개정했고, 제34차 보건총회(1981)는 전 지구적으로 박멸된 두창을 제외했다. 국제보건규칙은 제48차 보건총회(1995)에서 개정의 필요성이 제기되는 시점까지 콜레라, 페스트, 황열병에만 적용되었다.

국제보건법의 이러한 소외와 침체 시기는 감염병이 계속해서 아프리카, 아시아, 남미 지역을 할퀴며 황폐화하고 있었음에도 불구하고 많은 선진국에서 감염병 시대가 끝났다며 현실에 안주한 사실과 관계가 있다. 이 시기는 많은 선진국이 특히 국제기구와 국제조약에 피로감을 느낀 시기이기도 했다.

## 국제보건규칙(2005)의 개정 경과

국제사회의 안이함은 20세기 말 여러 사건의 복합적인 작용 가운데 감염성질환이 상위 정치영역으로 격상되면서 절박감으로 바뀌었다.[9] 1995년 세계보건총회는 페루의 콜레라, 인도의 페스트와 자이레의 에볼라출혈열의 공포스러운 발병에 대응해 국제보건규칙을 개정하기로 결의했다. 그 당시 세계는 조류인플루엔자, 마버그출혈열, 생물학 테러 같은 무시무시한 위협뿐만 아니라 최대 전염병 중 하나인 에이즈에 직면하고 있었다. 이 같은 공중보건 위협이 지닌 급격한 경제적 및 안보 위협의 잠재성 때문에 정치적으로 국제감염병법의 야심 찬 개정을 반대하기는 어려웠다.

국제보건규칙(1969)은 새로 부상한 난제를 충족하기에는 부적합한 것으로 드러났다. 무엇보다도 적용이 제한된다는 약점이 있었다. 이 규칙은 1851년 파리 회의에서 논의되었던 질병 중 겨우 세 가지(콜레라, 페스트, 황열병)에만 적용되었던 것이다. 또한 규칙 대부분은 국경의 위생 조치에 관한 것이었으나 한 국가의 영토 전체를 아우르는 조치를 강조하지는 않는다.

규칙이 적용되는 질병조차도 질병발생 통보 체계가 부실했다. 국가는 종종 관광, 무역, 국가위상 하락을 두려워해 모든 상황을 신속하게 보고하지 않았다.

단순한 보고 행위조차 다른 나라로부터 여행이나 무역 제한 등의 과도한 반작용을 촉발할 수 있었다. 그러나 가장 중요한 것은 많은 저소득국에서 보건 위협의 조기 발견과 관리에 필요한 감시 능력이 부족했다는 점이다. 국제보건규칙의 의무사항 준수, 특히 국제 상거래 간섭의 최소화 조치 요건은 계속해서 우려사항으로 남아 있었다.

불이행의 또 다른 원인은 빈약한 감시와 집행에도 있었다. 국제보건규칙(1969)에는 분쟁해결 절차가 수립되어 있지만, WHO는 의견 충돌을 해결할 만한 권한이 없었다. 따라서 WHO는 불이행을 파악하거나 공개하기 위한 조치를 취하지 않았다.

국제보건규칙 개정 협상은 10년 이상 지속되었다. 그러다가 개정에 관한 정치적 의지를 자극한 것은 두 개의 끔찍한 전염병, 즉 2003년 중증급성호흡기증후군(SARS)과 그로부터 1년 후 태국에서 인간에게 처음 발견된 것으로 추정되는 고병원성 조류인플루엔자(H5N1)가 유행했을 때부터였다. 피들러가 주장했듯이 SARS는 '국제 관계에서 감염성질병에 관해 그 이전의 어느 거버넌스 혁신보다 급진적인 거버넌스 전략의 성숙'을 보여주었다.[10] 정치 지도자들은 2005

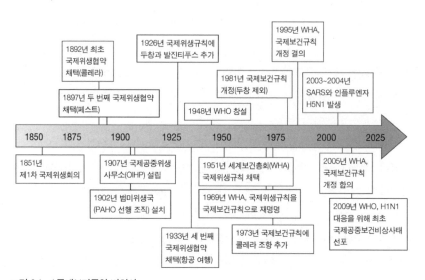

그림 6.1 / 국제보건규칙 변천사

세계보건총회 개최를 단 며칠 앞둔 시점에 규칙 개정을 합의함에 따라 글로벌 협력을 긴급히 재고해야 했던 것이다(그림 6.1 참조).

## 국제보건규칙(2005)

국제보건규칙(2005)은 10장, 66조와 9개 부록으로 구성되어 있으며 전 세계적으로 채택된 조약 중 하나다. 이 규칙은 WHO의 모든 회원국과 리히텐슈타인, 교황청을 포함한 총 196개의 국가 당사자에 적용된다.[11] 국제보건규칙은 특정 부처가 아닌 정부 전체에 법적 구속력을 지니며, 국가 당사자는 모든 조항을 적용받는다. 이 규칙은 WHO 관할권을 감염성질환이라는 좁은 범위를 넘어 국제공중보건비상사태 위험이 있는 모든 영역에까지 확대한다. 국제보건규칙은 감시와 역량에서 대응과 국경 통제까지 아우르는 전 지구적 대책에 역점을 둔다. 이 같은 대책이 누적될 경우 국제법상 WHO의 역할과 위상을 탈바꿈하고 일관된 전 지구적 대책의 기본 틀을 수립하는 효과를 볼 수 있다.[12]

### 주요 목적

국제보건규칙의 목적은 '질병의 국제적인 확산을 예방, 보호, 방제하고 공중보건에 대응 조치를 취하기 위함이며 … 그 조치는 공중보건위험에 상응하고 한정되어야 하며, 국제 교통과 무역에 불필요한 간섭을 피해야' 한다(제2조). 국제보건규칙은 ① 국내와 국경에서 진행 중인 감시와 대응, ② 초국적 위협에 전 지구적으로 대응하고 그 위협을 탐지하고 통제하기 위해 국내적·국제적 차원에서 작동한다. 무엇보다도 국제보건규칙의 성공은 국제 지원망과 함께 모든 국가가 탐지, 평가, 신고, 대응하는 역량 구축에 달려 있다.

## 힘의 균형

국제보건규칙(2005)이 보건 안보, 무역, 인권 사이에 섬세한 힘의 균형을 형성하면서 이 세 가지 이익 간에는 쉽지 않은 균형 유지가 필요하게 된다.

**국제무역:** 국제보건규칙은 그 목적을 옹호하는 가운데 '보건 정책을 법제화하고 시행하는 국가의 주권'을 강조함으로써 보건과 무역 간의 균형을 유지하고 있다(제3조 제4항). 보건 조치는 보건 위험의 회피나 완화에 필요한 수준 이상으로 무역과 인권을 제한하면 안 된다. 또한 국가의 행동은 과학적 증거에 기반을 두어야 한다(제43조 제2항).

보건, 과학, 무역 이익을 보정함으로써 국제보건규칙은 보건을 목적으로 무역을 제한할 수 있는 국가의 권리를 인정한다는 점에서 국제무역법과 맥을 같이하지만, 이 권리는 그 같은 제한이 필요한 경우에만 행사하도록 한정된다(제9장 참조).[13] 보건과 무역법은 모두 질병 통제가 세계화된 시장을 통해 경제활동을 촉진하는 국제 체제 안에 내재된 것으로 본다. 공중보건과 경제활동 간에 균형을 맞추는 방법의 모색은 글로벌 거버넌스의 영구적인 특징이 되고 있다.

**인권:** 국제보건규칙은 보건과 무역 간 균형뿐만 아니라 보건과 인권 간의 균형도 모색한다.[14] 국가 당사자는 유엔헌장과 WHO 헌장을 준수하여 '인간의 존엄과 인권, 기본적 자유를 전적으로 존중'해야 한다. 국제보건규칙은 '세계 모든 사람을 보호하기 위해 보편적으로 적용'되며(제3조), 보건 조치는 투명하고 비차별적인 방식으로 적용되어야 한다(제42조).

국제보건규칙은 국제 여행객의 인권을 보호한다. 국가 당사자는 '여행객의 존엄, 인권, 기본적 자유를 존중해 대우하고 불편과 고통을 최소화해야' 하며, 여기에는 예의와 존중으로 대하는 것도 포함된다. 국가는 개인의 성별, 사회 문화, 민족 혹은 종교를 배려하고 검역 혹은 격리 조치된 여행객에게는 적절한 음식, 물, 숙박, 소지한 수하물 보호, 의료 지원, 의사소통 수단을 제공해야 한다(제32조). 인간의 존엄성을 강조하는 것은 시라쿠사원칙 같은 국제인권법이 국

| 상업: 무역과 여행 | 공중보건: 과학적 방법 | 인권 |
|---|---|---|
| 어떤 사건의 공중보건비상 사태 여부 판단 시 국제거래 간섭의 위험 고려(제12조). | 과학적 원리, 가용한 과학적 증거 및 기타 관련 정보를 근거로 국제공중보건비상사태 결정(제12조). | 인권 관련 조치 시 인간의 존엄성, 권리, 기본적 자유를 전적으로 존중(제3조). |
| 입국 지점이 보건조치가 불가한 경우를 제외하고 공중보건을 이유로 선박/ 항공기 기항의 거부 금지 (제28조). | 보건에 위협이 된다는 과학적 원리와 가용한 과학적 증거를 근거로 보건조치의 시행여부 결정(제43조). | 별도의 고지가 없는 한 사전 동의 없이 여행객에게 IHR에 따른 의학적 검사, 접종, 예방, 보건조치 불가(제23조). |
| 인가된 경우 이외에, 살아 있는 동물이 아닌 미환적 통과 화물은 IHR 보건조치 대상이 아니며 공중보건 목적의 억류 금지(제33조). | 보건조치 시행을 뒷받침하는 과학적 정보와 공중보건 이유를 명확하게 하기 위해 비상사태에 영향을 받는 국가와 보건조치를 시행하는 국가 간 협의(제43조). | 여행객에게 IHR에 따른 조치 시 모든 여행객을 예의와 존중으로 대하고 성별, 사회문화, 민족, 종교를 고려해 불편/고통 최소화(제32조). |
| 보건조치는 적정 수준의 보건 보호를 달성하는 데 합리적 으로 가용한 대안 이상의 국제거래 제한 금지(제43조). | | IHR에 따른 보건조치는 투명하고 비차별적으로 적용 (제42조). |
| 국제거래를 심각하게 간섭 하는 추가 보건조치 시행 국가는 WHO에 타당한 이유/ 관련 과학적 정보 제공 (제43조). | | IHR하에 수집/제공받은 식별 가능한 개인 보건정보는 별도로 언급되지 않는 한 비밀 유지 및 익명 처리 (제45조). |

그림 6.2 / 국제보건규칙(IHR)의 균형 역학: 상업, 공중보건과 인권

자료: WHO, *International Health Regulations*, 2nd ed. (Geneva: World Health Organization, 2005).

제보건규칙의 해석과 이행에 관련되어 있음을 시사한다(제8장 참조). 즉, 국제보건규칙에 불확실성이 있을 경우 인권 원칙이 적용되어야 한다는 것이다.

국제보건규칙의 균형 조절의 원동력으로는 과학적 방법, 무역과 여행의 흐름, 인권 존중이 포함된다. 이들 영역마다 힘겨운 균형점이 있다. 국가는 과학적으로 불확실한 상황에 직면했을 때 공중의 보건을 보호하기 위한 조치를 취

할 수 있는가? 보건이라는 이름으로 경제적 자유를 간섭하는 행위가 얼마만큼 수용될 수 있는가? 국민의 보건과 안전을 위해 개인의 자율성, 사생활 혹은 자유를 언제 양보해야 하는가(그림 6.2 참조)?

## 범위: 모든 위해(危害) 접근법

이 장 앞부분에서 설명했듯이 국제보건규칙(1969)은 역사적으로 무역과 여행에 관련된 소수의 감염병에만 적용되었다. 이제 국제보건규칙(2005)은 위협의 원천이나 근원이 생물학적이든, 화학적이든, 방사능 핵이든 관계없이 광범위한 국제보건위협을 아우른다(표 6.1). 위협의 근원이 중요하지 않기 때문에 WHO는 자연 발생적·우발적·의도적으로 발생하는 사건의 관할권을 보유한다.[15] 심각성(예를 들면 전염성, 병원성, 혹은 약물 저항성이 높은 신종 균주 등)과 국제적 파급효과에 따라 국제보건규칙은 다음과 같이 다양한 근원에서 나타나는 위험에 적용될 수 있다.

표 6.1 / 국제보건규칙의 범위: 제1조 정의

**감시(surveillance):** 공중보건을 목적으로 자료를 체계적이고 지속적으로 수집, 조사, 분석하고, 필요 시 평가와 공중보건 대응에 사용할 수 있도록 공중보건 정보를 적시에 배포하는 행위

**질병(disease):** 원천이나 근원에 관계없이 인간에게 상당한 해를 끼치거나 끼칠 수 있는 질환 혹은 의학적 조건

**사건(events):** 질병의 발현 혹은 질병의 잠재성을 불러일으키는 일 발생

**공중보건위험(public health risk):** 국민건강에 부정적인 영향을 미칠 수 있는 사건 발생 가능성, 국제적으로 전파되거나 혹은 심각하고 직접적인 위험성을 야기할 수 있는 사건에 역점

**국제공중보건비상사태(PHEIC: public health emergency of international concern):** ① 질병의 국제적 전파를 통해 다른 국가에 공중보건위험이 넘어갈 수 있고, ② 잠정적으로 국제 공조를 통한 대응이 필요하다고 결정된 특이한 사건

1. 사람: 중증급성호흡기증후군(SARS), 중동호흡기증후군(MERS), 신종 인플루엔자, 폴리오, 에볼라 등

2. 상품, 식품, 물, 동물: 보툴리누스 중독, 소해면상뇌증, 크립토스포리디움 증 등

3. 매개체: 페스트, 황열, 야토병 등

4. 환경: 방사능 누출, 화학물질 유출, 기타 탄저 오염 등

이러한 '모든 위해(危害)' 접근 방식은 개념 전환을 구체화한다. 이전 국제보건 규칙(1969)의 범위는 무역수지에 따라 결정되었지만, 개정된 국제보건규칙 (2005)의 영역은 보건 위험에 따라 정의된다. 그 결과 정당성, 유연성, 적응성이 높아졌다. 이러한 확대된 공중보건 접근 방식은 개정된 국제보건규칙 전반에 걸쳐 찾아볼 수 있다. 보건 관련 사건보고, 전염병 자료 처리, WHO 권고, 국가 차원의 보건조치 제한 등 모두 보건 위험상황 전반에 걸쳐 적용된다. 범위 확대 는 이전 규칙보다 더 많은 요구사항이 담긴 기본 틀을 창출한다.

## 국가 차원의 대비 역량

대비는 국내적으로는 물론이고 전 지구적으로도 보건 안전에 반드시 필요하 다. 국가 당사자는 사건을 발견, 평가, 신고, 보고하기 위해 공중보건 역량을 개 발, 강화, 유지할 의무가 있다(제5조 제1항, 부록 1). 또한 다양한 위험에 즉각적 이고 효과적으로 대응할 수 있어야 한다.[16] 대비 역량은 '종합적이고 완전하게 통합된 공중보건비상사태의 발견, 대응 체계를 위한 청사진'[17]에 따라 국경뿐만 아니라 전체 국가와 지방 차원에서도 작동되어야 한다.[18]

WHO는 몇 가지 핵심적인 국제보건규칙 역량을 제시했다(그림 6.3 참조).[19]

1. *국가 차원의 입법, 정책, 재정:* 국가는 국제보건규칙 의무사항(신고 가능한 질병목록 확장 등)과 권리 보호(사생활 혹은 사전 동의 등)를 시행하기 위한 법 규 제정을 가능하게 하는 적절한 법적 기본 체계를 갖추고 있어야 한다(글 상자 6.1 참조).

2. *국가담당부서(NFP):* 국가 당사자는 상시 접근할 수 있는 담당 부서를 편

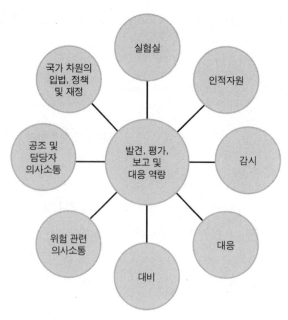

그림 6.3 / 국제보건규칙의 핵심 역량

글상자 6.1 / 국가 차원 입법의 역할과 중요성

국가 차원의 보건법률 제정은 국제보건규칙에 명시적으로 요구되지는 않으나 국제보건규칙의 성과를 제도화하고 강화하는 데 도움을 줄 수 있다. 국제보건규칙이 다양한 근원에서 발생하는 위험을 포괄하기 때문에 공중보건, 환경, 국경 안전, 식품 안전, 농업, 동물보건, 핵·화학, 법무, 교통 등의 다양한 정부 분야에 영향을 미친다. 따라서 국가는 법체계의 적합성을 평가할 때 그처럼 폭넓은 분야의 법규를 고려해야 한다.

국가 당사자는 자국의 법체계, 국내 정책, 사회정치적인 맥락에 따라 국제보건규칙상의 표준이행 여부와 방법에 관해 자율 재량권을 가진다. 2010년 기준으로 국가 당사자 중 절반가량이 국제보건규칙 의무 요건을 이행하기 위해 법을 개정했다.[1] 일부 국가는 국제보건규칙 조문을 합병하거나 국내법에 편입시켰다. 일부 국가는 지침과 결의 등 구속력이 없는 문서를 사용하기도 한다.

주

1 Rebecca Katz and S. Kornblet, "Comparative Analysis of National Legislation in Support of the Revised International Health Regulations: Potential Models for Implementation in the United States," *American Journal of Public Health* 100, no. 12 (2010): 2347-2353.

성해 WHO 국제보건규칙 관계 부서에 긴급한 사항을 전달하고 의사소통을 위한 창구로 활동하는 임무를 부여해야 한다(제4조). 국제보건규칙 담당 부서는 '현지에서 전 세계 차원으로 그리고 국가 당사자 간에 감시 정보를 실시간 교류하도록 돕는 글로벌 네트워크'를 구성한다.[20] 사실상 모든 국가가 국가담당부서를 지정했다.

3. *신고(보고):* 국가 당사자는 자국 영토 안에서 발생하는 보건 위해요소를 감시하고 국제공중보건비상사태에 해당하는 모든 사건을 24시간 이내에 WHO에 신고해야 한다(제6조). 부록 2는 국가가 국제공중보건비상사태 여부를 판단하는 데 지침이 되어줄 의사결정 도구를 제공한다.

4. *계획 및 위험 소통:* 국가는 보건 위협에 대응하기 위한 비상계획을 수립해야 한다. 위험 소통은 위험의 정의, 위해 파악, 취약성 평가, 지역사회의 회복력 향상을 위한 절차를 포괄한다. 또한 '영향을 받는 집단의 목소리뿐만 아니라 사회, 종교, 문화, 정치, 경제적 [요소]'를 고려한다.[21]

5. *공중보건 기반 시설:* 공중보건 대비는 숙련된 보건인력, 자료 체계, 실험실 그리고 제분야 간 공조가 필요하다.

국제보건규칙의 성공 여부는 제대로 작동하는 기반 시설에 달려 있다. 그러나 이 선행조건을 충족할 수 있는 국가 당사자는 많지 않다. 감시 체제, 실험실 운영 등 대응 능력이 있는 보건 체계를 갖추려면 상당한 자원이 필요하다. 신종 병원체의 경우 가장 과학적으로 선진화한 국가조차 기술적 어려움을 겪을 수 있다.

2009년 H1N1이 유행하던 당시 국제보건규칙 기능에 관한 WHO 검토위원회는 많은 국가 당사자가 핵심 역량이 부족하고 국제보건규칙에 따른 의무 이행을 착수하지 않고 있다는 점을 강조했다. 2011년경 국가 당사자는 감시, 대응, 실험실, 인수 공통 감염병 사건 대응에 '상당한 진전'을 보이기 시작했다. 그러나 대부분은 인적자원과 화학, 방사능 사건에 관한 역량이 부족하다고 보고했다.[22] 일본 후쿠시마 원전 재난 발생 후 사무총장은 2012년 5월 세계보건총회 보고에서 방사능 사건의 부실한 대응 능력과 계획에 우려를 표명했다.[23]

국제보건규칙에는 역량 구축을 위한 세부 전략이 부족하다. 규칙에 따르면 국가 당사자는 기존 체계와 자원을 활용해 역량을 충족해야 한다(부록 1). 국제 보건규칙은 WHO에서 국가 당사자를 지원하라고 요구하지만 이러한 목적으로 자금을 할당하지 않는다. 더욱이 WHO에 부과된 임무에는 기구 자체의 예산부족 문제의 해소가 거론되지 않는다(제4장 참조). 마찬가지로 국제보건규칙은 국가 당사자가 자금과 기술 자원을 제공할 것을 요구하지만, 그러한 의무는 구속력이 없거나 약해서 기껏해야 '가능한 수준까지' 이행 준수를 요구하는 데 그친다(제13조 제5항, 제44조 제1항). 국제보건규칙은 역량 구축에 필요한 경제적 요구를 충족할 수 있는 방법에 관해 침묵하고 있고, 이는 규칙이 분명한 해답을 제시하지 못하는 심각한 문제를 야기한다.

2009년 국제보건규칙 검토위원회는 이 문제를 다루기 위해 몇 가지 제안을 했다. ① 지원을 요청하는 국가에 지속 가능한 대응의 일환으로 동원된 '글로벌 보건 비상 인력' 구축, ② 국제공중보건비상사태 기간에 방출할 수 있도록 역량 급증이 필요한 보건비상사태에 대비한 1억 달러 규모의 비상자금 조성, ③ 국제보건규칙에서 요구하는 역량 구축을 이행하기 위한 전략의 현대화가 그것이다. 그러나 자원을 늘리기 위한 정치적 의지를 자극하는 것은 여전히 주요 도전과제로 남아 있다.

## 국가 영토 내 국제공중보건비상사태(PHEIC) 신고: 의사결정 도구

국가 당사자는 자국 영토 내에서 발생하는 사건을 평가한 후 WHO에 신고할 의무가 있는지 판단해야 한다. 국가담당부서(NFP)는 국제공중보건비상사태가 될 수 있는 모든 사건을 '이용 가능한 가장 효율적인 소통 수단'으로 24시간 이내에 보고해야 한다(제6조). 마찬가지로 국가는 원천이나 근원에 관계없이 국제 공중보건비상사태가 될 수 있는 예기치 않거나 특이한 사건을 WHO에 신고해야 한다(제7조, 표 6.2 참조).

부록 2는 어떤 사건이 국제공중보건비상사태 수준까지 올라갈 수 있는지를 판단하기 위한 '의사결정 도구'를 제공한다(그림 6.4 참조).[24] 이 도구에 따라 국가 당사자는 전 지구적 파급 영향력이 확고한 특정 질병, 즉 두창, 야생형 바이러스에 감염되는 회색질척수염, 신종 아형에 의한 인체감염 인플루엔자, 중증급성호흡기증후군(SARS)이 발생하면 *항상* WHO에 신고해야 한다.[25]

또한 의사결정 도구는 알고리듬에 따라 자동적으로 사정을 유발하는 범유행 성향의 질병 목록을 제공한다. 콜레라, 폐페스트, 황열, 바이러스성 출혈열 같은 질병은 국제적 확산 잠재성과 함께 심각한 보건 영향력이 있음이 입증되었다. 보건 관리는 명시된 질병 외에 원인이나 근원이 알려지지 않은 사건을 포함해 잠재적으로 국제적 공중보건의 위험이 있는 어떤 사건이든 의사결정 도구를 이용해야 한다. 국제보건규칙의 알고리듬은 네 개의 상황 기준 가운데 두 개 이상을 충족하는 사건을 보고할 것을 요구한다. 네 개의 기준은 ① 심각한 공중보건 영향력, ② 특이하고 예상치 못한 사건, ③ 국제적 확산의 유의미한 위협, ④

**표 6.2 / 감시, 신고, 정보 공유: 국가 당사자의 책임(제5조~제9조)**

| |
|---|
| • 감시 능력 |
| - 사건 발견, 사정(査定), 보고할 수 있는 핵심 역량 개발 |
| • 영토 내 |
| - 의사결정 도구(그림 6.4)를 활용해 사건 사정 |
| - 국제공중보건비상사태가 될 수 있는 사건을 WHO에 신고 |
| - 원천이나 근원에 관계없이 국제공중보건비상사태가 될 수 있는 예기치 않거나 특이한 사건 정보를 WHO에 제공 |
| - 국가담당부서(NFP)를 통해 사정 후 24시간 이내에 WHO에 신고 |
| - *진행 중인 임무:* 신고한 사건 정보를 WHO에 제공 |
| - *정보 불충분으로 신고가 요구되지 않는 사건:* 국가담당부서(NFP)를 통해 WHO에 알리고 보건 조치에 관해 협의 |
| • 영토 외 |
| - 현실적으로 가능한 수준에서 이출입을 통해 감염된 사람 수, 매개체 또는 오염 상품에 따라 드러난 국제적 질병 확산을 야기할 수 있는 보건 위협을 24시간 이내에 WHO에 신고 |
| • 비공식적 정보 |
| - WHO는 비공식 출처에서 받은 보고를 사정하기 위해 역학적 원칙 사용 |
| - WHO는 충분히 정당화된 경우에 한해 정보원의 비밀 유지 |
| - WHO는 조치를 취하기에 앞서 국가 당사자에 알리고 협의, 사실 확인 모색 |
| - 국가 당사자는 WHO가 요청할 경우 사건 확인 후 24시간 이내에 정보 제공 |

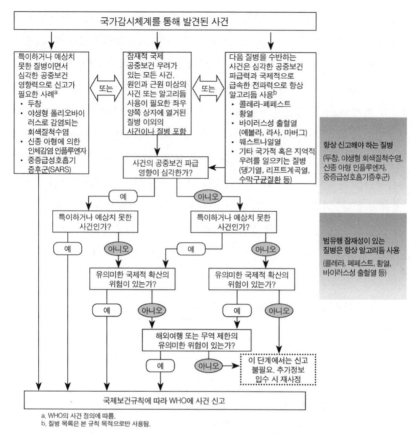

a. WHO의 사건 정의에 따름.
b. 질병 목록은 본 규칙 목적으로만 사용됨.

그림 6.4 / 국제공중보건비상사태 판단을 위한 국제보건규칙 의사결정 도구

자료: WHO, *International Health Regulations*, 2nd ed. (Geneva: World Health Organization, 2005), annex 2.

해외여행이나 무역 제한에 유의미한 위험이다. 예를 들면 중동호흡기증후군 같은 신종 코로나바이러스의 출현은 적어도 두 개의 범주에 정확하게 들어맞으므로 WHO에 신고할 의무가 발생한다.

이 의사결정 도구가 나열된 질병에는 쉽게 적용될 수 있지만 다른 많은 질병에는 구체성과 세부적인 지침이 미흡하다.[26] 대부분의 국가담당부서는 이 도구가 급속하게 국제적으로 확산하는 급성 신종 감염병을 우선시한다고 본다. 그러나 잘 알려진 질병이라도 광범위한 내성을 보이는 균주와 같이 좀 더 장기적

인 만성 위협 또한 국제공중보건비상사태 수준까지 격상될 수 있다고 고려할 만한 합리적인 이유가 있다.[27] 예를 들면 결핵이나 포도상구균의 광범위 약제내성 균주는 최소 두 개의 기준을 충족한다. 심각한 공중보건 영향력이 있고 국제적 전파의 유의미한 위험이 있다. 그러나 에이즈나 말라리아와 같이 흔한 질병을 국가가 새로운 사례로 보고하도록 하는 것은 합리적이라고 할 수 없을 것이다.

국제공중보건비상사태 선포: 사무총장은 국제공중보건비상사태를 선언할 수 있는 특권을 보유한다(제12조). 국가 당사자는 그러한 비상사태가 *될 수도 있는* 질병 사건을 보고해야 한다. 사무총장은 질병 사건이 발생한 영토의 국가 당사자와 협의해야 하지만 그 의견을 따를 의무는 없다. 따라서 한 국가가 협력을 거부한다고 해서 WHO의 조치를 저지할 수는 없다. 국제공중보건비상사태는 보기 드문 사건으로, 사무총장은 그 같은 비상사태 선언 권한을 신중하게 행사한다. 지금까지 사무총장이 국제보건규칙(2005)에 따라 국제공중보건비상사태를 선언한 것은 단 한 차례, 신종 인플루엔자 A형(H1N1)이 범유행했을 때뿐이다. 사무총장은 2013년 중동호흡기증후군(MERS)을 평가하기 위해 비상위원회를 소집했으나 국제공중보건비상사태 선언은 거부했다(제4장 참조).

계속적인 정보제공 의무: WHO는 국제보건규칙에 따른 신고 내용을 의무적으로 공개하지 않는다. 그 대신 추가 사정, 조사, 잠정적 대응에 필요한 조치에 관해 신고한 당사자와 대화를 시작한다. 국가는 WHO에 신고된 사건과 필요한 지원에 관해 '적시적이고 정확하며 매우 상세한 공중보건 정보'를 계속적으로 제공할 의무가 있다(제6조 제2항).

신고 대상이 아닌 사건: 국가는 국제공중보건비상사태로 결정되지 않은 사건에 대해 적절한 보건조치 관련 정보를 WHO에 계속 제공하고 협의한다. 예를 들면 과학적 자료가 부족해 의사결정 도구로 판단할 수 없을 때 이 같은 상황이 발생할 수 있다(제8조).

## 자국 영토 밖에서 발생한 사건

국가 당사자는 자국 영토 *밖에서 발생한* 공중보건위험과 관련해서도 인간, 매개체 또는 오염된 물건을 통해 국제적으로 전파될 가능성이 있는 공중보건 위협의 경우 가급적이면 24시간 이내에 WHO에 알려야 한다(제9조 제2항).

## 비공식 정보원 비밀 유지

세계화는 국가가 정보의 흐름을 통제할 수 있는 능력을 크게 위축시켰고, 그에 따라 주요 보건 위협을 은폐함으로써 조사받지 못하게 할 수 있는 가능성도 줄어들었다. 이전 국제보건규칙(1969)은 WHO 자료 수집을 공식적인 국가 보고에만 한정했기 때문에 세계화한 현실에서는 시대에 맞지 않았다. 더욱이 중증급성호흡기증후군(SARS) 발생은 결정적으로 비정부 정보원이 얼마나 중요한지를 생생하게 보여준다.

새로운 국제보건규칙(2005)은 명시적으로 WHO가 NGO, 독립적인 과학자, 사회 연결망, 활자나 전자 미디어 뉴스 보도 같은 비공식적인 정보 출처를 고려할 수 있는 권한을 부여한다(제9조). 새로운 정보 기술을 활용한 감시 체계는 WHO의 글로벌 유행 경고 및 대응망(GOARN)의 중심에 있다. 이 대응망은 국제적으로 심각한 질병의 발병을 신속하게 파악, 확인, 대응하기 위한 인적·기술적 자원을 활용하는 조직과 네트워크의 협력 체계이다(글상자 6.2).

WHO가 비정부적 정보에 접근할 수 있고, 당사국에 사실 확인을 요청할 수 있으며, 국제사회와 정보를 공유할 수 있는 권한을 보유함에 따라(제9조, 제10조) 당사국에는 이행준수 동기부여 정도가 높아진다. 빠른 정보배포 속도를 고려할 때 WHO는 국가뿐만 아니라 비국가 정보원을 통해서도 자료의 접근 경로를 확보하게 될 것이다. 이는 전염병이 보건과 경제에 미치는 영향을 최소화하려면 투명성과 협력이 최선의 길이라는 교훈을 국가에 줄 수 있을 것이다.

그러나 국제보건규칙은 잠재적으로 심각한 결함을 내포하고 있다. WHO는 '적절한 절차에 따라 정당화된 경우에 한해' 정보원에 대한 기밀을 유지하도록 허용된다(제9조 제1항). 비정부 정보원 공개를 조건으로 명시하게 되면 비국가 행위자가 신종 공중보건 위협을 WHO에 알리는 통로를 가로막는 장애가 될 수 있다. 예를 들면 독재 정권에서는 국가의 허가 없이 정보를 전달했다는 명목으로 과학자나 시민사회단체가 처벌받을 수도 있다. 국제보건규칙에는 WHO가 비국가 정보원에 대한 비밀을 유지할 수 있는 상황에 대한 지침이 포함되어 있지 않다. WHO가 비국가 행위자를 보호할 책임이 있음을 분명히 명시함으로써 WHO는 정보원의 신원을 노출하지 않는 데 따른 정치적 파장으로부터 기구를 보호할 수 있는 장치를 마련해야 할 것이다.

## 개인 식별 건강 정보의 비밀 유지

국가 당사자는 개인 식별이 가능한 환자의 정보에 대한 기밀을 유지하고 그런 모든 정보는 '자국법에 따라 익명으로 처리'되어야 한다(제45조 제1항). 미국과 유럽연합(EU)을 포함한 많은 국가와 지역에는 자료보호법이 있지만, 그렇지 않은 국가도 있다. 이렇게 다양한 국가별 표준이 존재함에 따라 전 세계적으로 사생활 보호 수준에 상당한 차이가 발생할 뿐만 아니라 국제보건규칙상의 사생활 보호 의무가 잠재적으로 약화될 수 있다.

국가는 보건 위협을 평가하거나 관리하기 위해 '필수적인' 경우 신상 정보를 공개할 수 있다. 그러나 국가 당사자는 개인 정보를 공개하더라도 공정한 정보 공개 관행을 따라야 한다. 공개된 정보는 관련성이 있으나 과도하지 않아야 하고, 정확하고 최신이어야 하며, 공정하고 합법적으로 처리되어야 하고, 필요 기간 이상으로 유지하지 않아야 한다. 또한 WHO는 가급적이면 개인에게 알기 쉬운 형태로 개인 정보를 제공하도록 하되 부정확한 정보를 수정할 수 있는 기회를 주어야 한다(제45조).

## WHO 권고

국제보건규칙은 WHO가 국가 당사자에 상시·임시 권고를 할 수 있는 권한을

**표 6.3 / 선포 및 보건조치 권고: WHO 사무총장의 책임**

- 정의(제1조)
  - *보건 조치(health measure):* 질병이나 오염의 확산을 방지하기 위한 절차. 보건 조치는 법률 집행이나 안보를 포함하지 않는다.
  - *상시적 권고(standing recommendation):* WHO의 구속력 없는 자문(제16조)으로, 진행 중인 특정 공중보건 위협에 관해 질병의 국제적 확산을 방지 또는 경감하고 국제 거래 간섭을 최소화하는 데 필요한 적절한 보건 조치를 일상적 또는 정기적으로 적용하기 위한 것이다.
  - *일시적 권고(temporary recommendation):* WHO의 구속력 없는 자문(제15조)으로, 국제공중보건비상사태에 대응해 질병의 국제적 확산을 방지 또는 경감하고 국제 거래 간섭을 최소화하기 위해 일정 기간 특정 위협을 근거로 적용된다.

---

- 선포(제12조)
  - 사무총장은 의사결정 도구를 이용하여(그림 6.4 참조) 국제공중보건비상사태를 선포할 권한을 가진다. 선포의 근거:
    * 받은 정보, 특히 사건이 발생한 국가 당사자로부터 받은 정보
    * 비상위원회의 자문
    * 과학적 정보 및 원리
    * 위험 사정: 보건, 국제적 확산, 국제 거래 간섭

---

- 일시적 권고(제15조)
  - 사무총장은 국제공중보건비상사태를 선포한 후 구속력 없는 일시적 권고를 공표*해야*한다.
    * 국제공중보건비상사태를 당한 국가 당사자와 다른 국가 당사자에 적용함
    * 사람, 수하물, 화물, 컨테이너, 운송 수단, 물품 또는 우편물을 대상으로 함
    * 질병의 국제적 확산을 줄이고 국제 거래에 불필요한 간섭을 피하기 위함
    * 기간: 3개월, 시간제한 갱신 가능

---

- 상시적 권고(제16조)
  - 사무총장은 보건 조치의 상시적 또는 정기적 적용을 위해 구속력 없는 상시적 권고를 공표*할 수 있다.*
    * 진행 중인 특정 보건위협과 관련해 사람, 수하물, 화물, 컨테이너, 운송 수단, 물품 또는 우편물을 대상으로 보건위협 발생 국가에 적용함
    * 질병의 국제적 확산을 줄이고 국제 거래에 불필요한 간섭을 피하기 위함

---

- 일시적 혹은 상시적 권고의 기준(제17조)
  - 직접적으로 관계된 국가 당사자의 의견
  - 비상위원회 또는 검토위원회의 조언
  - 과학적 원리와 증거
  - 위험 사정
  - 국제 표준 및 제도

---

- 허용된 보건 조치(제42조, 제43조)
  - 국가 당사자는 WHO의 권고와 동일한 수준 혹은 그보다 높은 수준의 보건 보호를 달성하기 위해 자국법과 국제법에 따라 보건 조치를 채택할 수 있다. 다만 그러한 조치는
    * 합리적인 대안보다 국제 거래와 무역을 제한하거나 혹은 개인의 사생활을 침범하지 않아야 하고
    * 투명하고 비차별적이어야 함
  - 국가는 과학적 원리, 과학적 증거 및 가용한 정보를 근거로 보건조치를 시행해야 한다.

부여한다(표 6.3 참조). 이러한 권한은 기구가 보건 안보와 인권, 국제 여행과 무역 간의 균형을 맞추는 한편 과학과 공중보건 관점에서 가장 효과적인 보건 조치에 관해 지도력을 발휘할 수 있게 해준다.

자문위원회: 국제보건규칙은 사무총장이 국제보건규칙 전문가 명단에 있는 전문가와 다른 전문가로 구성된 위원회를 편성해 사무총장에게 국제보건규칙의 기능과 권한에 관해 자문을 요구한다.

- *비상위원회*는 사무총장에게 ⓐ 어떤 사건의 국제공중보건비상사태 해당 여부, ⓑ 국제공중보건비상사태 종료, ⓒ 일시적 권고와 권고의 수정, 연장, 종료 여부를 자문한다(제48조).
- *검토위원회*는 사무총장에게 ⓐ 국제보건규칙의 개정, ⓑ 상시 권고, ⓒ국제보건규칙의 기능에 관해 자문한다(제50조).

일시적 권고: 사무총장은 국제공중보건비상사태 선포 후 국가가 대응할 수 있는 가장 적절한 방법에 관해 구속력 없는 일시적 권고를 공표해야 한다(제15조). 일시적 권고는 시간제한이 요구되며, 사무총장은 비상사태 종료 등의 상황 변화에 따라 수정 혹은 연장할 수 있다.[28] 일시적 권고에는 질병의 국제적 확산을 방지하거나 완화하고 거래에 불필요한 간섭을 피하기 위해 사람, 수하물, 화물, 컨테이너, 물품, 우편물을 대상으로 한 국내 보건조치가 포함될 수 있다.

상시적 권고: 사무총장은 질병의 국제적 확산을 방지하거나 완화하고 국제 거래에 불필요한 간섭을 피하기 위해 현재 진행 중인 공중보건 위협의 국내 보건 조치에 관해 구속력 없는 상시적 권고를 공표할 수 있다(제16조). 상시적 권고는 일시적 권고와 마찬가지로 광범위한 보건 위협에 적용될 수 있다.

보건 조치의 기준: 제19조는 사무총장이 일시적 혹은 상시적 권고사항을 공표, 수정, 혹은 종료 시 준수해야 하는 기준을 제공한다. 사무총장이 고려할 사항으로는 ⓐ 관련 자문위원회, 직접 연관된 국가 당사자, 국제기구의 관점, ⓑ 과학적 원리와 증거, ⓒ 국제 표준과 제도, ⓓ 국제기구가 있다. 보건 조치는 위험 사정에 기초한 합리적인 대안 이상으로 국제 교통과 무역을 제한하거나 개인의 사생활을 침해해서는 안 된다.

보건 조치: 제18조는 WHO가 ⓐ 사람(의료 검진, 예방접종, 접촉자 추적, 격리, 출구 선별검사 등), ⓑ 수하물, 화물, 컨테이너, 운송 수단 및 물품(적하목록 및 배송 검토, 검사, 안전 취급, 압류 및 파괴, 출입국 거부 등)에 취할 수 있는 보건 조치 사례를 담고 있다.

국제보건규칙은 국가 당사자가 WHO의 권고와 동일한 수준 혹은 그보다 높은 수준의 보건보호 효과를 볼 수 있는 보건 조치의 적용을 허용한다(제43조 제1항). 그러나 보건 조치는 과학적 원리, 이용 가능한 과학적 증거 혹은 관련된 WHO 지침을 근거로 해야 하며, 합리적으로 이용 가능한 대안보다 국제 거래를 제한하거나 사생활을 침해하면 안 된다(제43조 제1~2항). 국제보건규칙에 따른 모든 보건 조치는 투명하고 비차별적으로 적용되어야 한다(제42조).

## 국제 여행객

앞서 논의했듯이 국제보건규칙은 국제 여행객의 인권과 국가 당사자의 정당한 공중보건 목표 간 균형을 유지한다. 국제보건규칙은 여행객의 자율성, 신체 보존, 자유를 보호하며 보건 조치는 공중보건 목표 달성에 필요한 최소한의 간섭과 제한을 요구한다. 이는 공중보건 공권력이 해당 위험에 비례하고 자국법을 준수해야 한다는 시라쿠사원칙에 깔려 있는 인권의 가치를 반영한다(제8장 참조).

**도착 혹은 출발 시 보건 조치:** 국가 당사자는 국제 여행객에게 ① 목적지와 여행 일정에 관한 정보를 제공하고, ② 비침습적 검진에 따를 것을 요구할 수 있다(제23조 제1항).

**검진, 예방접종, 기타 보건 조치:** 국가는 여행객의 사전 동의 없이 혹은 부모나 후견인의 사전 동의 없이 침습적 검진, 예방접종, 기타 보건 조치를 강요하면 안 된다(제23조 제3항).[29] 보건 조치는 기존에 확립된 자국 또는 국제 안전표준을 준수해야 하며, 여행객은 이들 보건 조치와 관련된 보건 위험을 고지받아야 한다(제23조).

여행객이 동의하지 않을 경우 국가 당사자는 입국을 거부할 수 있다. *임박한* 공중보건위험을 통제하기 위해 필요한 경우에 국가는 검진, 예방접종 또는 질병 확산 방지를 위해 기존에 수립된 보건 조치를 받도록 강제할 수 있다(고립 및 격리 조치 등)(제31조 제2항).

**공중보건 관찰:** 감염병에 잠정적으로 노출된 것으로 '의심되는' 여행객으로서 '공중보건 관찰' 조치를 받은 자는 임박한 보건 위험을 가하지 않는 경우에 한해 국제 여행을 계속할 수 있다(제30조).

## 이행 준수와 집행

국가 당사자는 신고 대상 질병임에도 신고하지 않거나 불필요하게 여행과 무역을 제한함으로써 이전 국제보건규칙을 자주 위반하곤 했다. 개정된 국제보건규칙에서는 국가의 이행 준수율을 높이고자 했으나, 규칙은 WHO에 당사국의 이행 성과를 감시하거나, 제재를 가하거나, 유인책을 제공할 수 있는 명시적 권한을 부여하지 않고 있다. 설령 부여하고 있다 하더라도 소수에 불과하며, 이는 '국제보건규칙의 가장 중요한 구조적 결함'이다.[30] 그 대신 시민사회와 국제사회가 당사국에 증거 기반의 의사결정 책임을 묻기 때문에 국제보건규칙은 글로벌 규범과 투명성에 의지한다.

제56조는 국제보건규칙의 해석이나 적용에 관해 국가 당사자 간 자발적 분쟁 해결을 위한 절차를 제공한다. 국가 당사자는 먼저 협상, 중재, 조정을 통해 분쟁을 해결하고자 모색해야 한다. 합의에 이르지 못할 경우 양 당사자는 분쟁 건을 사무총장에게 참조시킬 수 있다. 어느 때든 국가 당사자는 강제 구속력이 있는 중재에 서면으로 동의할 수 있다. 만일 WHO와 국가 간에 분쟁이 발생할 경우 그 문제는 세계보건총회에 제출된다.

국제 협력은 국제보건규칙을 성공에 이르게 하는 중대한 요소이다. H1N1 범유행 당시의 경험으로 보건대 국가의 이행 수준은 다양하다. 2009년 4월 멕시코와 미국이 H1N1 발생을 신고한 것은 국제보건규칙의 요건을 준수한 사례이다.[31] 그러나 많은 국가에서 '국경 폐쇄 혹은 국제 교통과 무역 제한'을 삼가라는 사무총장의 일시적 권고를 위반했다.[32] 이들 정부는 자국민에게 북미 여행을 자제할 것을 권고했고, 국제 여행객을 선별검사하거나 격리시켰으며 미국, 캐나다, 멕시코로부터 돼지고기 수입을 금지했다. 세계은행은 H1N1의 범유행에 따른 각국의 경제적 비용이 GDP의 0.7~4.8%이며, 멕시코가 가장 큰 손실을 입었다고 발표했다.[33]

## 타 국제법 체제 간 양립성

국제보건규칙이 WHO와 국가 당사자에 부과하는 임무가 다른 기구나 법체제와 중첩되기 때문에 이 규칙은 서로 다른 임무와 조화를 이루어야 한다. 국제보건규칙은 자체 조항이 가능한 모든 부분에서 다른 국제 협약과 '양립' 하는 것으로 해석되어야 한다고 밝힘으로써 이 임무를 완수한다. 이 점을 강조하기 위해 국제보건규칙은 '자체 조항은 다른 국제 협약에서 파생되는 국가 당사자의 권리와 의무에 영향을 미치지 않는다'라고 명시하고 있다(제57조).

# WHO의 역할과 다양한 분야 간 관계

국제보건규칙은 WHO에 글로벌보건안보에 관한 주요 책임을 부여하면서 글로벌 감염병 발생 경고와 대응에서 WHO의 지도적 위치를 확인해준다. 국제보건규칙은 사무총장에게 국제적 감시 공조, 국제공중보건비상사태 선포, 핵심 공중보건 역량 보장, 국가 보고서 접수와 자료 배포를 담당하는 정보 중심으로서 역할 수행 그리고 국가에 권고할 수 있는 권한을 부여한다(표 6.4 참조). 사무총장과 WHO 연락 담당자는 비상위원회가 요청하는 외부 자문위원을 구해주고, 다른 기구와 공조하며, 국가담당부서 및 관계 정부부처와 소통한다(그림 6.5 참조).

WHO는 초국적 및 국가별, 국가와 비국가, 공공 기관과 민간 기관 등 다양한 기관과 협력하고 그들의 활동을 조율하는 데 필수적인 역할을 한다.[34] 국제보건규칙이 생물, 화학, 방사능 핵을 포괄하는 확대된 모든 위해(危害) 접근법을 취했다는 것은 WHO가 전통적으로 보건 분야 책임으로 여겨지지 않았던 무역, 인권, 식품 안전, 안보, 공중·해상 운송 등 별개의 법적 체제 내에서 운영되는 국제기구와 협력해야 함을 뜻한다. WHO의 국제보건규칙 기능에 관한 위원회는 인간의 건강과 질병에 동물과 식량이 미치는 중요성을 고려해 WHO, 세계동물보건기구, 식량농업기구가 서로 연결되어 있음을 강조했다.

국제보건규칙은 명시적으로 WHO가 다른 국제기구들과 협력할 것을 요구한

---

표 6.4 / 국제보건규칙(2005)에 명시된 WHO의 주요 책임

- 중요한 공중보건위험에 관한 전 지구적 감시와 사정 협조 그리고 국가 당사자에 공중보건 정보 배포
- 특정 사건이 국제공중보건비상사태인지 여부 결정(외부 전문가의 조언을 받아)(제12, 48, 49조)
- 제15조와 제16조에 따라 일시적·상시적 권고사항 수립 및 권고
- 국가 당사자에 직접적인 지원 제공
  - 국가 당사자가 지정된 입국항에서 감시, 대응을 위한 핵심 공중보건 역량을 평가하고 강화하도록 지원
  - 개도국이 그 같은 핵심 공중보건 역량을 강화하는 데 지원하기 위한 자금 동원
  - 국가에 기술 지원
- 국제보건규칙(2005)의 이행을 감시·평가하고 진화하는 수요에 대처하기 위해 기술적 지침을 채택

---

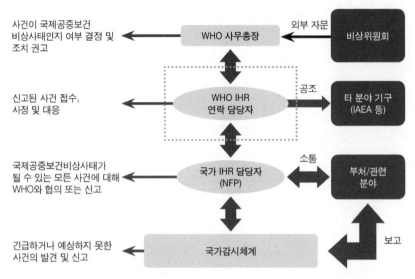

사건이 국제공중보건
비상사태인지 여부 결정 및
조치 권고

WHO 사무총장

외부 자문

비상위원회

신고된 사건 접수,
사정 및 대응

WHO IHR
연락 담당자

공조

타 분야 기구
(IAEA 등)

국제공중보건비상사태가
될 수 있는 모든 사건에 대해
WHO와 협의 또는 신고

국가 IHR 담당자
(NFP)

소통

부처/관련
분야

긴급하거나 예상하지 못한
사건의 발견 및 신고

국가감시체계

보고

그림 6.5 / WHO의 의사소통 흐름도

다. WHO는 신고나 입증이 1차적으로 다른 국제기구의 소관일 경우 활동을 공
조해야 한다(제14조). 세계보건총회는 유엔, 식량농업기구(FAO), 세계동물보건
기구(OIE), 국제원자력기구(IAEA), 국제민간항공기구(ICAO), 국제해사기구(IMO)
등 WHO가 공조해야 하는 다양한 국제기구를 언급했다.[35] WHO는 국가 당사자
는 물론이고 국제기구와도 보건 정보를 공유할 수 있다(제11조). 사무총장은 국
제보건규칙에 따른 권고를 발행하거나 종료할 때 관련 국제 표준과 문서를 고
려해야 한다(제17조).

WHO의 글로벌보건안보 권한은 다양한 부문과 분야에 걸쳐 있다. 전 지구적
규모의 보건 위험의 관리 능력을 제고하고자 WHO는 과학자, 학계, 비정부기구
와 기술적 파트너십을 구축하고 있다(글상자 6.2 참조).

다자적이고 다양한 기구와 네트워크가 활동하는 환경에서 글로벌보건안보를
보호하려면 국제 협력이 필요하다. 국제보건규칙은 다른 국제 체제와 공조를
지원하는 한편, 국제기구 간의 소통과 협업을 장려하거나 요구하기도 한다. 국
제보건규칙은 이러한 목표를 달성하기 위한 운영 기구로 WHO를 지정한다.

치명적 병원체, 방사능 혹은 독성 화학물질에 노출되어 발생하는 국제공중보건비상사태에 대응하는 데 필요한 모든 역량을 보유하고 있는 단일 기구나 국가는 존재하지 않는다. WHO는 대비와 대응을 보장하고자 다양한 기술 파트너십을 구축하고 있다.

### 글로벌 유행 경고 및 대응망(GOARN)

2000년 4월 WHO는 '국제적으로 중요한 발병을 신속하게 파악, 확인, 대응하기 위해 인적·기술적 자원을 결합한 기존 기구와 네트워크의 기술적 협력체'인 GOARN을 갖추었다.[1] GOARN은 감시와 대응을 위한 자원 네트워크로서 국가에 기술을 지원하고, 사건을 조사해 특징을 파악하고 위험을 사정하며, 국가의 유행 대비를 지원하는 것을 목표로 삼는다. GOARN은 국제 유행 경고와 대응을 위한 지도 원리를 개발했고, 신속한 동원을 위한 현지 실행 계획, 보안, 소통을 표준화하는 운용 의정서를 제정했다.

### 화학사고 경고 대응 체계(ChemiNet)

2002년 WHO는 당사국의 화학물 사건 조사와 대응을 지원하기 위해 ChemiNet을 설치했다. GOARN의 '화학 부문'으로도 불리는 ChemiNet[2]은 연구소, 실험실, WHO 협력센터, 독극물연구소, 학계가 참여하는 네트워크이다. 국제적 우려 대상인 화학물이 원인으로 발생하는 사건을 조기 탐지, 사정, 확인 후 신속하고 효과적인 대응 그리고 장기적인 대비와 역량 구축을 통해 위험을 완화한다.

### 방사능 비상의료 대비태세 및 지원 네트워크(REMPAN)

1987년 WHO가 수립한 REMPAN은 현재 '방사능으로 발생한 손상, 급성방사능증후군, 내부 오염 그리고 기타 방사능 병리 진단, 감시, 선량 측정, 치료, 장기적인 후속 조치를 전문'[3]으로 하는 40여 개의 의료 기관과 연구소로 구성된 네트워크이다. REMPAN은 방사능에 과다 노출된 사람을 긴급 지원하고, 방사능 사고 피해자의 장기 치료와 후속 조치를 도와주며, 방사능 관련 의약품과 긴급 약물 역학 연구를 수행한다.

### 대응 지원 네트워크(RANET)

RANET은 WHO의 공식적인 기술 파트너십은 아니지만, 국제보건규칙의 광범위한 임무 범위 내에 들어맞는다. RANET은 핵사고 또는 방사능 긴급사태 발생 시 지원에 관한 협약 당사국을 지원하기 위해 설계되었다. RANET의 목적은 국제원자력기구의 자문, 지원 협조 능력을 강화하고 핵 또는 방사능 긴급사태·사고 등 긴급사태의 대비를 증진하는 것이다.[4]

주

1 "Global Outbreak Alert and Response Network," WHO,
  http://www.who.int/csr/outbreaknetwork/en/ (accessed 10/10/13).
2 "WHO Global Chemical Incident Emergency Response Network (ChemiNet)," WHO,
  http://www.who.int/environmental_health_emergencies/ChemiNet3.pdf (accessed
  10/10/13).
3 "WHO/REMPAN Collaborating Centres and Liaison Institutions," WHO,
  http://www.who.int/ionizing_radiation/a_e/rempan/en/ (accessed 10/10/13).
4 IAEA's Response System," International Atomic Energy Agency (IAEA),
  http://www-ns.iaea.org/tech-areas/emergency/iaea-response-system.asp (accessed
  10/10/13).

WHO가 어떻게 성공적으로 다양한 기관을 조율할 것이며 또한 그렇게 할 수 있는 자원이 있는가 여부는 풀기 힘든 도전과제로 남아 있다. 기술적 파트너십이 중요하긴 하지만, 세계보건총회와 국가 당사자 어느 쪽도 WHO가 광범위한 수임사항을 수행하는 데 필요한 자원을 제공하지 않는다.


# H1N1 범유행의 교훈

국제보건규칙(2005)은 보건 안보, 국제무역, 인권에 관한 3중 전략과 함께 글로벌 거버넌스의 기념비적 사건이다. 2009년 인플루엔자 A(H1N1)의 범유행은 처음으로 그리고 아직까지는 유일하게 국제보건규칙의 효과성을 시험한 중요한 사건이었다.[36] WHO의 국제보건규칙 기능에 관한 검토위원회는 이 규칙이 H1N1 범유행에 효과적인 거버넌스를 제공했다고 밝혔지만 구조적 약점이 노출되었다.[37]

H1N1 범유행 기간에 WHO의 목소리에는 권위가 있었고, 상당한 협력을 얻었으며, 전략과 소통의 구심점으로 행동했다. 많은 국가에서 잘 준비되어 있었고, 진행 중인 조류인플루엔자 발생 기간 중에 고안한 국가 인플루엔자 계획을 시행했다. 멕시코와 미국은 WHO에 신속하게 신고했고 전적으로 협조했다. 전

반적으로 국제보건규칙은 신종 바이러스가 거침없이 퍼져 가는 동안 글로벌 거버넌스를 개선했다.

그러나 H1N1 범유행은 글로벌보건 거버넌스의 어긋난 단층을 드러냈다. WHO는 국가에서 무역 제재, 여행 제한, 강제적 보건 조치를 피해야 한다고 과학적 증거에 기반한 권고를 했다. 하지만 앞서 논의했듯이, 많은 국가에서는 WHO의 조언을 무시하고 북미지역 여행을 제한했고 돼지고기 제품을 금지했으며 해외여행객을 선별검사하거나 격리 조치했다. 이집트는 약 40만 마리의 돼지를 도살 처분하는 극단적인 조치를 취했는데, 소수인종 콥트 기독교인(주요 돼지고기 소비자)에 관한 편견이 작용했을 수 있다.[38]

WHO 또한 교훈을 얻었다. 사무총장은 2009년 WHO 범유행 인플루엔자 단계를 중심으로 매일 보도자료를 배포했다. 국제보건규칙에는 범유행 단계에 관해서 아무런 언급도 없지만 사무총장은 총 6단계에 걸친 진행 상황을 발표했다. 이러한 위험소통 전략은 대중의 공포를 누그러뜨리거나 혼란을 불식하지 못했으며 오히려 과민 반응의 원인이 되었을 수 있다. 전염병이 급속하게 확산되자 보건 부처는 WHO의 주간 발병사례 집계와 새로운 사례 신고가 진행되면서 크게 위축되었다.

더 중요한 것은 범유행 인플루엔자 단계가 심각한 결함을 안고 있었다는 것이다. WHO는 전염병으로 심각한 질병이나 사망자가 발생했는지 여부는 설명하지 않은 채 오직 질병의 국제적 확산 방지에만 역점을 두었던 것이다. 다행히도 H1N1은 대부분의 인구 집단 내에서 크게 발병하지는 않았다. 그러나 이러한 사실이 WHO의 범유행 단계 진행에는 아무런 영향을 미치지 않았다. 2013년 6월 10일, WHO는 2009년 범유행 인플루엔자 대비와 대응 보고를 두고 비판을 받게 되자 임시 지침을 발행해 글로벌 인플루엔자 단계를 개정하고 국가의 행동을 글로벌 단계와 분리했다. 또한 임시 지침은 윤리적 고려사항, 범사회적 접근법, 상업 활동의 지속적 계획, 핵심 심각도 지표의 변수를 아우르고 있다.[39]

신뢰성은 WHO의 가장 중요한 속성이다. 그러나 일부 이해관계자는 기구의 객관성에 의구심을 표하며 기구가 제약회사의 이익을 따르는 데 우려를 표명했다. 이러한 비판이 정당한지 여부를 떠나 그 같은 인식이 생긴 데는 권고 공표시 투명성이 결여된 점이 한몫했다. 국제보건규칙 비상위원회 위원 명단을 공개하지 않기로 한 결정과 이해 충돌에 관한 엄정한 규칙 부재는 기구의 신뢰성을 깎아내렸다.

객관성과 투명성 외에 저소득국의 역량구축 문제가 있다. 국제보건규칙과 세계보건총회 자체는 대비를 위해 기술과 자원을 지원해달라고 호소한다. 그러나 역량 구축을 위한 자금 지원은 자발적 의지에 달려 있고, WHO는 당사국이 국제적 책임을 이행하도록 유인할 자원이나 힘이 부족한 실정이다.

WHO의 가장 큰 도전과제는 아마도 백신과 항바이러스 약물의 신속한 투입과 공정한 분배 보장일 것이다. 사무총장이 백신 개발과 공정한 분배를 우선순위로 설정하긴 했지만 주요 장애물은 여전히 남아 있다. 시장 원리와 기술적인 제한으로 적시적인 백신 개발과 전달은 불확실성으로 가득 차 있다. 거대한 구매력을 갖춘 부유한 국가에서는 부족한 치료 의약품을 불균형적으로 많이 보유할 가능성이 높다. 더욱이 WHO의 인플루엔자 공유 협약(제4장 참조)에 따르면 국가는 치료 혜택을 공정하게 분배해야 할 의무가 없다. 보건 격차를 없애려면 WHO는 국가와 기업 간 파트너십을 구축해 백신과 의약품을 공평하게 할당하기 위한 협약을 체결해야 한다(제12장 참조).

향후 WHO와 국가는 서로 협력해 정부, 과학자, 대중에게 적절한 정보의 적시 배포, 투명성과 이해충돌 관리를 통한 신뢰 회복 그리고 국내와 전 지구적으로 대비를 갖추기 위한 역량을 구축해야 한다. 또한 WHO 권고사항의 준수 및 감시 대응을 위해 혁신적인 자원 할당을 하는 등 혁신적인 이행 준수를 장려하는 방법을 찾아야 한다. 무엇보다도 책임 공유와 사회정의 원칙하에서는 만인, 특히 세상에서 가장 빈곤한 사람들에게 혜택이 돌아갈 수 있도록, 인명을 구하는 치료제의 공평한 분배가 요구된다.

국제보건규칙의 중대한 성과는 글로벌보건안보의 출발점에 불과하다. 이 세상을 바꾸는 비전을 담은 규칙이 개인과 국가, 국제사회를 위해 효과적으로 작동하도록 하는 어려운 과제는 이제 시작이다.

## 제7장

# 담배규제기본협약

## 담배에 대한 글로벌 대응

후대의 공중보건 역사가들은 단 하나의 농산물이 우리 시대에 일으킨 엄청난 파괴력에 놀라움을 금치 못하고 돌아보게 될 것이다. 20세기 담배로 인한 사망자는 1억 명에 이르고, 이는 두 세계대전의 총 사상자에 비견되는 사망률이다. 흡연이 암, 심장병, 호흡기질환을 일으킨다는 연구 결과가 나오기 시작한 지 반세기가 지났지만,[1] 지금도 흡연은 예방 가능한 사망의 주요 원인으로 남아 있다.[2]

담배는 유연이든 무연이든(글상자 7.1 참조) 에이즈, 결핵, 말라리아로 발생한 총 사망자 수보다 더 많은 사람의 목숨을 빼앗아간다. 매년 거의 600만 명이 사망하고 있고 2030년까지 연 800만 명으로 사망자가 늘어날 것으로 예상된다. 오늘날 흡연 인구 10억 명 중 절반은 흡연 관련 질환으로 사망할 것이다.[3] 또한 이 자료는 흡연자가 겪는 장애와 고통 그리고 가족과 지역사회에 미치는 측정할 수 없는 심리적·사회적·경제적 타격은 고려하지도 않았다. 흡연으로 사망하는 한 사람당 20명꼴로 주변 사람들이 심각하고 고통스러운 만성질환으로 고통받는다.[4] 무엇보다 불편한 진실은 고통받고 조기 사망하는 사람 대부분이 빈곤

무연담배는 담배를 태우지 않고 입이나 코로 피울 수 있는 제품이다. 구강 제품은 입술 안이나 밖, 뺨 안쪽, 잇몸이나 입에 넣고 씹거나 빨아들인다(담근다고도 함). 미세한 담배 분말 혼합물은 보통 비강으로 들이마시며 흡수한다. 무연담배는 남미와 동남아시아에서 수천 년간 사용되어왔다. 시간이 지나면서 무연 제품은 인기를 얻으며, 글로벌 담배 규제에 심각하게 도전하고 있다.

현재 전 세계적으로 사용되는 무연담배 제품은 상용 제품과 가정에서 만드는 배합 방식을 포함해 25종 이상이 있으며, 지역에 따라 생산품 종류와 사용 수준이 다르다. 북미에서 가장 흔한 제품은 씹는담배와 코담배로, 성인 무연담배 점유율은 3.5%이다. 스칸디나비아 반도, 특히 스웨덴에서 가장 흔한 형태는 스누스이며 구강으로 소비한다. 스웨덴 성인 남성의 약 20%는 매일 스누스를 이용하며, 평균 하루 11~14시간 입안에 담고 있다. 인도에서는 성인의 4분의 1 이상이 무연담배를 사용하며 담배 이용자 중 절반 이상을 차지한다. 가장 일반적인 제품은 치약 같은 튜브 형태로 판매되는 페이스트 굴(gul)과 씹는담배의 혼합물이다. 무연담배 제품, 특히 현지에서 담배와 중탄산염을 섞어 만든 툼박은 아프리카 국가의 성인 사이에 널리 퍼져 있다.

약 40개국에서 무연담배 수입과 판매를 금지했음에도 불구하고 세계적인 사용과 마케팅이 증가하고 있다. 2010년, 71만 211톤의 무연담배 제품이 소비되었고, 이는 2000년 수준과 비교할 때 급격한 상승을 보여준다. 궐련과 무연담배 상품의 '겸용'은 상당한 증가 현상을 보여주었는데, 인도와 방글라데시 흡연자의 15%, 태국과 이집트 흡연자의 약 10%를 차지했다. 대형 글로벌 담배 회사는 무연담배 시장에 진입해 자체 궐련 상표의 연장선상에서 그 같은 제품을 홍보하고 있다.

대부분의 무연담배 제품은 니트로사민과 니코틴 같은 유해 성분을 함유하고 있고 대부분 건강에 위협적이다. 그러나 이들 위험이 어느 정도인지, 특히 무연담배가 궐련과 기타 가연성 담배보다 어느 정도 안전한 대안인가는 논란의 대상이다. 이 같은 그림을 더욱 복잡하게 만드는 것은 어떤 국가는 규제가 있다고 해도 부실하고 어떤 국가는 전혀 규제하지 않는 등 무연담배 규제 강도가 다양하다는 점이다.

대부분의 담배 규제 옹호자들은 무연담배를 니코틴 중독의 유해성 감소 전략으로 이용하는 데 반대하고 있다. 하지만 스웨덴의 경우 스웨덴 남성 사이에 궐련 흡연을 상당 부분을 스누스로 대체한 결과 암 발생률이 낮아졌다. 그러나 WHO 과학자문위원회나 담배규제기본협약 사무국 어느 곳도 무연담배를 위해성 감소의 효과적인 수단으로 승인하지 않았으며, 무연담배 안전성의 잘못된 인식과 무연담배 겸용 장려 등 잠재적 유해성이 있기에 증명되지 않은 이점에 우려를 나타냈다.[1]

전자담배 또한 인기를 얻고 있어 전 세계적으로 매출이 30% 이상 상승했다. 미국 질병통제예방센터는 2011~2012년 미국 중고등학교에서 전자담배를 실험해본 뒤 이용하는 학생 수가 두 배 이상 증가했고, 학생 178만 명이 전자담배를 사용한 경험이 있는 것으로 추산했다.[2] 전자담배는 전지로 작동되며 궐련의 연기를 활성화하기 위해 용액으로 니코틴을 기화해 전달하는 장치이다.

담배회사들은 전자담배를 흡연이 금지된 장소에서 사용할 수 있다고 광고한다. 일종의 금연 법규를 교묘히 피하는 방법이다. 건강 위험은 여전히 불확실함에도 궐련보다 안전한 대체물로 광고된다. 그보다 더욱 우려되는 부분은 담배업계가 젊은이를 주요 대상으로 삼고 달콤한 과일향을 첨가할 뿐 아니라 궐련의 전성시대를 떠올리게 하는 유명인과 정형화된 이미지를 홍보에 이용함으로써 전자담배를 완전히 멋있는 기호품처럼 광고한다는 것이다. ≪뉴욕타임스≫는 전자담배 유행의 모습을 다음과 같이 묘사했다.

> 에투알 개선문 그늘 아래, 줄 하나가 최신 유행 부티크 밖 인도까지 늘어서 있다⋯ 이곳은 미식 코너로 소문난 곳이 아니다. 파리와 유럽 전역과 미국에 우후죽순처럼 생겨나고 있는 수십 개의 전자담배 가게 중 하나다. 부티크 안에서 쇼핑객은 말보로와 러키스트라이크 맛을 포함해 60가지 맛을 가미한 액상 니코틴 중에서 자신의 기호대로 고를 수 있다.[3]

호주, 브라질, 멕시코 등 일부 국가는 전자담배의 판매나 수입을 금지하고 있고, 다른 국가에서는 전자담배 이용과 관련된 각종 규제를 시행하고 있다. 그러나 전자담배를 금연 보조수단으로 써야 할지 아니면 담배 제품처럼 강력한 규제를 해야 할 것인지에는 여전히 논쟁이 진행 중이다.[4]

미국 식품의약청(FDA)은 전자담배를 치료 목적으로 광고할 경우 규제할 수 있는 권한이 있다.[5] 2011년 4월 미국 FDA는 가족흡연예방 및 담배규제법(2009)의 목적상 전자담배를 담배 제품으로 취급하는 새로운 규칙을 공표하면서 좀 더 엄격하게 규제할 것이라고 발표했다.[6] 미국의 일부 주에서도 전자담배를 규제하는 새로운 규칙(특히 미성년자에게 판매 금지)을 시행하고 있거나 고려 중이지만, FDA는 미국 전역에 공중보건 혜택을 줄 수 있도록 종합적인 규칙을 마련할 수도 있을 것이다.[7]

주

1 World Health Organization (WHO), *Scientific Advisory Committee on Tobacco Products Regulation's Recommendation on Smokeless Tobacco Products* (Geneva: WHO, 2003); Conference of the Parties to the WHO Framework Convention on Tobacco Control (FCTC), Fourth Session, *Control and Prevention of Smokeless Tobacco Products and Electronic Cigarettes: Report by the Convention Secretariat*, FCTC/COP/4/12 (Punta del Este, Uruguay, September 15, 2010).

2 Centers for Disease Control and Prevention (CDC), "Notes from the Field: Electronic Cigarette Use among Middle and High School Students – United States, 2011-2012," *Morbidity and Mortality Weekly Report* 62, no. 35: 729-730.

3 Liz Alderman, "E-Cigarettes at a Crossroads," *New York Times*, June 13, 2013, B1.

4 Nathan K. Cobb and David B. Abrams, "E-Cigarette or Drug-Delivery Device? Regulating

Novel Nicotine Products," *New England Journal of Medicine* 365, no. 3 (2011): 193-195.

5 "Electronic Cigarettes (E-Cigarettes)," U.S. Food and Drug Administration (FDA), http://www.fda.gov/newsevents/publichealthfocus/ucm172906.htm.

6 "Tobacco Products' Subject to the Federal Food, Drug, and Cosmetic Act, as Amended by the Family Smoking Prevention and Tobcco Control Act," Office of Information and Regulatory Affairs, http://www.reginfo.gov/public/do/eAgendaViewRule?pubId=201210&RIN=0910-AG38 (accessed 9/20/13).

7 Tobacco Control Legal Consortium, *Citizen Petition Asking the U.S. Food and Drug Administration to Assert Jurisdiction over and Regulate All Tobacco Products*, September 6, 2013, http://www.publichealthlawcenter.org/sites/default/files/resources/tclc-fdacitizenpetition-menthol-2013.pdf, 11.

한 사람, 교육받지 못한 사람, 소수 인종에 집중되어 있다는 것이다.[5] 담배에 돈을 쓴다는 것은 식량, 주거, 보건의료에 필요한 자금이 매일 빠져나간다는 의미이므로, 담배와 빈곤은 건강 악화와 줄어드는 자원의 악순환을 야기한다.

이러한 통계가 놀랍기는 하지만, 선진국에서 적극적인 규제로 대응하지 않았다면 사망률은 훨씬 더 높아졌을 것이다. 예를 들면 미국의 성인 흡연인구 비율은 1965년 42%에서 2010년에는 19.3%로 줄어들었다.[6] 나머지 흡연 집단은 심한 흡연 중독자인데, 이것은 빈곤하고 취약한 계층이 불공평하게 고통을 받고 있다는 증거이다. 정신병을 앓는 사람들은 그렇지 않은 사람에 비해 흡연율이 70% 높고, 담배의 3분의 1을 소비하며, 평균 25년이나 일찍 사망한다. 이 같은 불공평한 분포를 받아들일 수 있는가? 금연 관련 전략이 이미 수확체감의 한계점에 도달한 것은 아닌가? 그렇다면 정부는 담배 없는 사회를 위한 전쟁을 어떻게 다시 치를 것인가?[7]

선진 세계에서 수요 감소에 직면하자 대형 담배회사는 빈곤한 국가로 눈을 돌렸다. 그들은 해외시장에 진출하기 위해 자유무역과 지식재산권을 이용하면서 빈곤국의 느슨한 규제 환경을 틈타 그들의 중독성 제품에 열중하도록 놀라운 로비 능력과 홍보 역량을 쏟아붓고 있다. 궐련을 서구 문화의 화려하게 미화된 이미지와 연결하는 마케팅 활동을 펼치면서, 대형 담배회사는 수요 증가를 촉진하고 있다. 매일 저소득국에서는 8만~10만 명이 흡연을 시작한다. 여성과 아동이 이 비양심적인 산업의 주요 표적이다.[8]

선진국에서 드러난 역사 궤적이 시사하는 바가 있다면, 그렇잖아도 이미 압박을 받고 있는 저소득국들은 빈약한 보건 체계로 인해 수십 년이 지나지 않아 암, 당뇨, 심장질환, 호흡기질환 환자 수의 급상승에 따른 엄청난 타격을 받게 될 것이라는 점이다. 전 세계 흡연 관련 사망자 600만 명 중 80%는 저·중소득국에서 발생한다. 만일 지금처럼 소비가 일정하게 지속된다고 가정하면 인구 증가율을 고려할 때 21세기에는 10억 명이 흡연으로 목숨을 잃을 것이다.[9]

세계화에 따라 대형 담배회사가 개도국에 고삐 없이 풀어져 있지만 이제 WHO와 정부, 시민사회가 나서서 체계적인 대응을 조직하고 있다. 그 미래가 불확실하긴 하지만, 분명히 이 글로벌 공중보건 재난을 약화시킬 수는 있을 것이다.

이 장에서는 먼저 20세기 담배 산업의 거침없는 상승을 살펴보고 과학적 진화, 대형 담배회사의 부정과 사기, 조직화된 의료계와 시민사회의 사회적 동원을 추적하고자 한다. 그런 다음 세계보건총회가 채택한 가장 혁신적인 국제보건조약인 담배규제기본협약에 관해 살펴볼 것이다. 다음으로 국가 차원에서 그리고 국제적으로 대형 담배회사에 맞서 벌이는 대규모 투쟁, 즉 무역과 투자 협약이 인간의 생명, 건강, 깨끗한 환경을 누릴 권리와 겨루는 투쟁을 논하고자 한다. 이 장은 담배 게임의 '종반전'을 위한 초기 글로벌 캠페인을 논하며 마무리된다. 빈곤한 국가의 흡연율 폭발을 고려할 때 이것이 과연 가능하기나 한 것인가? 만일 그렇다면 대(大) 담배 범유행을 종식시킬 전략은 무엇인가?

## 과학적 발견과 산업 위장술에서 사회동원까지

궐련 흡연이 19세기에는 흔하지 않았고 사회적으로 수용되지도 않았다. 개혁가는 흡연을 범죄와 도덕적 타락과 연계했고, '관 뚜껑을 박는 못'이라고까지 표현하면서 건강 위험에 관한 선견지명을 드러냈지만 당시로서는 근거가 없는 채로 흡연의 위해성에 대해 경고를 공표했다. 이러한 정서에 따라 미국 정부는 1898년 궐련 '죄악세'를 도입하기도 했으며, 일부 주에서는 담배 판매를 금지하기도 했다.[10] 그때부터 20세기 전반에 걸쳐 궐련은 선진 세계에서 엄청난 부침을 겪었다.

대량생산과 현대 마케팅이 도래하면서, 궐련은 전쟁 중 참호 속에서 잠깐잠깐 허락된 휴식으로 그리고 열병하듯 늘어서서 작업하는 복잡한 산업 현장에서 인기를 얻었다. 20세기 중반 이 범유행이 선진 세계에서 최고조에 달했을 때쯤에는 어디서나 볼 수 있는 번지르르한 마케팅을 통해 궐련은 멋진 삶의 장신구라는 인식이 확립되었고, 단박에 어른스러움과 젊음, 남성적인 힘과 여성적인 섬세함, 일하는 남자와 할리우드 신예 배우를 상징하는 데 성공했다.

한편 실험 쥐, 흡연가의 폐 검사, 역학적 모니터링 등을 통해 궐련 흡연이 암, 심혈관질환, 호흡기질환과 상관이 있다는 증거가 나오기 시작했다. 그러나 담배 업계가 허위 정보와 끈질긴 정치적 로비로 전쟁을 벌임에 따라 이처럼 중독성이 극도로 강한 제품을 대중이 단념하게 하는 데에는 수십 년이 걸렸다. 거대한 담배 범유행 이야기는 세 가지 현상으로 추적할 수 있다. ① 상상할 수 없는 위해성을 입증하는 과학의 발달, ② 대형 담배회사의 부정직성, 부인, 은폐, ③ 시대 조류를 거스르는 사회동원이 개도국에서 재부상하려는 움직임이 그것이다.

### 과학의 진화

20세기가 시작될 무렵 폐암은 의학적으로 특이한 현상으로 분류될 만큼 드물었다. 궐련 중에서 좀 더 순한 연초형 담배가 나오면서, 흡연가는 깊이 들이마시며 폐를 발암물질에 노출시키기 시작했다. 20세기 초 많은 사람이 흡연하기 시작하면서 흡연 관련 질병이 급증하기 시작했다. 뒤돌아보면 그 건강 위협에 관한 의학적 불확실성이 지속되었다는 것은 놀라운 일이다. 1933년 ≪사이언티픽아메리칸≫은 그 당시의 불완전하고 짧은 인식을 다음과 같이 요약했다. "광적인 흡연 반대 옹호자들은 사람들에게 흡연 유해성을 믿게 하려고 선전하지만, 궐련처럼 그렇게 폭넓게 흔히 쓰이는 물질이 그 같은 선전보다 더 위험하고 해로울 리 없다."[11]

20세기 중반까지 미국 성인남성 인구의 절반은 흡연했고, 흡연자 1인당 평균 하루 한 갑이라는 엄청난 양을 소비했다. 이는 흡연자가 겪는 고통과 조기 사망을 보여주는 초기의 획기적인 연구 결과가 있었음에도 그랬다.[12] 1964년 1월 11일 발표된 미국 의무총감 루서 테리의 흡연에 관한 중요한 보고서는 확실한 분기점이 되었다. 테리는 20년 후 "그 보고서는 나라 전역을 폭탄처럼 강타했다. 신문 첫 면을 장식한 뉴스였고 미국의 모든 라디오와 TV 방송국 그리고 해외의 많은 곳에서 주요 화젯거리였다"라고 회고했다.[13]

의무총감의 보고서는 흡연자는 비흡연자보다 사망률이 70% 증가했고, 폐암에 걸릴 위험이 10배 높았으며 흡연 중독자는 그 위험이 20배에 달한다고 결론지었다. 일반 대중의 태도와 국가정책이 바뀌기 시작했다. 1958년에는 미국인의 44%만이 흡연이 암을 유발한다고 믿었지만, 10년 후에는 78%가 그 견해를 지지한 것으로 나타났다. 1965년 의회는 모든 궐련 포장에 건강 경고문을 실을 것을 요구했고, 1970년에는 라디오와 TV 광고를 금지했다.

## 대형 담배회사의 부인, 시간 벌기, 오보

초기의 궐련 광고는 '더 많은 의사가 카멜을 피운다'는 등의 해괴한 건강 관련 주장을 하며 사람들에게 '사탕 대신에 러키'를 사라고 촉구했다. 흡연의 위해성 증거가 쌓일수록 담배회사는 자사 브랜드가 가장 건강한 것으로 묘사하며, 자사의 필터담배나 박하담배는 타르를 더 적게 함유하고 있어 더 안전하다고 주장했다. 1960년대 후반까지 담배회사는 '라이트'와 '엑스트라 라이트' 궐련을 홍보했는데, 오늘날까지도 많은 나라에서 지속되고 있는 기만적인 행태이다. 또한 대형 담배회사는 니코틴 수준을 높이기 위해 타르 함유량이 적은 필터담배를 제조했고, 이는 고객을 중독되게 하려는 사악한 조작이었다.

1953년 대형 담배회사 중역들은 '궐련 흡연자에게 전하는 솔직한 성명서'를 발표하며, 건강 우려를 해소하겠다고 약속했다. "우리가 만드는 제품은 건강에 해롭지 않다"라고 주장하면서, 연구를 심화하기로 약속하며 담배산업연구위원회를 설치했다. 담배업계는 '연구' 명목으로 1달러를 쓴 대신 그 중독성 있는 제품 광고에는 놀랍게도 200달러를 지출했다. 그러나 담배산업연구위원회는 흡연으로 야기되는 실제 건강 위협을 위장하고 주의를 다른 데로 돌리는 등 과학적 활동과는 거리가 매우 멀었다.

표리부동한 연구를 넘어 대형 담배회사의 이 선전 기계는 대중적 의구심을 심어주었다. 예를 들면 담배업계 관계자들은 고등학생을 포함해 수십만 명에게 상영된 1972년의 선전 영화 〈흡연과 건강〉을 본 관객 사이에서 그 유해성에 관한 걱정이 누그러졌음을 보여주는 출구 조사에 기뻐했다.[14] 불확실성에 불을 지피는 한편, 업계는 흡연이 개인의 선택이라는 주장을 내놓으며, 개인에게 궐련 안전성에 관한 '논쟁'이 있다는 정보 외의 규제는 불필요하다고 주장했다.

대형 담배회사는 내부 성명이 보여주듯이 내부적으로는 건강 위험을 인지했지만, 공개적으로는 촌극 수준으로 부인했다. 속임의 절정은 아마도 1994년 담배회사 대표들이 미국 의회에서 선서한 후 그들은 흡연이 중독성도 없고 발암성도 없다고 믿는다고 증언했을 때일 것이다.[15] 시간 벌기 운동이 효과가 줄어들기 시작하고 고소득국이 효과적인 규제를 법제화하자 담배업계는 마케팅 재능을 개도국으로 돌려 펼치며 신세대 아동과 청소년을 중독시키려 하고 있다.

### 강력한 사회동원

에이즈 운동을 통해 교훈을 얻은 바와 같이 과학의 진보만으로는 공중보건에 제기되는 심각한 문제를 극복하기 어렵다. 정보 배포, 위험에 처한 지역사회 지원, 정부가 행동하도록 압력 넣기 등 상향식 변화를 가져오기 위해서는 사회동원이 필요하다.

공중보건 위기 중에서 담배 정치는 독특한 난관을 표출했다. 폴리오나 두창 박멸 운동과 달리 금연 운동은 자금력이 풍부하고 위기 속에서 기득권을 영구 존속시키려는 다국적기업과 벌인 전쟁이기 때문이다. 또한 흡연의 해악은 개인이 자초한 것이기 때문에 공중보건의 문제가 아니라는 오해가 널리 퍼져 있었다.

대형 담배회사의 역선전은 1994년 5월 12일 담배회사 브라운 앤드 윌리엄슨 대형 담배회사를 상대로 한 불법행위 소송에서 성공하기까지는 오랜 시간이 걸렸다. 궐련 제조업체는 1950년 중반부터 소송을 막아내고 있었는데, 주로 폐암 환자들이 낸 소송이었다. 1990년대 말이 되어서야 비로소 대형 담배회사는 손해배상금을 지급하기 시작했다. 첫 번째 소송의 물결은 1954년부터 1973년까지 거슬러 올라가며, 담배 산업의 핵심적인 항변은 궐련을 질병과 연결 짓는 증거를 부인하는 것이었다. 두 번째 소송의 물결은 1983년부터 1992년까지로, 항변은 흡연자가 담뱃불을 붙이는 것이 건강상 위험한 줄 알면서 감수했다는 점을 강조하는 방향으로 전환했다.

1998년 11월 세 번째 소송의 물결이 절정에 이르렀을 때, 46개 주는 4대 주요 담배회사와 2,060억 달러 규모의 기본보상합의서를 체결했고 보상금은 25년간에 걸쳐 지급하기로 합의했다. 보상금 외에도 협정은 업계가 마케팅을 제한하고, 위장 단체를 해산하며, 소송 중에 발견된 문건을 공개할 것을 요구했다. 세 번째 소송의 물결이 밀려오는 기간에는 개인 소송 당사자도 소위 담배 문건으로 불리는 업계의 장기적인 기만과 위장을 드러내는 문건을 이용해 대형 담배회사를 상대로 줄지어 소송을 냈다.

공중보건 관점에서 볼 때 담배 소송의 가장 중요한 효과는 아마도 흡연의 위험과 책임에 관한 일반 대중과 정치계의 인식 전환일 것이다. 이를 통해 담배 제조업체가 알고 있던 것, 그들이 사실을 어떻게 은폐했으며 어떻게 소비자에게 조작했는지를 명확하게 드러냈다는 점이다. 이는 다른 국가에 규제와 소송을 자극하는 계기가 되었고 담배규제기본협약의 기폭제가 되었다.

의 로펌 내부 고발자가 1만 쪽에 달하는 내부 산업문건을 공개했을 때 마지막 남은 한 조각 신뢰마저 잃었다. 그 '담배 문건'은 소송을 통해 파헤쳐진 문건과 함께(글상자 7.2 참조) 제품의 유독성과 중독성을 은폐하고, 아동과 청소년을 대상 고객으로 삼았으며, 니코틴 수준을 조작한 담배업계의 부도덕한 관행을 드러냈다.[16]

담배 문건으로 촉발된 줄소송과 미디어 보도는 사회운동을 활성화했다. 전문 조직(미국암학회와 국제암연합 등)이 이 전쟁에 참여하며, '담배 없는 아이들' 같은 노련한 시민사회단체와 연합했다. 블룸버그재단, 빌&멜린다게이츠재단 같은 강력한 자선단체가 미국과 전 세계에서 담배 규제를 위해 막대한 자원을 투입하며 가세했다.

1990년 말이 되자 대부분의 산업화된 국가에서 강력한 규제 조치를 채택했고 담배 소비율은 뚝 떨어졌다. 담배업계가 개도국의 규제되지 않은 시장으로 눈을 돌리자, WHO의 지도력하에 국제 협력이 이루어져야 할 필요성이 분명해졌다.[17]

## 담배규제기본협약

1995년 5월, 세계보건총회는 사무총장에게 '유엔이 채택할 수 있는 담배 규제에 관한 지침, 선언, 국제 협약 등 국제문서 개발의 타당성'에 관해 보고하도록 요구했다.[18] 그 시점에는 이미 담배가 전 세계적으로 범유행하고 있었고, 피해의 증거는 숱하게 많았으며, 대형 담배회사의 부인과 위장 전략의 상세한 그림도 알려진 상태였다.

담배 제품의 세계화와 마케팅 그리고 아프리카, 아시아, 동유럽, 남미에서 담배업계의 공격적인 새로운 시장 개척을 고려할 때 국제 협력은 필수적이었다. 담배 광고가 국경을 넘나들면서 국내 금지는 아무런 효력을 발휘하지 못했고, 담배 제품의 불법 거래가 증가해 과세를 비롯한 담배규제 정책이 약화되었다. 일반적으로 어떤 글로벌보건 조약이 전 세계적인 공감대를 형성하기는 거의 불가능에 가깝다. 그러나 담배 산업은 그들의 모든 정치적 영향력과 경제적 실권에도 불구하고 광범위하게 비난받고 있었다. 그에 따라 사회 행동과 정치적 결의의 시대가 도래했으며 이에 따라 획기적인 글로벌보건 조약이 이루어지게 된 것이다.

그럼에도 불구하고 담배규제기본협약은 정치적으로 논란이 많아 초안을 작성한 뒤 체결하기까지는 10년이 걸렸다(www.fctc.org의 FCTC Time Line 참조).[19] 1998년 기본협약연합의 설립과 함께 대규모 시민사회운동이 일어났고, 정계에도 옹호자들이 있었으며, NGO, 연구자 그리고 대형 담배회사의 잘못된 정보 전체를 밝혀낸 소송 담당 변호사들의 끈질긴 노력이 있었기에 가능했다.

세계보건총회는 2003년 컨센서스에 따라 담배규제기본협약을 채택했고,[20] 2003년 6월 16일 서명 기간이 시작되었다. 12개월 후 서명 기간이 끝날 때까지 168개국이 서명함으로써 담배규제기본협약은 유엔 역사상 가장 광범위하고 신속하게 수용된 조약 중 하나가 되었다.[21] 이 협약은 2005년 2월 27일 발효되면서 수요 감소, 공급 감소, 정보·자원 공유를 위한 구속력 있는 규범을 수립했다. 2013년 기준 177개 국가 당사자로 구성되어 있고 세계 인구의 88%를 포함하고 있지만, 인구밀도가 두드러지게 높은 2개국, 즉 인도와 미국은 빠진 상태이다.[22]

담배규제기본협약은 국제법의 힘을 보여주며 담배 규제 관련 세 가지 큰 진전을 이루었다. 첫째, 이 협약은 협력적 행동을 자극하며, 국경을 넘나드는 광고나 불법 담배거래 같은 고전적인 집단행동 문제를 극복했다. 둘째, 이 협약은 협상 진행 중인 당사국총회를 통해 시민사회와 정부가 만나는 '사회 허브'를 형성하면서 지원, 정보 교환, 옹호를 목적으로 회합할 수 있었다. 셋째, 이 협약은 사회적 규범(담배는 사회적으로 수용할 수 없다는 것), 과학적 사실(흡연자와 간접흡연자에게 반박의 여지가 없는 피해를 일으킨다는 것) 그리고 공중보건의 의무(담배 규제를 글로벌 정치 어젠다의 높은 우선순위에 두는 것)를 중심으로 국제적 공감대를 형성했다.

협약 사무국은 담배규제기본협약 이행에 관한 글로벌 진전 상황을 정기적으로 보고해야 한다. 2012년 보고서에 따르면, 회원국 전반에 걸쳐 모든 실체적 조항의 평균 이행률은 56%로 추산된다. 2007년 이후 이행 보고서를 제출한 159개국 중 약 80%는 비준 후 담배 규제를 강화했다.[23] 그러나 많은 측정 체계가 그렇듯이 전반적인 진도는 심각한 격차가 있어 보인다. 예를 들면 세계 최대 담배 생산자이자 소비자인 중국은 '담배 규제의 진도가 놀랄 만큼 저조'함을 보이고 있고,[24] 인도는 담배연기 없는 환경과 보건교육 등의 핵심 담배규제기본협약 조항의 이행이 매우 더딘 실정이다. 소송을 통한 도전 역시 지역 차원에서 흡연을 금지하는 노력을 방해하고 있다.[25]

## 기본협약 – 의정서 접근법

담배규제기본협약이 WHO의 최초 조약이라고 자주 언급되기는 하지만, 실제로는 명명규칙과 국제보건규칙이 그보다 앞선다. 조약법에 관한 빈협약에 따르면, 조약이란 국가 간 또는 국가와 국제기구 간에 법적 권리와 의무를 설정할 의도를 가진 구속력 있는 합의라고 정의된다. WHO의 국제보건규칙과 같이 조약을 만들 수 있는 권한이 있는 국제기구가 교섭한 합의는 조약의 정의 안에 포함된다.

그러나 담배규제기본협약은 WHO 헌장 제19조, 세계보건총회 투표에서 3분의 2 이상의 득표로 '협약 또는 협정을 채택하는' 권한에 따라 채택된 유일한 조약이다. WHO 회원국은 18개월 이내에 협약의 수락 또는 거부하는 '조치를 취하고' 그 이유서를 제출해야 한다(제20조). 회원국은 이행에 관해 '취한 조치'를 매년 보고해야 한다(제20조, 제62조). 제4장에서 설명한 바와 같이 이는 국제법에서는 매우 보기 드문 강력한 수단이다.

기본협약 – 의정서 접근법은 보건과 환경을 보호하기 위한 초국적 사회운동을 위한 강력한 도구이다. 한 예로 기후변화기본협약과 교토의정서를 들 수 있다. 이 모델에서 국가는 핵심 규범적 표준, 정보 공유, 지속적인 모니터링으로 점진적 절차를 이용해서 구속력 있는 합의를 만들어낸다. 의정서를 통해 좀 더 엄격한 의무를 후속적으로 설정할 수 있다.

담배규제기본협약은 체계적이고 통합된 국가 담배규제 정책이라는 글로벌망을 만들기 위한 청사진을 제공한다. 기본협약 – 의정서 접근은 상당한 유연성이 있어서 국가에서 현재 정치적으로 가능한 수준에서 중요한 현안을 결정하고, 좀 더 복잡하고 논란이 많은 현안은 후속 의정서에서 고려하도록 연기할 수 있는 장점이 있다. 또한 당사자가 새롭게 부상하는 현안을 중심으로 지침과 의정서를 협상할 수 있게 허용한다. 또한 담배규제기본협약연합에 시민사회가 참여한 데서 볼 수 있듯이, 사회동원의 상향식 참여 절차를 형성한다.

주요 단점은 기본협약이 종종 세부 내용과 강제성 없이 광범위한 원칙을 수립한다는 점과 담배규제기본협약 표준이 때로는 모호한 언어로 쓰여 있어 강력한 책무성 장치가 미흡하다는 점이다. 또 다른 단점은 후속 의정서 협상의 어려움인데 이미 이러한 어려움은 현실이 되었다.

## 목적과 지도 원칙

담배규제기본협약이 선언한 목표는 '광범위하게 이루어지는 담배 사용 및 담배연기에 노출되는 상태를 지속적이고 실질적으로 줄여나가기 위해… 담배 규제에 관한 기본 틀을 제공함으로써 담배 소비 및 담배연기에 노출이 보건, 사회, 환경 및 경제에 끼치는 파괴적인 폐해로부터 현세대와 미래 세대를 보호하는' 것이다(제3조). 협약의 지도 원칙은 공중에게 건강 위험 알리기, 정치적 지원 구축, 국제협력 촉진, 시민사회의 참여 장려 등을 포함한다(제4조).

담배규제기본협약의 '일반적 의무'에는 이러한 목적을 달성하는 데 필요한 폭넓은 전략이 개략적으로 서술되어 있고, 각 국가 당사자는 국가 차원의 조율과 효과적인 규정을 통해 포괄적이고 다각적인 담배 규제에 관한 국가 전략을 개발, 시행하고, 주기적으로 갱신하도록 요구받는다. 국가 당사자는 협약의 효과적인 시행을 위해 정보를 공유하고 재정을 지원하는 등 다른 국가 당사자와 협력하고 또한 국제기구와 협력해야 한다(제5장). 협약은 최소 요건만 설정하되, 국가 당사자가 자체적으로 더욱 엄격한 정책을 부과하고(제2장 제1항) 양자 협정 혹은 다자 협정을 체결할 것을 권장한다(제2장 제2항).

## 공중보건, 인권, 무역: 상승효과인가? 긴장인가?

국제보건규칙이 공중보건, 무역, 인권 간 '힘의 균형'을 요구하는 데 비해(제6장) 담배규제기본협약은 공중보건을 우선시하면서 국가의 '공중보건을 보호할' 권리를 강조한다(전문). 국제보건규칙이 1차적으로 시민·정치적 권리(개인의 존엄성, 자율성, 사생활 등)에 강세를 두는 반면에 담배규제기본협약은 사회·경제적 권리를 강조하며 WHO 헌장의 기본 규범인 '도달 가능한 최상의 건강 수준을 향유하는 것은 모든 인간의 기본적 권리의 하나임'을 재확인한다(전문).[26] 따라서 담배규제기본협약은 공중보건과 인권 간의 상승효과를 모색한다.

그러나 담배규제기본협약에서 보건과 무역의 관계는 좀 더 애매모호하다. 국가 당사자들이 합의 도달에 실패함에 따라, 협약에는 명시적인 무역 조항이 포함되어 있지 않다. 일부 국가에서는 조문에 '무역보다 보건이 우위'에 있다는 명확한 표현을 원했지만, 다른 국가는 그러한 표현이 '위장된 보호주의'를 불러일으키고 국가가 이전에 체결한 조약 의무를 포기하는 선례를 만들 수 있다는 점을 들어 반대했다.[27]

공식적인 법적 강제력은 없지만, 담배규제기본협약 당사국총회는 2010년 11월 29일 푼타델에스테선언을 채택하면서 '담배소비 규제를 위한 보건 조치의 이행을 우선시하겠다는 국가 당사자의 확고한 공약'을 재확인했다. 국가 당사자는 담배규제기본협약하에서 '지식재산권 행사 규제를 포함해 자국의 공중보건 정책을 규정하고 이행할 주권'이 있다고 주장했다.[28]

최근 산업과 공중보건 사이에는 무역과 투자 조약을 근거로 전쟁이 벌어지고 있기 때문에 명시적으로 무역보다 보건을 우선시하지 않는 정치적 타협은 문제가 될 것이다. 한편 대형 담배회사는 여러 국가 내 법정에서 소송 중이며, 공중보건이 경제적 이익보다 우선시되면 안 된다고 주장한다. 더욱이 담배규제기본협약은 그 잠재적인 영향력에 비해 무역과 투자 체제에 그다지 효과적으로 영향을 미치지 못하고 있는 실정이다. 비록 협약이 국가 당사자에게 요구된 것 이상의 조치를 취하도록 권장하고는 있지만, 국내 규정은 '국제법에 부합'되어야 한다고 명기되어 있고, 이 조항은 무역과 투자 협정을 포함한 것으로 이해된다(제2조 제1항).

### 제도적 장치: 당사국총회와 기본협약연합

당사국총회는 담배규제기본협약의 운영 기구로서 협약의 모든 당사자로 구성된다. 당사국총회의 임무는 협약의 의정서, 부속서, 개정안 채택을 통해 조약의 이행을 검토하고 증진하는 것이다(제23조). 당사국총회는 컨센서스를 목표로 하지만, 합의에 도달할 수 없을 경우 의사결정은 참석한 당사국 중 3분의 2 이상의 득표로 채택될 수 있다. 당사국총회는 표준규범 설정, 정보 배포, 국제 협력과 자금 동원 등 중대한 역할을 수행한다.[29] 당사국총회는 첫 3년 동안에는 연 1회 개최되었으나(제네바, 방콕, 더반) 그 이후에는 연 2회로 변경했다(푼타델에스테와 서울). WHO는 국가 당사자의 조약의무 이행을 지원하는 당사국총회의 사무국을 운영한다(제24조).

당사국총회는 담배제품의 불법거래의정서에 관한 정부간협상체 같은 보조기관을 설치하거나 실무단을 위한 지침과 권고사항을 수립할 수 있는 권한이 있다(제23조). 2012년 당사국총회는 지금까지의 유일한 의정서인 국제법의 강제력을 지닌 불법 거래에 관한 의정서를 채택했다. 의정서는 2013년 1월 서명 기간이 시작되었고 2013년 9월 기준 23개국이 의정서에 서명했다.[30]

기본협약하에서 지침은 의정서보다 '연성' 규범에 좀 더 가깝기 때문에 국가는 종종 의정서보다는 지침 채택을 선호한다. 제7조는 당사국총회에 제8조~제13조(비가격 조치)에 관한 시행 지침을 제안할 것을 요구하는데, 총회는 그보다 한발 더 나간 조치를 취했다. 2013년 당사국총회는 협약의 8개 조항, 즉 제5조 제3항(기득권과 전쟁), 제8조(간접흡연), 제11조(포장과 라벨), 제12조(교육과 공중인식), 제13조(광고와 판촉), 그리고 제14조(담배 중독과 금연)를 포괄하는 일곱 가지 지침을 채택했다. 또한 당사국총회는 담배 성분과 공개에 관한 부분 지침을 발효했다(제9조, 제10조). 지침이 법적 강제력은 없지만, 협약에 있는 표준을 초월하는 규범적 표준을 담음으로써 당사국에 조언을 제공한다.

기본협약연합은 담배규제기본협약의 공식 조직은 아니지만, 담배규제기본협약과 불법거래의정서 협상에 영향력을 끼친 350여 개의 NGO로 구성된 전 지구적 네트워크이며, 계속해서 강력한 옹호자로 활동하고 있다. 이 연합은 당사국 정부가 조약의무 이행에 책임을 지게 만드는 사회운동의 힘을 실증한다.

## 대형 담배회사의 기득권으로부터 공중보건의 보호

담배규제기본협약은 당사국이 '상업적 및 기타 기득권'의 간섭을 받지 않고 담배 규제에 관한 정책의 수립을 요구함으로써 대형 담배회사를 불신하는 면을 보여준다(제5조 제3항). 전문은 업계가 국가정책을 방해할 수 있음을 경계하라고 각국에 경고하는데, 이 권고는 앞을 내다본 경고였음이 드러났다.

시민사회 활동에 부응해 당사국총회는 제3차 정기 회의에서 '담배업계의 이

익과 공중보건 정책의 이익 사이에 존재하는 근본적이고 타협할 수 없는 갈등'
에 대처하기 위한 지침을 채택했다. 국가 당사자에게 촉구한 사항은 ① 공기업
과 담배업계를 대표하는 위장 단체 또는 개인을 포함한 담배업계와 접촉을 제
한하고 투명성을 보장할 것, ② 담배업계와 그 관련 업체에 제공하는 특혜를 거
부할 것, ③ 정부 내 이해 충돌을 피할 것, ④ 담배업계가 '사회적으로 책임 있는'
모습처럼 호도되지 않게, 이런 담배업계의 행태가 정상으로 잘못 인식되지 않
도록 하는 것 등이다.[31] 공중보건에 관계된 다른 업계와 달리, 대형 담배회사는
정책 수립에 참여할 수 있는 정당한 요구를 행사할 수 있는 진정한 이해관계자
가 아니다.

## 수요 줄이기: 담배 소비와 노출 방지 및 감소

담배는 의도된 대로 사용될 경우 소비자 중 절반까지 죽음에 이르게 할 수 있
는 유일한 합법적 제품이다.[32] 담배는 흡연자뿐만 아니라 비흡연자에게까지 죽
음을 야기할 뿐 아니라 종종 폐암이나 폐기종 같은 질환으로 장기적인 고통을
일으키곤 한다. 모든 유해한 제품을 대상으로 한 고전적인 공중보건 대응 방식
은 위험을 피하거나 줄이기 위해 ① 개인, 특히 아동과 청소년이 습관을 들이지
않도록 예방하고, ② 흡연자가 담배 의존도를 줄이거나 완전히 끊도록 도와줌
으로써 행동에 영향을 미치는 것이다. 따라서 담배규제기본협약은 당사국이 조
세, 가격, 비가격 조치를 통한 수요감소 전략을 채택할 것을 요구한다.

조세와 가격: 조세와 가격 정책은 흡연을 예방하고 줄이는 데 높은 효과를 발
휘할 수 있다. 과세든, 관세든, 판매 관행이든 가격이 높을수록 흡연 감소효과
가 커지며, 특히 아동과 청소년 같은 소득이 낮은 소비자에게 유효하다. 각국은
조세에 관한 주권이 있지만, 담배규제기본협약은 ① 보건 목적에 따른 조세와
가격 결정, ② 국제 여행객에게 면세와 무관세 담배 제품의 판매 또는 수입을 금
지 또는 제한할 것을 권장한다(제6조 제1항, 제2항). 각국은 당사국총회에 담배
제품의 세율과 소비 동향을 보고해야 한다(제6조 제3항, 제21조).

간접흡연(100% 담배연기 없는 환경): 담배 수요감소 정책은 '자신의 이익을 추구'하는 행동에 초점을 맞춘 고전적인 공중보건 패러다임에서 나왔다. 담배는 1차적으로 흡연자 자신에게 해롭다. 바로 그러한 이유로 업계는 수십 년 동안 국가가 개인의 자율성을 간섭하지 않아야 한다고 주장해왔다. 대형 담배회사는 표리부동하게도 흡연을 '권리'이자 '자유'라고 표현했고 아직도 그렇게 표현하고 있다. 비록 이 같은 자유주의적 주장이 여전히 일부 국가에서는 정치적인 견인력을 발휘하고 있지만, 그 용어 자체의 뜻에 부합하지 못하고 있다. 즉, 대부분의 흡연자는 흡연의 위험에 관해 합리적이고 사전 인지된 판단을 하지 못하는 시기인 청소년기에 중독성이 강한 습관을 들인다는 것이다.

그러나 담배 규제가 온정주의적이라는 사고는 흡연이 '타인의 이익 추구'와 관계된다는 깨달음과 함께 완전히 뒤집어졌다. 간접흡연은 흡연에 노출된 모든 사람, 특히 의지와 관계없이 계속 노출되는 사람들에게 해를 끼친다(비행기, 술집, 식당 등).[33] 특히 유아와 아동은 가정과 차 안에서 유독한 연기에 끊임없이 노출되면 매우 위험하다.

따라서 담배규제기본협약은 국가 당사자가 직장, 대중교통수단, 실내 공공장소에서 간접흡연으로부터 보호하기를 요구한다(제8조). 많은 국가가 전국적으로 깨끗한 실내 공기법을 제정해 대부분 또는 모든 실내 공공장소에서 흡연을 금지하고 있다. 일부 시에서는 야외 흡연까지도 금지하고 있다(해변, 공원, 쇼핑지역 등).[34] 또 다른 법은 아동이 탄 차량에서 흡연을 금지하지만 담배연기에 노출이 가장 심한 장소인 가정에서의 흡연은 포함하지 않는다. 전반적으로 금연법은 흡연을 줄이고 공기의 질을 높이며 무병장수를 지원한다.[35]

2007년 제2차 당사국총회는 간접흡연에 관한 좀 더 야심 찬 지침을 발표했는데, 여기에는 모든 실내 작업장, 실내 공공장소, 대중교통수단뿐만 아니라 '필요할 경우' 실외 공공장소까지도 금연 장소로 포함한다.[36] 국가 차원의 법제화 내용에는 안전한 노출 수준이란 없다는 인식을 바탕으로 한 100% 담배연기 없는 환경 만들기, 담배연기 없는 청정법을 지원하기 위한 시민사회 참여, 법제화의 집행, 감시, 평가를 할 수 있는 장치 도입을 포함해야 한다.[37] 담배와 서비스 업계의 주장과 달리 100% 담배연기 없는 법이 술집과 식당, 유흥업소에 경제적인 역효과를 초래하지는 않는다.[38] 선택할 수 있다면 사람들 대부분은 공기가 맑고 깨끗한 장소에서 사람들과 어울리며 근무하고 싶어 한다.

담배 성분: 1994년 4월 미국의 주요 담배회사 여섯 곳은 오랫동안 비밀로 간직해오던 궐련성분 목록을 공개했다. 여기에는 4,000가지 화학 합성물이 들어 있고 그중 43가지는 발암물질로 알려져 있으며 일산화탄소, 질소산화물, 시안화수소, 암모니아 등 많은 성분이 유독성 물질이었다. 담배가 타는 동안 방출된 화학물질은 흡연자와 간접흡연자에게 해롭다.[39] 담배 개비에 들어 있는 발암물질은 첫 모금을 빨 때부터 곧장 올라온다. "오싹하게 만드는 것은 … 유해한 과정의 첫 단계가 얼마나 빨리 시작되는가이다. 첫 담배를 피운 후 30년이 아니라 30분 만에 시작된다."[40]

담배규제기본협약은 국가 당사자가 일반 대중이 유해 성분을 인지하도록 제조업체와 수입업자가 담배 제품의 구성 성분과 배출물을 포장에 표시하고 공개하도록 요구한다(제10조, 제11조). 제4차 당사국총회는 유해 성분의 표본 추출, 시험, 측정을 통해 통일성과 엄격한 과학적 기반을 보장하기 위한 전면적인 지침 수립(제9조)[41]을 염두에 두고 부분 지침을 발표했다.

포장 및 라벨: 담배회사는 포장을 이용해 소비자에게 제품 정보(브랜드, 가격, 내용물 등)를 알릴 뿐만 아니라 소비자의 관심을 끌어모은다(색상, 이미지, 판촉 문구를 이용하는 등). 포장 디자인은 흡연이 매혹적이고 화려하며 건강한 삶의 추구인 것처럼 위장한다. 10대 청소년, 여성, 소수 인종이 주요 표적이다.

국가 당사자는 포장과 라벨이 허위, 오도, 기만적이거나 잘못된 인상을 조장할 개연성이 없도록 보장해야 한다. 예를 들면 '저타르', '라이트', '울트라 라이트', '마일드' 등의 라벨이 붙은 담배는 그런 표시가 없는 제품보다 덜 해롭다는 잘못된 인상을 심어준다. 국가 당국은 크고 분명한 경고문구를 순환 사용하도록 하면서 경고문구가 최소한 주요 표시 면의 30% 이상(50% 이상을 선호하지만)을 차지하도록 해야 한다. 또한 경고문구는 흡연의 유해성을 생생하게 전달하는 선명한 이미지를 포함할 수 있다(제11조 제1항). 제3차 당사국총회 지침은 이미지가 있는 큰 경고문구 표시, 로고와 색깔 그리고 브랜드 이미지 금지, 유독성 내용물 표시, 업계 미이행에 따른 처벌을 권장한다.[42]

대형 담배회사는 포장에 흡연 피해를 끔찍하게 표시하도록 요구하는 법에 격렬하게 반대하며 "의무화된 혐오스러운 이미지(기관 절개한 구멍에서 연기가 나오거나, 썩은 이, 시체 등)가 새로운 정보를 전달하지는 않는다"라고 주장한다.[43] 그러나 강렬한 건강 경고문은 흡연의 공포를 사실적으로 보여주면서 명확한 메시지를 전달한다. 담배업계가 생생한 경고문구에 항의하는 이유가 바로 선명한 이미지가 흡연 감소에 효과적이기 때문이다. 담배업계는 정부의 생생한 경고문이 정보의 가치가 없다고 하면서 그들의 화려한 담배 포장 그림은 일종의 표현의 자유라고 주장하는 모순을 보인다. 대형 담배회사는 이제 국제무역과 투자협정을 이용해 담배규제기본협약 의무에 따라 '민무늬 포장'을 법제화한 국가를 상대로 소송을 진행하고 있다(이 장의 후반부에 있는 '호주의 무광고 포장 소송' 부분 참조).

## 광고, 판촉, 후원

담배 광고는 흡연을 건강하고 모험을 즐기며 살아가는 화려한 생활방식과 연계하는 문구와 이미지로 가득하다. 이들 문구는 건강 경고가 과장되었음을 함축하며 대중을 오도한다. 담배 광고는 다양한 인구층에 호소한다. 남성에게는 건강한 체력을 비롯해 부와 권력을, 여성에게는 날씬함을 비롯해 해방과 세련됨을, 청소년에게는 젊음의 활기를 비롯해 성적 매력과 독립을 의미하는 것으로 광고한다.

아동 유인하기: 대형 담배회사가 계속 이윤을 남기려면 담배를 끊거나 죽는 사람을 대체할 새로운 흡연자를 모집해야 한다. 장기적인 흡연은 특징적으로 어리고 타인의 영향을 받기 쉬운 나이에 시작하기 때문에, 또한 이른 나이에 담배를 시작한 사람들이 흡연 중독자가 되기 때문에 아동이 담배 시장의 표적이 된다. 대형 담배회사는 수십 년 동안 그들의 상표를 만화 속 인물과 연계하고

근사한 옷과 공짜 담배를 선물로 증정하며 스포츠, 음악, 영화, 의류를 후원하면서 아이들을 유혹해왔다. 1991년 수행된 연구에 따르면 미키마우스보다 조 카멜을 알아보는 어린이가 더 많았다. 더 나쁜 것은 대형 담배회사가 이제는 유럽과 북미에서는 금지된 기법을 개도국에서 재사용하고 있다는 것이다.[44] 그리고 담배업계는 규제가 심한 국가에서 페이스북 같은 소셜 미디어 서비스(SNS)에 눈을 돌려 젊은 층에 다가가 그들이 스스로 판촉 활동을 하게 만들고 그 활동에 참여하도록 유도하고 있다.[45]

어린 여성과 성인 여성 유혹하기: 20세기 중반에는 잠재 시장의 절반인 어린 여성과 성인 여성이 거의 흡연을 하지 않았다는 점을 대형 담배회사는 놓치지 않았다. (그리고 오늘날 많은 저소득국에서 상대적으로 적은 수의 여성이 흡연을 한다.) 1968년까지 알트리아그룹(옛 필립모리스)은 버지니아슬림('슈퍼 슬림', '라이트' 그리고 '울트라 라이트'로도 팔렸다)을 출시하면서 "정말 큰일 했어, 자기야(You've come a long way, baby)"라는 슬로건을 내 걸었다. 1990년대 광고 캠페인은 마치 흡연이 여성에게 힘의 상징이라도 되는 것처럼 "그건 여자만의 것이죠(It's a woman thing)", "그대 목소리를 찾으라(Find your voice)"로 바꾸었다. 최근에는 여성 사이에 카멜 상표를 들여놓고자 열심인 R. J. 레이놀즈 사가 카멜 No.9을 출시했는데, 매거진 광고에 핑크 푸크시아와 민트 청록색 같은 미묘한 빛깔, "순하고 감미로운(Light and luscious)"이라는 슬로건, 담뱃갑을 감싼 꽃 그림 등을 이용해 구매자에게 신호를 보낸다. ≪뉴욕타임스≫가 보도했듯이 "다음에 R. J. 레이놀즈 담배가 흡연자에게 카멜의 1마일 걷기 행사에 참여하라고 할 때 그중 얼마나 많은 사람이 뾰족구두를 신고 있는지 두고 볼 일이다".[46]

소수인종 공략: 담배는 한때 전문직에 종사하고 돈이 많은 계층에서 이목을 끄는 물건이었지만, 이제는 빈곤하고 교육을 덜 받은 계층으로 내려가고 있다.[47] 그 성장 가능성을 알아차린 담배회사는 도시의 소수인종 집단에 가격 인하와 시각 광고, 힙합 음악, 문화적 우월로 박하향 담배를 밀어붙이고 있다. 1989년 흑인 역사의 달에 출시된 R. J. 레이놀즈의 업타운 상표는 대담하게 흑

인을 표적으로 삼아 흑인 모델과 도시의 야간 유흥을 특징으로 해 "업타운, 그 곳, 그 맛(Uptown, the place, the taste)"을 내걸었다. 2009년 버락 오바마 대통령이 서명한 가족흡연예방 및 담배규제법은 향이 첨가된 담배를 금지했지만, 미국 식품의약청(FDA) 검토를 기다리는 동안 박하는 예외로 했다(이 장 후반부에 있는 '인도네시아와 미국 간 정향담배 사건' 참조). 박하향 담배는 특히 흑인 미국인 사이에 인기가 높다.

담배규제기본협약은 당사국이 모든 담배 광고, 판촉, 후원을 포괄적으로 금지할 것을 요구하는데(제13조 제2항) 여기에는 라디오, TV, 인쇄매체, 전자 미디어 광고를 포함한다[제13조 제4항(e)]. 담배규제기본협약의 협상 기간에 미국 같은 정치의 영향력이 큰 국가는 광고의 완전 금지에 반대했는데 바로 표현의 자유를 위반한다는 주장이 그 이유였다(글상자 7.3). 결과적으로 담배규제기본협약은 당사국이 '헌법의 원칙에 따라 행동'할 것을 허용하지만, 이는 담배규제 정책을 약화시킬 수 있다.

헌법을 수호함에 따라 금지가 불가한 경우조차 국가 당사자는 광고, 판촉, 후원을 제한해야 한다(제13장 제3항). 국가 당사자는 최소한 허위·오도·기만적인 문구 사용 금지, 건강 경고, 유인책(견본 증정품 등) 제한 그리고 광고, 판촉, 후원을 위한 담배업계의 지출금액 공개를 의무화해야 한다(제13장 제4항). 국가 당사자는 이들 최소한의 의무를 넘어선 조치를 시행하도록 권장된다(제13장 제5항).

TV, 라디오 그리고 인터넷을 통한 초국경적 광고는 국가의 공중보건에 관한 주권을 약화시키기 때문에 계속 우려되는 현안이다. 담배규제기본협약은 당사국이 초국경적 광고를 금지 혹은 제한하고, 기술 개발에 협력하며, 국제적 협력을 위한 의정서를 고려하도록 요구한다(제13조 제6, 7, 8항). 2010년 당사국총회는 대략 35%의 국가만이 초국경적 금지를 포함한 완전광고금지 조치를 시행했다고 보고했다.[48]

당사국총회가 아직까지 초국경적 광고에 관한 의정서 채택에 타결을 보지는 않았지만, 2010년 이 주제에 관한 정보 교환을 전담하는 전문가 위원회와 웹사이트를 권고하는 지침을 공표했다. 이 지침은 국가에 담배 광고, 판촉, 후원에 관한 포괄적인 금지(헌법이 허용하는 범위 내에서)를 법제화하고 시행할 것을 권담배규제기본협약의 협상 기간에 미국 정부는 광고금지 의무가 미국 헌법의 원칙에 따른 표현의 자유를 위배하지 않을 것이라고 주장했다. 그러나 미국 연방대법원은 상업적 표현의 자유를 열심히 방어하며, 담배와 주류 광고를 제한하는 정부의 결정을 뒤집었다.[1]

*로릴라드 토바코 대 라일리*(2001) 판결에서, 연방대법원은 운동장이나 학교 근처에 옥외광고를 금지하고 상점 안 광고물의 위치가 바닥에서 5피트(약 1.5미터) 이상 떨어져 있어야 한다는 요건 등 매장의 광고 제한을 부과한 포괄적인 주(州) 광고 규정이 위헌이라고 판결했다. 법원은 "그 규정이 미치는 광범위함을 볼 때 주 법무장관이 표현의 자유에 부과한 부담과 관련된 비용과 편익을 신중하게 계산하지 않았음을 시사한다"라고 판시했다.[2]

## 미국 식품의약청(FDA) 규칙에 대응하는 담배회사의 성화

2009년 오바마 대통령은 역사적인 가족흡연예방 및 담배규제법에 서명하면서 FDA에 담배규제 권한을 부여했다.[3] 연방대법원을 향한 직접적인 질타로 FDA은 로릴라드 판례에서 폐기된 규칙과 유사한 광고와 판촉에 광범위한 제한을 부과한 2010년 규칙을 공표했다. 대형 담배회사는 즉시 가족흡연예방 및 담배규제법과 FDA 규칙이 표현의 자유에 위배된다며 그 적법성에 이의를 제기했다. R. J. 레이놀즈는 "이 법이 성인 담배 소비자와 소통할 수 있는 몇 개 남지 않은 통로를 심각하게 제한한다"라고 항의했다.[4]

연방 제6 순회 항소법원은 대형 담배회사가 마케팅 금지를 우회하는 방법을 터득했다며, 담배 포장에 '흡연이 건강에 미치는 부정적 영향을 보여주는 천연색 그림'을 규율하는 정부의 규제법을 지지했다. "우리는 우리가 출발했던 곳으로 되돌아갑니다. 수십 년간의 기만으로 담배의 심각한 건강 위협에 관한 소비자의 인식이 부족합니다."[5]

그러나 D.C. 항소법원은 담뱃갑 포장의 앞뒷면의 반을 덮고 있는 병든 폐, 썩은 치아, 흡연자의 시체 등 '노골적인' 이미지와 함께 "흡연은 당신을 죽일 수 있습니다"나 "담배는 암을 유발합니다" 같은 경고문구를 요구하는 FDA 규칙을 폐지했다.[6] 정부는 '순수하게 사실적이고 논란이 없는 정보공개'만을 강제할 수 있으며, 또 주의 적법한 목적 달성을 직접적으로 촉진하기 위해서만이 강제할 수 있다고 법원은 판시했다. 사실적인 생생한 경고는 '감정을 자극'하기 위해 만들어졌고 FDA는 라벨이 흡연 감소에 효과적이라는 '단 한 조각의 증거'도 제시하지 못했다고 법원은 판결했다.

항소법원 간에 반대되는 판결을 함에 따라, 이제 문제는 연방대법원으로 향할 운명인 듯했다. 정부가 성공할 전망은 밝지 않았다. 왜냐하면 2011년 대법원은 화자(話者)가 누구냐와 메시지 내용을 근거로 상업적 표현의 자유를 제한할 경우, '강화된 심사' 대상이 된다고 판결했는데, 그것이 바로 담배광고 규정의 목적이기 때문이다.[7] 패배 가능성을 예상하고, 정부는 대법원 심판을 청구하지 않기로 결정한 뒤 FDA에 돌려보내 처음부터 다시 새로운 경고 라벨을 고안하라고 지시했다.[8] 이 책이 쓰일 당시, FDA는 흡연자와 미래의 흡연자를 효과적으로 지연시키면서 또한 위헌성 심사에서 살아남을 수 있는 새로운 그래픽 경고 라벨을 연구하고 있었다.[9]

주

1 *44 Liquormart, Inc. v. Rhode Island*, 517 U.S. 484, 516 (1996); *Rubin v. Coors Brewing Co.*, 514 U.S. 476, 489-91 (1995).
2 *Lorillard Tobacco Co. v. Reilly*, 533 U.S. 525, 561-71 (2001).
3 Family Smoking Prevention and Tobacco Control Act of 2009, Pub. L. No. 111-31, 123 Stat. 1776 (codified at 21 U.S.C. § 387 et. Seq.).
4 Ronald Bayer and Matthew Kelly, "Tobacco Control and Free Speech: An American Dilemma," *New England Journal of Medicine* 362, no. 4 (2010): 281-283.
5 *Discount Tobacco City & Lottery, Inc. v. United States*, 674 F.3rd 509 (6th Cir. 2012), 84.
6 *R. J. Reynolds Tobacco Co. v. U.S. Food and Drug Administration*, 696 F.3rd 1205 (D.C. Cir. 2012).
7 *Sorrell v. IMS Health, Inc.*, 131 S. Ct. 2653, 2664 (2011).
8 Jennifer Corbett Doorsen, "FDA Scraps Graphic Cigarette Warning," *Wall Street Journal*, March 19, 2013, http://online.wsj.com/news/articles/SB10001424127887323639604578370874162067966.
9 John D. Kraemer and Sabeeh A. Baig, "Analysis of Legal and Scientific Issues in Court Challenges to Graphic Tobacco Warnings," *American Journal of Preventive Medicine* 45, no. 3 (2013): 334-342.

고한다. 이 지침은 또한 '포괄적인' 금지의 의미를 설명하고 금지된 마케팅이 무엇인지를 보여주는 개략적인 목록을 제시한다. 여기에는 매장 전시, 포장 디자인, 소매상 유인책, 기업의 '사회적 책임' 활동을 포함한 '비전통적인' 방법이 포함되어 있다.[49]

교육과 훈련: 담배규제기본협약은 국가 당사자가 교육과 훈련(예를 들면, 보건 및 지역사회 관계자를 대상으로), 다부문 참여 확대(예를 들면, 공공 및 민간 행위자) 등 모든 가용한 소통 수단을 활용해 담배의 위험에 대한 공중의 인식을 강화할 것을 요구한다. 대중의 인식 높이기 운동은 담배 제품이 건강과 경제, 환경에 끼치는 악영향을 포함해야 한다(제12조). 제4차 당사국총회는 일반인이 정확하

고 진실된 정보를 무료로 쉽게 얻을 수 있도록 보장하고자 교육과 훈련의 효과성 증대를 위한 지침을 발표했는데, 우선순위가 높은 집단을 특별히 강조했다.[50]

의존도와 금연: 담배규제기본협약에 따른 수요감소 전략의 대부분은 흡연 시작을 방지함으로써 그 습관이 불편하고 보기에 안 좋으며 사회적으로 바람직하지 못한 것이 되도록 하는 데 목적이 있다. 그러나 흡연자를 탓하면 안 되며, 벌하는 것이 목적이 되어도 안 된다. 대부분의 흡연자는 어려서 흡연을 시작하며 많은 흡연자가 니코틴에 심하게 중독되어 있다. 흡연자가 금연하거나 혹은 적어도 담배 의존도를 줄일 수 있도록 가능한 한 모든 방법을 써서 도와줄 필요가 있다.

따라서 국가 당사자는 종합적인 지침을 개발하고 금연과 담배중독 치료를 위해 효과적인 조치를 채택해야 한다(상담과 니코틴 대체물 권고 등). 금연 치료의 장기적인 성공률이 여전히 낮지만, 행동·의약적 개입은 비용 효과성이 높은 대안이다.[51] 증거 중심의 지원과 치료 프로그램은 교육기관, 보건 시설, 직장에까지 확대되어 광범위하게 시행되어야 한다. 그러한 프로그램은 모두가 접근할 수 있으며 비용을 감당할 수 있는 수준이어야 한다(제14조).

## 공급 감소: 불법 거래, 미성년자, 실행 가능한 대체활동

담배는 세계에서 합법적으로 판매되는 가장 위험한 마약으로, 금지되고 불법화한 많은 마약보다 더 위험하다. 담배규제기본협약은 전 세계적으로 담배제품 판매 금지를 요구하지는 않지만 적어도 세 가지 조치, 즉 담배의 불법거래 근절, 미성년자에게 판매 금지, 담배업계 근로자와 담배 판매자를 위한 실행 가능한 대체활동 지원을 통해 공급을 줄이려는 목표를 정해두고 있다.

불법 거래: 밀수, 밀매, 불법 제조, 위조 등 담배 제품의 불법 거래는 확립된 분배 경로를 통해 조직범죄와 연결되는 전 지구적인 문제이다.[52] "그런 방법으로 값싼 불법 담배를 청소년, 빈곤한 사람, 취약 계층의 손에 쥐어주고 있습니

다. 거래에서 얻는 자금은 범죄 조직의 손에 들어가 인신매매, 마약 매매, 무기 매매나 더 나쁜 범죄에 돈을 대주는 데 사용되지요."[53] 낮은 제조 비용과 탈세에 따른 높은 이윤은 불법 시장을 매력 있게 만든다. 2009년 불법 거래는 전 지구적 담배 소비 중 11.6%였고 저소득국에서는 16.8%인 것으로 추산되었다.[54]

전 세계적으로 정부 쪽에서 보면, 불법 거래는 주요한 재정 문제와 공중보건 문제를 안겨준다. 국가는 담배 규제에 사용될 수 있는 연간 300억~500억 달러로 추산되는 막대한 세수 손실을 입는다. 이렇게 잃어버린 세수의 타격을 정면으로 받는 나라는 개도국이다. 많은 저소득국에 있는 담배 시장의 20% 이상이 불법이기 때문이다.[55] 기왕의 세수는 그렇다 치더라도, 불법 거래는 저가로 수요를 자극한다. 암거래 담배는 합법적 제품보다 30~50% 저렴하다.[56] 불법 거래자는 저렴한 가격으로 판매하고, 나이 제한을 피해 가며, 경고문구 같은 보건 규정을 빠져나간다.

대형 담배회사는 불법 거래를 반대한다고 선언한다. "우리는 규제 기관, 정부와 세계관세기구, WTO, WHO, 유럽연합 등 국제기구에서 모든 형태의 불법적인 담배 거래를 근절하려는 노력을 전적으로 지지합니다. 우리는 전체 시장에서 불법 거래가 사라지기를 희망합니다."[57] 그럼에도 불구하고 업계 자체는 직간접적으로 담배 밀수에 연루되어 있다. 예를 들면, 2008년 캐나다의 대형 담배회사 두 곳은 밀수담배 유통 관련 세금포탈 혐의를 인정하고 11억 5,000만 달러의 보상금을 지급했다.[58] 범죄 공모에도 불구하고 대형 담배회사는 담배규제 정책을 약화시키기 위해 공격적으로 로비하면서, '그 어느 때보다 높은 세금'이 암시장에 기름을 붓고 있다고 주장한다.

불법거래 방지 정책은 허가·규제, 재정·조세 정책, 탐지 기술, 국경 보안, 법집행, 공중인식제고 운동과 결합해 다각적으로 추진되어야 한다. 담배규제기본협약은 국가 당사자가 공급망을 보호하기 위한 추적 조회 시스템을 개발할 것을 요구한다. 국가 당사자는 제품의 원산지 식별에 도움을 줄 수 있도록 '[국가명]에서만 판매 허용'처럼 단위 품목별로 모든 포장에 표시를 하도록 보장해야 한다(제15조 제2항). 불법 거래를 근절하려면 국가 당사자는 초국경적 담배 거래에 관한 정보를 감시·수집·공유하고, 적절한 처벌과 구제 조치를 취하며, 밀수

담배규제기본협약의 최초 의정서는 협약 제15조에 의거해 담배 제품의 불법거래 근절을 목표로 한다. 의정서를 협상할 때 시민사회가 저소득국을 위한 적절한 자금 지원을 주장함에 따라 많은 논쟁이 있었다. 의정서에는 집행 가능한 자금 지원 메커니즘이 포함되어 있지는 않으나 기술 원조, 재정 지원, 역량 구축, 국제 협력을 요구한다(제3조, 제4조).

### 공급망 가두기

의정서 제3장은 담배 공급망을 통제하기 위해 공급망에 있는 모든 주요 행위자, 즉 농업인, 제조업자, 도매업자, 운송업자, 소매업자에게 허가서를 발급하고 추적할 것을 요구한다. 모든 행위자는 판매 감시, 고객 확인, 국가 당국에 보고 등 주의의무를 성실히 이행해야 한다(제7조). 공급망을 더 단단히 붙들어 매놓기 위해 국가 당사자는 5년 이내에 글로벌 추적조회 체제와 글로벌 정보공유 담당 부서를 설치해야 한다(제8조). 책무성을 보장하기 위해 공급망 행위자는 정확한 기록을 유지하고(제9조) 수상쩍은 활동과 초국경적 현금 이체를 보고하는 등의 확실한 조치를 취해야 한다(제10조). 의정서는 관세자유지역과 면세 판매뿐 아니라 전자·인터넷 판매에도 적용된다(제11~13조).

### 위반: 법 집행

의정서 제4장은 당사국이 불법 거래의 불법화, 불법행위에 책임성 부과, 효과적이고 온당한 제재를 보장할 것을 요구한다(제14~16조). 압수된 밀수품은 파괴하고 탈루한 세금을 추징할 수 있다(제17~18조). 의정서는 전자적 감시, 위장 수사 같은 수사 방법도 허용한다(제19조).

### 위조: 지식재산권 보호의 거부

기본협약연합은 정부간협상체 제5차 회의에서 의정서에서 '위조'라는 표현을 모두 삭제하는 개가를 올렸다. WHO는 국제법의 권위를 이용해 담배회사의 지식재산권을 보호하면 안 된다.[1] 정부간협상체 제5차 회의에서 브라질 대표가 말했듯이, "이 의정서는 우리가 담배회사의 상표를 보호하기 위해 모였다는 잘못된 인상을 심어주면 안 된다."[2] '위조' 제품과 관련한 언급을 없앤 것 외에 전문은 '이 의정서는 지식재산권에 관한 현안 해결을 모색하지 않는다'라고 명시한다.

### 국제 협력

의정서 제5장은 국제협력 보장을 위한 전략을 포함한다. 국가 당사자는 관련 정보(압수 및 탈세 등)를 공유하고 타당한 이유가 있는 국가 당사자의 정보 요청에 답해야 한다(제20조, 제21조). 교환된 정보는 국내 정보보호법에 따라 보호된다(제22조). 국제 지원은 훈련, 기술 지원, 과학적·기

술적 협력뿐만 아니라 수사로까지도 확대된다(제23조, 제24조). 국가 당사자는 '수사, 기소 및 공
판 절차와 관련해 다른 국가 당사자에 최대한의 법적 지원 조치를 제공'해야 한다(제29조).

주

1 Jonathan Liberman, "Combating Counterfeit Medicines and Illicit Trade in Tobacco
  Products: Minefields in Global Health Governance," *Journal of Law, Medicine and Ethics*
  40, No. 2 (2012): 326-347.
2 Conference of the Parties to the WHO FCTC, Intergovernmental Negotiating Body on a
  Protocol on Illicit Trade in Tobacco Products, Third Session, Verbatim Records of Plenary
  Meetings, FCTC/COP/INB-IT/3/VR4, June 29, 2009, 93.

품과 불법 수입품을 몰수하고, 수사와 기소에 협력해야 한다(제15조 제4, 5, 6항).

초국적 조직범죄 시장은 글로벌 차원에서 형성되어 있으므로 이에 대응하려
면 국제적인 공조가 필요하다. 이를 촉진하기 위해 당사국총회는 담배 제품의
불법 거래에 관한 의정서 초안을 마련하고자 2007년 7월 모든 당사국들에게 개
방된 정부간협상체를 설치했다. 정부간협상체는 협상을 시작한 지 거의 5년 만
인 2012년 4월 제네바에서 열린 다섯 번째 회기에서 의정서안을 제출했고,[59] 이
안은 2012년 11월 대한민국 서울에서 개최된 제5차 당사국총회에서 채택되었
다. 불법거래의정서는 40개국이 비준하면 효력이 발생한다. 이 절차는 2년이
걸릴 것으로 예상된다(글상자 7.4 참조).

미성년자에게 담배 판매: 유엔아동권리협약은 국가 당사자가 담배 폐해로부
터 아동을 보호하고 아동의 이익이 담배업계의 이익보다 우선하도록 보장할 것
을 요구한다. 담배규제기본협약은 국가 당사자가 미성년자에 대한 판매를 금지
할 것을 분명하게 요구한다. 국가는 구매 가능한 최저 연령, 판매처에서의 제한
(나이 제한에 관한 눈에 띄는 문구 또는 담배 진열이 보이지 않게 하기 등), 학교 근처
에서 흡연 금지, 향 추가·자동판매기·청소년 홍보 금지 등 자체적으로 다양한
규제 도구를 활용할 수 있다(제16조).

경제적으로 실행 가능한 대체활동: 담배규제기본협약이 담배 기업에 전반적으로 적대적이긴 하지만 담배 경작자, 근로자, 개별 판매업자를 위한 안전망을 제공한다. 제17조는 당사국이 담배 산업의 사양으로 생계가 어려워지는 사람을 위해 경제적으로 실행 가능한 대체활동의 장려를 요구한다.

## 국제 협력과 정보 교환

담배규제기본협약의 핵심 목적은 국가적·지역적·국제적 협력을 촉진하는 것이다. 국가 당사자는 담배 사용과 노출의 결정적 요인과 결과에 관한 연구를 촉진, 조율하고 담배 사용과 노출의 규모·양상·원인·효과를 추적하며 과학적·기술적·사회경제적·상업적·법률적 정보의 교환을 보장해야 한다(제20조 제1, 2항). 담배규제기본협약은 국가감시체계와 법률 데이터베이스의 점진적 구축의 필요성을 강조한다(제20조 제3, 4항). 또한 국가 당사자가 당사국총회에 이 협약 이행에 관하여 보고할 것을 요구한다(제21조).

담배규제기본협약이 분명하게 밝히듯, 효과적인 담배 규제는 체계적이고, 다각적이며, 엄격한 과학적 증거에 근거해야 한다. 그러므로 저소득국에 재정적·기술적 역량을 구축하는 것이 주요한 도전과제가 된다. 자금지원 장치는 없지만 협약은 국가 당사자가 필요한 기술과 지식, 능력, 전문성을 개발, 이전, 습득할 것을 촉구한다(제22조).

## 담배규제기본협약의 미래 효과성

담배규제기본협약은 담배 사용과 노출이라는 전 세계적 재앙을 방지하고 감소시키기 위한 글로벌보건 거버넌스에서 중대한 성취를 보여준다. 협약은 적어도 세 가지의 과감한 혁신을 자랑한다. 첫째, 체계적이고 다각적인 담배규제 정책을 개발하라는 법적으로 구속력 있는 의무를 생성한다. 협약이 부과하는 의무는 수요 감소, 공급 감소, 기술적·과학적·정보적 교환을 포괄하는 총체적인 전략이다.

둘째, 협약은 합법 및 불법 시장을 불문하고 모든 담배 시장이 단연코 전 지구적으로 이루어지는 시대에 적극적으로 국제 협력을 촉진한다. 공급망이 경작과 제조에서 마케팅과 홍보에 이르기까지 전 세계적으로 연결된 루트로 깔려 있기 때문에 어떠한 국가도 단독으로 자국 국민을 담배로부터 보호할 수 없다.

끝으로, 담배규제기본협약은 기본협약연합의 열정과 영향에서 입증되었듯이 상향식 사회동원의 원동력이 되었다. 기본협약의 점진적 이행 과정이라는 요건은 시민사회가 정부에 책임을 물으면서 이행과 개혁을 이끌어 나가도록 자극할 수 있다.

담배규제기본협약이 다양한 도전과제에 직면해 있는 것은 분명하다. 기본협약·의정서 접근법에 흔히 나타나는 현상이긴 하지만, 협약에는 국가 당사자가 충족해야 하는 구체적인 표준이 거의 없다. '법적인 언어보다는 권고적인 언어를, 경성법보다는 연성법을 이용하고, 자동발효 요건 없이 조약 이행을 전적으로 개별 국가의 재량에 맡긴다'라는 비판에 취약할 수밖에 없다.[60] 담배규제기본협약은 '인식한다', '고려한다', '지침', '노력한다', '당사국의 주권적 권리를 침해하지 않고' 같은 비강제적 용어를 사용한다. 이 같은 단점의 해결책은 의정서를 통해 좀 더 엄격한 의무를 구체화하는 것이다. 그러나 불법거래의정서를 체결하기까지 5년간의 논쟁을 벌인 사실은 이 일이 얼마나 힘든 일인지를 잘 보여준다.

또 다른 난관은 국제법에서 가장 친숙한 것, 즉 국가의 이행 역량을 갖추도록 보장하는 것이다. 대(大) 담배 범유행은 전염병의 이행(移行) 과정을 거치고 있어, 질병 부담이 국내적으로는 물론이고 국가 간에도 부자에게서 빈자에게로 옮겨가고 있다. 이 같은 이행은 대형 담배회사가 의도적으로 부채질한 것이다. 대형 담배회사는 빈곤한 사람을 타깃으로 삼아 인구밀도가 높은 저·중소득국의 시장을 찾고 있다. 가장 확실한 유일한 대응책은 시장 규제, 증거 중심의 정책 개입, 정보공개, 공중교육을 통해 대형 담배회사와 맞설 수 있도록 국가 역량을 구축하는 것이다.

역량 구축은 저소득국과 국제사회 모두의 공동 책임이다. 당사국총회 제4차 회의는 지정 담뱃세, 판매 허가와 제품 등록 수수료, 불이행 벌금 등의 국내 자금조달 방안을 권고하는 부분 지침을 발표했다.[61] 그러나 당사국총회는 협약의 성공에 필수적인 국제 원조를 위한 일관된 전략을 고안하지 못한 상태이다.

담배규제기본협약이 채택된 시점에 고소득국의 흡연율은 수십 년에 걸친 법적·사회적 변화의 결과로 이미 누그러지고 있었다. 저소득국에서는 담배규제기본협약이 제시하는 전략을 준수하면 그 같은 변화가 일어날 수 있다.

## 담배 전쟁: 세계화, 투자, 무역

흡연은 소득 증가, 무역자유화, 집중 마케팅에 힘입어 선진공업국에서 개발도상국으로 옮겨 가고 있다. 고도로 규제된 시장에서 고객을 잃게 되자, 대형 담배회사는 전 세계로 진출해 유럽과 북미에서 금지된 전술, 즉 만화 속 등장인물, 증정용 담배, 게임과 후원 등의 방법을 좀 더 빈곤한 국가에서 재사용하고 있다. 더욱이 고소득국은 종종 자국의 제조업자와 광고주의 개도국 담배 수출을 방조하고 있다(글상자 7.5 참조).

대형 담배회사는 국내법과 국제법, 다시 말해 투자와 무역 조약을 끌어들여 몰염치하게도 국가 담배규제 정책에 도전하고 있다. 그들은 이 법을 뒤엎는 데 온 힘을 쏟고 있다. 한때 법정은 정의와 보건을 위한 도구였지만, 이제 담배업계는 법을 엄격한 담배 규제를 무너뜨리는 칼로 이용하고 있다. 그들의 목표는 징벌적 비용(소송 변호와 손해배상금 지불에 드는 비용)을 부담하게 만들려 하고 국가정책 이행을 지연시킴으로써 정부의 등골이 '서늘해지게' 만들려는 것이다. 담배업계가 보내는 분명한 신호는 담배 규제를 한 보건부와 법무부를 질질 끄는 소송에 휘말리게 하여 국고에 큰 타격을 주겠다는 것이다. 만일 정부가 담배 규제를 너무 지나치게 시행한다면, 설령 그 규제가 담배규제기본협약을 따른 것이라 할지라도 그렇게 하려고 한다.

고소득국은 종종 이중 잣대를 적용해 국내에서는 담배를 엄격하게 규제하면서도 저소득국에는 수입담배 시장을 개방하라는 압력을 행사한다.[1] 1997년 존 매케인 미국 상원의원은 이렇게 질문했다. "우리는 미국 어린이가 흡연을 하지 못하게 막으려 합니다. 그런데 왜 우리는 아시아나 아프리카 어린이에게는 그다지 마음을 쓰는 것 같지 않은 걸까요?"[2] 저소득국의 담배 규제를 약화시키는 미국의 정책을 비판하는 언급이었다.

미국의 무역정책은 담배업계의 해외시장 확대를 장려한다. 미국이 체결한 거의 모든 무역·투자 협정은 담배 수출업체의 관세를 줄이고 미국 담배회사의 해외 제조와 투자를 보호한다. 또한 미국은 빈곤한 국가에서 벌이는 무원칙의 마케팅 행태를 눈감아준다.

1991년 빌 클린턴 대통령이 행정명령을 발동해 연방정부 기관이 담배 제품의 판매나 수출을 장려하지 못하도록 금지한 이후에도 바뀐 것은 거의 없다. 버락 오바마 대통령은 담배 산업을 더는 보호하지 않겠다는 의도를 내비쳤지만, 환태평양경제동반자협정(TPP) 협상에서 미국 정부는 담배규제법에서 국가가 가진 주권을 보호할 수 있는 '세이프하버(safe harbor)' 조항을 철회했다. 당시 뉴욕시장이었던 마이클 블룸버그는 오바마 대통령을 힐책하며, 이를 그의 공중보건 유산에 '심각하게 먹칠'하게 될 '엄청난 공중보건 관련 실수'라고 불렀다.[3]

담배 규제에서 글로벌 리더십에는 다양한 전략이 필요하다.[4]

· *글로벌보건 외교:* 오바마 대통령의 글로벌보건구상은 흡연을 줄이기 위해 저소득국과 동반 관계를 구축해야 한다. 담배 규제에 관한 공약을 입증하는 조치는 미국의 명망과 영향력을 개선할 수 있을 것이다.

· *담배규제기본협약의 비준:* 미국은 조약 이행을 위해 담배규제기본협약을 비준하고 개도국의 역량을 구축함으로써 미국의 글로벌 동참이라는 강력한 신호를 보내게 될 것이다.

· *무역과 투자:* 미국은 대형 담배회사에 취하는 호의적인 대우를 없애기 위해 무역과 투자 조약을 협상 또는 재협상해 대형 담배회사가 어떤 혜택도 받지 못하게 해야 한다. 연방 법무부는 담배업계의 소송에 저항하는 주를 지원해야 한다.

· *글로벌 담배 규제를 위한 재원:* 저소득국은 담배 규제를 위한 재원이 부족하다. 미국은 담배 제품에 부가세 부과를 위한 G20 공약을 모색하고, 그 수입을 담배규제기본협약 이행을 위한 WHO 전용 자금으로 할당하도록 해야 한다.

· *기술 지원:* 미국은 감시, 관세, 조세, 규제 개혁, 프로그램 평가 등 담배 규제에 필요한 능력이 부족한 국가를 지원해야 한다.

주

1  본 글상자의 제목은 다음 기사에서 직접 따온 것임. Thomas Bollyky, "Developing-World
   Lung Cancer," *Atlantic*, May 24, 2011,
   http://www.theatlantic.com/health/archive/2011/05/developing-world-lung-cancer-made-i
   n-the-usa/239398/.
2  Ibid.
3  Michael R. Bloomberg, "Why is Obama Caving on Tobacco?" *New York Times*, August
   22, 2013,
   http://www.nytimes.com/2013/08/23/opinion/why-is-obama-caving-on-tobacco.html.
4  Thomas J. Bollyky and Lawrence O. Gostin, "The United States' Engagement in Global
   Tobacco Control: Proposals for Comprehensive Funding and Strategies," *Journal of the
   American Medical Association* 304, no. 23 (2010): 2637-2638.

## 투자 조약: 대형 담배회사는 투자의 열매를 얻어야 할까?

전 세계적으로 2,500여 건의 양자 간 투자 협정이 있을 뿐만 아니라 다자간
자유무역협정에도 투자 조항이 있다. 자본수출국은 종종 저소득국에 투자하는
개인과 기업의 사적 경제 이익을 보호하기 위한 협정을 체결한다. 양자 간 투자
협정은 해외투자의 조건을 설정한다.

재산의 수용(收用): 많은 투자 조약은 체약국이 타당한 공공 목적을 띠고 비차
별적인 방식으로 행동할 경우를 제외하고는 재산을 수용할 수 없도록 금지한
다. 그러나 이러한 요건이 충족된 경우에도 체약국은 해외투자자에게 수용된
재산을 보상해야 한다. 적정한 담배 규정이 사유재산을 직접적으로 '수용'하지
않음에도 불구하고 업계는 그러한 규정이 간접 수용에 해당한다고 주장한다.
국가가 타당한 공익적 목적을 띠고 비차별적인 방식으로 합법적인 권한 내에
서 어떤 규정을 제정하고 목적에 비례하는 수단을 사용할 경우, 그 같은 규정은
업체에 보상할 의무를 촉발하지 않는다.[62] 담배규제법은 공중보건과 안전을 보
호하기 위한 국가 권한의 범위 안에 정확하게 들어맞는다. 그 법이 국내산과 외
국산을 비롯한 모든 담배 제품에 적용되기 때문에 보편적으로 차별 없이 적용
된다. 담배규제기본협약의 의무와 일치하는 한, 그 법은 국제적으로 유효한 공

중보건 목표에 상응하는 것으로 인정된다.

따라서 과학적 증거에 따라 뒷받침되고 강력한 공중보건 목표를 가지며, 합법적으로 제정된 담배 규제는 재산의 수용이라고 볼 수 없다. 그 같은 법이 지닌 정당성과 광범위하게 채택된 점을 고려할 때, 담배규제법이 담배회사의 투자 수익에 대한 '합리적인 기대'를 박탈한다는 어떠한 주장도 잘못된 것으로 보인다.

**분쟁 해결:** 투자 조약은 종종 국제투자분쟁해결본부에서 운영하는 분쟁해결 체계를 제공한다. 민간투자자는 소재국의 사법 체계하에서 소송을 하기보다는 국제적 중재를 활용한다. 이는 오직 회원국만 (민간기업 제외) 소를 제기할 수 있는 당사자 적격 조건을 가진 WTO 체계와 대비된다.

대형 담배회사는 호주와 우루과이의 역사적인 공중보건 개혁에 이의를 제기하며, 담배규제법으로 자신들의 투자 열매가 줄어들었다고 주장했다. 그러나 담배 투자의 진정한 '열매'는 어마어마한 보건의료 비용을 동반한 고통과 조기 사망이다. 정부는 이러한 인적·경제적 폐해를 방지하기 위한 법을 제정할 주권이 있다. 실제로 담배규제기본협약 당사자는 엄격한 담배규제법을 제정할 의무가 있다. 국가는 투자 조약을 협상할 당시, 그러한 조약이 필수적인 공중보건 개혁을 약화시키는 데 이용되리라고는 기대할 수 없었을 것이다.

## 우루과이 그림 경고와 상표의 차별화 소송

2010년 3월 인터내셔널 PMI의 자회사인 필립모리스(스위스)는 법적 구속력이 있는 우루과이·스위스 해외투자 증진 및 보호 협정에 따라 우루과이에 피해 보상금을 요구하는 국제중재에 착수했다. 중재 요구에서 원용한 협정의 세 개 조항은 다음과 같다. 첫째, 양 당사자는 불합리하거나 차별적인 조치를 통해 투자의 이용과 성장을 방해하지 말아야 한다. 둘째, 공익 목적 및 보상금 지급을 제외하고는 재산을 수용할 수 없다. 셋째, 청구인의 투자를 공정하고 공평하게 대우하라는 조치이다. 또한 이 협정은 양 당사자가 국제 약정, 특히 WTO의 지식재산권 보호 의무를 존중할 것을 요구한다.

이 소송의 내용은 우루과이의 담뱃갑 포장법의 세 가지 측면, 즉 담뱃갑 표면의 80%를 흡연 경고문으로 채울 것, 정부가 지정한 도안을 사용할 것, 한 가지 상표를 다양한 형태로 홍보하지 말 것 등이다. 예를 들면 말보로 같은 인기 상표를 '레귤러', '라이트', '마일드' 제품군으로 확장하는 행위, 즉 상표의 차별화 전략을 펴지 못하도록 한 데서 기인한다.

우루과이는 담배규제기본협약의 당사국으로서 담뱃갑 표시와 상표명 부여에 엄격한 규칙을 적용할 수 있는 자격과 의무가 있다. 푼타델에스테선언에서 당사국총회는 우루과이를 지지하면서 국가에 '국가 공중보건 정책을 규정하고 시행할 권리'가 있음을 주장했다.[63] 한 국제재판소가 말했듯이 "담배제품 무역은 역사적으로 면밀하고 철저한 규제 대상이었다. 이 상황은 … 담배 산업의 오랜 경험에서 이미 알고 있었어야 했다. 투자자가 전통적으로 철저한 규제대상 영역에 진입할 때에는 이를 인지하고 들어가야 한다."[64]

국가가 지정한 흡연 경고문은 모든 지역에서 일반적으로 적용하고 있으며, 담배규제기본협약에 따라 강화되고 있다. 한 연구에 따르면 큼직한 그림 흡연 경고문은 담배 사용을 줄이는 데 효과적임을 시사한다.[65] 비슷한 맥락에서 우루과이는 상표의 차별화가 마치 흡연 폐해가 적은 대안이라는 착각을 일으키기 때문에 오도를 줄일 목적으로 차별화된 상표 제한을 정당화했다. '라이트'나 '마일드' 같은 기만적 표시 금지에 대응해, 대형 담배회사는 이제 금색('라이트'를 의미)이나 녹색(박하향을 의미) 등의 색깔을 이용하는 계책을 쓴다. 치명적인 제품 판매를 위한 비뚤어진 마케팅 금지는 국가의 권한 내에 있다.

우루과이 공판 절차는 두 단계로 분리되어 있다. 첫째, 우루과이는 필립모리스가 청구한 건에 해당 재판소의 재판관할권이 있는가에 관한 본안 전 항변서를 제출했다.[66] 재판소는 2013년 초 이 관할권 현안에 관한 변론을 청취하고, 같은 해 7월 관할권이 있다고 결정을 내리면서 재판소는 소송의 본안에 판결을 내릴 수 있는 권한을 가지게 되었다.[67] 두 번째 단계인 본안 심의는 2014년 말이나 2015년 초에 열릴 것으로 예상되었으며, 2~3년 후에나 최종 판결이 나올 것으로 예상되었다.

## 호주의 민무늬 포장 소송

대형 담배회사의 호전적인 전술을 주시해온 옹호자들은 우루과이를 향한 공격에 놀라워하지 않았다. 그들을 놀라게 한 것은 엄격한 담배 규제의 오랜 역사를 지닌 강력한 국가를 향한 도전이었다. 호주는 민무늬 담뱃갑 포장법을 제정한 최초의 국가로, 담배 제품을 아무런 장식이 없는 담뱃갑 포장지에 사실적인 그림 흡연 경고문과 함께 판매하도록 요구한다.[68] 이 법에 따르면, 상표를 구분할 수 있는 유일한 방법은 칙칙한 갈색 포장지에 글자의 크기·위치·모양이 규격화된 제품명이 전부다. 그러나 호주 담뱃갑은 결코 민무늬가 아니다. 오히려 담뱃갑에는 흡연의 사실적인 공포를 충격적으로 보여주는 암으로 찌든 구강, 시력을 잃은 퀭한 눈동자, 숨이 막힌 듯 누워 있는 어린이 등 섬뜩한 그림이 양면에 채워져 있다. (브라질에서는 담뱃갑에 죽은 태아, 피 흘리는 뇌, 괴저에 걸린 발 이미지를 넣는다.)

호주는 대형 담배회사가 담뱃갑을 이용해 광고금지 규정을 우회적으로 피한다는 사실을 발견했다. 담뱃갑은 선명한 색깔, 부드러운 질감, 매혹적인 그림을 담아 상업적 메시지를 전달했고 그 상표가 흡연자에게 즐거운 경험을 줄 것이라는 신호를 보냈다. 흡연자가 담배에 손을 뻗을 때마다 가족에게, 친구에게, 행인에게 상표를 광고하는 것이다. 또한 눈길을 끄는 담뱃갑 포장은 젊은이에게 흡연을 해보라고 북돋우는 기능을 한다.

민무늬 담뱃갑 포장이 전 세계에 봇물 터지듯 연속적으로 영향을 미칠 것을 두려워한 대형 담배회사는 호주 정부에 맹렬한 공격을 퍼부었다. 캐나다, 뉴질랜드, 영국은 현재 100% 민무늬 담뱃갑 포장을 고려 중이다. 다만 영국은 호주의 사례가 미치는 영향이 명확해질 때까지 그런 조치를 지연하겠다고 최근 선언한 상태이다. 업계는 수백만 달러를 들인 대중매체 캠페인을 통해 보급되는 민무늬 담뱃갑 포장 제도는 '유모처럼 구는 국가'의 간섭적 도구로서 정부를 소송에 휘말리게 해서 엄청난 국민의 세금이 들어가게 될 것임을 암시했다. 담배 업계는 이 법이 '파멸에 이르는 길'이며 앞으로 주류와 건강에 유해한 식품의 포장에도 이와 같은 규제를 강요하게 될 것이라고 주장했다. 정부를 더 많이 괴롭히고 더 많은 흡연자를 중독시키기 위해 브리티시아메리칸토바코는 담배 가격을 인하했다.

정치적으로 담배회사는 당시 야당인 자유당에 거금을 기부하기 시작했다. 담배 이익단체는 표면적으로는 소상인을 대표해 풀뿌리 운동에 참여하도록 자금을 지원했지만 사실은 위장 단체였다('위장 시민운동').

대형 담배회사가 자기 잇속만 챙기려고 펼치는 캠페인은 워낙 속이 훤히 들여다보여서 오히려 대중의 평판을 깎아내렸다. 한 만화가는 속 보이는 궤변을 담아냈는데, 그 만화에 등장하는 담배회사 측 변호인은 다음과 같이 답변한다. "제 고객의 사업은 고통스럽고 오래 끄는 죽음을 맞이하게 될 테니 그는 마땅히 보상받아야 해요!"[69]

호주가 민무늬 담뱃갑 포장법을 통과시킨 후 몇 시간 지나지 않아 대형 담배회사는 여러 건의 법적 소송을 제기했다. 호주 대법원과 투자 조약 중재소에 제소했다. 그리고 얼마 후에는 국가 전달 기관을 통해 WTO에도 제소했다.

호주 대법원: 브리티시아메리칸토바코, 임페리얼토바코, 일본토바코, 필립모리스 등 강력한 담배회사로 구성된 컨소시엄은 민무늬 포장이 정부가 사유재산을 취득할 때에는 '정당한 조건으로' 수행해야 한다는 헌법 제51조를 위반했다고 주장하며, 호주 대법원에서 피해 보상을 요구했다. (많은 국가에 유사한 조항이 있으며, 미국에서도 정당한 보상 없이 재산을 수용하는 행위를 금지한다.) 민무늬 포장의 의무는 담배회사의 상표사용 권리를 제한함으로써 그들의 재산 가치를 감소시킨다. 그러나 2012년 대법원은 정부가 담배 상표를 사용하지도, 소유권적 혜택을 얻지도 않았기 때문에 사유재산의 '취득'이 발생하지 않았다고 판결했다.[70] 대법원의 판결은 소매 담뱃갑 포장 디자인에 상표 표시와 로고를 금지할 수 있는 길을 말끔하게 닦아주었다. 비록 민무늬 담뱃갑 포장이 금연에 미치는 효과를 판단하기에는 너무 이른 감이 있지만 담배의 매력을 떨어뜨리고 흡연자의 금연 욕구를 증가시킨다는 증거가 나타나고 있다.[71]

투자조약 중재: 2011년 11월 필립모리스아시아는 홍콩·호주 양자 간 투자조

약에 근거한 분쟁을 통지했다.[72] 미첼과 스투더트가 주목했듯이 "이 법이 도입되기 겨우 몇 달 전 홍콩에 본부를 둔 필립모리스의 자회사는 필립모리스호주 지분을 100% 매수하는 두드러진 행보를 보였다".[73] 필립모리스아시아는 호주의 민무늬 포장법이 보상 없이 그 회사의 투자와 지식재산권을 수용했고, 회사를 불공정하고 불공평하게 대우했으며, 회사 투자에 손실을 보였고, WTO의 무역 관련 지식재산권에 관한 협정(TRIPS 협정)과 무역에 대한 기술장벽에 관한 협정(TBT 협정), 공업소유권의 보호를 위한 파리협약을 위반했다고 주장했다.[74]

설령 민무늬 포장이 투자자의 재산을 간섭한다고 하더라도 기본적인 공익 목적을 달성하는 데 필요한 조치이다. 더욱이 수년에 걸쳐 더욱 엄격해진 호주의 담배규제 추세를 감안할 때 필립모리스아시아는 그 상표권을 온전히 사용하리라는 합당한 기대를 할 수가 없었다. 2013년 현재 투자 중재 소송은 결정되지 않았다. 그러나 호주는 담배회사에 경제적 혜택을 주거나 구속력 있는 국제중재를 허용하는 추가적인 조약을 협상하지 않겠다는 단호한 방침을 밝혔다.

WTO 분쟁: 민간 회사는 WTO의 회원이 아니며 따라서 분쟁을 제기할 수 있는 당사자로서 부적격이다. 그러나 그것이 대형 담배회사가 우크라이나를 적극적으로 유인해 자금을 대고 분쟁을 제기하는 것까지 막지는 못했다. 우크라이나는 호주에 담배 수출을 하지 않았으므로 분명한 경제적 이익이 없었음에도 제소했다. 우크라이나에 이어 온두라스, 도미니카공화국, 쿠바가 호주를 공격하는 데 합세해 WTO에 유사한 고소장을 제출했다.[75] TRIPS 협정은 상표 소유자에게 제3자가 소유자의 동의 없이 동일하거나 유사한 표지를 사용하지 못하도록 금지할 수 있는 배타적 권리를 부여한다. 민무늬 포장법은 담배회사가 자체 상표를 자유로이 사용하지 못하게 거부할 수는 있지만, 그들의 상표등록을 막거나 혹은 제3자에게 그들의 표지 사용을 허가하는 것까지 막을 수는 없다. 더욱이 TRIPS 협정은 상표 사용이 '부당하게 방해받지 않아야' 한다고 기술한다. 그러나 민무늬 포장법은 담배규제기본협약에 의거해 허가된 유효한 공중보건 조치로서 충분히 정당화된다.

연대를 보여주기 위해, 유럽연합과 브라질, 캐나다, 노르웨이, 우루과이 등

몇몇 국가는 협의 과정에서 호주에 합류했다.[76] 이는 민무늬 포장법이 유효한 공중보건 조치라는 전 지구적 인식을 보여준다. 2013년 기준으로 WTO의 중재 기구는 호주의 민무늬 포장법 분쟁을 처리하지 않았고, 우크라이나는 2012년 11월 심판 절차를 유예해달라고 요구한 상태였다. 우크라이나는 심판 청구를 재개했고, 2013년 9월 온두라스는 WTO가 심판위원회를 구성해 분쟁을 처리할 것을 요구했다. 이는 심판 절차가 시작될 것임을 뜻한 것이었다.[77]

호주를 상대로 한 대형 담배회사의 소송은 담배회사가 계속해서 소송을 이용해, 특히 아시아에서 국가 담배규제 정책을 지연·방해 또는 물타기 하려는 전 세계적 추세를 반영한다. 예를 들면 2013년 6월 필립모리스는 다른 담배회사와 함께 담뱃갑 표지의 사실적인 그림 흡연 경고문의 크기를 55%에서 85%로 늘리려는 계획에 반대하며 태국 정부를 상대로 소송을 제기했다.[78]

## 인도네시아·미국 정향담배 소송

2009년 미국의 가족흡연예방 및 담배규제법은 향을 첨가한 담배를 금지했지만 박하향 담배는 미국 FDA의 검토가 완료될 때까지 제외했다. 인도네시아는 WTO에 제소하면서, 양자 간 투자 협정에 의거하여 차별을 주장했다(제9장 참조). 모든 담배가 심각한 건강 위협을 제기하지만, 인도네시아는 정향담배(대부분 인도네시아에서 수입)와 박하향 담배(대부분 미국에서 생산)는 '유사한 제품'이라고 주장했다. 2012년 4월 4일 WTO 상소기구는 미국의 금지가 차별적이라는 패널의 판결을 지지했다. 공중보건규칙과 무역 차별에 관한 보호 간 균형이라는 심사 기준을 적용해 상소기구는 '박하향 담배와 정향담배 모두 담배의 독한 맛을 가리는' 효과가 있고 따라서 같은 특성이 있다고 판시했다.[79]

정향담배 사건에서 가장 우려되는 점은 수년간의 정치적 타협을 거쳐 이루어진(모든 민주적인 조직이 타협해야 하듯이) 역사적인 공중보건법을 WTO가 짓밟아버린 데 있다. 박하향 담배는 이미 거대한 국내시장을 차지하고 있는 반면에 정향담배는 사실상 미국 시장에 신규로 진입하게 될 것이었다. 박하향 담배에 중독된 미국인이 너무 많아지면서 의회는 완전 금지할 경우 고통을 야기하고, 의료 체계에 부담을 주며, 불법 거래로 이어질 것을 두려워했다. 상소기구는 이미 정치적 타협에 도달한 예외를 제한하는 미묘한 메시지를 보냈고, 이는 무역 규칙에 따라 '유사한 대우' 청구를 촉발할 수 있다. 이는 공중보건법에서 중요하지만 점진적으로 개선하려는 정부의 능력을 제한할 수 있다.

상소기구는 국가의 우려를 완화하고자 시도했다. "[WTO의 어떤 협정도] 회원국이 일반적인 공중보건 정책, 특히 담배규제 정책을 마련하고 시행하지 못하게 막는 것으로 해석되지 않아야 한다고 본다… 더욱이 우리는 WHO에서 회원국이 담배 규제에 들이는 노력의 중요성을 인정한다."[80]

WTO법은 미국이 '합리적 기간', 즉 2013년 7월까지 상소기구에서 내린 결정대로 이행할 것을 요구했다. 미국은 상소기구의 판결을 준수하고 주어진 시간 내에 양자 간 투자 협정에 따라 조치를 취하겠다는 의사를 표명했다. 미국은 박하향 담배 규제를 향한 다양한 조치를 취하면서 이행에 착수했다. 특히 FDA는 박하향 담배에 관한 규칙 제정안 사전 통지문을 발표했고,[81] 박하향 담배가 흡연자의 금연 노력에 부정적인 영향을 끼친다는 발견과 함께 박하향 담배가 건강에 미치는 영향에 관한 예비 과학적 평가 내용을 공개했다.[82]

그러나 인도네시아는 미국이 주어진 시간 내에 상소기구의 판결을 준수하지 못했다고 주장하며, 관세양허의 유예를 신청했다.[83] 2013년 9월 WTO는 이 문제를 중재소로 이첩하는 데 동의했다.[84]


## 담배의 종반전: 담배 없는 세상을 향해

선진 세계에서 담배규제 운동의 통쾌한 성공은 전 세계적으로 '갈색 페스트'를 뿌리 뽑기 위해 무엇을 할 것인가에 영감을 주는 모델을 제시한다.[85] 수십 년만에 법과 문화에서 광대한 변화가 일어나 궐련 흡연은 어디에서나 흔히 볼 수 있었던 시절에서 이제는 금연 옹호자들이 흡연 유행에 종지부를 찍는 종반전을 그리는 시점으로 바뀌었다. 종반전 전략은 급격한 흡연 감소가 모든 사회경제적 집단에 걸쳐 그리고 모든 지역에서 달성되도록 사회정의에 주의를 기울여야 한다. 쉽지는 않겠지만 아마도 이는 우리 시대의 가장 필수적인 글로벌보건 현안일 것이다.

담배 규제는 금연 운동, 조세, 청정 공기법, 담뱃갑 포장 표시, 마케팅·홍보·후원 제한 등을 통한 수요 감소에 크게 역점을 두고 있다. 종반전 전략은 이들 개혁을 더 밀어붙여야 한다. 즉, 청정 공기법을 확대해 다가구 주거 아파트와 옥외 공공장소에까지 적용하고, 민무늬 담뱃갑 포장과 더 크고 사실적인 흡연 경고 그림을 의무화하며, '라이트' 또는 '마일드'와 같이 오도하는 모든 광고 라벨에 역점을 두고 금지해야 한다. 특히 어린이를 주요 홍보 대상으로 삼는 모든 광고를 금지해야 한다.[86] 다시 말해 정부는 흡연을 비정상적인 행동으로 여기도록 해 그 같은 행동이 개인적으로, 사회적으로 불쾌하고 용납되지 않도록 해야 한다.

종반전 전략을 돋보이게 하는 것은 담배 시장의 보급 측면에 역점을 두어 담배를 합법적이지만 강력한 규제를 받는 제품으로 만드는 것이다. 그러나 담배규제기본협약에는 보급 측면의 전략이란 것이 미성년자에게 판매 금지와 불법 거래 근절이라는 겨우 두 개만 있을 뿐이다. 그러나 '21세기 공중보건 우선순위 국제회의: 담배의 종반전(2013년 9월, 인도 뉴델리)'에서는 제조에서 판매에 이르는 공급망에서 정부가 담배 시장을 억제할 수 있는 추가적인 압력 요소를 파악했다.[87] 또한 정부는 궐련 판매감소 현상을 상쇄하기 위해 무연담배 시장을 확대하려는 움직임을 예의 주시할 필요가 있다.

담배회사는 담배 제품의 높은 중독성을 이용해 판매를 영속시킨다. 판매 마케팅 유혹과 또래 집단의 압력에 따라 젊은이가 담배를 시험 삼아 피우게 되지만 그들이 생존 위협을 파악하게 될 때쯤이면 이미 돌이킬 수 없을 만큼 화학적으로 중독된 이후일 것이다. 청소년기에 흡연을 시작한 대부분의 성인은 애당초 이 죽음의 습관을 들이지 않았기를 바란다. 국가가 이토록 위험한 중독성 제품을 소비 시장에 남겨두어야 할 이유는 없다.

정부는 점차 흡연율을 무(無)에 근접하도록 낮춘다는 목표로 셀 수 없을 만큼 많은 종반전 전략을 추구할 수 있다. 몇 가지 예로 니코틴 함유량 줄이기, 흡연 연령 높이기, 흡연자 허가제, 모든 담배 마케팅 규제, 판매 할당제, 상업판매 금지 등을 들 수 있다.

니코틴 함유량 줄이기: 국가는 담배회사에 니코틴 함유량을 중독 한계치 아래로 줄이도록 요구할 수 있다.[88] 담배가 중독성이 없어지면 젊은이는 시험 삼아 흡연해볼 수는 있겠지만 시간이 지나면 대부분 포기할 수 있을 것이다. 제품을 비중독 수준으로 점차 진화시키려면 세대 간 타협이 필요하다. 젊은 세대는 중독의 덫에서 구할 수 있게 되지만, 이미 중독된 흡연자는 낮은 니코틴 함유량을 보충하기 위해 독성 물질에 더 많이 노출될 가능성이 있다(예를 들면, 더욱 깊이 흡입하거나 흡연 증가 등). 이는 사회적 기대를 탈바꿈하기 위한 정치적 용기뿐만 아니라 금연과 니코틴 대체 치료의 확대를 요구한다.[89]

판매 허용연령 높이기: 정부는 담배 제품을 구매할 수 있는 법적 연령을 점차 높일 수도 있다. 예를 들면 2013년 10월 뉴욕시는 담배를 구매할 수 있는 연령을 18세에서 21세로 높였다. 싱가포르와 호주도 점차 최소연령 제한을 '18세 이상'에서 '2000년 이전에 탄생한 자'로 바꾸어 담배 판매를 단계적으로 폐지하는 방안을 고려 중이다.[90] 엄중한 집행과 불법 거래의 철저한 규제로, 젊은 세대는 평생 담배에서 해방될 것이다. 시간이 지나면서 연령 높이기 전략은 문화를 바꾸어 젊은 사람은 흡연을 원하지 않게 만들 것이다. 모든 종반전 전략이 그렇듯이 상당한 공공 재정, 감시, 이행 준수와 함께 종합적인 보완 정책을 시행하는 것이 중요하다.[91]

흡연자 허가제: 국가는 흡연자에게 담배를 구매할 수 있는 허가서를 취득할 것을 요구할 수 있다. 허가서를 취득하려면 흡연자는 흡연의 중독성과 위해적 특성을 충분히 인지해야 할 뿐 아니라 매년 면허 수수료를 부담해야 할 것이다. 흡연자를 금연으로 유인하기 위해 국가는 개인이 특정 연령까지 허가를 포기하면 누적 허가 수수료를 이자와 함께 돌려주는 방안을 제시할 수 있다. 이는 중년이 되기 전에 흡연을 포기한 사람은 비흡연자와 유사한 기대수명을 유지한다는 자료와 일치한다.[92]

담배시장 규제: 전 세계적으로 규제 기관이 수요를 억제하려고 안간힘을 쓰는 동안 담배업계는 신세대 구매자를 중독시키려고, 불법적이 아니라면 부도덕한 방법을 동원해서라도 비밀스럽게 활동하면서 담배 마케팅은 수그러들 줄 모른다. 업계는 어린이가 미래의 고객이라는 점을 간과하지 않고 페이스북, 마이스페이스, 트위터 같은 사회 미디어로 즉시 옮겨 가고 있다.[93]

이 공중보건과 대형 담배회사 간의 고양이와 쥐 게임은 끝나야 한다. 향후 모든 담배 메시지는 공중보건 권한을 가진 공공 기관에서 전담해야 한다. 공공 기관은 담배회사와 소매업자 간의 '중간자'로서 수요독점을 행사하고, 판매를 낮추는 상표 및 마케팅 전략을 추구하면서 스스로 무용지물이 될 때까지 작동할 것이다.[94] 소비자가 받아야 하는 담배 관련 정보는 오로지 건강, 중독, 금연에 관한 것이라야 한다. 그 외의 모든 정보는 오도일 뿐이다.

판매 할당제['싱킹 리드(sinking lid)']: 그보다 훨씬 야심찬 전략이 '싱킹 리드' 전략으로, 규제 기관이 상업적 판매에 가용한 담배량을 0이 되는 시점까지 점차 제한하는 것을 말한다. 예를 들면 정부는 매년 판매 가능한 담배의 총수량에서 할당량을 정해 10년 동안 점차 줄여나갈 수 있을 것이다. 공급이 줄어들면서 담배 가격은 그 실제 사회비용을 향해 상승하게 될 것이다. 높은 가격은 흡연자가 담배를 끊도록 유인하고 젊은이가 흡연 습관 들이는 것을 막을 수 있을 것이다.

상업판매 금지: 가장 원대한 종반전 전략은 그냥 담배의 상업적 판매를 금지하는 것이다.[95] 만일 국가가 이 목표를 추구한다면, 옹호자들은 일련의 난제를 철저히 숙고해야 하며, 담배 판매를 단계적으로 폐지하는 방법과 기간, 불법거래 억제 방법 등을 고려해야 한다. 담배업계의 단계적 폐지에 관한 사회적·정치적 지원을 어떻게 동원할 것인가 하는 문제 역시 중요하다.

2004년 부탄은 궐련 수입을 금지하되 개인적 사용 목적으로만 제한된 수입을 허용한 최초이자 지금까지는 유일한 국가가 되었다. 지금까지 부탄은 비교적 낮은 흡연율을 보이고 있다. (성인 남성은 10%이나 청소년은 그보다 더 높다.)[96]

온정주의라는 비난에 맞서 종반전 지지자들은 석면에서 안전하지 못한 자동차에 이르기까지 유해한 상품과 서비스의 상업적 판매를 이미 금지한 수많은 법규를 사례로 든다. 담배를 다른 여느 마약처럼 바라본다면 금지 논의는 그다지 급진적으로 보이지 않는다. 담배가 만일 현시대에 도입된다면 규제 기관이 결코 담배를 상업 목적으로 승인하지 않았을 것이라는 데 대부분 동의한다.

종반전 전략에 관해 일부 사람들을 주저하게 만드는 것은 1920년대의 금주법 실패와 1970년대 이후 추진해온 파괴적인 '마약과의 전쟁'이다.[97] 그러나 담배 종반전은 주류 또는 불법 마약과는 중대한 차이가 있다. 첫째, 종반전 전략가들은 담배의 중독 성분인 니코틴이 더 안전한 형태(니코틴 대체 요법 등)로 접근할 것을 제안한다. 둘째, 종반전 전략가들은 흡연 그 자체의 범죄화에는 거의 지지하지 않는다. 흡연자가 아니라 공급자가 표적이기 때문이다. 셋째, 종반전 전략은 흡연율이 10% 이하인 경우처럼 급변점까지 떨어졌을 때에 한해 착수될 것이다.[98] 그 시점에는 흡연이 사회적으로 매우 불쾌한 수준이 되기 때문에 대중은 엄격한 종반전 전략을 수용하게 될 것이다.

역사는 담배업계가 일종의 천부적인 대응 체계를 갖추고 있음을 보여준다. 흡연율이 고소득국에서 줄어들면서 담배업계는 혜택을 적게 받은 이들을 사냥감으로 삼고, 교육 수준이 낮은 이들과 소득수준이 낮은 국가에서 마케팅을 강화하고 있다. 종반전 전략이 국가 차원에서 착수됨에 따라 보건을 위한 글로벌 거버넌스가 강화되어야 한다. 이는 그 어느 때보다 엄정한 의정서를 갖춘 담배규제기본협약에서부터 농업과 무역에 이르기까지, 개도국이 대형 담배회사와의 전쟁에서 마지막 폭발의 역풍을 맞지 않도록 보장하기 위해 꼭 필요하다.

제8장

# 보건과 인권

인간의 존엄성, 글로벌 정의, 개인의 안전

 

 

건강이 권리이고 구매할 수 있는 특권이 아니라는 믿음에 고무되어, 남아공과 인도에서 남미에 이르기까지 후천성면역결핍증(AIDS) 옹호자들은 정부가 인권에 따라 AIDS 치료 약품을 제공할 의무가 있다고 주장하며 소송을 걸었다. 그리고 그들은 이겼다. 인도에서는 식량권에 따라 학생 수백만 명에게 급식이 제공되고 있다. 한 지역인권위원회는 파라과이의 보호시설에 적용하던 정신보건 체계를 지역사회 돌봄 체계로 탈바꿈하는 데 촉매 역할을 했다. 안전하지 않은 낙태가 모성 사망의 주요 원인으로 나타나는 콜롬비아의 경우, 대법원은 여성의 건강을 보호하기 위해 낙태의 합법화를 요구했다. 인도의 한 법원은 생명권을 보호하기 위해 공공장소에서 흡연을 금지했다. 이제 사회운동은 건강권에 눈을 돌려 보편적 의료보장, 깨끗한 물, 위생 시설, 담배 규제를 요구하고 있다.

모든 인간에게는 고유하고 평등한 존엄성이 있음을 중심 원리로 하는 인권법은 글로벌보건 형평성을 향한 진보를 촉진할 수 있는 독보적인 위치에 있다. 인권 보호는 명시적으로 모든 사람에게 '도달 가능한 최고 수준의 신체적·정신적 건강을 향유할' 권리를 부여한다.[1] 이 같은 인권과 다른 사회·경제적 권리는 보건의료와 공중보건에서 물, 위생 시설, 영양, 주거, 교육, 고용 같은 보건의 사회적 결정 요인에까지도 확장된다. 인권은 시민 참여와 정치적 책무성을 증진하고, 심지어 힘의 역학을 완전히 바꿈으로써 정부가 가장 소외된 집단의 보건 필요까지도 충족하도록 자극한다.

인권은 보편적으로 받아들여지고 있다. 사실상 모든 국가가 기본 인권조약인 경제적·사회적·문화적 권리규약(ICESCR)과 시민적·정치적 권리규약(ICCPR) 중 한 가지 혹은 두 가지 다 비준한 상태이다. 모든 국가가 건강권을 인정하는 조약을 최소 하나 정도는 비준했다는 의미이다.[2]

오늘날 만연한 명백한 건강 불평등은 국제인권법에 아직도 충족되지 못한 잠재력이 있다는 증거이다. AIDS 치료가 필요한 사람 대다수는 여전히 치료를 받지 못하고 있고, 사하라 이남 아프리카와 인도의 영양실조는 끈질기게 지속된다. 건강 형평성은 우리 시대 보건과 인권 운동이 아직까지 성취하지 못한 거대한 도전이다.

인권은 흔하게 아주 노골적으로 침해되는 데 비해 집행은 약한 편이다. 사회경제적 권리는 최대 가용자원 내에서 점진적 시행을 허용하는 폭넓은 규정으로 둘러싸여 있고(경제적·사회적·문화적 권리규약 제2조), 이들 의무를 정밀하게 구축해주는 권위적인 해석이 미흡하다. 인권은 무역과 지식재산권 등 다른 국제법 체제와 긴장 구도에 놓일 수 있다. 그렇지만 체제 간 계층이 확립되어 있지도 않고 최종 심판자도 없다.

국가의 주권, 정치, 권력은 이보다 더 큰 장벽으로 가로막혀 있다. 인권은 정치 지도자에게 할 수 없는 것(참정권이나 표현의 자유 제한 등)과 해야 하는 것(보건과 교육에 투자 등)의 경계를 설정한다. 정부는 소외 계층의 요구를 무시할 수 있다. 이들이 정치적 권력을 휘두르는 일은 없기 때문이다. 인권은 책무성을 요구하지만, 정치 지도자는 거부할 수 있다.

자유민주국가조차도 국가안보, 무역, 경제, 지정학적 영향 등 인권과 대립되는 이해관계가 있다. 그리고 부유한 국가에 국경 넘어 다른 나라의 권리 실현을 앞당기기 위해 자금과 기술 지원을 제공하라는 수준의 인권적 의무는 예산 문제와 경쟁적인 국내 우선순위 대상에 종종 가로막히곤 한다.

그러나 인권을 통해 보건 개선의 통로를 찾는 것은 가능하다. 국제적 차원으로는 이제 경제적·사회적·문화적 권리규약에 위반 행위를 감시하고 인권을 집행하기 위한 선택의정서가 포함되어 있다. 유엔 경제적·사회적·문화적 권리위원회의 일반논평 제14호와 유엔 특별보고관 보고서는 비록 법적으로 구속력은 없지만 국가의 의무를 명확하게 밝히고 이행 준수를 위한 기준을 제시하고 있다. 시민사회는 정부에 책임을 묻고 건강권 소송을 제기할 수 있다.

이 장에서는 건강과 인권 분야를 정의하고 (역사, 교리 및 판례법) 건강권의 주인공인 사회운동의 힘을 살펴본 후, 이행을 바탕으로 한 전략을 제안하려 한다.

## 보건과 인권: 긴장 관계를 넘어 동반 상승효과를 위해

제2차 세계대전이 끝나고 독일 제3제국의 형용할 수 없는 잔혹 행위가 드러나자 50개국 대표들은 유엔헌장에 서명했다. 유엔은 새로운 세계 질서를 상징했고, 헌장은 '기본 인권'과 '인간의 존엄 및 가치'를 재확인했다."[3] 1948년 12월 10일 유엔총회는 아무런 반대 없이 세계인권선언을 채택함으로써 국제법 규칙 아래 인권의 시대를 열었다.

인권법은 국내문제에서 세계대전 이전에 지배적이던 국가 주권과 비간섭주의라는 개념에 도전했다. 국가 주권이 여전히 위세당당하긴 하지만, 모든 인간은 정부가 부여할 수도 거부할 수도 없는 기본 권리를 가지고 있다는 인권의 필수 전제는 그러한 사고를 거부한다. 인권법은 명시적으로 개인에게 자신이 속한 국가에 대항할 수 있는 권한을 부여한다. 국가가 집단 학살, 전쟁범죄, 반인륜적 범죄 또는 인종 청소로부터 국민을 보호할 의무를 충족하지 못하면, '보호할 의무'라는 규범에 따라 국제적 행동 제재가 따른다.[4]

보건과 인권 운동의 기원은 비교적 최근으로, AIDS 유행 초기에 고(故) 조너선 만의 개척자적 활동과 함께 본격적으로 시작되었다. 그 당시 지배적인 관점은 때때로 국민 보건을 보호하기 위해 강제력이 행사되므로, 개인 중심의 인권은 공동체 지향적인 공중보건과 충돌한다는 것이었다.[5] AIDS 옹호자들은 강제 테스트와 형사상 기소에 반대했고 보건과 인권이 상호 보강하는 패러다임으로 바꾸는 역할을 했다. 보건과 인권이라는 분야가 탄생한 것이다.

조녀선 만과 동료들은 보건과 인권의 관계를 보여주는 3단계 기본 틀을 제시하며, 이 두 분야가 어떻게 인간의 복지를 향상시킬 수 있는지를 보여주었다.[6] 첫째, 보건 정책은 인권에 부담을 줄 수 있다. 예를 들면 격리 조치는 개인의 자유를 박탈한다. 둘째, 인권 위반은 건강에 해를 끼칠 수 있다. 고문과 같이 명백한 사건이 아니더라도 소녀에게 학교에 가지 못하게 하는 차별만으로 모성과 아동 사망률을 증가시킬 수 있다. 셋째, 보건과 인권은 상호 보완적이다. 예를 들면 정보, 교육, 영양, 사회보장과 관련한 권리는 건강을 보호해주고, 건강한 사람들은 정치과정에 참여해 시민의 권리를 더 잘 행사할 수 있게 해준다.

사회운동은 1980년대 미국의 액트업(ACT UP)에서 남아공의 치료행동캠페인(TAC)에 이르기까지 AIDS 권익 옹호가 등장하면서 보건과 인권을 새로운 차원으로 끌어올렸다. 장애인의 권리와 여성의 권리 단체 역시 강력한 힘을 발휘하고 있다. 전 세계적으로 시민사회는 보건과 인권 중심으로 조직화하고 있다. 그들은 AIDS 치료 권리, 담배규제 권리 등에서 보듯이 성공적으로 건강권을 정책 개입에 구체적으로 연결하고 있다.


## 시민적·정치적 권리와 경제적·사회적·문화적 권리: 이중 잣대

학자들은 시민적·정치적 권리를 '1세대', 경제적·사회적·문화적 권리를 '2세대'라고 표현하곤 한다. 세계인권선언에 인권이 통합되어 있고 동등한 지위를 지니고 있음에도 불구하고 국제조약은 인권을 이처럼 나누어 반영한다. 시민적·정치적 권리규약(ICCPR)은 국가의 즉각적인 이행을 요구하는 반면에 경제적·사회적·문화적 권리규약(ICESCR)은 점진적으로 실현 가능하다. 사회·경제적 권리의 집단적 특성, 점진적 실현, 자원과의 연관성은 이들 권리가 엄격하게 집행되지 않을 것임을 의미했다. 동등한 가치를 지니고 있다고는 하지만 이 2세대 권리는 실제 2위의 지위로 격하되었다.

냉전시대 정치는 이러한 분열을 더욱 견고하게 했다. 서구는 시민적·정치적 권리를 옹호한 반면에 소비에트 진영은 경제적·사회적·문화적 권리를 지지했던 것이다. 서구 세계가 이념적 갈등에서 승리했음에도 경제적·사회적·문화적 권리의 이류 지위는 좀처럼 올라가지 않고 있다. 시민사회운동이 있은 후에야 아프리카연합 보건전략 2007~2015는 건강권을 집행 가능한 권리로 표현했다.[7] 그리고 세계인권선언이 채택된 후 꼭 60년이 지난 다음 미국은 건강권을 '즉각적으로 부여되는 권리가 아닌, 궁극적 목표'라고 불렀다.[8]

시민적·정치적 권리는 정부의 행동으로부터 자유를 수반한다는 점을 들어 간혹 '소극적' 권리라는 부정확한 용어로 일컬어지기도 하는데, 정부의 적극적 행동이나 자원 투입이 필요하지 않기 때문에 먼저 해결되어야 한다는 주장이 있다. 그러나 시민적·정치적 권리가 국가에 적극적인 의무를 부과하지 않는 반면에 사회·경제적 권리는 사회에 비용을 부과한다는 사고는 지나치게 단순화된 것이다. 자유롭고 공정한 선거를 위해서는 인구조사, 유권자 등록, 투표 집계기, 개표, 선거관리위원회가 필요하며 공공 재원 또한 필요할 것이다. 공정한 재판을 하려면 전문화한 사법부, 법률 지원, 집행이 필요하다. 반대로 건강권에서 차별하지 말아야 하는 의무는 큰 비용 없이 즉각적이고 쉽게 집행이 가능하다.

## 국제인권법의 기초

인권법이 보건을 개선할 수 있는 잠재력은 거의 모든 국가가 보편적으로 인권 기본 조약과 함께 선언, 원칙, 기타 비구속적인 문서를 채택하면서 전 세계적으로 인정받고 있는 데서 나온다. 인권법의 주요 문헌은 유엔헌장, 국제인권장전(세계인권선언, 경제적·사회적·문화적 권리규약, 시민적·정치적 권리규약과 그 선택의정서를 비공식적으로 부르는 명칭) 그리고 특정 인구집단을 보호하고 노골적인 학대를 금하는 '주요 조약'(글상자 8.1과 표 8.1 참조)으로 구성된다.

유엔은 차별을 막아주고 특수 인구집단을 보호하며 노골적인 인권 범죄를 금지하는 9개의 '주요' 인권조약을 지정했다(표 8.1 참조). 또한 유엔은 인신매매 억제, 수감자의 인간적인 처우, 빈곤한 사람 보호 등 건강에 영향을 미치는 기타 많은 조약, 지침, 원칙, 선언을 협상했다.

## 인종과 성차별

모든 형태의 인종차별 철폐에 관한 국제 협약과 모든 형태의 여성차별 철폐에 관한 협약은 인종, 피부색, 가문, 민족이나 종족의 기원을 근거로 인권을 제한하거나 여성의 권리를 제한하려는 '목적, 효과'를 위해 어떤 구별, 배척, 제한이라도 금지한다.[1] 국가는 여성을 차별하는 관습이나 관행의 폐지 등을 포함하여 차별철폐 조치를 취해야 한다. 두 협약은 평등과 권리의 동등한 향유를 달성하기 위한 적극적인 조치를 허용한다.

모든 형태의 인종차별 철폐에 관한 국제 협약은 '공중보건, 의료, 사회보장과 사회복지'에서 법 앞의 평등을 요구한다(제5조). 모든 형태의 여성차별 철폐에 관한 협약은 가족계획과 시골 지역의 보건혜택 접근을 포함해 건강권 차별을 금지한다. 이 협약의 감시 기구는 '여성의 전 생애 주기의 건강 증진을 위한 종합국가전략'을 요구했다.[2]

## 아동의 권리

아동의 권리에 관한 협약은 아동의 차별을 금지하고 아동의 권리를 보호한다.[3] 이 협약은 가장 널리 채택된 인권조약으로서 미국, 소말리아, 남수단을 제외한 모든 유엔 회원국이 비준했다. 이 협약은 국가가 아동의 놀 권리를 인정하고 착취, 고문, 무력 분쟁에 따른 피해 아동의 '신체적·심리적 회복'을 촉진함으로써(제39조) 아동의 건강한 발달을 보장할 것을 요구한다.

이 조약은 아동에게 도달 가능한 최고 수준의 신체적·정신적 건강권을 보장하고 국가는 '그 같은 보건의료서비스를 이용할 아동의 권리가 박탈되지 않도록 노력'할 것을 요구한다(제24조). 국가는 유아와 아동의 사망률 감소, 질병과 영양실조 퇴치, 해로운 관습 폐지를 추진해야 한다.

2013년 아동권리위원회는 건강권에 관한 일반논평 제15호를 발효했다. 이 일반논평은 취약한 환경에 처한 아동, 아동을 위한 최선의 이익, 양질의 1차보건의료의 보편적 접근과 건강의 기본 결정 요인에 대응하기 등 종합적인 보건 접근법에 역점을 두고 있다. 이 논평은 아동의 건강을 악화시키는 거시경제 정책을 시행하지 않도록 보장하는 것에서 도로 안전과 안전한 공공장소를 위한 투자, 건강하지 않은 식품의 마케팅과 이용 규제에 이르기까지 아동의 건강권 실현에 필요한 제분야 간 조치가 필요함을 인정한다.[4]

### 장애인의 권리

장애인의 권리에 관한 협약은 장애인의 완전하고 동등한 인권 향유를 보장한다. 2006년 채택되어 2008년 발효된 이 조약은 전 세계 10억 인구가 어떤 형태로든 장애를 지니고 살고 있음에 따라[5] 그 영향력이 매우 크다. 주요 원칙은 평등, 비차별, 자율성, 완전한 사회 참여이다. 국가는 공적·사적 차별을 금지하고, 기술 접근을 확대하며, 편견을 철폐해야 한다. 국가는 장애인이 독립적으로 생활하고 완전하게 사회에 참여할 수 있도록 보장한다.

이 협약은 장애인에게도 다른 비장애 국민에게 제공되는 것과 동일한 보건의료를 제공하고, 추가적인 장애가 발생하지 않도록 보건서비스를 제공하며, 보건인력 교육, 건강보험과 생명보험에서의 차별 금지를 요구한다. 또한 이 협약은 재활서비스 제공과 적절한 수준의 생활을 누릴 수 있는 권리를 부여한다.

주

1  United Nations General Assembly (UNGA), "Convention on the Elimination of All Forms of Discrimination against Women" (1979), entered into force September 3, 1981; UNGA, "International Convention on the Eliminaiton of All Forms of Racial Discrimination" (1966), entered into force January 4, 1969.
2  UN Committee on the Elimination of Discrimination against Women, General Recommendation No. 24, "Women and Health," UN Doc. A/54/38/Rev.1, chap.1 (1999).
3  UNGA, "Convention on the Rights of the Child, 1989" (1989), entered into force September 2, 1990.
4  UN Committee on the Rights of the Child, General Comment No. 15, "The Right of the Child to the Enjoyment of the Highest Attainable Standard of Health," UN Doc. CRC/C/GC/15, February 15, 2013, art. 24.
5  UNGA, "International Convention on the Protection and Promotion of the Rights and Dignity of Persons with Disabilities" (2006), entered into force May 3, 2008; World Health Organization (WHO) and World Bank, *World Report on Disability* (Malta: WHO, 2011).

표 8.1 / 주요 국제 인권문서와 감시기구

유엔헌장
국제인권장전
　　세계인권선언 1948
　　경제적·사회적·문화적 권리규약 1966
　　경제적·사회적·문화적 권리규약 선택의정서
　　시민적·정치적 권리규약 1966
　　시민적·정치적 권리규약 선택의정서
　　시민적·정치적 권리규약 제2선택의정서(사형제 폐지)

주요 국제인권조약으로는 9건이 있고, 각각 조약 이행을 감시하기 위한 전문가 위원회를 두고 있다. 일부 조약은 특정 주제에 관한 선택의정서를 두고 있다.

| 영문 약자 | 조약 | 채택일 | 감시 기구 |
|---|---|---|---|
| ICERD | 인종차별철폐협약 | 1965.12.21 | 인종차별철폐위원회 |
| ICCPR | 시민적·정치적 권리규약 | 1966.12.16 | 인권위원회 |
| ICESCR | 경제적·사회적·문화적 권리규약 | 1966.12.16 | 경제적·사회적·문화적 권리위원회 |
| CEDAW | 여성차별철폐협약 | 1979.12.18 | 여성차별철폐위원회 |
| CAT | 고문방지협약 | 1984.12.10 | 고문방지위원회 |
| CRC | 아동권리협약 | 1989.11.20 | 아동권리위원회 |
| ICRMW | 이주노동자권리협약 | 1990.12.18 | 이주노동자권리위원회 |
| CRPD | 장애인권리협약 | 2006.12.13 | 장애인권리위원회 |
| CPED | 강제실종협약 | 2006.12.20 | 강제실종위원회 |
| OP-ICESCR | 경제적·사회적·문화적 권리규약 선택의정서 | 2008.12.10 | 경제적·사회적·문화적 권리위원회 |
| OP-ICCPR | 시민적·정치적 권리규약 제1선택의정서 | 1966.12.16 | 인권위원회 |
| OP2-ICCPR | 시민적·정치적 권리규약 제2선택의정서(사형제 폐지) | 1989.12.15 | 인권위원회 |
| OP-CEDAW | 여성차별철폐협약 선택의정서 | 1999.12.10 | 여성차별철폐위원회 |
| OP-CRC-AC | 아동권리협약 선택의정서 (아동의 무력충돌 참여) | 2000.5.25 | 아동권리위원회 |
| OP-CRC-SC | 아동권리협약 선택의정서 (아동 매매, 아동 성매매, 아동 음란물) | 2000.5.25 | 아동권리위원회 |
| OP-CAT | 고문방지협약 선택의정서 | 2002.12.18 | 고문방지위원회 |
| OP-CRPD | 장애인권리협약 선택의정서 | 2006.12.12 | 장애인권리위원회 |

## 유엔헌장과 기구

유엔헌장은 현대 국제법의 초석이다. 전문에는 '기본적 인권, 인간의 존엄 및 가치에 대한 신념을 재확인'하는 국제사회의 다짐이 분명히 표현되어 있다. 구속력 있는 조약인 헌장을 통해 유엔 회원국은 '인종, 성별, 언어 또는 종교에 관한 차별이 없는 모든 사람을 위한 인권 및 기본적 자유의 보편적 존중과 준수' 촉진을 약속한다(제55조, 제56조).

헌장은 인권을 유엔의 중심 원리의 하나라고 확인한다. 인권을 헌장의 중심에 놓음으로써 만일 무역이나 투자 교역을 이용하여 국민건강을 보호하려는 국가의 권한을 제한하려는 등 인권이 다른 법체제와 충돌할 경우 거의 틀림없이 인권은 다른 법체제보다 특권적 지위를 누릴 수 있다.

헌장은 경제사회이사회(ECOSOC)를 유엔의 경제적·사회적 업무를 조율하는 주요 조직으로 설립한다. 1946년 경제사회이사회는 인권위원회를 창설했는데, 나중에 총회에서 인권이사회로 대체되었다(글상자 8.2 참조). 또한 경제사회이사회는 1993년 유엔인권최고대표사무소(OHCHR)를 창설했다. 유엔인권최고대표사무소는 유엔 인권활동을 조율하고 강화하면서 특별보고관 지원, 회원국의 인권역량 구축, 시민사회 참여 등의 역할을 수행한다. 인권최고대표는 유엔의 인권 업무를 책임지고 있는 최고 직책이다.[9]

**글상자 8.2 / 인권이사회**

인권이사회는 전 세계 인권을 증진·보호할 책임이 있는 정부 간 기구로서 권고, 인권 비상사태 대처, 주제별 현안 토론 등을 수행한다. 2006년 당시 무능하고 정치화한 것으로 비쳤던 인권위원회를 대체했다. 인권이사회는 보편적 정례 검토(Universal Periodic Review)로 불리는 새로 도입된 절차를 통해 모든 유엔 회원국의 인권 기록을 검토한다. 총회는 책무성 조치와 관련해 인권이사국 47개국 중 중대한 인권 위반이 있는 이사국은 어느 국가를 막론하고 자격을 정지시킬 수 있다.[1]

주

1 UNGA, Resolution 60/251, "Human Rights Council," March 15, 2006.

## 세계인권선언

세계인권선언은 유엔헌장의 약속을 바탕으로 구체적인 권리와 자유를 밝혀 놓았다. 세계인권선언은 '보통 사람이 바라는 가장 간절한 소망'인 인권을 증진하기 위해 '모든 사람과 모든 국가가 다 함께 달성해야 할 하나의 공통된 기준'을 국제사회가 최초로 선언한 것이다(전문).

세계인권선언은 국가 중심적인 국제법에서 중추적인 중요성이 있다. 국가뿐만 아니라 '사회의 모든 개인과 조직'이 인권을 보편적으로 지키도록 노력하라고 요구하기 때문이다. 이를 목표로 세계인권선언은 '이 같은 권리와 자유의 존중을 촉진하기 위해 가르침과 교육'을 강조한다(전문).[10]

인권선언은 조약이 아니라 보통 공식적인 법적 강제력이 미흡한 유엔총회의 결의이다. 그럼에도 불구하고 국제 변호사는 일반적으로 세계인권선언의 핵심 조항을 구속력이 있는 것으로 받아들인다. 이는 선언이 유엔헌장에 보장된 권리를 실행하기 때문일 수도 있고 또는 국제관습법의 지위를 획득했기 때문일 수도 있다.

세계인권선언에 기술된 일련의 기본 권리는 조약에 통합된다. 인권선언은 시민적·정치적 권리(표현·종교·집회의 자유, 고문·노예 상태·자의적 구금, 동등한 보호와 공개 재판권 등)와 사회적·경제적·문화적 권리(사회보장·근로·교육·적절한 생활수준에 대한 권리 등)에 동등한 지위를 부여한다. 제25조는 특히 글로벌보건에 중요하다.

> 모든 사람은 자신과 가족의 건강과 안녕을 위해 적정한 생활수준을 누릴 권리, 즉 식량, 의복, 주거, 의료, 필수적 사회 혜택 등을 누릴 권리를 가진다. 또한 실업, 질병, 장애, 배우자 사별, 노령 또는 자신의 힘으로 어쩔 수 없는 형편으로 생계 곤란 등에 처했을 때 보장받을 권리를 가진다.

냉전 시대 정치적 분단이 발생하면서 국제사회가 하나의 인권 조약을 중심으로 단일화하는 것은 불가능해졌다. 별개의 두 조약, 즉 시민적·정치적 권리규약과 경제적·사회적·문화적 권리규약을 채택하기까지는 거의 20년이 걸렸고(1966), 발효되기까지는 또 10년이 걸렸다(1976). 2013년까지 전자는 미국을 포함한 167개 회원국이 있고, 후자는 161개 회원국이 있는데, 미국은 서명했으나 비준하지 않은 상태이다.[11]

냉전이 종식되자 국제사회는 인권 통합을 다시 주장할 수 있게 되었다. 세계 인권선언이 그렸던 보편적 권리 간에 계층이 없는 단일한 보편적 권리 세트의 개념으로 한 바퀴 돌아 제자리로 돌아온 것이다. 비록 구속력은 없지만 1993년 채택된 빈선언과 행동계획은 "모든 인권은 보편성, 불가분성, 상호 의존성과 상호 관련성을 갖는다"라고 확인한다(단락 5).[12]

## 경제적·사회적·문화적 권리에 관한 국제규약(ICESCR)

경제적·사회적·문화적 권리에 관한 국제규약(이하 "ICESCR") 제12조는 건강권을 '모든 사람이 도달 가능한 최고 수준의 신체적·정신적 건강을 향유할 권리'라고 공식적으로 확정해 밝힌다. 제11조는 기아로부터의 해방뿐만 아니라 '적절한 식량, 의복, 주거를 포함해 적절한 생활수준을 누릴 권리와 생활 조건을 지속적으로 개선할' 권리와 같이 건강의 핵심 결정요인을 포함한다. ICESCR은 노동권, 사회보장, 아동보호, 교육, 과학적 혜택의 공유, 문화생활 참여까지 보장한다.

ICESCR은 국가가 자원의 제약으로 사회·경제적 권리의 완전한 실현이 지연될 수 있음을 인정한다. 결과적으로 국가는 즉시 효력이 발생하는 차별 금지를 제외하고 다른 모든 권리는 즉각 실행하지 않아도 된다. 그 대신 국가는 이들 권리의 '완전한 실현을 점진적으로 달성하기 위해 개별적으로, 특히 경제적·기술적인 측면의 국제 지원과 국제 협력을 통해 자국의 가용 자원이 허용하는 최대한도까지 조치'를 취해야 한다(제2조). 이 조약의 가장 권위적인 해석에는 점진적 실현의 구성요소가 다음과 같이 명시되어 있다.

1. *신속한 진행:* 국가는 꾸준히 진행해야 해며 완전한 실현을 위해 '최대한 신

속하고 효과적으로' 행동해야 한다. '비역행성' 원칙에 따라 의도적으로 역행하는 조치를 취할 경우 전체적인 권리에 비추어 '충분히 정당화되어야' 한다.[13]

2. *최대 가용자원:* 국가는 '이용 가능한 최대 자원'에 따라 권리를 실현해야 한다. 만일 자원 제한으로 전적인 이행이 불가능한 경우, 국가는 모든 이용 가능한 자원을 '우선적'으로 활용하기 위해 모든 노력을 기울였음을 '정당화해야 하는 부담'을 진다.[14]

3. *국제 협력:* 국가는 ICESCR 권리를 달성하기 위해 협력해야 하고 특히 경제적·기술적 지원을 제공할 수 있는 위치에 있는 국가는 더욱 그렇게 해야 한다(추가로 유엔헌장 제55조, 제56조 참조).[15]

4. *최소한의 핵심적 의무:* ICESCR에는 명시되어 있지 않으나 국가는 '적어도 각 권리의 최소 필수기준 충족을 보장하기 위한 최소한의 핵심적 의무'를 진다.[16]

점진적 실현 원칙에 따른 자유재량으로 ICESCR 권리가 집행 불가능해지는 것은 아니다. 여타 유연한 법적 표준이 그렇듯이 법원 판결, 국법, 관행과 학문 연구를 통해 점차 구체적이고 집행 가능한 의미가 도출된다. 시민사회와 학계는 국가가 '이용 가능한 최대 자원'을 지출하는지 여부를 법원이 판단할 수 있도록 측정 지표를 개발하고 있다.[17]

ICESCR이 국가의 책임성을 물을 수 있는 도구는 경제사회이사회에 진도를 보고하라는 한 가지 요건뿐인데 그마저 비교적 약하다. 이에 경제사회이사회는 경제적·사회적·문화적 권리위원회(CESCR)를 설치해 보고서 검토와 국가에 대한 권고 조치를 담당하게 했다. 이 위원회는 ICESCR을 더욱 명료하게 하기 위해 '일반논평'도 발표하는데, 특히 일반논평 제14호는 건강권에 관한 것이다.

2008년 협상한 선택의정서, 즉 비준한 국가에만 해당하는 이 의정서는 특정 권리 위반을 판정하기 위한 절차를 수립한다. 2013년 5월에 열 번째 국가 비준에 이어 의정서가 발효됨에 따라 개인이나 단체에는 경제적·사회적·문화적 권리위원회에 권리 위반을 진정할 수 있는 권한이 부여되었다. 진정서는 먼저 국내 구제수단이 소진되어야 하고 폐해이거나 '보편적인 중요성을 가진 심각한 현안'임을 보여주어야 한다(제4조). 그런 다음 경제적·사회적·문화적 권리위원회는 결론을 내리고 권고 조치한다.

선택의정서는 경제적·사회적·문화적 권리위원회에 '중대하거나 조직적인 위반 사례'에 대해 ['조사 절차(inquiry procedure)'를 통해] 비밀리에 자발적으로 조사에 착수할 수 있는 권한을 부여한다. 또한 국가는 다른 국가가 의무를 충족하지 못한 사실을 보고할 수 있으며['국가 간 청원(inter-state communications)'], 이때 위원회는 '우호적인 해결책'을 모색하고 보고서를 발간할 수 있다.[18]

## 시민적·정치적 권리에 관한 국제규약(ICCPR)

시민적·정치적 권리에 관한 국제규약(이하 "ICCPR")은 국가가 가용 자원이나 점진적 실현에 관계없이 시민적·사회적 권리를 '존중하고 보장'할 것을 요구한다(제2조 제1항). 이 규약은 표현·의사·종교·양심·집회 및 이동의 자유, 노예 상태·고문·자의적 구금으로부터의 자유, 그리고 사생활·법의 평등한 보호·박해로부터 망명, 자유선거 권리를 보호한다.

ICCPR은 경제적·사회적·문화적 권리로 분류될 수 있는 권리인 소수의 문화적 권리, 노동조합 가입의 자유, 생명권을 보호함으로써 다른 범주로 분류된 권리 간의 연결성을 보여준다.

제6조의 생명권은 사형과 자의적인 생명의 박탈에 역점을 두고 있지만 '모든 인간은 고유한 생명권을 가진다'라는 기본 조항은 건강 관련 권리까지도 아우른다. ICCPR의 조약 감시기구인 인권위원회는 생명권을 '좁게 해석하지 말아야 한다'라고 언급한 바 있다. 국가 당사자는 특히 영양실조와 전염병을 퇴치하면서 '유아 사망률을 줄이고 평균수명을 연장하기 위한 가능한 모든 조치'를 취해야 한다.[19]

경제적·사회적·문화적 권리위원회와 마찬가지로, 인권위원회는 국가의 이행 준수를 심사하고 일반논평을 발표한다. 첫 ICCPR 선택의정서는 진정 절차를 수립하고, 개인은 국내 구제수단이 소진할 경우 청원할 수 있다. 위원회는 책무

성을 강화하기 위해 특별보고관 제도를 수립했다.[20]

이들 ICCPR과 ICESCR의 책무성 장치는 충분히 강력하지 않은데, 이는 인권 관련 조약에서 공통된 우려사항이다(글상자 8.1 및 표 8.1 참조). 두 위원회는 구속력 있는 결정이 아닌 관점과 권고사항을 발행한다. 경제적·사회적·문화적 권리위원회는 희생자에게 회복할 수 없는 피해가 생기지 않도록 방지하기 위해 과도기적 조치를 권고하지만, 국가가 준수할 의무가 없으며 단지 '긴급히 고려'해보라고 할 뿐이다. 마찬가지로 인권위원회는 임시 조치가 희생자에게 회복할 수 없는 피해가 생기지 않도록 하는 데 바람직한지를 국가에 통보할 뿐이다.[21] 경제적·사회적·문화적 권리위원회의 심각한 인권위반 사례에 관한 자발적 조사는 비공개로 이루지기 때문에 시민사회가 참여할 수 있는 잠재력을 빼앗아가는 결과를 가져오는데 ICCPR에는 이에 해당하는 기능이 존재하지 않는다. 국가 당사자는 국가 간 청원과 조사 절차에 응할지 여부를 선언하고 동의를 철회할 수 있다.[22]

## 권리와 자유의 정당한 제한: 시라쿠사원칙

공중의 보건을 보호하기 위해 인권 제한이 언제 허용될 수 있는가? 세계인권선언은 '다른 사람의 권리와 자유 존중'을 보장하고 '민주 사회의 도덕, 공공질서, 일반적 복리에 대한 정당한 필요'에 부응하기 위해 제한을 허용한다(제29조 제2항). 어떤 개인이나 국가도 이 선언에 규정된 '권리와 자유를 파괴하기 위한 어떤 행위'도 하지 말아야 한다(제30조). 이 같은 제한은 ICESCR과 ICCPR에도 반영되어 있다.

ICESCR과 ICCPR은 허용된 권리 제한에서 갈린다. ICCPR은 국가가 아무리 공중보건비상사태에 처해 있어도 거부할 수 없는 필수적인 특정 권리를 보장한다. 이러한 훼손 불가능한 권리에는 생명권, 노예 상태와 고문으로부터 자유, 사상·양심·종교의 자유가 포함된다.

그러나 ICCPR은 국가가 '국민의 생존을 위협하는' 공공의 비상사태를 공식적으로 선포한 경우 다른 시민적·정치적 권리를 축소할 수 있게 허용한다(제4조).

국가는 차별하지 않아야 하고 오로지 '사태의 긴급성에 따라 요구되는 한도 내에서만' 권리를 제한할 수 있다(제4조). 국가가 제한할 수 있는 권리에는 공개심리, 표현·평화 집회·결사·이동의 자유가 포함된다. 국가는 그런 제한이 ① 법률에 따라 규정되고, ② 민주 사회 안에서 법제화되었으며, ③ 공공질서, 공중보건, 공중도덕, 국가안보, 공공안전 혹은 다른 사람의 권리와 자유를 위해 필요할 경우 이들 권리를 제한할 수 있다.

ICCPR의 제한과 유예 규정에 관한 시라쿠사원칙(1984)은 정당한 인권 제한을 측정하는 데 중요한 분석 도구가 된다.[23] 이 원칙은 ICCPR을 되풀이하면서 제한이 ① 법률에 따라 규정되고, ② 합당한 목표를 근거로 하며, ③ 민주 사회에서 반드시 필요하고, ④ 제한과 침해가 가장 적은 수단이며, ⑤ 자의적이거나 비합리적이거나 차별적이지 않아야 한다고 했다. 공중보건은 '심각한 보건 위협'에 대처하기 위한 목적에 한해 개인의 자유를 제한하는 근거가 될 수 있다. 국가의 목적은 질병이나 손상 예방 또는 환자나 부상자에게 진료를 제공하는 것이어야 한다(단락 25 참조).[24]

경제적·사회적·문화적 권리를 제한하기 위한 합당한 이유를 찾기는 더욱 어렵다. ICESCR은 '그런 권리의 본질과 양립할 수 있는 한도 내에서 그리고 민주 사회에서 공공복리 증진을 위한 목적에 한해 법률에 따라' 그 같은 권리 제한을 허용한다(제4조). 건강권 제한은 거의 틀림없이 공중보건에 필요한 조치만을 포함한다.

## 인권이 세상을 변화시킬 수 있을까?

인권이 실제로 사람들의 삶이 더 나아지도록 변화시키는가? 인권은 공무원에게 임무를 알게 하고 사회운동을 촉진함으로써 규범을 바꾸고 삶을 개선할 수 있다. 인권법의 영향은 국제법으로서 그리고 국가 헌법과 법규에 편입된 인권법으로서 사회의 윤곽과 기본 기대치의 형성에서 인권을 촉진하는 구체적인 사법 판결에 이르기까지 미칠 수 있다. 1999~2000년 21개국을 대상으로 수행한 한 조사 자료는 국제인권법에 따라 실질적인 입법과 사법적 변화가 일어났음을

보여주었다.[25]

그와 동시에 국가는 종종 노골적으로 인권 위반을 저지른다. 많은 연구자들은 조약 준수가 낮은 우선순위에 속한다는 점을 발견했다. 광범위한 미이행 외에도 국가는 종종 보고서 제출을 지연하고, 국내적으로 조약 기구 보고서를 배포하지 않으며, 권고사항을 무시하곤 한다. 그 같은 약점에도 불구하고 감시 기능에 따라 시민사회는 '그림자 보고서'를 제출하고 국가의 조약 이행 위반을 드러낼 수 있는 기회가 제공된다.

유엔 인권기구는 또한 긴급한 공중보건 문제에 이목을 집중시킬 수 있다. 예를 들면 인권이사회는 지금까지 안전한 식수, 기후변화, 성차별에 관한 결의를 발표했다.[26]

# 도달 가능한 최고 수준의 건강권

건강권이 무엇인지 보편적으로 합의된 정의는 존재하지 않는다. 그럼에도 불구하고 인권법, 국가 헌법, 법원 모두 WHO 헌장에 명시되어 있고 ICESCR 제12조에 재천명된 '모든 사람이 도달 가능한 최고 수준의 신체적·정신적 건강을 향유할 수 있는 권리'를 보장한다는 유일한 개념에 의지한다. 제12조에는 국가의 의무사항으로 사산율과 유아 사망률 감소, 아동의 건강한 발육 촉진, 환경과 산업위생의 개선, 전염병과 풍토병의 예방과 치료, 질병 발생 시 의료혜택 보장이 명시되어 있다.

## 도달 가능한 최고 수준의 건강에 관한 일반논평 제14호

일반논평 제14호는 법적 구속력은 없지만 건강에 관해 가장 확정적인 해석을 제시한다.[27] 논평에서 경제적·사회적·문화적 권리위원회는 '건강권의 필수 요소'인 식량, 주거, 근로, 교육, 사생활, 정보 접근권 등에 관한 권리와 자유가 무엇인지 밝혀 준다. 위원회는 공중보건 혜택과 건강의 기초적인 결정 요소를 포

글상자 8.3 / 식량, 물과 위생, 주거 권리

세계인권선언(제25조)과 ICESCR(제11조) 모두 식량과 주거권을 적절한 생활수준을 누리기 위해 필요한 권리로 인정한다. 식량권은 영양적으로 적절하고 안전한 식량을 지속적으로 이용 가능하고, 경제적·지리적으로 접근 가능하며, 문화적으로 수용 가능한 상태를 포함한다.[1] 주거권은 안식처를 넘어 비용 적정성, 세입자 권리, 건강 위협 요인으로부터 보호, 물리적 안전, 문화적 적절성, 공동 자원(안전한 식수와 위생 등) 접근성, 직장, 의료시설, 학교 접근성까지도 포함한다.[2]

국제인권장전은 물과 위생에 관한 권리를 명시적으로 인정하지는 않으나, 경제적·사회적·문화적 권리위원회는 이를 적절한 생활수준을 누리는 데 필수적이고 건강권·생명권과 떼려야 뗄 수 없는 관계에 있다고 밝혔다. 물에 관한 권리는 취약 계층을 포함한 모든 국민에게 이용 가능성, 양질, 접근성이 보장되어야 할 뿐만 아니라, 미래 세대에게도 계속해서 보장되어야 한다. 위생에 관한 권리는 위생, 안전, 접근 가능성, 적정 비용, 문화적 수용성이 있는 충분한 시설을 포함한다.[3] 2010년 유엔총회는 "안전하고 깨끗한 식수와 위생에 관한 권리는 삶을 온전하게 향유하기 위해 필수불가결한 인권"이라고 인정했다.[4]

주

1  United Nations General Assembly (UNGA), "International Covenant on Economic, Social and Cultural Rights (ICESCR)" (1966), entered into force January 3, 1976, art. 11; UNGA, Resolution 65/220, "The Right to Food," April 5, 2011, papra. 1; UN Committee on Economic, Social and Cultural Rights (CESCR), General Comment No. 12, "The Right to Adequate Food," UN Doc. E/C. 12/1999/5, May 12, 1999; UN Economic and Social Council (ECOSOC), *Report by the Special Rapporteur on the Right to Food, Mr. Jean Zeigler*, UN Doc. E/CN.4/2001/53, February 7, 2001.
2  CESCR, General Comment No. 4, "The Right to Adequate Housing," UN Doc. E/1992/23, December 13, 1991.
3  CESCR, General Comment No. 15, "The Right to Water," UN Doc. E/C.12/2002/11, January 20, 2003; Catarina de Albuquerque, *Report of the Independent Expert on the Issue of Human Rights Obligtions Related to Access to Safe Drinking Water and Sanitation*, UN Doc. A/HRC/12/24, July 1, 2009.
4  UNGA, Resolution 64/292, "The Human Right to Water and Sanitation," July 28, 2010. 아동권리협약(제24조)과 여성차별철폐협약(제14조) 모두 물에 관한 권리를 명시적으로 인정한다.

착하며 안전하고 마실 수 있는 물, 위생, 안전하고 영양가 있는 음식, 주거, 직업과 환경보건, 건강 정보와 교육까지도 포함하고 있다(글상자 8.3 참조). 그렇지만 이렇게 폭넓은 개념조차도 성평등, 고용, 사회 통합 등의 다른 많은 요소가 보건에 미치는 영향에 따라 제한적이라고 할 수 있을 것이다.

건강권은 보건의료, 공중보건, 건강의 기본적인 결정 요인 등을 아우르는 네 가지 '상호 연관된 필수적인 요소'를 포함한다(일반논평 14, 단락 12 참조). 보건 상품과 서비스, 시설은 ① 충분한 수량으로 *이용 가능*해야 하고, ② 차별 없이 모든 이에게 *접근 가능*해야 하며, 여기에는 비용과 지리적 접근성이 포함된다. ③ 윤리적·문화적으로, 사생활 존중을 포함해 *수용 가능*해야 하고, ④ *양질*이며 과학적으로 적절해야 한다.

일반논평 제14호는 핵심 원칙을 제시한다. ① *평등과 비차별*(보건서비스에 비차별적 접근), ② *참여*(보건 정책에 의미 있게 참여), ③ *책무성*(정부는 건강권 실현에 관해 대중에게 책임을 져야 함)이 그것이다.

국가는 건강권을 존중하고, 보호하고, 실현해야 한다. 국가는 국영 보건서비스에서의 차별 등 건강권 실현을 간섭하지 않음으로써 건강권을 존중한다. 국가는 민간 의료 제공자가 취약계층 환자를 차별하는 것과 같이 제3자가 건강권을 위반하지 않도록 국민을 보호해야 한다. 끝으로, 국가는 보편적 의료보장 등 '국민을 건강하게 만들고 이를 유지, 확보하기 위한 적극적인 조치'를 취함으로써 건강권을 실현해야 한다(단락 37 참조). 국가의 의무 위반은 부작위(민간 부문의 차별로부터 보호하지 않는 행위 등)와 작위(공공 분야의 차별 등)를 통해 발생할 수 있다.

건강권은 1차보건의료를 포함해 '최소한의 핵심 의무'를 충족할 것을 요구한다(단락 43 참조). 핵심 의무에는 영양가 있고 안전한 식품, 기초적인 안식처·주거·위생 시설·안전하고 마실 수 있는 물, 필수의약품, 보건 시설·상품·서비스의 공평한 분배 등이 포함된다. '최소한의 핵심'에 해당하는 우선적인 의무로는 생식·모성·아동 보건의료, 유행병과 풍토병 예방·치료·억제, 교육과 건강 정보, 건강과 인권에 관한 보건 종사자 훈련이 있다(단락 44 참조).

국가는 측정 가능한 지표와 기준을 포함한 과학적으로 견고한 공중보건 전략과 행동계획을 채택하되 참여적이고 투명한 과정을 통해 개발하고 정기적으로 검토해야 한다. 끝으로, 선진국은 개도국이 의무를 실현할 수 있도록, 특히 경제적·기술적 분야의 국제 지원과 국제 협력을 제공해야 한다.

건강권 발전의 도전과제로는 ICESCR 의무를 정확하게 정의하기와 감시·이행·집행을 위한 좀 더 효과적인 도구의 필요성을 들 수 있다. 이 도전에는 신중한 사고와 일치된 행동 유발이 필요한데, 이는 바로 유엔 건강권 특별보고관의 임무의 중심에 있다.

## 유엔 건강권 특별보고관

일반논평 제14호 발표 후 얼마 지나지 않아 인권위원회는 모든 사람이 도달 가능한 최고 수준의 신체적·정신적 건강을 향유할 권리에 관한 특별보고관을 출범시켰다. 위원회는 보고관에게 전 지구적 대화 발전, 전 세계 건강권 실태 보고, 건강권 실현을 위한 권고의 임무를 부여했다. 보고관은 개별 진정 청취, 해당 정부에 응답 요청, 정보 청구, 적절한 경우에는 위반사항 시정을 위한 절차 권고의 권한을 보유한다.

최초의 특별보고관(2002~2008)은 폴 헌트였고 아난드 그로버(2008~2014)가 그 뒤를 이었다. 그들은 광범위한 공중보건 관심사(보건 체계, 필수의약품, 보건 종사자 이주 등)와 취약인구 집단(빈곤층, 장애인, 성노동자, 마약 사용자 등)의 요구를 조사해 보고하고 있다. 특별보고관은 인도의 모성 사망률과 우간다의 소외열대질환 등 현안에 관해 해당 국가를 방문하며 업무를 수행하고 있다.[28] 인권이사회는 2010년 특별보고관 임무를 수정하면서 에이즈, 보건 체계, 성차별, 장애인뿐만 아니라 고령인구와 새천년개발목표에 중점을 두었다.[29]

# 지역 국가 간 인권 체계

아프리카, 유럽, 미주 대륙은 지역 국가 간 인권 조약을 체결했고, 이행 준수를 촉진하기 위한 위원회와 재판소를 두고 있다. 지역 국가 간 인권헌장은 1차적으로 생명권을 포함한 시민적·정치적 권리를 보호한다. 인간과 인민의 권리에 관한 아프리카 헌장은 유일하게 건강권을 명시적으로 통합한 지역 국가 간

**인간과 인민의 권리에 관한 아프리카 헌장**

아프리카 헌장은 만인에게 도달 가능한 최고 수준의 신체적·정신적 건강을 향유할 권리를 보장하며, 국가 당사자가 국민의 건강을 보호하고 질병에 걸렸을 때 치료를 보장할 것을 요구한다.

**미주인권협약**

미주인권협약은 국가 당사자가 미주기구헌장에 포함된 경제·사회·교육·과학·문화적 권리를 점진적으로 실현할 것을 요구한다. 이 헌장은 현대 의료과학을 통한 인간의 잠재력 보호와 건강하고 생산적이며 완전한 삶을 위해 필요한 적절한 영양, 주거, 도시환경 보장을 통해 건강권을 지지한다.

미주인권협약 부속 산살바도르 선택의정서는 모든 사람에게 건강권을 보장하며, 건강권을 최고 수준의 신체적·정신적·사회적 복리를 향유하는 것으로 이해한다. 국가 당사자는 건강을 공공재로 인정하고, 특히 1차보건의료, 만인을 위한 보건의료서비스, 보편적인 예방접종, 질병의 예방과 치료, 보건교육, 위험성이 가장 높은 사람들의 보건 수요를 충족하기 위한 조치를 채택하기로 합의한다. 의정서는 또한 건강한 환경을 누릴 권리와 최고 수준의 신체적·정서적·지적 발달에 필요한 적절한 영양을 공급받을 권리를 포함한다.

**유럽사회헌장**

유럽사회헌장은 국가가 적절한 자원이 부족한 환자에게 사회적·의료적 지원을 제공하는 등 건강권의 효과적인 행사를 보장하기 위한 적절한 조치를 취할 것을 요구한다.

조약이다. 미주인권협약은 건강권을 간접적으로 통합했다. 유럽인권협약이 시민적·정치적 권리를 보호하기는 하지만, 유럽사회헌장(집행력이 좀 더 제한된 별개의 조약)은 건강권과 의료·사회 지원 권리를 포함한다(글상자 8.4 참조).[30]

미주재판소는 건강권과 관련된 가장 역동적인 소송을 다루고 있지만, 아직까지 경제적·사회적·문화적 권리를 보장하는 제26조를 근거로 한 건강권 청구는 지지하지 않고 있다. 이는 점진적 실현 요건에 관한 자체 해석에 연유한다.[31] 그 대신 재판소의 건강권 판결은 전적으로 미주협약의 생명권 보장 조항에 의지하고 있다. 재판소는 생명권이 보건서비스 접근을 포함해 생명에 필요한 조건을 아우르는 것으로 해석한다. 1999년 재판소는 생명권에 따라 어떤 사람도 "존엄한 삶을 보장하는 조건에 접근이 거부되면 안 되며" 따라서 국가는 이 기본적인 권리를 실현하는 데 "필요한 조건 창출을 보장"해야 한다고 판결했다.[32]

미주재판소는 파라과이 빈곤 지역에서 식수, 식량, 위생 시설의 접근과 건강 보호(특히 아동, 노인, 임산부를 위한)에 관한 세 건의 소송에서 이 생명권 법리를 확대했다.[33] 이들 판례는 당국이 즉각적이고 확실한 생명 위협을 제기하는 상황을 인지하면 국가는 합리적인 보호 조치를 취할 것을 요구했다.

---

**글상자 8.5 / 취약 인구에 집중하기**

미주와 아프리카의 건강권 법리에 공통된 맥락은 국가가 취약 인구의 건강을 돌볼 책임이 있다는 것이다. 미주재판소는 거리의 아동이 관련된 사건에서 생명권을 처음 인정했고,[1] 이 권리를 확장해 권리를 박탈당한 빈곤한 사람을 보호하는 데 이용했다. 재판소는 정신장애인의 건강권과 존엄성에 관해 역사적인 명령을 내렸는데,[2] 이 집단은 아프리카위원회가 내린 중요한 건강권 판결의 대상이기도 하다. 미주재판소는 국가는 구금된 사람에게 필요한 치료와 충분한 물을 공급해주어야 한다고 판결했다.[3]

이처럼 소외 집단에 주의를 기울이는 것은 인권의 비차별 원칙과 일치한다. 지역 국가 간 인권재판소가 건강권 의무를 집행할 때 취약 인구는 적절한 출발점이다. 다음 단계는 이 같은 판결을 확대해 모든 소외 집단이 보건서비스와 보건의 기본 결정 요인에 접근할 수 있도록 요구하는 것이 될 것이다.

주

1 *Case of the "Street Children" (Villagrán-Morales et al.) v. Guatemala*, Inter-Am. Ct. H.R. (Ser. C) No. 63 (1999).
2 *Ximenes-Lopes v. Brazil*, Inter-Am. Ct. H.R. (Ser. C) No. 149 (2006). 또한 미주위원회는 파라과이의 한 정신요양시설의 생명을 위협하는 조건으로부터 입소자들을 보호하기 위한 예방적 조치를 취했다. Allison Hillman, "Protecting Mental Disability Rights: A Success Story in the Inter-American Human Right System," *Human Rights Briefs* 12, no. 3 (2005): 25-28.
3 Matter of the Persons Deprived of Liberty in the "Dr. Sebastião Martins Silveira" Prison in Araraquara, São Paulo (Brazil), Order of the Inter-American Court of Human Rights of September 30, 2006 (provisional measures); *Vélez Loor v. Panamá*, Inter-Am. Ct. H.R. (Ser. C) No. 218 (2006), cited in Organization of American States and Inter-American Court of Human Rights, *Annual Report of the Inter-American Court of Human Rights 2010* (San Jose, Costa Rica: Organization of American States, 2011).

인간과 인민의 권리에 관한 아프리카위원회는 나이지리아가 석유 탐사에서 보건·환경영향 평가를 요구하거나 심지어 허용하지 않은 사실을 두고 건강권과 주거권을 위반했다고 결정하면서, 중요한 건강권 결정을 발표했다.[34] 또한 감비아가 "[정신질환을 앓고 있는 사람의] 건강권이 차별 없이 완전하게 실현되도록 보장하기 위한 … 명확하고 세부적인 조치를 취하지 않았다"라고 판결했다[35](글상자 8.5 참조).

유럽재판소는 보건을 보호하기 위해 시민적·정치적 권리를 이용하고 있다. 예를 들면 체포될 때 부상당한 사람을 즉시 치료하지 않는 행위는 비인도적이고 굴욕적인 대우이며, 국가가 중환자 죄수와 정신병 환자에게 치료를 거부하는 행위 역시 마찬가지다.[36] 좀 더 독특한 판례로는 보건 전문인력이 여성의 태아 유전자 진단을 거부해 그 여성이 합법적인 낙태를 하지 못하게 막은 것은 이 권리의 위반이라는 결정이었다.[37] 재판소는 이와 대조적으로 한 국가가 환자를 치료 가능한 다른 국가로 강제 이송한 경우, 비록 비용 감당이 불가능하더라도 비인도적이고 굴욕적인 대우라는 주장은 기각했다.[38]

## 국가 헌법에서 건강권

미국 헌법(1789) 같은 초기 헌법은 시민적·정치적 권리만 보장했고, 사회·경제적 권리는 나중에 등장했다. 칠레의 1925년 헌법은 건강권을 포함한 최초의 헌법이며, 이후에 다른 국가가 뒤따랐다. 제2차 세계대전 후 건강권 보장이 일반화되면서 현대 헌법에서 건강권 채택이 증가하고 있다. 오늘날 세계 헌법의 3분의 2 이상인 130여 개국이 건강권을 보장한다. 이들 헌법 대부분은 '도달 가능한 최고 수준의 신체적·정신적 건강', '건강 보호', '보건의료', '보건 안보' 혹은 '보건과 의료'처럼 명시적으로 건강권을 부여한다.[39] 일부 헌법은 깨끗한 물, 영양, 주거 같은 건강 결정 요인을 보장하기도 한다. 어떤 경우에는 국가 헌법을 통해 인권 조약을 국내법에 편입하기도 한다(글상자 8.6 참조).

국가 헌법에는 건강권이 다양하게 나타난다. 다음은 남미와 아프리카의 두드러진 사례이다.

볼리비아 헌법은 2009년 채택되었고 건강권을 보호하면서 삶의 질과 집단 복리의 개선, 보편적 의료보장 접근 제공을 위한 정책을 증진한다(제35~36조). 국가는 '최고의 기능이자 1차적 재정 책임'으로 지속 가능한 보건서비스를 제공해야 할 '취소 불가능한 의무'가 있다(제36조). 헌법은 의사결정에 공중의 참여를 보장하고(제40조) 지식재산권 제한 없이 국내 생산과 수입을 통해 제네릭 의약품 확보를 우선시한다(제41조).

브라질 헌법은 1988년 채택되었고, 보건을 '만인의 권리이자 국가의 의무'라고 선언하고 있으며, 위험 감소와 보건서비스에 보편적이고 평등한 접근을 제공하는 사회적·경제적 정책을 포함한다(제196조). 연방정부 내 모든 주는 처방된 공식에 따라 매년 공중보건에 투자해야 한다(제198조).

도미니카공화국 헌법은 2010년 채택되었고, 포괄적인 건강권을 제공한다. 보건서비스, 깨끗한 물, 식품 개선, 위생, 양질의 의약품, 무료 입원 등이 포함된다(제61조).

에콰도르 헌법은 2008년 채택되었고 물을 필수적이고 훼손 불가능한 권리라고 지정하고(제12조) 영양가 있는 식품이 현지 생산될 것을 요구한다(제13조). 제32조는 물, 식량, 교육, 스포츠, 직장, 사회보장 같은 보건 결정 요인을 보장한다. 지배 원칙은 성별·세대별 접근 방식으로 형평성, 보편성, 연대, 다문화주의, 양질을 포함한다.

케냐 헌법은 2010년 채택되었으며 '도달 가능한 최고 수준의 건강'에 관한 권리를 보장한다. 주거, 위생, 영양이 적절한 식품, 안전한 물, 사회보장, 교육과 함께 생식, 기타 보건서비스에 접근할 권리를 포함한다. 어느 누구에게도 응급 의료처치를 거부하면 안 된다.

남아공 헌법은 1996년 채택되었고 보건의료서비스, 식량과 물, 사회보장, 주거를 보장한다. 국가는 가용 자원 내에서 이들 권리를 점진적으로 실현해야 한다(제26절, 제27절). 그러나 그 어느 누구에게도 응급 의료처치를 거부하면 안 된다.

## 건강권 소송

시민사회는 정치 개혁을 촉발하고 건강권에 더 큰 의미와 짜임새를 부여하기 위해 국가를 상대로 소송을 이용하고 있다. 국가 법원은 법규, 헌법, 국내법에 편입된 조약에 따라 건강권을 판결한다. 건강의 기본 결정요인 문제를 처리할 때는 식량, 물, 주거에 관한 권리 또는 건강권이나 생명권을 바탕으로 한다. 인도 대법원은 생명권을 다음과 같이 표현했다.

가장 귀중한 인권으로서 … 다른 모든 권리의 방주가 되며 따라서 광범위하고 확장적인 태도로 해석되어야 한다… [그것은] 인간이 존엄성을 가지고 살 수 있는 권리와 그에 따르는 모든 것을 포함한다. 즉, 삶의 가장 기본적인 바탕을 이루는 적절한 영양, 의복, 주거, 인간으로서 자아를 최소한 표현할 수 있게 해주는 기능과 활동을 아우른다.[40]

어떤 경로를 통해서든 국가 소송은 건강권의 점진적인 특성과 예산 함축에도 불구하고 그 권리의 사법 구제 가능성을 입증한다. 남아공 헌법재판소가 언급했듯이 다수의 확립된 시민적·정치적 권리는 '사법 구제 가능성을 타협하지 않으면서 유사한 예산 함축을 유발한다'. 사회·경제적 권리가 '거의 필연적으로 그 같은 금전적 의미를 함축한다는 사실이 그 사법 구제 가능성을 막아버리는 것 같지는 않다'.[41] 사법 집행은 사회·경제적 권리가 지닌 이류 지위를 타파하고 '모든 인권은 보편적이고, 불가분적이며, 상호 의존적이고, 상호 보강적이다'라는 이상을 표현하는 데 도움이 된다.[42]

### 보건서비스와 의약품: 선두에 선 에이즈 운동

가장 성공적인 국가 소송은 필수 서비스와 의약품 접근성과 관련된다. 2003~2004년 전체 조사에 따르면 저·중소득국 12개국에서 71건의 의약품 접근성 소송이 있었고, 59건이 승소했다.[43] 좀 더 깊이 들어가 생명권까지 포함하면 소송 건수는 급격히 늘어난다. 대부분의 소송은 브라질과 콜롬비아 같은 몇몇 소수의 국가에서 발생하는데, 수천 건의 소송이 어떤 의약품이나 서비스가 국가보건사업에 포함되어 있는지를 결정하는 것이다.

항레트로바이러스 의약품은 에이즈 운동을 형성하는 데 미친 중요한 영향을 반영이라도 하듯이 법정 판결의 선두에 있다. 2002년의 보건장관 대 치료행동캠페인(TAC) 소송에서 남아공 헌법재판소는 정부가 공공 분야 네비러핀(출산 전후 감염 위험을 크게 줄여주는 약) 제공을 18개 시범 장소로 제한하는 것은 합리적이지 않으며 따라서 헌법에 위배된다고 판결했다. 국가는 모성과 영아의 필수 보건서비스에 접근하는 권리를 점진적으로 실현할 의무가 있다.[44]

남미 법원 또한 항레트로바이러스 치료에 집중했다. 베네수엘라 대법원은 국가가 HIV 치료를 제공하고 사회인식 제고 운동을 발전시킬 것을 요구했다. 아르헨티나 대법원 역시 유사하게 "건강권은 생명권의 범주에 속하며… 개인이 최초로 가지는 자연적 권리"라고 판결하며, 정부에 HIV 치료를 명령했다.[45]

2003년 인도에서는 NGO들이 대법원에 건강권과 생명권을 바탕으로 항레트로바이러스 치료를 무료로 공평하게 제공할 것을 요구했다. 몇 달이 지난 후 정부는 에이즈 유병률이 높은 6개 주의 주민에게 무료 에이즈 의약품을 제공했다. 2010년 대법원은 정부가 2차 에이즈 진료를 무료 제공할 것을 명령했다.[46]

에이즈 관련 소송은 항레트로바이러스 의약품을 넘어 확대된다. 캐나다 대법원은 보건 당국이 밴쿠버에 있는 의료 관리하에 약물 투입되는 곳을 강제 폐쇄시키기로 한 결정은 약물 사용자가 HIV와 C형 간염에 걸릴 위험성을 높이는 결과를 초래함에 따라 캐나다 권리와 자유헌장에 명시된 생명권에 위배된다고 판결했다.[47]

### 기본 결정 요인: 식량, 물, 주거

사법 판결에 따른 식량, 물, 주거 같은 인간적 욕구에 대한 접근성이 높아지고 있다. 2001년 인도에서 시작된 기념비적인 식량권 소송인 *시민자유를 위한 인민연합(PUCL) 대 인도 정부*는 지대한 영향을 미치는 잠정 판결을 내렸다. 즉, 정부가 기아 감소를 위해 대규모의 비축 식량을 사용하지 않은 것은 생명권에 위배되는 행위로, 극빈 생활을 하는 가족에게 '필요한 원조'를 제공하지 않음에 따라 '생명의 존재 자체'가 위협받았다는 것이다.[48]

2001년 11월 인도 대법원은 국가의 영양 프로그램은 법적으로 부여된 권리라고 판결하며, 초등학생을 위한 급식을 요구했다. 대법원은 뒤이은 명령에서 보조금을 받는 곡물, 모성·아동 보건, 노숙자와 농촌 빈곤층을 위한 식량 관련, 정부가 취해야 할 기준과 일정을 마련했다. 기아로 사망자가 발생하면 고위 관리에게 책임을 물을 수도 있었다. 이 소송건은 공중교육과 행동 동원을 위한 식량권 운동을 촉발시켰다.[49]

물 역시 생존에 필요하지만 시민자유를 위한 인민연합 소송에 상응하는 광범위한 영향력이 있는 판결을 얻어내지는 못하고 있다. 그러나 다양한 맥락에서 법원은 이 권리를 인정하고 있다. 인도에서 물과 위생에 관한 권리는 '삶을 완전히 향유하기 위해 오염되지 않은 물과 공기'에 접근할 권리 등과 같이 환경보호와 연관되어 있다.[50] 인도 케랄라주 고등법원은 '달콤한 물'은 생명권의 구성요소라고 판결했다. 2009년 인도 대법원은 해수와 하수의 담수화 등 대체 수자원 개발을 위한 과학 연구를 요구했다.[51] 보츠와나 항소법원은 유엔의 식수권 결의를 근거로 칼라하리 사막에 거주하는 빈곤 사회집단의 물에 관한 권리를 보호했다. 네팔 헌법재판소는 깨끗한 물은 생명, 재산, 자유를 보호하기 위해 필요하다고 판시했다.[52]

'충분한 식량과 물'에 관한 명시적인 헌법적 권리에도 불구하고 남아공 헌법재판소는 *린디웨 마지부코 대 요하네스버그시* 소송에서 국가가 구체적인 물의 양을 제공할 즉각적인 의무는 없고, 오직 가용한 자원 내에서 합리적인 조치를 취할 의무만 있다고 판결했다. 매달 가구당 6킬로리터의 생수를 무료로 제공하기로 한 시 당국의 방침은 불합리하지 않다고 보았다. 법원은 '가장 절박한 이들을 위한 대책을 포함하지 않는 조치는 불합리'하다며, 정부는 '가장 취약한 계층의 요구를 무시하지 않아야 한다'고 강조했다.[53]

자원 제약은 빈곤한 이들에게 주거를 제공할 의무를 누그러뜨린다. *남아공 정부 대 그루트붐*(2000) 소송에서 남아공 헌법재판소는 '적절한 주거'의 권리가 모든 사람에게 즉시 주거를 보장하도록 요구하지 않으며, 오직 가용한 자원의 한도 내까지 보장한다고 판결했다. 그러나 국가의 주택 계획에 '절실하게 필요한' 이들이 포함되지 않았기 때문에 위헌이라고 했다.[54] 인도에서 대법원은 생명권에 '빈곤층과 극빈층에게 안식처를 제공할' 의무가 포함된다고 했다. 그러나 그 역시 점진적 실현 접근법을 취하며, 주택예산 편성을 입법부와 행정부에 맡겼다. 그렇더라도 인도 법원은 주거권을 위한 최소 핵심 의무를 설정하기 시작했으며, 대도시에 기본 시설을 갖춘 야간 보호소를 제공하고 보호시설의 철거 금지를 요구했다.[55]

### 담배와의 싸움: 건강권을 우선시하다

담배규제기본협약이 발효되자 흡연으로 발생하는 엄청난 건강 부담을 줄이고자 광고 제한, 스포츠 행사 후원 금지, 민무늬 담뱃갑 포장과 사실적인 그림 흡연 경고문 표시 의무화, 공공장소에서 흡연 금지 등 국내 규정이 물밀듯이 제정되었다(제7장 참조). 담배업계는 보건안전법이 표현의 자유와 경제활동의 자유에 관한 그들의 권리를 간섭한다는 이론하에서 담배규제법에 도전하고 있다.[56]

재판소는 건강권, 생명권, 안전한 환경권에 의지하여 담배규제법을 지지하고 있다. 콜롬비아 헌법재판소는 담배 광고와 후원의 전면 금지를 지지하며, 공중의 건강권이 시장에서 상업적 표현의 자유가 감소되는 것보다 그 가치가 훨씬 크다고 판결했다.[57] 상업 제품, 특히 유해한 제품의 마케팅은 정치적·예술적·사회적 표현과 같을 수 없다. 공공장소 금연법의 합법성을 확인한 유사한 사례로 페루 헌법재판소는 건강권을 원용하고 담배규제기본협약을 '인권 조약'으로 분류하면서 자유로운 기업 활동이라는 업계의 주장을 거부했다.[58]

또한 재판소는 국가가 담배로부터 보호하는 조치를 확대할 수 있도록 인권을 원용하고 있다. 코스타리카 헌법재판소는 건강권을 이용해 정부 기관에 직원의 건강권을 위협하는 흡연 구역을 이동할 것을 요구했다. 인도 케랄라주 고등법원도 공공장소에서 하는 흡연이 헌법의 생명권과 '오염되지 않은 청정 공기'를 누릴 권리를 위반했다고 판결하며, 주 전체에 공공장소 흡연을 금지하도록 명했다. 좀 더 최근에는 멕시코 대법원이 건강권에 따라 실내 공공장소 흡연을 완전히 금지할 것을 요구하는 시민사회의 주장을 수용하는 듯이 보였으나 절차상의 하자를 이유로 소송을 기각했다.[59]

### 인권 소송의 잠재력 실현

건강권 소송을 심리하는 재판소는 공통된 문제에 봉착한다. 사회·경제적 권리를 시민적·정치적 권리와 유사하게 처리해야 하는가? 건강권이 어느 한도까지 즉각적으로 집행 가능한가? 정부는 어떤 자원을 건강권에 투입해야 하는가? 근원적 문제 중 하나로 기관의 권한 문제를 들 수 있다. 예산 결정이 복잡하고 경쟁하는 공공재 간에 절충을 수반하기 때문에 재판소는 입법부나 행정부의 의견을 따라야 하는가?

남아공과 브라질에서 사법부가 취한 행정 존중의 접근 방식을 고려해보라. *수브라머니 대 보건부(콰줄루네이털주)*(1997) 소송에서 남아공 헌법재판소는 건강권이 만성신부전증 환자에게 투석을 제공할 의무를 국가에 부여하지 않는다고 판결했다. 재판소는 이와 다른 결론에 이르게 될 경우 "보건예산에 상당한 영향을 미치게 될 것이며… [이는] 국가가 충족해야 하는 다른 요구에 피해를 줄 만큼 대규모 예산 증액이 필요하게 될 것이다"라고 판시했다.[60]

브라질 법원은 좀 더 개인주의적인 시각으로 소송 당사자에게 국가가 무료 공급하지 않는 의약품에 관한 권리를 일상적으로 부여하고 있다. 그 결과 국가는 법원이 명령한 의료비에 지출하는 국가 보건예산의 비중을 늘리고 있다. 틀림없이 법원이 명령한 보건 지출로 더 높은 우선순위의 보건 수요가 밀려나고 있을 것이다.[61]

사법부는 민주적으로 결정된 우선순위를 약화시키는 자원할당 결정을 내릴 수 있는 정당성이 미흡할 수도 있다. 그러나 건강권이 의미를 지니려면 어느 시점엔가 정부가 필수 보건의료 제공에 실패한 점을 시정 조치할 수 있어야 한다. 사법부는 적어도 세 가지 방법으로 정치적 영역을 침범하지 않고 건강권을 좀 더 촉진할 수 있다. 첫째, 국가의 이용 가능한 최대 자원의 즉각적인 지출 의무를 원용할 수 있다. 만일 다른 경쟁 지출 부문과 비교해 보건 분야에 충분한 재원이 할당되지 않을 경우 법원은 그 같은 불균형을 구제하는 조치를 할 수 있을 것이다. 둘째, 법원은 최소 핵심 의무를 주장하며 최소한 예방, 1차의료, 필수 수요의 필요성을 강조할 수 있을 것이다. 셋째, 법원은 가장 취약한 계층의 수요에 특별한 주의를 기울일 수 있다. 따라서 만일 보건예산 문제로 사회의 극빈층을 지원 대상에서 제외한다면, 법원은 그 문제에 개입할 수 있는 위치에 있다.

법원은 인권 판결에 좀 더 대담해져야 할 뿐 아니라 집행의 어려움에도 주의를 기울여야 한다. 남아공의 전례 없는 주거권 소송인 *그루트붐* 소송에서 이렌 그루트붐은 승리한 것처럼 보이지만 '여전히 노숙하며 동전 한 푼 없이' 죽었다.[62] 건강권을 실현하려면 정부의 모든 기구가 협력해야 한다. 이 점에서도 법원은 미주재판소를 모델로 창의적인 구제 조치를 강구할 수 있다. *삭목카섹공*

*동체 대 파라과이 정부* 소송에서 미주재판소는 전문가와 해당 공동체 구성원이 해결책 마련에 참여해 구체적인 시한성 조치를 취할 것을 요구했다.[63]

또한 소송을 통해 건강권을 실현하려면 혁신전략 정보를 공유하는 좀 더 숙달된 변호사가 필요하다. 종합적인 글로벌보건 및 인권 데이터베이스는 국경을 초월해 배울 수 있는 새로운 가능성을 열어준다.[64] 소송의 잠재성을 실현하려면 좀 더 광범위한 옹호 활동에 시민사회를 통합시킬 때 가장 효과적인 결과를 얻을 수 있을 것이다.

전반적으로 근본적인 개혁에는 인권 소송, 정치적 지지, 공중 인식 확대 및 사회동원을 포괄하는 다각적인 전략이 필요하다. 바로 에이즈 운동의 성공을 연상시키는 전략이다.[65] 이 종합 접근법은 경쟁하는 정치경제적 이익에 균형을 맞춰줄 사회적·법적·정치적 평형추를 강화할 수 있다. 또한 참여 개선, 책무성 제고, 형평성 우선순위화, 법적 기본 틀 확장, 가장 소외된 계층의 목소리 확대를 가져올 수 있다. 다양한 인권 전략 간에 상승효과를 창출하고 권리를 효과적으로 강화하는 대담한 거버넌스를 수립하면 글로벌보건을 개선하고 오늘날 이 세상을 얼룩지게 하는 보건 불평등 격차를 좁히는 효과를 가져올 수 있다.

제9장

# 글로벌보건, 국제무역, 지식재산권

글로벌 남쪽을 위한 공정한 거래를 향하여

상품과 서비스의 국제무역은 정치적·지리적 경계를 가로지르며 어디에나 만연해 있다. 무역 경로를 따라 이루어지는 제품, 서비스, 지식의 이동은 경제를 움직이는 엔진이지만, 또한 질병이 전파되고 문화가 동질화되는 수단이기도 하다. 무역은 무역이 아니었으면 접근하기 어려웠을 자원과 기술적 진보를 각국에 가져다준다. 무역은 또한 백신이나 의약품 등 생명을 구하는 제품을 시장에 들여오지만, 담배나 석면 같은 생명을 위협하는 제품에도 시장을 개방한다. 무역협정은 필수의약품 가격을 너무 높게 책정해 빈곤한 사람은 사지 못하게 만들기도 한다. 서비스 무역은 전문성이 필요한 곳으로 전문 종사자를 재배치하는 효과가 있지만 동시에 다른 지역의 인적 자본이 빠져나간다. 국제교역체계는 좋게든 나쁘게든 국가의 상업거래 방식, 국민 보건과 복리를 보호하는 방식으로 변화시킨다.

무역자유화의 증가는 세계화를 이끄는 힘으로서 글로벌보건에 새로운 기회와 도전을 가져온다. 건강 관련 상품, 서비스, 사람(환자, 전문 종사자 등)의 무역 증가는 공중보건에 셀 수 없이 많은 혜택을 제공한다. 예를 들면 무역 체계는 관세 인하를 통해 보건 관련 상품과 서비스의 질을 높이고 가격을 낮출 수 있다. 자본주의와 시장의 경쟁을 수용하는 사람들에게 무역은 보건과 개발 문제를 포함해 많은 사회경제적 문제의 해답이 된다.

비록 자유무역 지지자들이 무역자유화가 부자는 물론이고 빈자의 삶도 개선할 것이라고 믿는다 하더라도 무역 체계가 북쪽에 유리하고 남쪽의 개발과 보건에 장애가 된다는 깊은 우려가 남아 있다. 즉, 빈곤한 사람에게 더 나은 삶을 제공하지 못하고 오히려 경제적으로 악화시키는 구조를 낳는다는 우려가 나온다. 글로벌 부자는 무역자유화, 특히 지식재산권의 국제적 보호 혜택을 본다. 그러나 과학자, 기업가, 투자, 산업 역량이 부족한 좀 더 빈곤한 국가는 자연히 뒤쳐지곤 한다.

형평성을 우려하는 이들에게, 무역자유화는 빈곤국의 보건과 생활보다 부유한 국가와 다국적기업의 이익을 우선시한다는 두려움이 있다. 코피 아난 전 유엔 사무총장이 말했듯이, 국제무역체계의 현실은 그 미사여구에 미치지 못한다. "개방된 시장 대신에, 방해하고 억압하고 굶주리게 하는 장벽이 너무나 많습니다. 부유한 국가는 공정한 경쟁 대신에 보조금을 무기로 빈곤한 국가와 경쟁하는 장에서 자국에 유리하게 끌고 갑니다. 그리고 모든 국가가 모두의 이익을 위해 협상하고 준수하는 전 지구적 규칙 대신에 비밀스러운 의사결정이 너무 많고, 특수 이익의 보호도 너무 많으며, 약속 파기도 너무 많습니다."[1]

글로벌보건 관점에서 본 목적은 보건의 형평성을 촉진하는 가운데 무역자유화의 효율성을 달성하는 데 있다. 국제사회가 그 두 가지를 다 하지 못할 이유는 없다. 즉, 글로벌 남쪽이 적극적인 파트너가 되어 글로벌 체계에서 성공하도록 보장하면서 무역장벽을 낮출 수 있다는 것이다. 다시 말해 국제무역규칙은 저소득국이 보건 관련 상품과 서비스를 경제적인 가격으로 이용할 수 있고 동등한 혜택을 누릴 수 있도록 보장하는 역할을 해야 한다.

현재 이들을 상호 연결하는 거버넌스는 국제적·지역적·양자적 협정의 복잡하고 서로 중복되는 그물망에 의존하고 있다. WTO는 무역과 관련한 다자 기구로서 역할을 하지만, 그 결정은 글로벌보건에 중대한 영향을 미친다. WTO 협정들이 합쳐져 규칙 기반의 체계를 이루며 당사국을 그 체계 안에서 활동하도록 해야 한다. 일부 협정은 공중의 보건 보호를 위해 규칙의 '유연성'을 행사할 수 있다. 다른 규칙은 국가가 보건 보호의 목적으로 무역 제한을 허용하지만, 그와 동시에 무역 차별을 금지한다.

WTO 외에 양자 및 지역적 자유무역협정(FTA)이 '스파게티 접시 효과'를 만들어내고 있다.[2] 별도로 체결된 이들 무역협정은 종종 WTO의 다자 조약에 짜 넣은 보건보호 조치나 유연성을 약화시키곤 한다.

무역 규칙이 설령 보건을 고려해 수립된 경우라 하더라도, 기본적으로 무역을 촉진하기 위해 설계되었다. 바로 그러한 이유로 WHO가 WTO에 균형을 잡아주는 목소리를 내야 한다. 실제로 WHO는 무역에 영향을 미칠 수 있는 국제법과 정책 체계를 발전시켜왔다. 국제보건규칙과 담배규제기본협약뿐만 아니라 보건인력의 국제 채용에 관한 국제실천규약 같은 구속력이 없는 결의 등이 이에 해당하는 사례이다.

이들 일관성 없는 갖가지 규칙에서 발생하는 갈등과 혼란은 심각한 우려사항으로 남아 있다. 자유무역 지지자들은 WTO의 규칙이 보건 보호에 적절한 유연성을 제공한다고 주장하지만, 공중보건 지지자들은 WTO의 무역 편향적인 특성을 비난한다. WTO 지지자들은 각국이 부당하게 공중보건을 무역 보호주의를 감추기 위한 속임수로 이용하지 못하게 하려면 그러한 조치가 필요하다고 반박한다. 대체로 경제적 번영과 보건 보호 간의 만족스러운 균형은 달성하기 어려운 목표로 남아 있다.

이 장에서는 보건과 무역이 교차하는 영역에 관련된 국제법과 기구를 검토하면서 이 두 영역 간의 복잡한 관계를 석명(釋明)하고자 한다. 보건과 무역 간의 관계가 계속 진화해감에 따라 공중보건 관계자가 무역 체계를 이해하고 보건 보호와 정의 촉진을 위한 규칙을 적극적으로 만들어가는 것이 매우 중요하다.

# 세계무역기구

## 세계무역기구(WTO)의 연원

1920년대와 1930년대는 경기 침체가 확산되자 각국이 자국을 보호하고자 보호주의적 무역정책을 시행함에 따라 다자 무역이 와해된 시기로 특징지어진다. 제2차 세계대전으로 피폐해진 상황은 미국이 오랜 고립주의에서 벗어나 부상함에 따라 경제협력을 강화하려는 열망을 불러일으켰다.[3]

현대 세계무역체제의 기본 틀은 1944년 브레턴우즈에서 열린 회의에 기원을 두고 있다. 이 회의는 국제경제체제의 핵심 기둥인 국제통화기금(IMF)과 국제부흥개발은행(IBRD, 세계은행그룹의 최초 기구)을 창설하면서, 보완 기능을 하는 국제무역기구(ITO)의 필요성을 인정했다. 아바나헌장으로 알려진 이 협정은 국제무역기구에 광범위한 수임사항과 분쟁해결 절차를 제공하고자 했으나, 이 헌장의 인기에도 불구하고 국제무역기구는 끝내 결실을 보지 못했다.

국제무역기구 설치가 무산되기는 했지만, 관세 인하에 관한 다자무역협정을 맺으려는 갈망이 사그라든 것은 아니었다. 이는 관세 및 무역에 관한 일반 협정(GATT, 1947)이라는 형태로 나타났다. GATT는 원래 국제무역기구의 특화한 협정의 하나로 구상되었으나 국제무역을 지배하는 과도기적 협정으로 바뀌었다.[4] 1947년 처음 체결된 후 GATT 1994에 따라 대체된 GATT는 관세(수출입세 등)와 비관세 무역장벽(수량제한 조치, 허가, 보건 및 안전 조치의 남용 등)을 낮추어 무역을 자유화하기 위해 설계되었다. GATT의 보호 아래 체약국은 정기적인 다국적 협상('라운드')을 개최하기로 합의했다.

시간이 지나면서 다양한 규칙[위생 및 식물위생조치(SPS), 무역기술장벽(TBT) 등]이 등장했고 체약국이 다양한 별개의 복수국 간 협정으로 기능하면서, GATT는 회원국이 골라서 선택하는 복잡한 '가트 알라카르트(GATT à la carte)' 방식으로 진화했다. GATT는 성공적으로 관세를 낮추었지만, 공식적인 기구와 집행력 미비로 그 효과성이 제한되었다. 그럼에도 불구하고 개발도상국의 참여로 GATT 회원국 수는 늘어났다. 선진국은 이 무역 체제를 상품(GATT의 적용을 받음)을 넘어 서비스와 지식재산권 보호 같은 다른 영역에까지 확대하는 데 관심을 가졌다. 그리고 GATT 체제가 복잡해 좀 더 광범위한 임무와 회원국을 보유한 통합된 무역 체제에 대한 관심이 되살아났다.

그러나 개도국은 다자무역체제를 경계했고, 그 결과 다자무역기구의 창설 가능성은 이른바 '대타협(Grand Bargain)'에 전략적으로 연결되었다. 대타협이란 우루과이라운드 기간(1986~1994)의 '암묵적 거래'를 말하는데, 글로벌 북쪽은 서비스, 지식재산권, 투자 분야 무역협정을 통합하고 집행 능력을 가진 새로운 세계무역기구(WTO)를 창설하며, 글로벌 남쪽은 농업과 노동 집약적인 제조상품 분야에서 북쪽 시장으로 진출을 확보한다는 것이다.[5]

WTO의 설립은 '일괄 수락의 원칙'으로 채택되었다. 이는 WTO 가입과 동시에 '광범위한 조약 집합체의 모든 의무'를 수락한다는 것을 의미했다. 그러나 개도국은 이 엄청난 영향력이 있는 신규 무역 체제하에서는 '다수 혹은 대부분의 남쪽 국가에서 제도적 기반을 대폭 개선하고 변화'시켜야 할 뿐 아니라 WTO의 '소송을 일삼고 증거 집약적인 분쟁해결 체제'에 대응하기 위한 법적 전문성과 자원이 필요하다는 점을 '완전히 이해하지 못한 채' WTO에 가입했다.[6]

WTO는 1995년 1월1일 우루과이라운드 협상 종료 후 '생활수준 향상, 완전고용 달성… 상품과 서비스 생산, 무역의 증대를 도모하는 한편 지속 가능한 개발을 위해 세계의 자원을 최적으로 이용하게 하고… 개도국이 국제무역 성장의 지분을 확보하도록 보장'[7]할 목적으로 설립되었다. 이러한 숭고한 의도에도 불구하고 20여 년이 지난 지금까지 무역이 보건, 환경, 빈곤국의 경제개발에 미치는 영향은 여전히 뜨거운 논란을 빚고 있다.

## WTO의 구성 및 구조

스위스 제네바에 본부를 둔 WTO는 164개국의 회원국을 보유하며, 전 세계 무역의 90% 이상에 관계된다. 그 가운데 34개국이 최빈개도국(LDCs)에 속하고, 추가적으로 최빈개도국 9개국이 가입을 모색하고 있다.[8] WTO의 지배 구조는 최고위 기구인 각료회의가 있고, 다음으로는 일반이사회, 분쟁해결기구(글상자

한 회원국은 다른 회원국이 WTO 의무사항을 위반하여 피해를 보거나 혹은 WTO 의무를 어기지는 않았지만 자국이 응당 받아야 할 이익을 침해받았다고 판단하면, 분쟁해결기구(DSB)를 통해 구제를 모색할 수 있다. WTO의 분쟁해결기구는 타의 추종을 불허하는 '배타적 관할권과 사실상 자동적으로 채택되는 분쟁 해결 보고서'에 따라 국제법상 매우 강력한 제도 중 하나다. 1995년부터 2013년 9월까지 총 467건의 분쟁 기록을 볼 때 '사건이 매우 많은 국제 분쟁해결 제도' 중 하나임이 분명하다.[1]

분쟁해결 절차는 분쟁 당사국 간에 상호 합의 가능한 해결책에 이르고자 협의와 중재로 시작한다. 60일 이내에 해결책에 도달하지 못할 경우, 분쟁조정기구는 사건을 심리하기 위한 패널을 구성한다. 패널의 결정은 상소기구에 상소할 수 있다. 상소기구는 법률과 국제무역의 전문가 7인으로 구성된 상설 기구이다. 상소기구 위원 7인 중 3인이 내린 결정은 분쟁해결기구가 만장일치로 거부하지 않는 한 최종적이고 구속력 있는 판정이 된다. 분쟁해결기구는 또한 판정 결과의 이행을 감시할 의무가 있다. 제소국이 승소할 경우, 피제소국은 정해진 기간 내에 판정 결과를 준수해야 한다. 피제소국이 이행에 실패할 경우 임시적으로 '상호 수용 가능한' 보상(관세양허 형태)이 부과될 수 있다. 만일 패소국이 이행을 준수하지 않을 경우, 제소국은 분쟁해결기구에 피제소국을 상대로 무역제재 조치 부과를 요청할 수 있다.

주

1 "Chronological List of Disputes Cases," World Trade Organization (WTO),
https://www.wto.org/english/tratop_e/dispu_e/dispu_status_e.htm (accessed 9/30/13).

9.1 참조), 무역정책검토기구 그리고 WTO의 3대 주요 협정인 관세 및 무역에 관한 일반 협정(GATT), 무역 관련 지식재산권협정(TRIPS), 서비스 무역에 관한 일반 협정(GATS)을 각각 담당하는 이사회로 구성되어 있다. 다양하고 전문화된 위원회와 실무 당사자가 특정 주제를 담당한다(그림 9.1 참조).

각료회의는 모든 회원국 대표로 구성되며 최소 2년마다 개최되고 '[WTO] 다자무역협정의 모든 사항을 대상으로' 결정을 내릴 권한을 지닌다.[9] 각료회의의 권한에는 WTO 협정 해석의 채택 및 개정, WTO 가입 승인, WTO 사무총장 임명 등이 포함된다. 이 주요 기구가 비회기 중일 때에는 일반이사회가 각료회의의 기능을 수행하면서 WTO의 전반적인 운영을 관리한다(예산 및 재무규정 승인

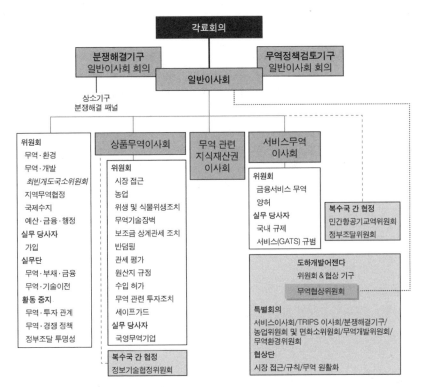

```
                              각료회의

      분쟁해결기구                                무역정책검토기구
      일반이사회 회의          일반이사회           일반이사회 회의

      상소기구
      분쟁해결 패널

  위원회          상품무역이사회    무역 관련     서비스무역
    무역·환경                     지식재산권     이사회
    무역·개발      위원회           이사회
    최빈개도국소위원회   시장 접근                   위원회
    지역무역협정     농업                         금융서비스 무역
    국제수지       위생 및 식물위생조치               양허
    예산·금융·행정   무역기술장벽                   실무 당사자    복수국 간 협정
  실무 당사자      보조금 상계관세 조치                국내 규제      민간항공기교역위원회
    가입         반덤핑                        서비스(GATS) 규범  정부조달위원회
  실무단         관세 평가
    무역·부채·금융   원산지 규정                 도하개발어젠다
    무역·기술이전   수입 허가                    위원회 & 협상 기구
  활동 중지       무역 관련 투자조치
    무역·투자 관계   세이프가드                    무역협상위원회
    무역·경쟁 정책  실무 당사자
    정부조달 투명성   국영무역기업               특별회의
                                         서비스이사회/TRIPS 이사회/분쟁해결기구/
              복수국 간 협정                 농업위원회 및 면화소위원회/무역개발위원회/
              정보기술협정위원회                무역환경위원회
                                         협상단
                                         시장 접근/규칙/무역 원활화
```

**그림 9.1 / WTO의 조직도**

자료: "WTO Organization Chart," World Trade Organization (WTO),
    https://www.wto.org/english/thewto_e/whatis_e/tif_e/org2_e.htm (accessed 10/4/13).

등). 모든 WTO 회원국에 일반이사회 참여의 문이 열려 있으며, 이사회는 통상 최소 두 달에 한 번씩 회의를 개최한다. 일반이사회는 또한 분쟁해결기구와 무역정책검토기구의 기능을 한다.

모든 회원국은 WTO의 발의에 참여, 중재, 동의할 수 있다. WTO의 지배 구조하에서 의사결정은 통상 제안된 의사결정에 반대 의사를 표명하는 국가가 없을 때는 합의된 것으로 간주하는 컨센서스 방식으로 이루어진다.[10] 개도국은 컨센서스에 따른 의사결정이 대체로 '경제대국의 의견을 존중'해주는 한편 반대 의사는 오직 '중요한 국가적·경제적 혹은 다른 이익이 연관되어 있을 때' 행사되는 것에 우려를 표시한다.[11] WTO법은 컨센서스에 도달하지 못할 경우 회원국 다수 또는 초다수 의결에 따른 의사결정을 허용하지만, 투표하는 경우는 자주 발생하지 않는다.

시민사회는 WTO의 의사결정 방식이 '비민주적이고 투명하지 않으며 아무도 책임을 지지 않는다'라고 비판한다.[12] 더욱 중요한 것은 WTO 절차가 개도국을 소외시킨다. WTO의 컨센서스에 따른 전통적인 접근 방식을 고려할 때, 개도국으로서는 자국보다 영향력 있는 회원국이 대부분 수용하는 결정에 반대 의사를 표명하기 어렵다. 한 예로 강대국은 '그린룸 회의'로 불리는 관행을 활용할 수 있는데, 이는 소규모 개도국을 비공식 협상에 청해 논의한 후 이렇게 합의된 결과를 컨센서스를 위해 전체 회의에 발의한다. WTO 회원국의 공식 회의체는 대체로 그린룸 회의에서 나온 초안을 수용한다. 이런 과정은 개도국이 좀 더 강력한 회원국의 보복을 두려워하기 때문에 반대를 억누르는 효과를 볼 수 있다.[13]

개도국이 완전히 동등한 조건에서 참여하지 못하게 가로막는 장벽은 또 있다. 많은 국가에서 자원 부족으로 WTO 회의에 참석할 수 없다. 예를 들면 많은 개도국 회원은 제네바에 대표부가 없기 때문에 원격으로 참여하거나 유럽의 다른 지역에 있는 공관이나 대표부를 통해 참여한다. 더욱이 많은 개도국이 WTO 의무 분담금 미납으로 '활동 정지' 상태에 있다고 공표됨에 따라 사실상 WTO 산하 어떤 기구도 이끌어나갈 수 없는 처지에 있다.[14] 옥스팜은 WTO가 '대의 민주주의'에 실패하면서 부유한 국가에 유리한 힘의 불균형을 일으키고 있다고 결론지었다.[15]

공조 그룹은 개도국이 효과적으로 자신을 대표하기 위해 이용하는 형태이다. 예를 들면 1964년 6월 유엔무역개발회의에서 수립된 77개국 그룹은 가장 큰 개도국 공조 그룹이다. 또 다른 눈에 띄는 공조 그룹으로 G20 개도국 그룹(G20 주요 경제대국과 다름)을 들 수 있다. 좀 더 최근에는 개도국이 현안 중심의 공조 그룹에 의지하고 있는데, 종종 선진국을 포함시키곤 한다. 콜롬비아와 스위스에서 주도한 '카페오레' 공조 그룹과 농산물 수출국으로 구성된 케언스그룹같이 이 접근 방식은 주목할 만한 성과를 거두고 있다. 그러나 공조 그룹은 잠재적으로 이익의 상충과 불안정성을 안고 있어 성공이 불투명하다. WTO 법률자문센터는 개도국에 법률 자문, 지원, 훈련을 제공한다.

WHO와 식량농업기구 같은 국제기구는 특정 WTO 이사회와 위원회에서 정규 옵서버 혹은 특별 옵서버 지위를 가진다. 예를 들면 WHO는 위생 및 식물위생조치(SPS) 협정위원회, 무역기술장벽(TBT) 협정위원회에서 정규 옵서버 지위를 보유하며, 서비스무역이사회와 TRIPS 이사회에서 특별 옵서버 지위를 가진다. 마찬가지로 WTO는 세계보건총회, 담배규제기본협약 교섭, 국제식품규격위원회에서 정규 옵서버 지위를 보유한다.

마찬가지로 시민사회도 WTO와 이해관계에 있다. 마라케시협정(1994)은 WTO에 '비정부기구(NGO)와 협의, 협력을 위해 적절한 조치'를 취할 것을 요구하며, 1996년 일반이사회는 NGO 간 관계를 규명하기 위한 지침을 채택했다.[16] WTO는 초기에 NGO와의 관계를 제도화하지 않았고 의미 있는 목소리를 낼 수 있게 해주지 않았기 때문에 시민사회 참여가 미흡하다고 비판받았다. WTO와 시민사회 간 대화에서 불평등한 접근, 피상적인 관계, 한정된 상호주의적 관계로 투명성과 책무성이 저하되는 결과를 초래했다.

이후 WTO는 NGO와 관계를 개선하고자 노력하고 있다. 지금까지 시민사회 접촉은 각료회의와 현안별 심포지엄에 참여를 허용하는 형태를 띠고 있다. 또한 WTO는 NGO에 브리핑하고 NGO 성명서를 회원국에 배포한다.

## WTO 협정의 기본 원칙

WTO의 협약과 보건에 미치는 영향을 살피기에 앞서 두 가지 기본 원칙을 이해하는 것이 중요하다. 최혜국대우와 내국민대우의 원칙이다. 이들 원칙은 무역 상대국 간 차별을 방지하고 무역 보호주의를 피하기 위한 목적으로 설계되었다. 최혜국은 한 회원국이 다른 국가 간에 차별을 두지 못하게 금지하는 반면에 내국민대우는 한 회원국이 자국 내 규칙과 관행에서 다른 회원국을 상대로 차별하지 못하게 한다. (글상자 9.2는 WTO의 공중보건 사례를 들어 이들 원칙을 설명한다.)

최혜국 원칙[관세와 무역에 관한 일반 협정(GATT) 제1조, 무역 관련 지식재산권에 관한 협정(TRIPS) 제4조, 서비스 무역에 관한 일반 협정(GATS) 제2조]은 WTO 회원국 국제무역과 공중보건이 교차하는 영역은 보건을 위한 글로벌 거버넌스에 매우 중요하다. 특히 WTO의 분쟁해결기구가 공중보건에 막대한 영향력을 가진 청구 사건을 결정하고 그러한 사건이 늘어나는 추세에서는 더욱 그렇다. 제7장은 우크라이나 온두라스 같은 일부 국가에서 호주의 민무늬 담뱃갑 법규와 관련해 어떻게 WTO 분쟁 협의를 요청했는지를 설명했다. 필립모리스 또한 홍콩·호주 양자 간 투자조약에 의거하여 이 법에 이의를 제기했다.

2012년 5월 미국은 WTO에 병원성이 낮은 조류인플루엔자가 발견된 국가로부터 특정 농산물과 가금류 수입을 제한하기 위해 인도가 취한 조치에 관해 분쟁 심리를 위한 패널 구성을 요청했다.[1] 미국은 이들 제한이 SPS 협정 및 GATT 1944하에 인도가 따라야 할 의무와 합치하지 않는다며 심각한 무역 악화, 국제지침 위반, 과학적 증거 부재를 주장했다.[2] 미국의 패널 요청이 SPS 협정 중 일부 조항의 유효성을 시험한다는 점에서, '이 분쟁은 SPS 협정의 해석을 구체화하고 공중보건 보호 조치를 위한 연동 효과를 보게 될 것이다.'[3]

위에서 논의된 건은 아직 결론 나지 않았지만, 상소기구는 이전 판결에서 국제무역의 기본 원칙을 해석하고 적용하는 데 보건 문제가 연관성이 있다는 점을 분명히 밝힌 바 있다.

### 유럽공동체(EC)와 캐나다 간 석면 사건(2001)

EC·캐나다 석면 사건에서 상소기구는 석면 함유 제품의 제조, 국내 판매와 수입을 금지하는 프랑스 규정의 합법성을 확인했다.[4] 상소기구는 보건이 '최우선으로 중요'하다고 강조하며 석면 섬유는 유독하지만 다른 유사한 섬유는 그렇지 않다는 강력한 과학적 증거를 언급했다. 이러한 구분을 기초로 상소기구는 석면 함유 제품은 다른 섬유소를 함유한 유사 제품과 '동종' 제품이 아니라고 판결했다. 따라서 석면 함유 제품은 내국민대우의 의무를 위반하지 않고 제외될 수 있었다. 또한 프랑스의 수입 금지는 인간의 생명을 보호하기 위해 필요하고, 합리적으로 가용한 대체 조치가 파악되지 않았다고 결정되었다. 이에 따라 석면 함유 제품의 금지는 GATT 제20조 (b)항에 포함된 보건 예외조항을 준수하는 것이라고 결론지었다.

### 인도네시아와 미국 간 정향담배 사건(2012)

제7장에서 논의된 인도네시아·미국 정향담배 사건은 무역에 대한 기술장벽에 관한 협정(TBT)에 따라 제기되었다. 내국민대우와 최혜국대우 원칙을 구체화하면서, TBT 협정은 회원국이 '기술 규정과 관련해 어떤 회원국으로부터 수입되는 상품이 … 자기 나라 원산의 동종 상품 및 그 밖의 국가를 원산지로 하는 동종 상품보다 불리한 취급을 받지 않도록 보장'할 것을 요구한다(제2조 제1항). 또한 기술 규정은 '인간의 건강이나 안전의 보호 등을 포함해 정당한 목적 수행에 필요한 정도 이상의 무역 규제'를 금지한다(제2조 제2항).

인도네시아는 박하향 담배는 금지하지 않으면서 정향담배 판매를 금지한 미국을 상대로 제소했다. 어떤 담배든 건강을 심각하게 위협하지만 인도네시아는 정향담배 금지는 필요 이상으로 무역을 규제하며 대부분이 인도네시아에서 수입되는 정향담배를 금지하면서 대부분이 미국에서 생산되는 박하향 담배는 금지하지 않는 것은 차별적 조치라고 주장했다.

2011년 9월 2일 WTO 패널은 제2조 제2항에 따라 그 같은 조치가 건강을 보호하기 위해 필요 이상으로 무역을 규제한다는 인도네시아의 주장을 기각했다. 패널은 그 같은 금지가 유효한 공중보건 조치였다고는 했지만 미국이 비차별 원칙을 위반했다고 판결했다. 또 정향담배와 박하향 담배는 제2조 제1항에 근거해 '동종' 제품이며, 수입 정향담배가 국내 박하향 담배보다 '불리한 취급'을 받았다고 판결했다.[5]

미국은 제2조 제1항에 따른 결정에 대응해 상소했지만 인도네시아는 제2조 제2항에 따른 결정에 대응해 맞상소하지는 않았다. 2012년 4월 4일 상소기구는 미국이 박하향을 제외한 모든 향을 첨가한 담배를 금지한 것은 차별적이라는 패널의 결정을 지지하며, TBT 협정의 '동종성' 원칙은 GATT의 접근 방식인 '문제의 제품 간에 존재하는 경쟁 관계의 본질과 정도 결정'에 따라 일관되게 해석해야 한다는 이유를 제시했다.[6] 따라서 상소기구는 EC와 캐나다 간 석면 사건에서 '같은 제품이 지니는 서로 다른 위해성은 제품의 경쟁력을 결정할 때에 한해 관련 있다'라는 접근 방식을 따랐다.[7]

유리한 대우에 미치지 못한다는 주장에 상소기구는 규제 권리와 비차별 의무 간에 균형 조절을 추구했다. 상소기구는 차별의 이유가 오로지 제품 범주 사이에 합법적인 규제 차이에서 비롯된 것인가에 역점을 두었다. 이 균형 조절 시험에서 상소기구는 박하향과 정향 모두 담배의 쓴맛을 감추는 역할을 했고 따라서 동일한 제품 특성을 지닌 것으로 판단했다. 제7장에서 설명했듯이 미국은 박하향 담배 규제를 강화함으로써 상소기구의 판결을 이행하기로 합의했다. 그러나 인도네시아는 상소기구의 판결에 따른 미국의 이행 준수에 이의를 제기하며 관세양허 유예 허가를 신청했다.

### 브라질·유럽공동체 재생 타이어 사건(2007)

EC는 브라질이 재생 타이어 수입을 금지한 조치와 수입금지 대상에서 아르헨티나, 브라질, 파라과이, 우루과이 등 남미공동시장(MERCOSUR) 회원국은 제외한 점을 들어 이의를 제기했다.[8] 재생 타이어 수입제한은 공중보건상 유효한 이유가 있었다. 대량으로 쌓아놓은 타이어에 물이 고이면 모기 서식지가 되고 타이어를 태우면 공기 오염을 일으키기 때문이었다. 그러나 남미공동시장 회원국을 수입금지 대상에서 제외한 점은 자의적이고 불공평한 차별일 뿐만 아니라 무역에서 변칙적 제한으로서 GATT 제20조 앞부분에 있는 조항을 위반했다고 결론지었다.

주

1 WTO, *India - Measures concerning the Importation of Certain Agricultural Products, Request for the Establishment of a Panel by the United States*, WT/DS430/3 (May 14, 2012).
2 Mission of the United States, Geneva, "Statement by the United States at the May 24, 2012, DSB Meeting," May 24, 2012, http://Geneva.usmission.gov/2012/05/24/statement-by-the-united-states-at-the-may-24-2012-dsb-meeting/.
3 Benn McGrady, "More on the US-India Dispute concerning Avian Influenza," *O'Neill Institute Trade, Investment and Health Blog*, May 25, 2012, http://www.oneillinstitutetradeblog.org/.
4 WTO Appellate Body, *European Communities - Measures Affecting Asbestos and Asbestos-Containing Products*, WT/DS135/AB/R (March 12, 2001), para. 172.
5 WTO, *United States - Measures Affecting the Production and Sale of Clove Cigarettes*, Panel Report, WT/DS406/R (September 2, 2011).
6 WTO, *United States - Measures Affecting the Production and Sale of Clove Cigarettes*, Report of the Appellate Body, WT/DS406/AB/$ (April 4, 2012).
7 Benn McGrady, "Tobacco Product Regulation and the WTO: Appellate Body Report, US - Clove Cigarettes" (O'Neill Institute, briefing paper, April 9, 2012).
8 WTO, *Brazil - Measures Affecting Imports of Retreaded Tyres*, Report of the Appellate Body, WT/DS332/AB/R (December 3, 2007).

이 다른 무역 상대국 사이에 부당하게 차별하지 말 것을 요구한다. 즉, 각 회원국은 한 회원국의 상품과 서비스를 다른 나라에서 수입한 상품과 서비스와 동등하게, 그 나라가 회원국인가의 여부에 관계없이 대우해야 한다는 것이다. 따라서 한 국가에 부여한 특혜는 '동종' 상품이라면 모든 WTO 회원국에도 동일하게 부여되어야 한다.[17] 예를 들면 한 국가가 어떤 무역 상대국에 담배 관세를 인하할 경우, 그 인하된 관세가 다른 모든 WTO 회원국에서 수입한 담배에도 모두 적용되어야 한다는 것이다. 단, 자유무역 단지 같은 예외 상황이 적용될 경우는 제외된다.

내국민대우의 원칙(GATT 제3조, TRIPS 제3조, GATS 제17조)은 일반적으로 회원국이 다른 회원국의 상품, 서비스, 서비스 공급자에게도 자국의 상품, 서비스, 서비스 공급자에게 부여하는 것과 똑같이 대우할 것을 요구한다. 이 원칙은 국내와 다른 회원국의 상품과 서비스 간에 과세와 규제의 차별을 금지한다.[18] 따라서 WTO 회원국은 수입품을 국내상품보다 불리하게 대우하지 않아야 한다. 예를 들면 한 국가가 건강 위해성을 이유로 과일에 살충제 사용을 제한한다고 하자. 만일 이 살충제 규제를 국내 과일에는 적용하지 않고 수입 과일에만 적용한다면 WTO 규칙을 위반하게 된다. 소비자 위해는 과일의 원산지와 관계없이 동일할 것이기 때문이다. 내국민대우의 원칙은 공공연히 수입품을 차별하는 조치에만 적용되는 것이 아니라, 얼핏 보기에는 중립적이지만 수입품을 차별하는 효과가 나타나거나 차별적인 방식으로 적용되는 조치에도 적용된다.

내국민대우는 WTO 협정별로 다르게 적용된다. GATT하에서 내국민대우는 제품이 국내시장에 진입한 이후에만 적용된다. 이는 수입품에는 관세가 부과될 수 있는 반면에 '동종' 국내 제품에는 수수료가 똑같이 붙지 않는다는 의미이다. 이와 대조적으로 GATS하에서 내국민대우는 회원국의 양허표에 기재되고 최혜국대우 면제 목록에 포함되지 않은 서비스 분야와 특정 조건에만 적용된다. (양허표와 최혜국대우 면제 목록은 추후에 논의할 것이다.) TRIPS하에서 내국민대우는 지식재산권 보호와 관련해 외국인이 내국인보다 불리하게 대우를 받지 않아야 함을 요구한다.

이들 비차별 원칙은 국가가 국민의 건강과 안전을 보호할 주권적 권리를 침해할 우려를 불러일으킨다. 그러나 WTO 협정에는 인간, 동물, 식물의 생명과 건강 보호를 위한 일반 면제조항이 존재하지만, 한편으로는 국가가 동등한 조건의 국가 간에 자의적으로 또는 부당하게 차별하거나 차별을 구실로 조치를 취하지 말 것을 요구한다. WTO 협정은 통상 보건조치가 필요 이상으로 무역을 제한하지 말 것을 요구한다.

## WTO의 무역라운드와 주요 협정

다자간 무역 합의는 9차례의 무역 협상 라운드를 통해 이루어졌고 GATT가 시작되는 시점까지 거슬러 올라간다. 여기에는 제네바라운드(1947), 앙시라운드(1949), 토케이라운드(1950~1951), 제네바라운드(1955~1956), 딜론라운드(1960~1961), 케네디라운드(1963~1967), 도쿄라운드(1973~1979), 우루과이라운드(1986~

1994) 그리고 도하라운드(2001~현재)가 있다. WTO는 GATT 1994, TRIPS, GATS, TBT/SPS 협정과 함께 우루과이라운드가 종료되면서 창설되었다. 도하 '개발' 라운드는 일련의 각료회의를 거쳤지만 진행 중인 남-북 긴장으로 협상은 2008년 교착 상태에 빠졌다. 주기적으로 논의를 되살리려는 노력이 계속되었고 2011년 12월 31일을 '절대적인 기한'으로 정하기도 했지만 결국 그 시한을 맞추지 못했다.[19] 2013년 9월 호베르토 아제베두 신임 WTO 사무총장은 무역협상 재개를 그의 '최우선' 과제라고 선언했다.[20]

## 보건 관련 WTO 협정

보건과 무역 규칙 간의 복잡한 상호작용은 보건을 위한 글로벌 거버넌스에 가장 중요하다. WTO 협정은 보건과 무역 간의 적절한 균형을 보장해야 하고 그와 동시에 각국이 빈곤과 질병에서 벗어나도록 해야 한다. 여기에서는 보건과 관련해서 본 WTO 협정과 그 적용을 둘러싼 국가 분쟁을 탐구하고자 한다.

### 상품의 자유무역과 보건 및 안전의 보호

상품의 자유무역은 국가에 혜택을 줄 수 있는 반면에 건강과 안전 위해요소도 광범위하고 급속하게 전파해(제2장 참조) 때로는 국가가 인간과 동식물의 건강과 생명을 보호하기 위해 무역을 제한할 필요성을 제기하기도 한다. 그러나 안전 우려로 정당화되지 않으면 그 같은 제한은 부적절하게 무역을 교란하는 위장 비관세장벽으로 작용할 수 있다. TBT 협정과 SPS 협정은 보건과 안전과 관련한 우려를 다룬다. 이들 협정을 적용할 때의 도전과제는 부당하게 무역을 방해하거나 무역 보호주의에 의지하지 않고 어떻게 건강을 보호하는가이다.

## 관세 및 무역에 관한 일반 협정(GATT)

앞서 설명한 바와 같이 GATT는 상품 무역에 관한 규범으로 국가가 무역을 왜곡하는 조치를 취하지 못하도록 제한한다.[21] GATT가 최혜국대우와 내국인대우 의무에 따라 차별을 금지하기는 하지만 제20조는 '인간, 동물 또는 식물의 생명 또는 건강을 보호하기 위해 필요'할 경우 회원국에 차별을 허용한다. 그러나 취해진 조치가 '국가 간에 임의적이며 불공평한 차별의 수단… 또는 국제무역에서 위장된 제한'을 부여하면 안 된다.

이는 명료성의 미흡으로 팽팽한 무역 분쟁을 유발했다. 예를 들면 태국과 미국 간 담배 사건에서 미국은 태국의 외국산 담배의 수입제한과 과세에 이의를 제기했다.[22] 태국은 미국산 담배가 '태국산 담배보다 인간의 건강에 더 유해한 화학물질과 다른 첨가물'을 함유하고 있다고 대응했다. WHO는 외국산 담배가 태국산 담배보다 더 유해하다는 것을 증명할 과학적 사실이 존재하지 않으나 미국산 담배가 향 등을 첨가해 흡연하기 더 편하게 함으로써 더 안전하다는 잘못된 인식을 낳았다고 했다.[23]

패널은 태국의 행동이 GATT 규범을 위반했고 수입제한은 제20조 (b)항을 근거로 '필요한' 조치가 아니라는 판결을 내렸다. 패널은 태국이 외국산 담배를 차별하지 않고 공중보건을 보호할 수 있다고 판단했다. 그러나 패널은 태국 담배법의 광고 금지는 모든 담배에 적용되었기 때문에 적법하다고 지지했다.

## 무역에 대한 기술장벽에 관한 협정(TBT 협정)

최초의 GATT하에서 비차별 금지는 제품에 관한 기술 규정에 부과된 유일한 제약이었다. 그러나 비차별 조항은 보건과 같이 정당한 목표를 추구하는 국가와 위법한 보호주의적 목표를 추구하는 국가를 구별하게 하는 미묘한 차이를 충분히 두지 못했다. 도쿄라운드 기간에 일부 회원국은 규제에 '최소 제한수단' 심사 기준을 적용하는 표준 강령에 합의했다. 각국에서는 가능하면 기존의 성과 표준을 활용하고 국제 표준을 채택할 것을 요구받았다. 과학적 증거 요구의 제외 등 남은 현안으로 우루과이라운드 기간에 추가 협상이 촉발되었고 TBT 협정과 SPS 협정을 타결했다.

TBT 협정은 '상품의 특성 또는 관련 공정 및 생산 방법'에 관한 규정에 적용되며(부속서 1, 단락 1) 다음과 같은 '정당한 목적'의 무역 규제를 허용한다. 그 목적은 ① 인간의 건강 또는 안전, ② 동물이나 식물의 생명 또는 건강, ③ 환경, ④ 국가안보상 요건을 가리킨다.[24] 또한 그러한 장벽이 종종 제품 표준, 시험 또는 인증 절차 등의 형태로 불필요한 무역 장애를 일으키거나 정당한 목적 달성에 필요 이상으로 엄격하지 않아야 한다.

추가로 국가는 최혜국과 내국민대우의 원칙을 준수해야 한다. TBT 협정은 회원국이 '관련' 국제 표준을 근거로 조치를 취할 것을 요구하지만 국가는 자체적인 표준을 수립할 수 있다. WTO와 WHO는 '예를 들어 기본적으로 기후나 지리에 관계된 요소 혹은 근본적인 기술 문제 때문에 정당한 목적을 달성하는 데 국제 표준을 적용하는 것이 비효과적이거나 부적절'한 경우에 국제 표준을 채택하지 않아도 된다고 말한다.[25] 보건과 관련해 취한 TBT 조치로는 의약품 포장, 담배 라벨 표시, 영양성분 표시 규정 등이 포함된다.

## 위생 및 식물위생조치의 적용에 관한 협정(SPS 협정)

SPS 협정은 무역 체제가 농업 관련 보호주의적 비관세 무역장벽을 방지하는 능력에 한계가 있다는 우려에서 비롯되었다. 회원국은 인간과 동식물의 건강을 구실로 무역을 방해할 수 있음을 우려했다. SPS 협정은 '국가가 자국 산업을 구속적 보건 규정 뒤에서 보호하거나 보건 규정의 망토 아래 보호주의적 전략을 위장하는 것을 더 어렵게' 만든다.[26]

공중보건 관점에서 볼 때 SPS 조치는 식품 안전 또는 식물이나 동물에서 발생한 질병으로부터 보호하기 위해 이용될 수 있다. 위생 조치는 종종 식품안전 기준의 형태를 띠고 식물위생조치는 식물로부터 건강을 보호하기 위한 수입 금지를 수반할 수 있다. 관련된 상품은 대개 식품, 농산물, 살아 있는 동물(가축·해양 동물·야생동물 등), 원예작물(자연 식생을 포함) 등이다. 예를 들면 SPS 조치는 식품의 잔류 농약 허용치를 제한하고 제품의 훈증 소독을 의무화할 수 있다.

SPS 협정은 국가가 오염 물질, 독소, 첨가제, 병해충, 질병 또는 질병 원인체로부터 인간과 동식물을 보호하기 위해 무역을 제한하는 것을 허용한다. WTO 회원국 간에 안전 표준을 조화시키기 위해 SPS 협정은 국제식품규격위원회(글상자 9.3 참조)와 같은 국제기구가 발행한 표준, 지침, 권고사항을 바탕으로 조치할 것을 장려한다. 만일 국가가 국제 규격에서 벗어난 무역 조치를 채택할 경우 제5조는 그러한 조치가 인간과 동식물의 생명 또는 건강과 관련한 위협 평가를 기반으로 해야 한다고 규정한다. 평가는 과학적 증거와 경제적 요인을 고려해 수행한다. 그러나 과학적 관점이 반드시 다수설에 근거할 필요는 없다. 그렇지만 국제 표준에서 벗어난 무역 조치를 취하는 국가는 건강 위험에 따라 더 높은 수준의 보호 조치가 필요함을 보여주어야 한다.

**글상자 9.3 / 국제식품규격위원회: 위해성 평가와 예방의 원칙 – 유전자변형식품 라벨에 관한 사례 연구**

식량농업기구(FAO)와 WHO는 1963년 합동 FAO/WHO 식품 표준 프로그램하에서 실천규약 등 식품 표준과 지침을 개발하기 위해 국제식품규격위원회를 설치했다. 규격위원회의 주된 목적은 소비자의 건강을 보호하고 공정거래 관행을 보장하며 식품안전 표준을 조율하기 위한 것이다. 규격 지침이 의무적이지는 않지만, 국가가 이 규격을 채택하면 WTO의 법적 이의 제기의 위협이 줄어든다.

예를 들면 국가 간에는 유전자변형식품(GMO)의 안전에 관해 때로는 무역 불화가 일어나며 긴장 관계가 형성되곤 했다. 미국을 포함한 일부 국가에서는 GMO를 다른 식품과 차별하면 안 된다고 주장한다. EU 등 다른 국가에서는 GMO 표시가 소비자에게 알고 선택할 수 있는 능력을 부여한다고 주장한다. 2011년 국제식품규격위원회는 GMO에 부착하는 내용 표시 라벨을 승인하는 획기적인 지침을 발표했다. 이는 GMO 표시제를 채택한 국가에 안전한 의지처가 될 수 있다. 규격위원회 표준에는 '위험관리자는 위해성 평가에서 식별된 불확실성을 고려하고 이들 불확실성을 관리할 적절한 조치를 시행해야 한다'라고 명시되어 있다.[1] 이러한 사전예방 원칙의 표현은 구체적으로 식품내용 표시를 포함하고 있다.

주

1  Codex Alimentarius Commission, "Principles for the Risk Analysis of Foods Derived from Modern Biotechnology," CAC/GL 44-2003, para. 18.

WTO 회원국은 또한 SPS 협정이 '인간과 동식물의 생명과 건강을 보호하는 데 필요한 범위 내에서만 적용'되도록 보장하고 '무역에 미치는 부정적인 영향을 최소화'하는 데 목표를 두어야 한다. 다시 말해 국가는 SPS 협정이 무역에 '불필요하고, 자의적이고, 과학적으로 부당하거나 위장된 제한'을 가하지 않도록 보장해야 한다.[27]

SPS 분쟁은 대부분 과학적 증거의 질에 달려 있다. 예를 들면 유럽공동체(EC)의 호르몬 관련 사건에서 WTO 패널은 EC가 여섯 개의 성장 호르몬 중 하나도 들어간 소고기 제품을 수입 금지한 조치에 대해 미국과 캐나다에 유리한 판정을 했다. 그 당시 EC의 이 조치는 EC 소비자에게서 많은 지지를 받고 있었다. 식품규격위원회의 표준에는 그 여섯 가지 호르몬 중 다섯 가지를 대상으로 수립되어 있었지만, EC는 이 표준을 적용하지 않고 과학적 증거를 기반으로 한층 더 엄중한 조치를 취했다는 이유를 들어 금지 조치를 항변했다. 분쟁 패널은 그 조치가 위험 평가를 바탕으로 하지 않았다고 판정했고, 상소기구는 이를 재확인했다.[28]

물론 높은 수준의 과학적 증거는 보건과 안전 규칙의 황금률이다. 그러나 종종 과학적 합의가 이루어지지 않은 경우가 있기 마련이고 국가는 과학적으로 불확실한 환경에서 행동하지 않으면 안 된다. 국가가 공중보건과 안전에 만전을 기할 수 있게 '사전예방 원칙'을 채택하도록 허용되어야 하는가?

보건과 무역 간의 깊은 갈등은 중국산 가금류 사건에서 설명되듯이(글상자 9.4 참조), 다각적인 문제를 지닌 채로 남아 글로벌 남-북 간의 균열이 더욱 심화되고 있다. 미국이 태국의 담배 수입금지 조치에 이의를 제기한 사례와 같이 강력한 국가는 순수 보건 문제에 직면해서조차 개도국이 선진국의 제품을 수용해야 한다고 주장한다. 선진국은 종종 자원이 빈곤한 국가의 제품에 문호를 개방하면서도 자국 소비자의 요구를 충족하기 위해 더욱 엄격한 안전 표준을 요구하고 있다. 이는 해외 안전표준을 이행하고 집행할 기반 시설과 자원 역량이 부족한 빈곤국에 실질적이고 불균형한 부담을 부과한다.

그와 동시에 WTO 회원국 간에 서로 다른 규제 표준은 선진국과 개도국 모두에 우려를 불러일으킨다. 보건과 안전 표준의 조화를 확대하면 무역 갈등을 완

2006년 미국 농무부의 식품안전검사국은 중국의 육류 및 가금류 가공 표준이 수입 허가에 적합하다는 판정을 내렸다. 그러나 의회는 식품안전검사국이 공공 예산으로 그 규칙을 시행하지 못하게 금지했고, 이에 따라 실질적으로 중국 가금육류 수입이 금지되는 결과로 이어졌다. 수입 금지 지지자들은 중국 당국의 일관성 없는 식품가공 공장 규제, 부적절한 집행, 박테리아와 잔류물 시험 결함 등 중국의 규제적 결핍을 지적했다. 이 수입 금지는 2009년 11월까지 유효했다.

중국은 예산투입 금지에 이의를 제기하며 미국이 GATT 1994에 따른 최혜국대우 요건을 위반했고, SPS 협정에 의거해 금지를 뒷받침하는 위험 평가의 과학적 증거가 불충분하다고 주장했다. WTO 패널은 2010년 9월 29일 미국이 중국산 가금육류 수입의 정상적인 승인절차 적용을 거부한 것은 자의적이고 정당화될 수 없는 차별이라고 판정했다.[1] 또한 패널은 "중국산 가금육류 제품을 다른 회원국 제품과 차별하는 데 과학적 증거, 위험 평가 혹은 다른 정당한 이유가 없다"라고 결론지었다. 이 분쟁 결과는 공중보건 목적의 무역 제한이 현행 과학적 평가를 통해 정당화되어야 함을 시사한다.

주

1 WTO, *United States – Certain Measures Affecting Imports of Poultry from China*, Panel Report, WT/DS392/R (October 25, 2010); Renee Johnson and Geoffrey S. Becker, *China – U.S. Poultry Dispute* (Congressional Research Service, 2010).

화할 수는 있지만, 그러려면 국제표준 수립을 위한 파트너십 개선뿐만 아니라 조화를 이룬 표준을 시행하기 위한 기술 지원과 역량 지원이 필요하다.

## 보건서비스 무역

보건서비스 무역은 직간접적으로 공중보건에 영향을 미치는 것으로 인식된다. 보건서비스는 의료 관광과 보건 종사자 이주뿐만 아니라 기술적 혁신(원격의료, 전자 상거래 등)에 따른 이동성이 증가하고 있다. 전통적으로 국영 서비스분야(병원, 위생 시설, 물 등)에서 규제 개혁이 일어나면서 민영화에 문을 개방했고, 따라서 초국적 기업이 관계된다. 이 같은 변화는 소비자 요구를 한층 더 충족시킬 수 있고 보건서비스의 효율성을 달성할 수 있다. 서비스 제공자는 새로운 시장 개척에 따른 경제적 잠재성으로부터 혜택을 볼 준비가 되어 있다. 특히 인도 같은 일부 개도국은 양질의 서비스를 저비용으로 제공할 수 있는 능력을 보유하고 있어 비교 우위를 점하고 있다.

무역 지지자들은 흔히 서비스 무역 자유화에 따른 기대 이익으로 해외 직접 투자, 기술이전, 개발을 인용한다. 이런 혜택에도 불구하고 일각에서는 개도국의 공중보건이 국내 빈곤층과 시골 지역보다는 부유층을 우선하면서 보건 자원(병원 및 인력 등) 할당의 불균형을 겪게 될 것이라는 우려의 목소리가 나온다.[29]

## 서비스 무역에 관한 일반 협정(GATS)

GATS는 서비스 무역의 자유화를 꾀한다. 이 협정은 WTO가 요구한 '일괄수락 원칙'의 일부분이다. GATS는 두 개의 주요 부분으로 구성된다. 첫 번째 부분은 일반적 의무를 부과하며 최혜국대우 원칙(제2조), 투명성과 정보공개의 의무(제3조) 등을 포함한다. 인간과 동식물의 생명을 보호할 능력은 GATS 제14조에 의거해 다루어진다. GATS의 일반적 의무는 '정부의 권한을 행사하는 데 공급되는 모든 서비스'를 제외하고는 잠정적으로 모든 서비스 분야에 적용된다.[30] GATS하에서 정부의 자격을 취득하려면 서비스는 '상업적 기초에서 공급되지 않으며 하나 또는 그 이상의 서비스 공급자와 경쟁 관계에서 공급되지 않아야' 한다.[31] GATS는 다양한 서비스를 네 개의 확정 형태로 분류한다. 국경 간 공급(형태 1), 해외 소비(형태 2), 상업적 주재(형태 3), 자연인의 주재(형태 4)이다. 표 9.1은 보건서비스 관련 GATS 상의 형태를 설명한다.

GATS의 두 번째 주요 부분은 각 회원국이 수행해야 하는 구체적 약속에 관한 양허표이다. 이들 양허표는 협상 절차에 이어 '분야 및 공급 형태'를 기준으로 정한 구체적인 시장 접근과 내국민대우 약속으로 구성되어 있다.[32] 그 같은 약속은 세 가지 일반적인 형태 중 한 가지 형태를 띨 수 있다. 세 가지 형태는 바로 전체 약속(즉, 시장 접근과 내국민대우 조건에 제한이 없는 상태), 부분 약속(즉, 일부 제한, 조건, 다른 조치), 약속 없음(즉, 구속력 없음) 등을 가리킨다. 2013년 1월 기준 47개국(주로 개도국과 중진국)이 보건 관련 및 사회서비스 분야에서 약속

표 9.1 / GATS의 네 가지 서비스 형태

| GATS 서비스 형태 | 보건서비스의 예 |
| --- | --- |
| 형태 1: 국경 간 서비스 공급 | • 원격 통신을 이용한 진단 또는 치료 서비스 (즉, 원격의료) |
| 형태 2: 해외에서 서비스 소비 | • 환자가 치료 목적으로 한 국가에서 다른 국가로 이동하는 것(즉, 의료 관광) |
| 형태 3: 상업적 존재 | • 외국인 소유의 병원 설립 또는 투자 |
| 형태 4: 자연인의 존재·자연인의 이동 | • 외국 국적의 보건 종사자 서비스 |

자료: WTO and WHO, *WTO Agreement and Public Health: A Joint Study by the WHO and the WTO Secretariat* (Geneva: WTO, 2002).

을 했다.[33] 약속의 대부분은 병원 서비스에 제한되며 좀 더 구체적으로는 형태 2(해외 소비)와 형태 3(상업적 존재)에 제한된다. 약속은 각국이 다른 보건 및 사회서비스 공급을 약속하는 한도까지 상당히 제한될 수 있다. 예를 들면 벨리즈는 약속을 전염병 학자가 공급하는 서비스에 제한하고 기니는 장애인을 위한 훈련 센터에 제한한다. 소수의 저소득국만이 보건 관련 GATS 약속을 했는데 캄보디아, 감비아, 말라위, 잠비아 등이다.

그러나 GATS의 법적 구조는 서비스 무역에 '점진적 자유화'를 강조한다는 점에서 독특하다. 이는 회원국에 정기적으로 신규 약속을 협상하고 기존 약속을 재협상할 수 있는 기회가 주어진다는 의미이다. 따라서 보건서비스와 무역의 관계는 구체적 약속에 관한 GATS 협상에서 '현재 진행 중인 노력과 후속 노력에 가장 중요한 영향'을 받을 수밖에 없다. 우루과이라운드 당시 보건 당국이 비록 GATS 협상 당시에 적극적인 역할을 수행하지는 않았지만 이제 그들의 책임 수행에 적극적인 태도를 취하는 것이 매우 중요하다. GATS하에서 각국이 구체적 약속을 수립하도록 허용된다는 사실은 각국이 보건 보호를 위해 보건서비스 무역의 자유화를 관리하는 데 상당한 '선택, 재량, 유연성'을 제공한다.[34]

GATS 협상이 시작된 것은 2000년이었으나 원활하게 진행되지 않았다. 2001년 GATS 협상은 WTO의 말 많은 도하라운드의 일부로 포함되었고, 회원국은 요구사항과 약속 제안서를 제출하라는 요구를 받았다. 이들 협상은 정해진 시간을 넘기기 일쑤였고 제출된 몇 개 안 되는 제안은 '품질이 떨어지는' 등 고전을 면치 못했다. 도하라운드가 농산물 무역협상 관련 문제로 골치를 썩고 있는 가운데, GATS 협상은 도하라운드의 일부로서 느리게 나아가고 있다.

협상이 재개된다 해도 여전히 보건서비스의 자유화 확대가 어떻게 보건과 개발에 영향을 미칠지에 심각한 우려는 남아 있다. 보건 종사자 이주에 따른 '두뇌유출'과 보건서비스의 민영화에 따른 빈곤한 인구 집단의 소외는 접근과 형평성을 어떻게 보장할 것인가 하는 문제를 제기했다. GATS의 전문에 명시적으로 '자국의 영토 내에서 서비스 공급을 규제할 수 있는 회원국의 권리를 인정'하는 점에 주목할 필요가 있다. 유감스럽게도 이것은 그 같은 조치를 실천할 규제 역량이 부족한 개도국에는 부담되는 어려움일 수 있다.

## 지식재산권의 보호와 공중보건의 함의

지식재산(IP)의 보호는 창작자에게 사회를 이롭게 하기 위한 사상의 창출을 유인한다. 그러나 창작자에게 발명, 설계, 기타 사고를 이용할 수 있는 배타적인 권리를 줌으로써 지식재산의 보호는 제품의 경제적 접근성을 떨어뜨릴 수 있으며, 바로 이러한 이유로 지식재산의 정치적 논쟁이 그토록 뜨겁다. 기업가에게 지식재산의 보호는 과학 혁신 및 장기적인 공공선과 불가분의 관계에 있다. 생명공학 기업은 연구 개발에 드는 높은 비용을 회수하려면 신약이나 백신의 배타적 권리가 필요하다고 주장한다. 그러나 지식재산의 보호는 세계 최빈국 국민에게는 의약품 가격이 너무 비싸 살 수 없게 만들 수 있다. 인권 활동가는 민간 기업의 지식재산을 존중하기 위해 수많은 사람이 에이즈나 다른 치료 가능한 질병으로 죽게 내버려두는 것은 용납하기 어렵다는 주장을 편다. '일괄 수락 원칙'의 일부로 우루과이라운드 기간에 협상된 TRIPS는 다자무역체제 안에 도입되었다. 사상과 지식이 국제 상거래의 핵심 부분으로 떠오르면서 강력한 기업의 이익 단체가 글로벌 시장에서 신규 발명품을 보호하는 방안을 모색하고 있다.

# 무역 관련 지식재산권에 관한 협정(TRIPS 협정)

우루과이라운드 이전에 각국은 자국의 지식재산 정책을 효과적으로 수립할 수 있었다. 브라질, 인도, 멕시코를 포함한 약 50개국은 의약품의 특허권을 보호하지 않았다. 그러나 TRIPS 협정(제27조)은 예외 없이 모든 기술 분야에서 특허 획득이 허여되도록 함으로써 의약품의 특허권 획득은 거의 보편화되었다. TRIPS 협정은 정부가 권리자에게 제공해야 하는 지식재산권 보호의 최소 수준을 수립했고, 이는 지식재산권 보호 기준을 통일하고 분쟁해결 체제를 통해 국내 정책을 국제 규칙 아래 두는 효과를 발생시켰다.

TRIPS 협정의 중심 임무는 '기술혁신의 증진과 기술의 이전·전파에 기여하고 기술 지식의 생산자와 사용자에게 상호 이익이 되며 사회 및 경제 복지에 기여하는 방법으로' 지식재산권을 보호하고 시행하는 것이다(제7조). 그러나 회원국은 공중보건과 영양 상태를 보호하고 매우 중요한 분야의 공공 이익을 증진하기 위해 필요한 조치를 취할 수 있다(제8조 제1항). TRIPS 협정이 지식재산권과 보건 간에 공정한 균형을 달성하는가의 문제는 뜨거운 논쟁의 대상이 되어왔다.

TRIPS 협정이 개도국에 미치는 영향을 두고 치열한 논의가 이어지고 있다. 일부 빈곤국은 현재 효과적으로 혁신해 지식재산권 보호의 혜택을 누릴 만한 교육, 제조, 시장 체계가 부족하다. 이러한 국가는 특허받을 수 있는 제품을 거의 보유하고 있지 않기 때문에 TRIPS의 혜택을 대부분 누릴 수 없다. 그와 동시에 TRIPS는 사람들에게 절박하게 필요한 저렴한 제너릭 의약품의 생산이나 판매를 어렵게 만든다. 일부 경제학자는 만일 TRIPS 협정이 전면적으로 시행될 경우, 주로 더 높은 가격은 물론이고 특허권과 기술료 지급의 증가로 매년 600억 달러가 빈곤국에서 부유국으로 옮겨 가게 될 것이라고 추산했다.[35]

TRIPS는 상표, 저작권, 설계를 포함한 지식재산권을 보호한다. 이들 권리 가운데 특허권 보호가 아마도 보건 문제에서 가장 중요할 것이다. 이 협정은 발명품의 특허 수명을 최소 20년 동안 보호할 것을 요구한다(제33조). 특허권 보호는 모든 기술 분야에서 의약품 등 물질과 제조법(의약품을 만들기 위해 화학 성분을 생산하는 방법 등) 모두가 허여된다. 특허 대상으로서 자격을 갖추려면 발명은

'신규성', '진보성'(즉, 자명하지 않아야 함), '산업상 이용 가능성'(즉, 유용함)이 있어야 한다(제27조).

TRIPS 협정에는 공중보건을 보호하기 위해 행사할 수 있는 상당한 '유연성' 조항이 포함되어 있다. 도하선언은 회원국이 제너릭 의약품 목적 등 강제 실시권을 부여하고 실시권 부여의 근거를 결정할 권리, 국가의 비상사태나 극도의 긴급 상황을 구성하는 요건을 결정할 권리, 또한 지식재산권 소진에 따른 자체적인 체제를 수립할 수 있는 권리(국가가 병행 수입을 추진할 수 있게 해줌)가 있음을 강조한다.

강제 실시권은 정부가 특허 권리자의 허가 없이 제3자에게 특허 상품을 생산 또는 수입할 수 있는 권리를 부여하는 법적 수단이다(제31조). 강제 실시권은 다음과 같은 여러 가지 조건에 구속된다. ① 정부는 먼저 합리적인 상업적 조건하에 권리자에게서 자발적 실시권을 협상하려는 시도를 해야 한다. ② 정부는 국가 비상사태나 다른 긴급 상황에서는 자발적 실시권을 구할 필요가 없다. ③ 강제 실시권이 행사된 경우 경제적 가치를 고려해 권리자에게 적절하게 보상해야 한다. ④ 강제 실시권은 '주로 국내시장 공급을 위해서' 승인되어야 한다.

병행 수입은 '한 나라에서 특허권자가 직접 판매하거나 또는 특허권자의 허가를 받고 판매되는 상품을 특허권자의 승인 없이 다른 나라로부터 수입'하는 행위와 관계된다.[36] 지식재산권의 소진을 택한 국가의 경우, 특허권자는 제3국에 특허품의 재판매를 금지하거나 그에 영향을 미칠 수 없다. 이는 각국에 특허 의약품을 국제적으로 가장 낮은 가격으로 수입할 수 있게 한다. TRIPS는 지식재산권의 '소진' 문제는 WTO에서 다룰 수 없다고 명시한다(제6조).

TRIPS 협정은 도하선언을 초월한 유연성을 포함한다. 회원국은 자국의 법체계 안에서 TRIPS 이행을 자유로이 결정할 수 있다(제1조). 예를 들면 신규성과 진보성에 더 높은 기준을 설정하고 특허 의약품의 영구 신약화(에버그리닝: 새로운 사용, 형태, 혼합을 통해 특허를 연장하는 행위) 문제를 줄일 수 있다. TRIPS는 또한 진단 방법, 요법, 외과적 방법 등을 특허 대상에서 제외할 수 있도록 허용하며[제27조 제3항(a)] 특허권에 따라 허여된 배타적 권리의 제한된 예외를 허용한다. TRIPS의 유연성은 각국이 TRIPS 협정을 준수하면서도 보건적·사회적·경제

때때로 '개발도상 세계의 약국'으로 불리기도 하는 인도는 개발도상국이 요구하는 값싼 제너릭 의약품 수요의 상당 부분을 공급하고 있다.[1] 2013년 4월 인도 대법원은 제약회사 노바티스의 수익성이 높고 광범위하게 쓰이는 암 치료제 글리벡의 특허권 청구를 기각하는 최종 판결을 내렸고, 이로써 세간의 이목을 끌던 7년간의 법정 다툼이 마무리되었다. 대법원은 노바티스의 청구를 기각하면서 인도의 특허성 기준이 미국과 유럽연합의 기준을 초과한다는 점을 확인했다. 미국에서는 종종 회사가 단순히 의약품의 공식 또는 복용량을 조금만 변경해도 특허 수명을 연장(에버그리닝)할 수 있지만 인도 대법원은 인도의 특허법은 그 이상을 요구하며, 성분 배합이 다르다는 것만으로는 충분치 않으며 환자의 치료를 개선해야 한다고 판결했다.[2]

법원의 판결은 협의적 해석에 근거한다. 인도는 TRIPS를 준수하기 위해 2005년부터 의약품에 특허를 허여하기 시작했으나 1995년 이후에 만들어진 의약품으로 한정했다. 1993년 노바티스는 글리벡의 원천 화학물질을 특허출원했다. 그러나 법원은 치료제 글리벡이 인도의 2005 특허법에서 요구되는 '증대되었거나 우월해진 효능'을 나타낸다는 것을 노바티스가 입증하지 못했다고 판결했다. 글리벡이 미국에서는 연 7만 달러에 공급되는 반면에 인도의 해당 제너릭은 연 2,500달러에 공급된다.

좁은 해석에도 불구하고 노바티스 판결은 지대한 영향력을 미치고 있다. 다국적 제약회사는 유럽과 북미에서 수입이 감소함에 따라 신흥 경제강국에서 강력한 특허권 보호를 모색하고 있다.[3] 인도는 전 세계의 주요 제너릭 의약품 공급국으로서 연간 100억 달러 상당의 제너릭 의약품을 수출하고 있으며, 인도와 중국은 미국에서 제조된 제약에 사용되는 원료 의약품의 80% 이상을 생산한다. 노바티스에 유리한 판결은 의약품 접근성에서 전 세계 판도를 바꿀 수 있었을 것이다. 법원의 판결은 제약회사가 기존 특허의 영구 신약화보다는 순수한 혁신에 집중하도록 박차를 가할 수 있다. 또한 아르헨티나, 브라질, 필리핀, 태국 등 다른 신흥 경제강국이 국내 지식재산권 규정과 TRIPS 요건 간의 양립성을 논의할 때 대담하게 접근할 수 있게 할 것이다. 그와 동시에 선진국은 양자 및 지역적 무역협정에서 좀 더 엄격한 지식재산권 보호를 모색하고 있다.

끝으로 이 판결은 적정가격에 기반한 의약품 접근성 의제가 이젠 이 의제의 중요성에 대한 인식의 역사적 기폭제가 되었던 HIV/AIDS 치료 의약품 접근성 의제 논쟁 당시보다 더 파급력이 있는 문제라는 인식이 정부와 시민사회에 확대되고 있음을 입증한다. 개도국에서 비전염성질환 부담이 증가되는 현상은 그 치료에 드는 높은 비용과 함께 앞으로의 논쟁에서 글리벡과 같은 의약품이 차지하는 비중이 커질 것임을 암시한다.[4]

주

1 Amy Kapczynski, "Engineered in India: Patent Law 2.0," *New England Journal of Medicine* 369, no. 6 (2013): 497-499.
2 *Novartis v. Union of India*, Civil Appeal Nos. 2706-2716 of 2013 (April 1, 2013), available at http://judis.nic.in/supremecourt/imgs1.aspx?filename=40212.
3 Eva von Schaper, "Drugs for Indian Poor Spark Pfizer Anger at Lost Patents," *Bloomberg*, March 27, 2013, http://www.bloomberg.com/news/2013-03-27/drugs-for-indian-poor-spark-pfizer-anger-at-lost-patents.html.
4 Thomas J. Bollyky, "Access to Drugs for Treatment of Noncommunicable Diseases," *PLoS Medicine* 10, no. 7 (2013), doi: 10.1371/journal.pmed.1001485.

적 목적에 부합하는 지식재산권 제도를 도출할 수 있게 한다.

그럼에도 불구하고 개도국은 TRIPS 협정의 복잡성을 비롯해 선진국과 제약회사의 정치적 압력으로 그 유연성을 행사하기 어려운 것이 현실이다. 많은 개도국이 과거에 국내 지식재산권 보호 제도가 없었고 따라서 기술적 역량과 자원이 부족함에도 불구하고 TRIPS를 신속하게 이행해야 한다는 정치적 기대가 있다. (글상자 9.5는 중요한 판례인 *노바티스 대 인도*를 논의한다. 인도 대법원은 제약회사 노바티스의 수익성이 좋은 암 치료약의 특허권 보호 청구를 기각했다.)

더욱 결정적인 것은 에이즈의 범유행이 일으킨 엄청난 충격이 TRIPS 협정의 단점을 뚜렷이 드러낸 것이다. 특허 의약품의 가격은 해당 제너릭보다 세 배에서 열다섯 배까지 높게 공급되었다. 시민사회가 제약회사에 가격을 낮추라고 압력을 가했음에도 개도국은 복합약물 치료의 높은 비용을 감당할 수 없었다. 그 결과 국제사회는 공중보건 문제에 좀 더 민감해졌고 산업화된 국가의 엄격한 지식재산권 요구는 지지도가 낮아졌다.

이는 2001년 TRIPS 협정과 공중보건에 관한 도하선언을 통과시킨 데서도 엿볼 수 있다. 이 선언은 TRIPS 유연성의 이용을 재확인하고 'WTO 회원국이 공중보건을 보호할 권리, 특히 모든 회원국에 의약품 접근을 촉진할 권리를 지지하는 방식으로 TRIPS 협정이 해석되고 이행될 수 있으며 또한 그렇게 되어야 한다'는 점을 확인했다(도하선언, 단락 4, 글상자 9.6 참조). 도하선언이 개도국을 위자원이 빈곤한 국가의 구명 의약품 접근성 증대를 보장하기 위해 WTO 각료회의는 2001년 11월 TRIPS 협정과 공중보건에 관한 선언문을 발표했다.[1] 이 선언문은 명시적으로 자원이 부족한 국가에서 당면한 공중보건 문제, 특히 에이즈, 결핵, 말라리아와 관련한 문제를 인식하고 TRIPS 협정은 '회원국이 공중보건을 보호할 권리, 특히 모두가 의약품에 접근할 수 있도록 촉진해 회원국의 권리를 지지하는 방식으로 해석되고 이행될 수 있으며 또 그렇게 되어야 한다'라고 언급했다. 또한 이 선언문은 회원국이 그런 목적으로 TRIPS 협정의 모든 유연성 조항을 '최대한' 사용할 권리가 있음을 재확인했다.

브라질, 인도, 태국 같은 제조 역량을 갖춘 국가는 제너릭 의약품을 생산해 엄청난 보건 혜택을 누릴 수 있다. 예를 들면 브라질은 4년이라는 기간에 에이즈 환자 사망률을 50% 줄였다. 제너릭 의약품을 제조하는 정부는 미국과 제약회사로부터 기존 특허를 존중하라는 강한 압력에 직면하고 있다. 실제로 2001년 39개 제약회사는 남아공 정부를 상대로 특허권 보호 위반을 이유로 항HIV 제너릭 의약품 생산을 저지하기 위해 소송을 제기했다. 일반 대중과 NGO가 맹렬히 항의하자 소송은 취하되었다.[2]

그러나 도하선언은 중요한 문제를 미결로 남겨두었다. 이 선언문은 '제약 분야의 제조 능력이 불충분하거나 부재한 WTO 회원국은 강제 실시권을 효과적으로 이용하는 데 어려움이 있다'는 점을 인정했다. 예를 들면 인도나 캐나다 등 제조 역량을 갖춘 국가는 강제 실시권이 1차적으로 국내시장에 공급해야 하는 TRIPS 요건 때문에 제너릭 의약품 수출로 도와줄 수 없다. TRIPS 이사회는 '그 문제의 해결책'을 조속히 마련할 책임이 있다(도하선언, 단락 6).

2002년 12월 선진국은 제조 역량이 부족한 국가에 강제 실시권에 따라 제조된 제너릭 의약품을 수출할 수 있도록 허용하는 면제 규정을 144개국 중 143개국이 동의하면서 거의 합의에 이르렀다. 유일한 반대국이었던 미국은 결국 2003년 8월 구체화된 조건하에서 합의했다. 2005년 12월 WTO 회원국은 임시 면제를 영구 조치로 변경하기로 합의했다. 그러나 강제 실시권 개정의 효력이 발생하려면 WTO 회원국 3분의 2의 승인이 있어야 한다.

지금까지 이 수출 제도는 2008년 르완다와 캐나다에서 딱 한 번 이용되었다. 그러나 그 절차는 '복잡하고 시간이 오래 걸렸다'.[3] 10여 개국과 유럽연합은 강제 실시권하에서 수출용으로 의약품 제조를 허용할 수 있도록 국내법을 개정한 상태이다.

주

1  WTO, *Ministerial Declaration on the TRIPS Agreement and Public Health*, WT/MIN(01)/DEC/2, 41 I.L.M. 746 (2002).
2  Pat Sidley, "Drug Companies Withdraw Law Suit against South Africa," *British Journal of Medicine* 357, no. 7293 (2001): 1011; "South Africa's Moral Victory," editorial, *The Lancet*

357, no. 9265 (2001): 1303.

3 Lisa Mills and Ashley Weber, "A One-Time-Only Combination: Emergency Medicine Exports under Canada's Access to Medicines Regime," *Health and Human Rights* 12, no. 1 (2010): 109-122, quotation from p. 118.

한 승리라는 데서 널리 각광받았지만 선진국이 'TRIPS-플러스' 자유무역협정 (FTA)을 협상하는 행태가 늘어나고 있어 도하선언을 약화시키고 있다. 예를 들면 미국은 미국형 지식재산권 체제를 시행하고자 많은 양자 및 지역적 자유무역협정을 협상하고 있다.[37] TRIPS-플러스 조항은 개도국이 TRIPS 자체에서 요구된 이미 제한적인 조치 수준을 초과해 건강을 보호할 수 있는 능력을 저해할 수 있다.

도하선언과 그 여파가 주는 메시지는 국제무역규칙이 필수의약품 접근에 주요 장벽으로 작용되면 안 된다는 것이다. 그러나 빈약한 보건의료 기반 시설 같은 많은 문제가 남아 있어 많은 인구 집단에 의약품을 전달하고 의사의 지시를 제공하기 어렵게 만든다. 돌이켜보면 많은 선진국은 혁신을 위한 유인책을 만들면 빈곤한 사람들에게 도움이 될 것이라고 순수하게 믿었다. 그러나 무역 규칙은 세계에서 가장 취약한 인구 집단의 저렴한 치료의 접근성을 방해하는 결과를 빚고 있다.


## 무역에 영향을 미치는 국제보건협정들

WHO의 법과 정책은 무역과 보건이 교차하는 곳에서 중요한 영향을 미칠 수 있다. 제6장과 제7장에서는 WHO의 국제보건규칙(2005)과 담배규제기본협약을 논의했다. 여기에서는 이들이 WTO 협정과 어떻게 중복되는지를 고려하고자 한다. 이는 서로 다른 국제법 체제 간의 순위와 갈등해결 방법에 의문을 남긴다.[38] 이는 무익한 법률문제가 아니다. 글로벌보건 조약이 국제법적 위계질서에서 흡인력을 갖지 못한다면 다른 체제가 그 파급효과를 제거해버리는 결과를 낳게 될 것이다.

## 담배규제기본협약

공중보건 규정에 대한 WTO 비관세장벽 제한 가능성과 함께 무역자유화에 따른 담배 소비 자극 가능성을 고려할 때 담배규제기본협약과 무역법의 상호작용은 필수적인 고려 요소로 떠올랐다. 담배규제기본협약의 수요감소 전략(가격, 조세, 내용물 규제, 정보공개, 포장 라벨 등)과 공급감소 전략(불법 거래 및 미성년자에 대한 판매 등)은 WTO법 준수에 관한 의문을 제기한다.

미국의 정향담배와 호주의 민무늬 포장법 같은 소송건은 국가가 담배규제기본협약을 이행하려 할 때 제기될 수 있는 항의의 좋은 예시이다(제7장 참조). 그럼에도 불구하고 WTO 패널은 국가가 국제 표준에 합치될 경우 공중보건을 보호할 수 있는 권리를 보장하도록 되어 있다.

담배규제기본협약은 무역법과 관련해 당사국의 의무를 명확하게 구체화하지 않는다. 담배규제기본협약의 전문에 정부는 공중보건에 우선권을 부여하라고 명시하지만, 보건이 무엇에 대해 우선순위를 갖는지는 구체적으로 언급하지 않는다. 제2조는 갈등 조항이지만 국제법과 '일치'할 때 이 협약이 요구하는 수준 이상의 조치를 취할 수 있다고 인가해줄 뿐이다. 국가는 협약의 의무와 '양립'하는 한 담배 관련 문제에 관한 양자 또는 다자 협정을 체결할 수 있다. 그러나 담배규제기본협약은 무엇이 '일치'이고 '양립'인지 명시하지 않는다.

담배규제기본협약에 기존 조약 간 갈등 문제를 다루는 조항이 없는 경우, 일반적으로 최신 조약이 우선권을 가진다. 또 다른 규칙은 '특별성이 더 큰' 조약이 우선한다는 것이다. '신법 우선의 원칙'과 '특별법 우선의 원칙'은 담배규제기본협약이 우선순위에 관해 침묵함에도 그 이전에 합의된 덜 명시적인 무역 관련 협정보다 우위에 있음을 시사한다. 그러나 분쟁 당사자 한쪽이 담배규제기본협약의 회원국이 아닌 경우에는 양 당사자 모두 가입한 조약이 그들의 법적 관계를 지배한다.

## 국제보건규칙

감염병은 국제무역에 심각한 파급력을 불러올 수 있다. 예를 들면 1997년 살모넬라와 콜레라 발발 후 유럽연합이 아프리카의 수산물 수입을 제한하기로 한 결정으로 3억 3,200만 달러 이상의 손실이 초래되었다. 2003년 중증급성호흡기증후군(SARS) 발병으로 취해진 무역과 여행 제한은 심지어 그보다 더한 400억 달러로 추산되는 경제적 부담을 발생시켰다. 세계은행은 심각한 인플루엔자가 범유행할 경우 세계경제는 전 세계 GDP의 4.8%에 해당하는 대가를 치를 것으로 추정한다.[39]

2005년 개정된 국제보건규칙은 '부당하게 제한적인 여행 및 무역 조치'에 관한 우려를 포함하는 등 1969년판 국제보건규칙의 단점을 바로잡았다.[40] 개정된 국제보건규칙은 공중보건 대응이 '국제 교통과 무역에 관한 불필요한 간섭을 피해야 하고'(제2조), 조치가 심각한 간섭을 야기할 경우 국가는 '공중보건의 합당한 근거와 관련 과학적 정보'를 제공해야 한다(제43조)고 명시한다.

국제보건규칙 2005는 맥락적으로 볼 때 WTO법을 보완하기 위해 기초되었다. 국제보건규칙 제43조는 위생 및 식물위생조치(SPS) 기준을 반영해 '보건 조치는 이용 가능한 과학적 증거에 따라 위험이 측정되고, 국제 표준에 근거하여 건강을 보호하기 위해 필요한 수준 이상으로 무역을 제한하지 말아야 한다'라고 했다. 또한 '보건과 무역 간의 이익을 보정함으로써 국제보건규칙은 국제무역법의 목소리가 가득하다… 국제무역법 또한 국가가 보건 목적으로 무역을 제한할 권리가 있음을 인정하지만, 무역 제한이 필요한 경우에만 사용하도록 이 권리를 제한한다'.[41]

국제보건규칙이 무역을 지원하는 경우도 있으나 국제보건규칙의 준수는 무역에 영향을 미칠 수 있다. 국제보건규칙에 따른 신고에 대응하여 취한 공중보건 조치는 WTO 의무, 특히 SPS 협정하에서 동물, 식물 또는 제품을 통해 전파된 질병에 관한 의무를 위반하는 상황이 발생할 수 있다. 초국경적 질병의 확산을 감소시키려는 국가는 질병의 원인과 대응이 분명하게 밝혀지기 전에 급속하게 전파되는 신종 감염성질환의 출현 초기에 무역을 제한할 수도 있다(일부 수입

제한 등). 그 같은 경우, 국제보건규칙과 WTO법 중 어느 조약의 의무가 우선하는가? 그리고 어떤 기구의 틀에서 분쟁이 해결되어야 하는가? WTO 분쟁은 잘 체계화된 분쟁해결 체계를 통해 해결된다. 한편 국제보건규칙은 단순히 당사국에 '협상 또는 기타 당사자가 선택한 평화적인 수단을 통해 분쟁을 해결'할 것을 촉구한다. 만일 분쟁이 해결되지 않은 채 지속될 경우, 당사국은 WHO 사무총장에게 제기할 수 있다(국제보건규칙 제56조). 그러므로 분쟁의 결과는 어떤 체제가 우선권을 갖느냐에 달려 있다.

2009년 인플루엔자 H1N1 범유행은 '과도한' 보건 조치에 관한 분쟁을 해결하는 데 WHO보다는 WTO를 선호함을 보여준다. 고병원성이 아니었던 인플루엔자 H1N1이 출현하자 많은 국가가 여행 주의보에서 돈육 제품 수입제한에 이르기까지 다양하게 대응했다. 그러한 조치가 불필요하다는 WHO의 지침에도 불구하고 그러한 조치가 취해졌다. 이에 대응해 일부 수출국은 WTO의 SPS 위원회에 이 문제를 제소하면서, 특히 '인플루엔자바이러스가 가공 돈육 또는 돼지고기가 포함된 다른 식품의 섭취를 통해 사람에게 전파된다고 알려진 바가 없다'는 식량농업기구, WHO 및 세계동물보건기구의 결론을 인용했다.[42] 주목할 것은 국제보건규칙이 SPS 협정하에서 국제 표준으로 인정되지 못하고 있다는 것이다.

전반적으로 국제보건규칙이 거버넌스에서 좀 더 큰 역할을 하려면 '공중보건 위협을 보고하고 대응하면 상당한 경제적 불이익'[43]이 따른다는 인식을 극복해야 한다. 어떤 경우에는 그러한 인식이 현실로 드러나기도 했다. 이 목표를 달성하려면, 예를 들어 국제보건규칙과 다른 WHO 권고사항의 준수에 따라 발생하는 경제적 손실을 보상하는 등의 조치를 취할 수 있을 것이다.

## 도하개발라운드와 WTO의 미래

WTO는 수많은 벅찬 도전과제에 직면하며 그 정당성마저 위협받고 있다. 도하개발라운드가 교착된 무역 협상이라는 꼬리표가 붙은 가운데, 신임 사무총장은 협상을 재활성화하겠노라고 약속했다. 한편 양자 및 지역적 자유무역협정이 병행해 급증하고 있어, 다자간 무역 기구는 그 중요성이 떨어지는 것처럼 보일 수 있다. 중국, 브라질, 인도 같은 신흥 경제대국은 또한 WTO의 힘에 영향을 미치고 있다. 무역 체제에서 그 같은 영향은 글로벌보건과 개발에 중대한 파장을 일으킬 수 있다.

## 도하개발라운드

개발도상국은 우루과이라운드가 부유한 국가의 이익을 증진하고 혜택과 부담의 분배가 불공평했다고 느꼈다. 미디어의 집중 보도와 대규모 시위는 세계 빈곤국의 불만을 확대했다. 개발과 글로벌 형평성이 주요 정치 현안으로 떠오르면서 잔지바르선언에서 WTO의 2001년 도하각료회의의 명칭을 '개발 어젠다'로 제안하는 결과를 도출했다.[44]

도하라운드는 도하각료선언에서 강조했듯이 '개도국이 글로벌 무역 체계에 더 잘 통합'되도록 하기 위해, 개도국이 무역을 기반으로 신장하는 데 목표를 둔다.[45] 각료회의는 또한 TRIPS와 공중보건에 관한 도하선언문을 채택했으며, 이는 개도국의 주요 성과로 여겨진다. 도하라운드는 지식재산권 협상을 넘어 농업, 서비스, 비농산물 시장 접근, 환경, 개도국에 특별하고 차등적인 대우, 기존 협정의 좀 더 공정한 이행 등 다양한 무역 현안을 다룬다.

개도국에 대한 '특별 차등 대우' 요구가 그랬듯이 국내 보조금과 농산물 시장 접근 문제가 주요 대립 쟁점으로 부상했다. 개도국이 특별 차등 대우를 받아야 한다는 것에는 대부분 동의한다. 그러나 개도국은 도하라운드를 일괄타결 방식에 내재된 권리의 현저한 불균형을 개선하기 위해 행동해야 하는 장으로 바라본다. 선진국은 특별 차등 대우가 단순히 개도국이 다자무역체계에 통합되도록 설계된 것이라는 뚜렷이 다른 관점을 취한다.[46] 교섭 기간이 10년이 넘으면서 도하라운드는 남·북 간 상충된 이해로 교착 상태에 빠져 있다. 명백히 도하라운드가 성공적인 결말에 도달하려면 정치적 의지가 필요하다.

## WTO의 불안정한 미래

우루과이라운드 이전에 개도국은 유리하게 협상을 움직이는 데 필요한 정치적·경제적 세력이 부족했다. 공조그룹 전략은 순전히 숫자의 힘으로 세력을 끌어올렸다. 예를 들면 2003년 칸쿤각료회의에서 G20 개발도상국 그룹은 유럽공동체와 미국의 보조금 감소를 포함해 농업 시장 자유화를 이끌어냈다.

그와 동시에 브라질, 중국, 인도는 WTO 힘의 역학을 변화시키고 있다. 2003년 5월 브라질인 호베르토 아제베두를 신임 WTO 사무총장으로 선출한 것은 세계의 정치 판도가 진화하고 있음을 나타낸다. 최근 서방 세계가 경기 침체에 직면한 가운데 신흥 경제강국은 그들의 의제를 밀고 나가고 있다. 이러한 힘의 이동은 도하라운드의 우선순위 변화에 중요한 역할을 하고 있다. 라운드가 성공적으로 종결되려면 신흥 강대국이 결과에 대한 주인의식을 가져야 한다. WTO가 지속적으로 활력을 가지는지 여부는 많은 측면에서 그들의 지도력과 지원에 달려 있다.

WTO와 도하라운드에 맞서는 또 다른 중요한 도전은 지역 및 양자적 FTA의 형태로 나타나고 있다. 잇달아 빠르게 협상되고 있는 이들 지역 및 양자적 FTA는 WTO의 보호 밖에서 이루어지고 있기 때문에 개도국의 이익을 저해할 수 있다. 예를 들면 미국은 20개국과 FTA를 체결했다. 북미자유무역협정(NAFTA)은 캐나다와 멕시코와의 무역을 다룬다. 미국은 또한 무역과 보건에 중요한 의미를 지닌 환태평양경제동반자(TPP) 협정을 협상 중이다.[47]

FTA의 부상은 WTO와 세계무역체계에 심각한 의미를 지닌다. 첫째, FTA는 강력한 국가가 개도국에 WTO 협상 기간에 달성할 수 없었던 합의를 끼워 넣게 할 수 있다. TRIPS-플러스로 불리는 이 같은 동태는 양자 및 지역적 FTA에서 분명하게 드러난다. TRIPS-플러스 협정은 흔히 특허 기간의 장기화, 강제 실시권의 제한, 데이터 독점 등 TRIPS에서 요구된 것보다 더 강력한 지식재산권 보호 조항을 포함한다. 보건 옹호자들은 특허기간 연장으로 제약회사가 독점가격을 부과하고 저렴한 제너릭 의약품의 시장 진입을 막을 수 있기 때문에 TRIPS-플러스 조항에 우려를 표시한다.

둘째, FTA는 남-북 간 교섭 역할 바꾼다. WTO하에서 작은 국가는 같은 생각을 가진 국가와 공조해 좀 더 동등한 조건으로 협상할 수 있다. 그러나 WTO 밖에서는 개도국이 유리한 조건을 달성할 수 있도록 공조 그룹을 지렛대로 활용할 수 있는 능력을 상실한다.

셋째, FTA는 전 세계 복지를 축소하고 개발에 지장을 초래한다. 또한 FTA하에서 협상한 시장 접근 우선권에 따라 가장 효율적인 공급자의 진입이 차단될 수 있기 때문에 경제적 효율성을 떨어뜨릴 수 있다. 국가 자원과 에너지가 FTA 협상에 투입되어 도하라운드의 개발 어젠다를 처리하기 위한 국가의 역량과 정치적 의지가 줄어들게 된다. 마찬가지로, 일단 FTA로 시장 접근을 허용하면 강력한 국가는 WTO 협상에 진지하게 임할 흥미를 잃는다.

비록 FTA가 WTO와 똑같은 무역자유화 목표를 가지고 있다고 하더라도 WTO의 미래를 시험하는 요소가 되고 있다. 필요한 조직으로 남아 있기 위해 WTO는 다자간 협상에 만연한 마비 증세를 극복하고 그 비교 우위를 보여줄 방법을 찾아야 한다. WTO가 우위에 있는 한 가지 영역은 분쟁 해결이다. 그러나 현재 규칙하에서 WTO 패널과 상소기구는 FTA하에서 벌어진 분쟁을 심리할 관할권이 없다. WTO 개혁에 FTA의 범위를 정하고 WTO 패널과 상소기구가 FTA하에서 떠오르는 분쟁을 심리할 수 있는 권한을 부여하는 방법도 포함할 수 있을 것이다.

또한 WTO는 임무 영역을 넓히려는 국제기구에도 도전을 받는다. WHO는 임무를 확대해 국제보건과 무역의 교차 지점까지 포함했고,[48] 국제보건규칙과 담배규제기본협약은 명시적으로 무역과 보건의 영역을 포괄한다. 이들 두 조약 외에 식습관·신체활동·건강에 관한 글로벌 전략(2004)과 공중보건·혁신·지식재산권에 관한 전략(2008~2009) 같은 WHO의 결의는 무역에 잠재적 파급효과가 있다. WHO의 보건인력의 국제 채용에 관한 국제실천규약(2010)은 보건서비스 무역을 통제하려는 목표를 가진다. WHO가 무역과 같은 비전형적인 분야에서 노력을 시도하는 데서 찬사와 비평을 모두 받고 있지만 이 기구가 새로운 역할과 기능을 수행할 역량, 전문성, 힘이 있는지에는 심각한 의문이 남아 있다.

새천년이 도래한 이후 WTO의 미래는 안정과는 거리가 멀다. 선진국은 적극적으로 무역 협상을 위한 대체 회의체를 모색하고 있고 최초의 세력 불균형이 이제는 타협하지 않는 요구를 가진 신흥 강대국으로 기울어지면서, WTO 설립 배경이 된 역사적인 이유가 더는 전과 같은 울림이 없다. WTO가 회원국이 전 지구적 무역 체계 안에서 개발과 정의를 포용할 수 있도록 지도하는 능력은 그 미래를 위해 매우 중요하다. 어젠다 우선순위에는 적정 비용의 필수 백신과 의약품 접근, 농업 보조금의 현저한 감소, 국내 공중보건을 보호할 수 있는 국가 주권 그리고 FTA의 부식효과 제거 등이 있어야 한다.

## 국제보건과 무역 간의 균형

얼핏 보면 보건과 무역 목표가 대립 관계인 것처럼 보인다. 그러나 두 분야의 성공은 상호 호혜적인 합의 조정에 달려 있다. 공정하고 활기 있는 무역 체제는 모든 사람의 생활수준을 개선해 글로벌보건과 개발에 도움이 될 것이다. 그와 동시에 건강한 인구는 더욱 창의적이고 생산적이 되어 무역과 투자에 좋은 징조가 된다. 국민의 건강과 복지가 높은 우선순위라고 느낀다면 모든 국가가 무역자유화의 이상에 참여하고자 할 것이다.

이들 두 영역이 교차하는 곳에는 특허 의약품과 공중보건비상사태 시 국제무역에서 보건 종사자의 이주에 이르기까지 많은 현안이 가로놓여 있다. 이들 중 대한 문제는 물론이고 이외의 훨씬 많은 현안이 무역이나 보건에서 소외된 채로는 해결될 수 없다. 이를 해결하는 데는 통합적인 접근 방식이 필요하다. WTO 협정에 적극적인 보건보호 조치가 반영될 필요가 있는 만큼, 마찬가지로 WHO의 조약, 글로벌 전략, 강령 역시 무역 관련 의견 수렴을 통해 혜택을 얻을 수 있을 것이다. WTO, WHO 그리고 각 기구의 회원국이 지금까지 제각각 운영된 방식은 상호 존중과 협력의 방식으로 진화해야 한다.

무엇보다도 중요한 것은 외부의 도전에 대응하려면 사고의 대전환이 필요하다는 것이다. WTO와 강대국이 보건 정의(正義)의 충분한 고려 없이 무역자유화를 완강하게 고집하는 것은 각국이 WTO에서 떨어져 나와 기구 밖에서 협상을 요구하게 되는 위험이 따른다. 이는 개발도상국에 부정적인 결과를 초래하고 WTO로부터 더욱 소원하게 만들 뿐이며, 개발을 주제로 한 도하라운드를 더욱 약화시키게 될 것이다. WTO의 투명성, 협업, 시민사회의 참여는 양자 및 지역적 FTA 협상보다 선호된다. 전반적으로 공중보건과 글로벌 정의는 WTO 어젠다의 선두에 있어야 하며, WHO는 국제무역과 글로벌보건의 교차 지점에서 주요한 위력을 발휘하려면 전문성과 권한은 물론이고 정치적·경제적 힘까지 강화해야 한다.

# 지평선 너머

## 글로벌 사회정의를 찾아서

정의에 입각한 글로벌보건은 이 책에 살아 숨 쉬는 주제이다. 나는 이 책의 마지막 제4부에서 글로벌보건 형평성의 내용과 과정을 살펴보기 위한 렌즈로 일련의 통찰력 있는 사례 연구를 활용한다. 이들 사례 연구는 모두 두 가지 특징을 보인다. ① 대중의 관심과 행동에 영향을 미치며 전 세계적으로 중요하게 인식되는 주요 보건 위협에 관한 흥미로운 관심사를 담고 있다는 것과, ② 사회동원처럼 긍정적이든, 업계의 모호화 전략처럼 부정적이든 주요 개혁을 이끌어온 사회적·경제적·정치적 요소를 보여준다는 것이다. 이 책의 다른 부분, 특히 담배 범유행에 관해 기술한 제7장에서도 이와 유사한 특징의 판례를 논하고 있다.

제4부의 시작인 제10장은 가장 두드러지고 흥미로운 글로벌보건 위협 사례 연구인 에이즈 범유행으로 시작한다. 그 중요성은 에이즈가 몰고 온 파괴력뿐만 아니라 시민사회 행동주의에 따라 가속화되고 경탄할 만한 기술적·정치적 진보에도 반영되어 있다. 제11장은 보건 종사자가 빈곤한 나라에서 부유한 나라로 이주하면서 개발도상국의 필수 인적자원을 무너뜨리는 사회적 불평등의 극적

인 사례를 기술한다. 이 장은 또한 불평등을 해결하기 위한 혁신적인 '연성' 규범인 WHO의 보건인력의 국제 채용에 관한 국제실천규약과 관련한 내용을 기술한다.

제4부의 마지막 두 사례는 감염성질환과 비전염성질환 모두의 범유행 위협에 초점을 맞춘다. 급속하게 이동하는 신종 인플루엔자는 글로벌보건안보에 필수적으로 중요하며, 따라서 제12장은 국제보건규칙에 관한 제6장과 연계해 읽으면 이해가 빠를 것이다.

또한 제12장은 부족한 백신과 항바이러스 의약품이 좀 더 공정하게 분배될 수 있도록 보장하기 위한 글로벌 보험 제도에 관한 제안을 포함한다. 제13장에서는 비전염성질환의 '다가오는 폭풍'을 논의한다. 세계화의 힘(제2장 참조)은 특히 저·중소득국에서 감염성질환에서 만성질환으로 역학적 변화를 가속화하고 있다. 암, 심혈관질환, 당뇨 같은 비전염성질환은 부실한 식습관, 흡연, 신체운동 부족 같은 생활방식을 요인으로 일어나기 때문에 다른 종류의 행동 개입이 필요하다.

이 책의 마지막 제14장은 한발 뒤로 물러서서 정의에 입각한 글로벌보건을 달성하는 데 필수적인 세 가지 질문을 던진다. 우리가 달성할 수 있다면 진정한 글로벌보건의 상태는 어떤 모습인가? 정의로운 세상에 내재된 글로벌보건은 어떤 모습인가? 그리고 실제로 우리가 기대하는 글로벌보건 형평성의 비전을 달성하기 위해서는 무엇이 필요한가? 첫 질문의 대답은 공중보건과 사회경제적 결정 요인 등 질병의 '상위' 원인에 더 큰 역점을 두라는 것이다. 두 번째 질문의 대답은 우리 모두가 살고 있는 환경에 정의(正義)를 분명하게 설정해두고 가장 취약한 집단에 특별한 주의를 기울이면서 공공재를 공평하게 배분하라는 것이다. 가장 어려운 세 번째 질문의 대답은 시민사회와 학계에서 제시한 '숭고한' 개혁안에서 빌려 왔다. 이는 바람직한 거버넌스, 지속 가능한 자금 지원, 연구 개발, 필수 보건기술의 경제적인 접근성 그리고 제안된 글로벌보건기본협약에서 찾아볼 수 있는 글로벌보건을 위한 '뉴딜'을 필요로 한다.

## 제10장

# '제로(0)에 다가가기'

## 에이즈 범유행의 과학 혁신, 사회동원, 인권

글로벌보건에서 에이즈 범유행만큼 세상을 바꾸는 영향력을 지닌, 장엄하면서도 비극적인 이야기는 없다. 한 세대 전만 하더라도 알려지지 않았던 이 질병은 1981년 6월 뉴욕과 샌프란시스코에 있는 젊은 남성 동성애자 사이에서 발견된 특이한 의학 사례였다. 몇 년이 지나지 않아 에이즈는 모든 대륙에서 발견되었다. 온 세상을 뒤덮으며 인간 역사상 엄청난 파괴력으로 범유행한 질병 중 하나가 되어 인간에게 이루 말할 수 없는 고통과 사회 해체, 경제적 파괴를 유발했다.

인간면역결핍바이러스(HIV)는 서서히 면역 체계를 공격해 기회감염을 촉발하면서 궁극적으로 그 바이러스주를 죽이는 희귀한 바이러스이다. 범유행 초기에 공중보건 관계자들은 다른 성매개감염질환용 예방 전략인 검사, 상담, 교육, 콘돔 권장, 파트너 통보에 의지했다. 새로 진단받은 사람은 평균 6~8개월 생존했고 약화된 면역 체계의 영향으로 희귀 암, 폐렴, 만성피로 등에 시달리다가 끔찍하게 수척해지며 죽었다. HIV는 성관계, 주사, 출산 같은 보편적인 행동을 통해 사람에게서 사람으로 전파된다. 시간이 지나면서 이 질병은 사회의 가장 억

업받는 계층인 마약 복용자, 성노동자, 성소수자, 절대 빈곤층에 깊이 침투하며 예방과 치료에서 종종 뚫을 수 없는 사회정치적·경제적 장벽을 형성한다.

초기에 사회정치적 대응은 기껏해야 부인, 무지, 침묵이었다. 레이건 대통령은 1986년까지 대중 앞에서 '에이즈'라는 단어를 입 밖으로 꺼내지도 않았다. 최악의 대응은 사회적 소외와 차별, 그리고 처벌이었다. 환자가 스스로 불러온 고통이라고 탓하며 그러한 행동을 불법화했다. 에이즈에 걸린 채 살아가는 사람과 그들의 사랑하는 가족이 직면한 두려움, 고통, 절망은 말로 다 표현할 수 없을 정도였다.

2010년 유엔에이즈는 *3무(無) 정책['제로(0)에 다가가기']*, 즉 신규 감염률 0, 에이즈 관련 사망률 0, 차별 0이라는 목표를 발표했다. 한때는 상상조차 할 수 없었던 목표였다. 1990~2010년 미국의 HIV 감염인 입국제한 조치 때문에[1] 22년 만에 처음으로 미국에서 개최된 2012년도 국제에이즈회의에서 힐러리 클린턴 당시 국무장관은 *'에이즈 없는 세대'*를 촉구했다. 그러나 이 '3무' 희망사항은 회의적인 반응을 불러일으켰다. 전문가들은 이 목표가 비현실적이고 무제한적이라고 비판했다. ─'무'나 '에이즈 없는'이라는 말의 정의가 정확하게 무엇이며 어떤 세대를 말하는가? 그러나 수십 년간 논쟁하며 현실주의로 약화된 희망사항에서 한 걸음 물러나 보면 그동안 성취한 기술적 진보에 놀라지 않을 수 없으며 그것이 바로 과거에는 글로벌보건 지도자들이 감히 생각할 수도 없었던 것, 즉 언젠가 에이즈 재앙에 종지부를 찍는 날을 보게 되리라는 포부를 말할 수 있게 해주고 있다.

이 모든 것을 가능하게 한 기술적 진보의 일등 공신은 항레트로바이러스 치료이다. 새로 진단받은 25세 에이즈 환자가 이 약으로 치료를 받으면 향후 50년은 더 살 수도 있다. 여전히 검사, 상담, 콘돔 권장 및 교육과 같은 전통적인 방법이 중요하긴 하지만 그러나 여기에는 또한 이들 방법을 훨씬 넘어선 복합적 예방이 포함된다. 연구에 따르면 포경수술, 노출 전 예방 요법(PrEP), 항레트로바이러스 치료(ART)로 HIV 전파가 현저히 감소했음을 보여준다. 2011년 국제에이즈회의에서 과학자들은 항레트로바이러스 치료를 꾸준히 받고 있는 이성의 부부들 중에서 성관계를 통한 전파가 95% 이상으로 입이 딱 벌어지게 할 만 큰 감소했다는 결과를 발표했다('예방 치료').

만일 감염 위험이 있거나 이미 감염된 모든 사람에게 이 강력한 개입이 도달 가능하다면? 여성이 스스로를 보호할 수 있는 기술, 예를 들면 곧 나올 조짐이 보이는 질 살균제 같은 신기술이 등장한다면?[2] 정치적 의지를 고려해보면 국제 사회가 '0에 다가가는' 것이 가능하다고 상상할 수 있지 않은가?

어떻게 이 같은 기술적 진보가 일어났으며, 왜 이 특정 질병이 전례 없는 과학적 발견을 향한 통로를 만들어준 것일까? 매우 안타깝게도 과학은 정신질환, 암, 결핵 등을 포함한 대부분의 글로벌보건 도전에서 이와 같은 기술적 진보를 이루지 못하고 있다. 일각에서는 그 같은 질병이 고도로 복잡한 다인성 질병인 반면에 에이즈는 그렇지 않다고 한다. 그러나 그것은 진실과 거리가 한참 멀다. 에이즈는 이 세상에서 존재해온 그 어느 질병보다 복잡하고 끈질기게 계속되는 질병 중 하나다.

에이즈는 사회적 매개를 통해 확산되는 질병으로 대중의 인식은 성노동자, 마약 복용자, 그리고 동성애자, 양성애자, 성전환자 등 성소수자(LGBT)에 대한 집단 편견으로 얼룩져 있다. 이는 정신질환과 결핵에서 증명되다시피 종종 사회적 낙인과 무행동으로 이어진다. 그러나 에이즈의 사회·정치적 차원은 정반대의 효과를 일으키며, 보건 위기를 둘러싸고 세상에서 유례없는 대규모 사회동원을 촉발했다. 미국의 액트업(ACT UP)과 람다 리걸 디펜스에서 남아공의 치료행동캠페인(TAC)에 이르기까지 용감한 사람들과 조직들이 글자 그대로 에이즈 정치판을 탈바꿈하면서 무시와 비웃음을 권한 부여와 사회 행동으로 바꾸었다.

이 광대한 사회동원은 이 질병이 사회적 차원에서 절실하게 요구된 존엄, 비차별, 정의만 겨냥한 것이 아니었다. 아마도 의약품 접근성이 주목적이었을 것이다. 에이즈 퇴치 운동은 사회정의의 기본 의미에 호소하는 명료함이 있었다. 즉, 부자는 생명 유지 의약품에 접근성이 있었지만 빈곤한 사람은 그렇지 못하다는 것이었다. 이 메시지는 선진국은 물론이고 개발도상국 모두에 반향을 일으켰다. 선진국 빈곤층은 종종 항레트로바이러스 치료에 접근이 거부되었고, 개발도상국에서는 선진국 국민 대부분이 접근할 수 있는 생명구제 약품을 살 수 없었기 때문이다.

의약품 접근 캠페인은 에이즈 권익 활동가들이 보건 분야를 넘어선 해결책을 추구하도록 촉구했다. 활동가들은 지식재산을 보호하는 지배적인 무역자유화 패러다임을 직접적으로 공격하며 건강권의 우위를 주장했다. 치료행동캠페인(TAC)은 남아공에서 정부를 상대로 주산기 치료 접근 제한과 관련한 소를 헌법재판소에 제기했다. 치료행동캠페인은 국제적인 차원에서 WHO가 의약품 접근을 진지하게 고려하도록 자극함으로써 WHO의 '3 by 5 구상' 같은 운동 전개를 촉발했다. 또한 세계무역기구(WTO)의 진로를 바꾸어 냉혹한 지식재산 체제를 누그러뜨린 도하선언의 유연성을 도입하게 했다(제9장 참조).

이 같은 사회동원은 유례없이 글로벌보건에 자원을 풀게 해주어 생의학 연구, 백신, 치료에 새로운 자금이 제공되었다. 더욱이 에이즈를 둘러싼 사회동원은 문자 그대로 글로벌보건 거버넌스를 탈바꿈했다. 근본적으로 미국의 에이즈 퇴치를 위한 대통령 비상계획(PEPFAR) 그리고 브라질, 칠레, 프랑스, 노르웨이, 영국이 설립한 국제의약품구매기구(UNITAID) 등 강대국 대부분의 대외 지원에 변화를 가져왔다. 처음으로 주요 강대국은 감염성질환이 국가안보 위협이라고 표현하기 시작했으며 G8 최고위 정치적 회담에서도 논의할 정도가 되었다. 사회동원은 유엔의 대응을 이끌어냈고 보건 현안에 관한 사상 최초의 고위급 정상회의는 에이즈 문제에 집중하게 되었다.[3] 또한 유엔총회는 에이즈를 퇴치하고 에이즈와 관련한 유엔 업무를 조정할 새로운 상부 기구인 유엔에이즈(UNAIDS)를 설립했다. 새로운 공공-민간 파트너십이 유엔·WHO 구조 밖에서 나타나 자원을 창출하고 모으는 역할을 했는데 바로 에이즈·결핵·말라리아 퇴치 세계기금이다.

비록 국제사회가 에이즈 퇴치를 위해 결집되었지만 에이즈 퇴치 운동 내에서는 격렬한 논쟁이 벌어졌다. 옹호자들은 처음에 검사와 보고 같은 전통적인 공중보건 전략이 사생활을 침해하거나 차별을 심화할 것이라고 우려했다. 그와 동시에 정책 입안자들은 어떤 개입이 어떤 조합으로 시행될 때 가장 효과적인가를 두고 논쟁을 벌였다. 그와 함께 비용 효과성 문제에서도 의견이 양분되었다. 정부가 항레트로바이러스로 평생 치료하도록 하는 것과 같은 값비싼 개입을 감당할 수 있는가? 그렇지 않다면, HIV 감염이 우려되거나 이미 감염된 대규모 인구 집단에 그런 혜택을 어떻게 공정하게 배분할 수 있는가? 에이즈 퇴치 운동에 배정된 자원 수준이 아동·모성 보건, 손상 또는 비전염성질환 등 다른 절박한 건강 조건에도 동등하게 적용되어야 하지 않겠는가? 이러한 다툼은 국내 보건분야는 물론이고 대외 보건지원 예산 논쟁에서도 잇따랐다. 이 주제는 여전히 활발한 논쟁거리로 남아 있다.

이 장은 먼저 사회적 매개 질병으로서 에이즈를 깊이 논의한 다음 에이즈 대응의 특징인 광범위한 사회동원을 논한다. 다음으로 에이즈 퇴치 운동의 가장 긴급한 메시지인 보편적 치료 접근으로 옮겨 간다. 그런 다음 에이즈 퇴치 운동이 건강과 관련해 글로벌 거버넌스에 미친 영향을 탐구한다. 끝으로 엄청난 과학 혁신과 그에 따라 발생한 논란을 검토할 것이다. 에이즈 범유행의 종식을 상상해보는 것이 가능한가? 어떻게 우리는 이처럼 웅대한 포부와 상대적으로 냉혹한 현실을 융화할 수 있을까?


## 에이즈의 사회적 구성

역사가인 찰스 로젠버그는 "질병은 질병이 발생하는 문화의 모든 측면을 속속들이 반영하고 폭로한다"고 기록했다.[4] 에이즈 범유행을 규정하게 되는 사회적·문화적 가치는 로젠버그의 통찰을 똑똑히 보여준다.[5] 에이즈의 영향을 가장 깊이 받는 사람들인 남성 간 성애자(MSM), 주사 약물 투약자, 성노동자(아동 포함), 죄수, 이주자는 역사적으로 소외된 집단이었고 지금도 소외되고 있기에 에이즈 퇴치 운동의 광범위한 사회동원이 한층 더 돋보인다.[6] 쉽게 말해 에이즈는 '경제적·성적 불평등을 안고 있고 사회 통합을 약화'시키는 질병이다(글상자 10.1).[7]

후천성면역결핍증(AIDS)은 인류 역사상 매우 파괴적인 전염병 중 하나로 1981년 처음 발견된 이래 6,000만 명 이상이 감염되었고 그중 절반가량이 목숨을 잃었다.[1] 2012년 인체면역결핍바이러스(HIV) 감염자는 3,530만 명으로 추정되며 그중 신규 감염자는 230만 명이다. HIV 감염자 수가 그토록 많다는 것은 이 범유행의 규모뿐만 아니라 항레트로바이러스 치료(ART) 덕분에 환자들의 수명이 늘어났음을 반영한다.[2]

에이즈 퇴치는 갈 길이 멀지만 예방과 치료에서 이루어진 진전은 괄목할 만하며 2001~2012년 26개국에서 신규 HIV 감염이 50% 감소했다.[3] 2012년까지 에이즈 관련 사망률은 2005년 정점에 올랐다가 ART 치료를 점진적으로 확대 시행한 이후 30% 감소했다.[4]

그러나 보편적 치료라는 야심 찬 목표는 여전히 요원하기만 하다. 2012년 저·중소득 국가의 970만 명이 ART 치료를 받고 있었고 이는 2010년 WHO 지침하에서 모든 치료 대상자의 61%를 차지한다. 그러나 치료 대상에 더 많은 사람을 포함한 2013년 개정 WHO 지침하에서 저·중소득 국가의 ART 보급률은 같은 해 치료 대상자 2,830만 명의 34%에 불과하다.[5] 주사 약물 투약자 같은 소외 집단의 대상자 중 치료받고 있는 사람들의 비율은 상대적으로 낮다. 한 예로 중국에서 ART 치료를 받는 사람의 14.7%가 주사 약물 투약자이지만 이 집단은 중국 HIV 감염자 중 38.5%에 이른다.[6]

사하라 이남 아프리카는 계속해서 에이즈 범유행의 진원지로서 2012년 신규 감염의 70%가 이곳에서 발생했다.[7] 그럼에도 불구하고 에이즈 예방 진도율은 고무적이다. 2001년 이후 사하라 이남 아프리카 성인의 신규 HIV 감염자 수는 24% 줄었다. 카리브해 지역은 2001년 이후 49% 감소라는 훨씬 더 눈에 띄는 진전을 보였다.[8] 안타깝게도 이들 국가의 연도별 감염률은 계속 줄어드는 반면에 다른 지역에서는 에이즈가 되살아나고 있다. 예를 들면 중동과 북아프리카는 안정화 기간이 지난 후에 연도별 감염률이 상승하고 있다. 신규 HIV 감염 역시 우크라이나를 제외한 동유럽과 중앙아시아에서 늘어나고 있다.[9]

2013년 유엔에이즈 보고서는 신규 감염 예방과 HIV 서비스 확대 관련 주요 도전과제를 식별했다. 그 가운데 중요한 것은 주사 약물 투약자 집단에서 지속적으로 높은 HIV 감염률을 보이는 점을 감안해 주사 약물 투약자에게로 예방 대상을 확대하는 것이다.[10] 다른 중요한 장벽으로 성불평등, 여아를 포함한 여성 폭력, HIV 관련 낙인과 차별로 자유로운 이동의 제한과 처벌법 등이 포함된다. 신규 감염률 0, 에이즈 관련 사망 0, 차별 0의 목표를 달성하려면 이들 장애 요소가 반드시 해결되어야 한다.

주

1  World Health Organization (WHO), *A New Health Sector Agenda for HIV/AIDS: Global Health Sector Strategy on HIV/AIDS: 2011-2015* (Geneva: WHO, 2011).
2  Joint United Nations Programme on HIV/AIDS(UNAIDS), *Global Report: UNAIDS Report on the Global AIDS Epidemic* (Geneva: UNAIDS, 2013), 4.
3  Ibid.
4  UNAIDS, "UNAIDS Reports a 52% Reduction in New HIV Infections among Children and a Combined 33% Reduction among Adults and Children Since 2001," September 23, 2013, http://www.unaids.org/en/resources/presscentre/pressreleaseandstatementarchive/2013/September/20130923prunga/.
5  UNAIDS, *Global Report*, 6.
6  Richard H. Needle and Lin Zhao, *HIV Prevention among Injection Drug Users: Strengthening U.S. Support for Core Interventions* (Washington, DC: Center for Strategic and International Studies, 2010).
7  UNAIDS, *Global Report*, 12.
8  Ibid.
9  Ibid.
10  Ibid., 5-6.

## "네 유행을 알라"

'제로(0)에 다가가기' 캠페인을 시작하기 전에 유엔에이즈는 국가와 지역사회에 그 지역의 유행(epidemic)을 알라고 촉구했다. 이 구호의 중심에는 에이즈의 특성이 지역에 따라 다르기 때문에 표적에 맞는 개입이 필요하다는 의미가 담겨 있다. 어떤 지역사회는 인구의 광범위한 단면에 영향을 주는 일반화된 유행에 휩싸여 있는 반면에 어떤 지역사회는 주사 약물 투약자, 남성 동성애자 또는 성노동자같이 취약 집단에 집중되어 있다. 따라서 진화하는 전파 방식에 맞추어 공중보건 전략을 갱신하고 조정해야 한다. 아프리카의 젊은 여성 집단에서는 효과적인 개입이 주로 주사 약물 투약자로 이루어진 동유럽의 다른 집단에서는 비효과적일 수 있다.

이런 편차에도 불구하고 많은 위험 요소가 사회적인 매개로서 사회 정서적으로 가장 깊은 상징인 성관계, 혈액, 성노동, 약물 복용과 관련되어 있다는 공통점이 있다. 비록 HIV가 개인적 행동에 따라 전파되기는 하지만 이 같은 행동은 개인이 처한 관계성에 따라 형성된다.[8] 사회적 관계망은 소외 집단에 HIV 전파를 부채질할 수 있지만[9] 또한 그 구성원을 지지하는 중요한 원천이 될 수 있다.

동성애자 집단: 서구에서 일반적인 인식은 에이즈가 기본적으로 '동성애자 질병'이라는 것이다. 최초 보고된 사례가 캘리포니아와 뉴욕의 남성 동성애자 사이에서 발견된 사실이 그 같은 인식 형성에 한몫했다. 또한 동성애자 집단은 호주와 서유럽에서 최초로 감염된 집단이기도 하다. 그래서 처음에는 대중매체에서 에이즈를 '동성애자 타협 증후군' 또는 동성애자 관련 면역결핍(GRID)이라고 부르기도 했다.[10] 부정적인 고정관념은 사회적 배척, 차별, 폭력을 부채질했다. 일부 국가는 동성 간 성관계를 범죄화했고 성관계를 통한 HIV 전파를 혹독하게 처벌했다. 이런 적대적인 환경 속에서 남성 동성애자는 성적 취향을 감추면서 이 유행을 지하로 숨기는 역할을 했다.[11] '이런 초기의 지배적인 특징은 침묵이었고… [이 질병은] 의식이나 예방 조치 없이 걷잡을 수 없이 퍼져나갔다.'[12]

에이즈는 스스로를 동성애자로 밝힌 남성 외에 동성애와 양성애를 구분하지 않고 남성과 성관계를 가지는 좀 더 넓은 범위의 남성 집단에 강하게 영향을 미친다. 북미와 서유럽에서는 남성 간 성애자, 특히 젊은 남성 사이에 HIV가 부활하고 있다. 또한 높은 감염률이 사하라 이남 아프리카에서 나타나고 있으며, 특히 세네갈의 신규 감염률 중 약 20%와 케냐와 르완다의 신규 감염률 중 15%는 남성 간 콘돔을 사용하지 않는 성관계와 연결되어 있다.[13]

낙인, 차별, 폭력은 HIV 예방과 치료라는 엄청난 과업을 더욱 힘겹게 만든다. 특히 2011년 우간다에서 발생한 동성애자 권익 운동가 데이비드 카토 폭행치사 사건은 매우 비참한 사례로서 동성애자임을 밝힌 남성들은 생명의 위협을 느껴야 했다.[14] 우간다에 있는 동성애자, 양성애자, 성전환자 등 성소수자(LGBT) 집단의 안전에 더욱 위협을 가하는 것은 동성애 관계 불법화의 범위를 확대하고 동성애자 권익을 지지하는 개인과 조직을 혹독하게 처벌하는 방안을 도입하려는 법안(이 책을 쓸 당시 의회에 계류 중이었음)이다.[15] 남아공에서는 2010년 4월부터 2012년 2월까지 23건의 동성애 혐오에 따른 살인 사건이 발생했다.[16] 2013

년 동성애자 권익 활동가들은 러시아가 젊은이 간에 비전통적인 성관계를 장려하는 '선전'을 금지한 법이 도입된 이후, 특히 10대 LGBT 청소년들을 상대로 동성애 혐오 자경주의가 급증했다고 보고했다.[17]

주사 약물 투약자: 오염된 주사기를 공유하면 수백만 명의 약물 투약자가 HIV와 B형 및 C형 간염 등 다른 혈액 매개성 감염병에 걸릴 위험이 높아진다. 투여량을 최대화하기 위해 주사 약물 투약자들은 종종 부팅(booting)이라는 절차를 통해 '주사기 밀대를 뒤로 잡아당겨 주사기통에 혈액을 채우고 혈액을 재주입'하여, 약물 잔액을 완전히 없앤 후에 주삿바늘 공유 파트너에게 건넨다.[18]

비록 주삿바늘 공유가 약물주입 의식(儀式)의 일부라고는 하지만, 국가가 인위적으로 살균장비 부족 현상을 유도하는 정책의 시행이 오히려 위험 행동을 부추기는 요인이 되고 있다. 금지된 마약 사용은 거의 모든 곳에서 불법이므로 그 같은 행동은 지하로 내몰린다. 국가는 종종 약국에서 주사장비 판매를 제한하고 심지어 많은 국가에서는 효과성이 높은 것으로 입증된 주삿바늘 교환 프로그램을 금지하기까지 한다.[19]

위해 감축정책이 없으면 주사 행위로 유행병이 가속화될 수 있기 때문에 경미한 수준에서 몇 년 내에 50% 이상 증가하기도 한다. HIV가 일단 주사 약물 투약자 간에 자리를 잡으면 성관계 파트너에게 그리고 출산을 통해 신생아에게 전파될 수 있다. 약물 투약자는 사회에서 가장 소외된 집단에 속한다. 그들은 국가로부터 범죄자로 확정당해 차별과 폭력으로부터 보호받지 못한다. 주사 약물 투약자 75%가량은 서비스 접근이 제한된 개도국에서 살고 있다. 반기문 전 유엔 사무총장은 "가장 위험한 환경에 처한 이 인구 집단을 사실상 방치한 것"을 비난했다.[20]

주사약물 투약은 동유럽, 동남아시아, 중동 그리고 남미의 최남단에서 HIV 전파의 주요 경로이다. 일부 국가에서 주사약물 투약에 따른 에이즈 감염률은 경악스러울 정도이다. 예를 들면 러시아는 83%, 말레이시아는 72%에 이른다.[21] 사회적·경제적 비용은 범죄 증가, 가정 폭력, 노숙을 기준으로 측정했을 때 휘청거릴 만큼 어마어마하다.

성노동자: 남성 간 성애자 및 주사 약물 투약자와 마찬가지로 성노동자는 전 세계적으로 과도하게 에이즈의 영향을 받는다. 아시아에서 성노동은 에이즈 범유행을 일으키는 '가장 강력한 원동력'이다.[22] 권리박탈 정도는 지역과 사회에 따라 다르지만 여성 성노동자는 매우 취약하다. 여성으로 성전환한 성노동자 역시 마찬가지로 불안정한 지위에 있다. 성노동자의 위험은 마약과 음주에 결부되어 더욱 심각해지며 표적 개입을 더욱 복잡하게 만든다. 이 같은 활동은 숨겨진 곳에서 발생하므로 그 방대한 문제의 폭을 제대로 평가하지 못하는 실정이며, 유행 추적이나 개입을 어렵게 만들고 있다.

여성 성노동자들은 종종 높은 감염률을 보이는데, 보편적으로 콘돔 등 피임 기구를 사용하지 않는 성관계가 이루어지고 있음을 시사한다. 이는 성노동자와 성매수자 간에 매우 불평등한 협상력에 따른 부산물이라 할 수 있다. 남성 성매수자는 콘돔을 사용하지 않는 성관계에 더 많은 대가를 지불하거나 콘돔 사용을 거부하는 여성에게 성폭력을 행사할 수 있다. 지하 거래자로서 법적인 보호에 의지할 수 없는 성노동자들은 위험을 감수하거나 생계를 포기해야 하는 불가항력의 선택에 직면해 있다. 이들의 미미한 수입은 자신의 생존과 자식들의 생존을 위해 절실하기 때문이다.

성노동 외에 범죄 기업이 성을 목적으로 취약한 아동과 여성을 매매하고 있고, 이 같은 범죄조직 활동은 종종 체포나 기소 같은 위험 없이 이루어지곤 한다. 이들 아동과 여성의 삶은 현대판 노예 형태로 철저히 파괴된다. 그들은 종종 그들보다 나이가 두 배도 더 먹은 악랄한 남성들에게 포로처럼 사로잡혀 폭행당하고 에이즈로 죽어간다.

죄수: 죄수는 국가의 감시를 받는 데도 '감금 상태'라는 자체가 HIV나 다른 성적 매개 감염 또는 혈액 매개 감염의 높은 위험 요인이라는 것은 놀라운 일이다. 그러나 HIV는 전 세계적으로 수감 체계의 죄수에게 만연해 있다. 많은 저·중소득 국가에서 죄수의 HIV 발병률은 10%가 넘는다.[23] 고소득 국가에 있는 대도시 감옥에서도 유사한 감염률을 보인다.[24]

많은 국가가 감옥에서 발생하는 에이즈를 방치하는 것은 부당할 뿐 아니라 역효과를 낳는다. 에이즈가 보호되지 않은 환경에서 종종 이루어지는 강제적인 성관계와 주사약물 투약이 많은 감금된 인구 집단에서 유행하지만 교도소 당국은 이러한 금지된 행위에 눈감고 있다. 실제로 정부는 수감자에게 콘돔 배포와 주사기 살균 같은 중요한 위해 감축 프로그램을 금지한다. 수감 제도는 재소자들에게 HIV 감염 검사나 HIV/AIDS 감염자를 대상으로 하는 치료를 시행하지 않는다. 그래서 출옥한 남성들은 대부분 배우자나 다른 성관계 파트너 혹은 주삿바늘을 공유하는 파트너에게 HIV를 전파하게 된다.

이주자: 이주자는 언어, 문화, 법적 신분 등 다양한 문제에 부딪힌다. 폭력과 압박에 직면한 이주자는 보건의료 접근이 제한되어 감염에 매우 취약하다. 유엔에이즈가 관찰했듯이 "이주자의 이동 중이라는 사실 자체는 HIV 감염의 위험 요소는 아니다. HIV/AIDS에 취약성과 위험성이 확대되는 것은 이동 중 혹은 이주 중에 맞닥뜨리는 상황과 그 과정에서 이루어지는 행동"이다.[25]

이주자 사이에 중첩된 위험 행동, 특히 성매매는 전파 증가의 원인이 된다. 중국에서 도시로 이주하는 시골 젊은이가 에이즈 범유행의 '급변점'으로 파악되고 있다. 그들이 '사회적·성적 네트워크를 넓히는 데 중대한 역할'을 하기 때문이다.[26] 중동과 북아프리카에서 이주한 난민은 종종 HIV에 감염되어 있고 그 사실을 알지 못하는 성관계 파트너에게 바이러스를 전파하고 있다.[27] 밀입국 이주자는 검사와 치료를 받으려 하지 않을 가능성이 높아 사회 전체에 성관계와 출산 전후에 HIV 감염을 확산시킨다.

## 사회동원: 시민사회의 막대한 잠재력

절망과 사회적 배척 앞에서 전 세계의 용감한 권익 옹호자들은 맞서 싸웠다. 시민단체는 거리로 나갔고 의회의 지지를 구했으며 소송의 선봉에 서면서 놀라운 성공을 거두었다. 단순히 에이즈 퇴치뿐만 아니라 좀 더 넓은 건강권 확보 활동을 위한 길을 닦는 데 성공했다. 처음에는 강제 고립되었던 HIV/AIDS 감염자들과 그들이 사랑하는 이들은 풀뿌리 네트워크를 형성했다. 그들은 환자를 보살피기 위한 지원 체계를 구축했고 과학 연구, 동등한 권리, 치료에 공평한 접근을 위해 열정적으로 운동을 벌였다. 캄보디아 여성 간의 유기적인 네트워크에서 우간다, 남아공, 싱가포르에 있는 권익옹호 단체, 미국과 유럽에 있는 동성애자 권리 단체에 이르는 에이즈 퇴치 운동은 온 세상을 바꾸어나갔다.

1980년대 후반의 동성애자 활동가인 비토 루소는 에이즈가 사회집단 결의를 시험했다고 보았으며 에이즈 퇴치 운동의 변혁적 힘을 다음과 같이 표현했다. "미래 세대가 우리에게 이 같은 위기에서 무엇을 했는가를 물으면, 우리는 오늘 여기 이렇게 세상 밖으로 나왔다고 말할 것이다. 언젠가 에이즈 위기는 끝이 날 것이다. 그리고 그날이 오면 동성애자와 이성애자, 남녀, 흑인과 백인 할 것 없이 이 지구에 사는 사람은 이 이야기를 듣게 될 것이다. 한때 끔찍한 질병이 있었노라. 하지만 용감한 사람들이 궐기해 싸웠고, 어떤 경우에는 다른 사람들이 살아남아 자유로워지도록 목숨을 바치기도 했다는 이야기를…."[28]

## 혁신적인 권익옹호 전략

미국 극작가이자 LGBT 인권 활동가인 래리 크레이머는 무관심한 정부와 두려움에 사로잡힌 대중이 에이즈 범유행을 허용했다고 주장했다.[29] 자주 중단되고 부적절했던 정부 대응이 입증하듯이 크레이머의 주장에는 진실이 있다. 정부 지도자들은 종종 침묵하거나 사상 유례없는 공중보건 위기의 규모는 물론이고 심지어 과학적 원인까지도 부인했다.

조지 H. 부시 대통령(1989~1993)은 1991년 메인주 케네벙크포트에 있는 그의 여름 별장 밖에서 벌어진 시위를 일축하며 에이즈 활동가들이 "대통령이 조상 대대로 살던 집을 방문하니… 특집 텔레비전 보도를 위해 여기 온 것"이라고 답했다. 대통령은 이 질병으로 고통받는 사람들을 암시적으로 비난하며 "이 질병은 스스로 행동을 자제하면 전파를 통제할 수 있다"라고 말했다.[30] 그의 아들이 단 하나의 질병 퇴치를 위해 역사상 최대 규모의 국가사업인 에이즈 퇴치를 위한 대통령 비상계획(PEPFAR)을 수립한 것은 참으로 아이러니하다. 적대감의 완벽한 전형을 보여준 표현으로는 제시 헬름스 상원의원을 따라올 사람이 없을 것이다. 그는 동성애를 "고의적이고 역겹고 혐오스럽다"라고 표현했다.[31]

이런 냉담함과 동성애 혐오로부터 에이즈 집단은 문자 그대로 살려고 일어났다. 에이즈 퇴치 운동은 연구, 안보, 무역, 사회정의 등 모든 면에 영향을 미쳤다.

## 에이즈의 인간화

에이즈 퇴치 운동의 핵심 전략은 이 질병에 인간의 얼굴을 입히는 것이었다. HIV/AIDS에 감염된 채 살아가는 사람을 인간화하면서 대중의 태도는 부정적인 고정관념에서 연민으로 바뀌기 시작했다. 미국 대중의 태도가 바뀐 계기인 호소력 있는 이야기를 소개하면 다음과 같다.

이름 프로젝트 에이즈 추모 퀼트(Name Project AIDS Memorial Quilt)는 1987년 워싱턴 D.C.에 있는 내셔널몰에서 처음 전시되었고 강력한 상징이 되었다. 1,920개의 조각보로 되어 있으며 각각의 조각에 에이즈로 죽은 사람의 이름이 새겨져 있는 이 퀼트는 축구장보다 더 넓은 공간을 덮었다. 50만 명이 개회 첫 주말에 퀼트가 전시된 곳을 방문했다. 그로부터 1년 후 퀼트는 네 배로 커졌고, 1996년에는 내셔널몰 전체를 덮었다. 메시지를 인간화함으로써 대중은 HIV/AIDS 감염자를 친구와 연인, 어머니, 아버지, 아들딸로 바라보게 되었다.

라이언 화이트의 이야기는 미국에 잘 알려져 있다. 라이언은 혈우병 치료를 위해 필요한 수혈 과정에서 HIV에 감염되었다. 1984년 그가 13세 때 감염을 진단받은 후 그가 다니던 인디애나주 코코모에 있는 학교는 그의 등교를 금지했다. 라이언의 말은 그의 존엄성이 지속적으로 침해되었음을 적나라하게 드러낸다. "차별, 두려움, 공포, 거짓말이 나를 에워쌌다. 과자에 침을 뱉었고, 화장실 벽에 소변을 봐야 했으며, 식당에서는 내 접시를 내던졌다… 나의 학교 서류철에는 동성애자 또는 다른 외설스러운 글이 쓰여 있었다… 나는 어느 곳에서도 환영받지 못했다. 사람들은 내 근처에 앉지 않으려고 일어나 자리를 피했다. 교회에서도 사람들은 나와 악수하려 하지 않았다."[32] 라이언의 가슴 아픈 이야기는 활동가들로 하여금 저소득층 사람들의 치료 접근을 제고하기 위한 라이언

화이트 케어법을 추진하게 했다.

아서 애시의 이야기는 전 세계에 울림을 주었다. 사랑받던 테니스 스타 애시는 심장수술 도중 수혈과정에서 에이즈에 감염되었다는 사실을 1992년 공개했다. 애시는 유엔총회에서 연설하는 등 생애의 마지막 해를 대중의 인식을 높이는 데 헌신했다. 세계적인 운동선수가 에이즈로 죽어가는 모습은 그 질병이 누구에게든 닿을 수 있음을 생생하게 보여주었다.

매직 존슨의 이야기는 미국을 충격에 빠트렸다. 농구 스타 존슨이 1991년 안전하지 않은 성관계로 HIV에 감염된 사실을 발표했을 때 '아무 잘못 없는' 사람과 '비난받아 마땅한' 사람 간의 구분을 넘어 여론을 요동치게 했다. 보편적인 인간 행동으로 감염이 전파될 수 있다는 사실이 대중에게 명백해졌다. 존슨은 아프리카계 미국인 사이의 역할 모델이었다. 에이즈가 확산됨에 따라 U2의 보노, 다이애나 황태자비, 엘튼 존 같은 유명인이 에이즈 퇴치 운동에 가담하며 권익 옹호와 기금 조성에 그들의 이름과 드높은 명성을 제공했다.

## 과학 이해능력: 필요에 따라 생겨나다

에이즈 시대 이전에 소비자가 권력의 전당에 초대되는 일은 극히 드물었다. 옹호는 통상 대리인을 통해 이루어졌고 좋은 의도로 활동하는 자선단체에서 근무하는 사람들이 자신이 선호하는 대의를 위해 운동했다. 그 모든 것이 에이즈와 함께 변했다. 에이즈 감염자로 살아가는 사람들이 투쟁의 전면에 나섰던 것이다. 그들은 주요 의사결정이 이루어질 때 스스로 참석을 요구했을 뿐 아니라 또한 바이러스, 예방, 치료에 관한 과학 지식으로 무장하고 왔다. 활동가들의 놀라운 지식은 이 운동의 특징이 되었다. 언제 어디서든 그들은 해당 분야에서 일하는 연구자와 공무원만큼 많이 알거나 때로는 그들보다 더 많은 지식을 보유하고 있었다.

미국에서 액트업과 람다 리걸 디펜스 기금 같은 옹호 단체는 회원과 지지자, 종종 고학력 남성 동성애자의 전문성에 의존했다. 에이즈 옹호자들은 철저히 준비했고 회의에서 권위와 의석을 확보했다. 국립보건원(NIH)의 앤서니 파우치의 말을 빌리면 "이 사람들을 함부로 다룰 수 없다는 것이 매우 분명해졌다".[33] 에이즈 권익 옹호는 단순히 정부의 의사결정을 지켜보는 데에 그치지 않고 의사결정에 강력하게 영향을 미쳤으며, 종종 연구 과제의 방향을 이끌었다.

치료가 과학적으로 가능한 현실이 되자 활동가, 특히 남아공의 치료행동캠페인(TAC)은 사람들이 자신의 권리를 주장할 수 있도록 '치료 이해능력' 중심으로 동원했다. TAC의 마크 헤이우드는 "치료 이해능력은 자조와 사회동원을 위한 근간이다. HIV에 관한 지식으로 무장한 사람들은 스스로의 대변인이 되어 개인은 물론이고 사회적으로 힘을 가진다"고 주장했다.[34] 치료 이해능력은 과학적 지식뿐만 아니라 정치적 행동주의까지 수반한다.

## 시민 불복종과 대담한 대결

액트업 창립 25주년 전야에 데이비드 프랑스는 이렇게 기록했다. "동성애자 빈민가는 1987년 3월까지 불씨 지역이었다… 크리스토퍼가(뉴욕)를 따라 죽음의 문턱에 이른 해골 같은 사람들과 그들을 돌보는 사람들 모두의 멍한 표정을 볼 수 있었다… 그러다가 포스터가 나타났다… 하룻밤 사이에, '침묵=죽음'이라는 극단적인 진리를 담은 이미지가 남부 맨해튼 전체에 나타났다. 도화선이 놓였다… 그렇게, 새로운 풀뿌리들이 직접 행동하는 운동이 굳어졌다.―액트업('힘의 분출을 위한 에이즈 연합'을 의미하는 약어이나 숙어로 '버릇없이 굴다, 까불다'라는 뜻이 있음―옮긴이 주)"[35]

에이즈 행동주의의 특질이자 액트업의 징표는 과학적으로든 정치적으로든 정치권력 구조에 대항하는 불손한 언행이었다. 옹호자들은 공손하게 요청하지 않았고, 오히려 자신들의 말을 경청하라고 요구했으며, 자신들의 회의에 참석해 그들 집단에 깊은 영향을 미치는 의사결정을 구체화할 것을 요구했다. 에이즈 활동가들은 맬컴 엑스와 스토클리 카마이클의 블랙파워 운동을 본떠 두려워하고 무관심한 사회에 대항해 공세적인 태도를 취했다.

대담한 주장으로 에이즈 활동가들은 싸늘한 정치적 침묵을 뚫었다. 시위와 시민 불복종의 행동은 월가에 죽어가는 활동가들이 뉴욕증권거래소에서 인간

사슬을 만드는 '드러눕기'부터 식약청(FDA) 본부 폐쇄 그리고 콘돔 사용을 반대하는 가톨릭 고위층과의 대립, 즉 '교회를 멈추자(Stop the Church)'까지 다양하다. 종교와 보건 간의 긴장은 2005년 다시 메아리로 되돌아왔는데, 그 당시 유엔에이즈 수장인 피터 피오트가 교황에게 쏘아붙인 말을 다른 말로 바꿔서 표현하면 이렇다. "유엔에이즈는 과학을 할 테니 당신은 종교를 하세요." 액트업이 '정부는 죽음에 책임을 져야 한다'고 선포했듯이 '분노로 하나가 되다(United in Anger)' 캠페인은 격분을 생생하게 보여준다. "행동하라, 맞서 싸우라, 에이즈와 싸우라(act up, fight back, fight AIDS)"라는 캠페인 구호는 전미 대륙과 전 세계에 울려 퍼졌다.

효과적인 치료법이 등장하자 사회운동은 치료 접근성을 위해 압력을 행사하기 시작했다. TAC은 남아공에서 시민 불복종에 참여했지만 또한 복잡한 법적·정치적 인권 옹호에도 참여했다. 또한 반인종차별 운동에서 이용했던 방법을 빌려 와 헌법이 보건서비스에 관한 권리를 보장하고 있음을 정부가 존중할 것을 요구했다. TAC은 강력한 기관들과 충돌하기도 했다. 예를 들면 TAC 회원들이 퀸스타운의 한 병원을 점유했을 때 경찰은 고무탄 사격을 집중적으로 퍼부었다.

## 소송과 정치 로비

시민 불복종과 대결로 대중의 관심이 모아지는 가운데 권익 옹호자들은 정치적·법적 권리도 행사했다. TAC은 남아공에서 건강권의 가장 성공적인 사례로 꼽히는 사건을 헌법재판소에 제소했다. 타보 음베키 대통령이 HIV가 에이즈의 원인 인자임을 수용하기를 거부하고 임산부에서 신생아에게 HIV가 전파되는 것을 줄여주는 치료제 네비라핀을 시범 장소에서만 사용하도록 한정함으로써 임산부의 치료 접근성을 심각하게 제한하고 있었다.

*보건장관 대 치료행동캠페인(TAC)* 심리가 있던 날 5,000명이 요하네스버그에서 행진하며 치료권을 요구했다.[36] 헌법재판소는 에이즈 권익 옹호자들의 손을 들어주며 그 정책이 '건강권을 점진적으로 달성하기 위해 가용한 자원 범위

안에서 합리적인 조치를 취할' 헌법적 의무(제27조에 포함)를 위반했다고 판결했다. 이 사건은 전 세계에 소송이 치료 접근성을 제고할 수 있음을 보여주었고 정치적·법적 행동을 통합하는 고무적인 모델을 제공했다.

치료 접근을 넘어 동성애 관계를 처벌 대상에서 제외하라는 요구가 운동의 구호가 되었다. 권익옹호 단체들은 이들 법이 차별적이고 검사와 상담을 막는 요인이 된다고 주장하며 정부에 로비했다. 많은 국가에 여전히 동성애 관계 처벌이 성문화되어 있으며 경우에 따라 동성애 행위자에게 사형선고가 가능하기도 하다.[37] 하지만 소송과 정치적 로비 활동은 상당한 성공을 거두고 있다. 인도의 델리고등법원은 2009년 '자연의 질서에 어긋나는 성관계'를 불법화한 150년 된 법이 인도 헌법을 위반한다고 판결했다. 많은 국가가 이같이 가혹한 법률을 폐지하는 추세다. 그 가운데 피지는 2010년, 칠레는 2012년에 폐지했다. 국가 차원의 행동을 넘어 에이즈 권익 옹호자들은 2011년 유엔총회를 설득하고 각국이 'HIV 서비스의 효과적이고 공평한 전달'에 역효과를 내는 법률의 재검토를 권장하게 했다.'[38]

권익 옹호자들은 낙인과 차별 감소 면에서 특히 서유럽, 북미, 벨라루스, 브라질, 인도, 나미비아, 남아공 같은 국가에서 상당한 성공을 거두고 있다.[39] 브라질에서는 에이즈 활동가들이 군복무를 할 수 있는 권리와 퇴직 및 장애혜택 수당을 받을 권리 등 비차별을 위한 법정투쟁에서 승소했다. 람다 리걸 디펜스는 1983년 미국에서 HIV/AIDS 차별 사건에서 최초로 승소했고,[40] 에이즈 활동가들은 1990년까지 기념비적인 미국장애인법(ADA)을 통과시키는 데 도움을 주었다.

에이즈 활동가들은 이 같은 성공을 모방해 다른 지역, 특히 종종 변화를 거부해온 사하라 이남 아프리카에서 차별반대법 통과를 위해 투쟁을 벌이고 있다. 이러한 노력은 뿌리 깊은 동성애 혐오증이 만연한 국가에서 중요하다. 나이지리아 활동가 타데우스 우고의 설명에 따르면 마을 원로들은 2011년 HIV 감염자와 그 가족이 남아 있으면 산 채로 화형시키겠다고 위협하며 모두 추방할 것이라고 포고했다.[41]

## 사회 지원 연결망

에이즈 퇴치 운동 단체에서는 자신들이 사랑하는 이들을 정부가 지원하지 않으면 자신들이 돌보겠다는 메시지를 보냈다. 우간다에서는 공통된 역경을 겪으면서 결속된 에이즈 활동가들이 1987년 에이즈지원기구(TASO)라고 알려진 현지 지원망을 구축했다. TASO는 비공식적으로 시작했지만 2004년 이후 매년 10만 명에게 상담, 의료 치료, 사회 지원을 제공하고 있고 항레트로바이러스 치료를 받는 환자 4만 명이 등록된 조직으로 진화했다. 정부 대응이 계속 지연되는 중국에서는 링난보건센터가 검사, 상담 치료를 제공하고 있다. 이 센터는 광저우에 있고 주로 동성애자로 구성된 자원봉사자들이 운영한다. 남성 동성애자인 레는 비난이 두려워 국영 HIV 진료소를 피했지만 "이곳에서는 우리 모두 같은 공동체에 속해 있으므로 걱정을 덜 수 있다"라고 말했다.[42]

유사한 행동주의가 전 세계 곳곳에서 지역적 필요에 맞추어 나타났다. 캄보디아에서는 남성 간 성애자, 성노동자 등 소외된 집단이 현지 풀뿌리 조직을 만들었고 후에 강력한 목소리를 내는 협조 비정부기구인 HIV/AIDS 퇴치를 위한 캄보디아 연합을 형성했다.[43] 우크라이나에서는 여성 성노동자가 그들의 권리와 예방 옹호를 위해 결집했다.[44] 싱가포르에서는 1988년 시민들이 에이즈를 위한 행동(AfA)을 설립해 최초의 HIV 검사 시설을 운영했다.[45] AfA는 다각적인 전략을 채택하여 가정 상담, 치료 접근 등 전통적인 지원은 물론이고 대중매체 접촉과 정치적 로비에 참여하고 있다.

에이즈 환자 권익 옹호는 지방과 국가 차원의 행동에서 지역과 글로벌 동원으로 확산되고 있다. 'HIV를 보유하고 사는 사람들의 글로벌 네트워크(GNP+)'는 지역과 국가 차원의 HIV 감염인 네트워크와 함께 국제적 인권 옹호를 조율한다. 그 밖에 글로벌 및 지역 네트워크로는 '권익 옹호를 통해 여성의 삶을 개선하는 HIV/AIDS를 보유하고 사는 여성들의 국제공동체'가 포함된다. MSM·HIV 글로벌 포럼은 보건과 인권을 위한 옹호 활동을 하고, 국제에이즈협회는 과학적 연구를 옹호하는 보건 전문가들로 구성되어 있다.

## 에이즈 행동주의의 유산

에이즈는 모든 행동주의를 탈바꿈하게 했고 오늘날에는 에이즈 퇴치 운동이 보여준 용기와 새로운 전략을 활용하지 않는 운동은 거의 찾아보기 어렵다. 일찍이 1992년 국립보건원(NIH) 원장 버나딘 힐리는 "에이즈 퇴치 운동가들이 앞장섰고… 모든 운동 단체에 기준 모형을 만들어주었다"라고 말했다.[46] 한 에이즈 과학의 선두 주자는 간결하게 설명했다. "우리 환자나 우리 연구 대상자에게 적극적인 목소리를 내어 우리가 하는 일과 방법에 대해 부탁할 게 아니라 요구하라고 하기는 힘들고 시간이 걸리며 심지어 불쾌하기까지 하다… 그렇지만 그렇게 하는 것이 분명히 옳다."[47]

비정부기구의 전 영역에 걸쳐, 즉 정신질환과 장애에서부터 당뇨, 암, 심장병에 이르기까지, 권익 옹호자들은 사회적·정치적 운동에 의료 소비자들을 선두에 내세우며 대담해졌다. 유방암 옹호자들은 '어떻게 정부를 뚫고 들어가는지를 알게 된' 것은 에이즈 퇴치 운동가 덕분이라고 한다.[48] "우리는 유방암이 통제 가능하다는 것을 보여주는 연구 자료와 통계, 치료를 우리에게 하나하나 짚어준 의사, 과학자와 함께 정치인들과 끝까지 따졌다."[49]

한때 자선 기부를 위한 장시간 텔레비전 방송이 열리던 곳에 오늘날에는 권익 옹호자들이 이야기 진행을 관리하는 걷기, 달리기, 행진이 열린다. 경제적 불평등에 항의하는 '점령하라(Occupy)' 운동은 에이즈 퇴치 운동에서 영감을 얻었다. 정치적 로비는 점점 복잡해지고 있다. 다각적인 접근을 통해 에이즈 퇴치 운동은 투자 증대, 기한이 정해진 세부 목표, 감시, 책무성을 요구하면서 이 시대의 권익옹호 활동을 탈바꿈하게 했다.

## 에이즈 범유행 억제를 위한 새천년의 글로벌 에이즈 기구들

21세기가 동틀 무렵 사회동원은 마침내 글로벌보건 포럼에 개혁 바람이 불게 했다. 에이즈는 갑자기 세계경제포럼, G8 정상회담, 아프리카개발포럼 그리고 유엔의 어젠다가 되었다. 이들 중추적인 행사는 눈에 띄는 조직 개혁의 시기를 열면서 글로벌 에이즈 정책뿐만 아니라 좀 더 광범위한 글로벌보건 구도를 형성했다.

이 개혁 기간에 에이즈는 보건 현안에서 좀 더 광범위한 지리 전략적 함의를 띤 이슈로 사고 전환이 일어났다. 'HIV/AIDS, 말라리아 및 기타 질병 퇴치'를 지향하는 새천년개발목표 #6은 에이즈를 개발의 전면에 내세웠다. 그보다 더 놀라운 전환은 정치 지도자들이 인간안보와 국제평화 측면에서 에이즈를 안보 위협으로 보기 시작했다는 것이다(글상자 10.2 참조). 2000년 1월 유엔안전보장이사회는 아프리카의 에이즈를 안보 위협으로 불렀으며, 이는 안보리 사상 최초로 유엔헌장에 따라 보건 현안을 다룬 것이다. 그해 후반 안보리는 사무총장에

**글상자 10.2 / HIV/AIDS의 안보 위협**

HIV가 놀랄 만한 속도로 전파되고 있었지만 치료 접근성을 확대할 계획이 없었던 1990년대 후반까지 이 전염병은 '국가를 구성하는 조직인 개인, 가족과 사회, 경제·정치 조직, 병력·경찰력'의 근간을 위협했다.[1] 특히 이동이 잦고 고등교육을 받은 젊은이 사이에서 감염률이 높아 우려를 낳았다. 이들이 국가의 안정과 생산성 유지에 필요한 미래의 지도자들이었기 때문이다. 에이즈가 사회적·경제적 발전에 영향을 미치면서 폭력적인 갈등과 인도주의적 재앙을 부추기고, 그에 따라 갈등이 국경 너머로 번져 대규모 이주를 유발하면서 국가의 안정성과 국제 안보를 위협할 수 있었다. 군대와 평화유지군 내 HIV 감염은 대응 능력을 저해할 수 있었다. 이러한 맥락에서 유엔안보리는 2000년 안보 위협으로서 HIV/AIDS에 관한 역사적인 회의를 개최했던 것이다.[2]

비록 병행 예방과 치료로 가장 재앙적인 안보 시나리오를 피할 수는 있었지만 가장 혹심하게 에이즈 피해를 본 지역에서 여전히 인간안보를 위협하고 있다. 에이즈를 안보 위협으로 재설정함으로써 글로벌보건은 '안보화'되었고 '스마트 파워', 즉 필수 외교도구로서 보건 원조에 좀 더 집중하게 해주었다.

주

1 International Crisis Group (ICG), *HIV/AIDS as a Security Issue* (Washington, DC: ICG, 2001), 1.
2 UNAIDS, *The Responsibility of the Security Council in the Maintenance of International Peace and Security: HIV/AIDS and International Peacekeeping Operations* (Geneva: UNAIDS, 2011).

게 평화유지군을 대상으로 하는 에이즈 예방과 교육에 역점을 두라고 지시하면서, 군인들이 HIV에 감염되기도 하고 전파하기도 한다는 점을 인정했다.[50]

안보리 결의를 기초로 총회는 2001년 6월 HIV/AIDS에 관한 특별회기를 개최했고 이는 보건에 전념한 최초의 고위급 유엔정상회의였다.[51] 사회동원으로 주도된 이 회기는 중대한 전환점이 되었다. 비록 법적 구속력은 없지만 특별회기의 HIV/AIDS에 관한 실천선언은 새로운 정치적 의지의 상징이 되었다. 이 선언문은 국가 에이즈 전략을 포함해 야심 차고 측정 가능한 목표를 설정했고 국가에 정치적 책임을 지게 했다. 특별회기에서 논란이 가장 많았던 부분은 치료 접근이었다. 비록 선언문이 치료 확대를 촉구했지만 구체적인 약속을 수립하지는 못했다.

특별회기에서 분명해진 것은 재원을 전례 없이 증가하지 않고는 진정한 진전이 불가능하다는 것이었다. 당시 유엔에이즈 수장이었던 피터 피오트가 2000년 더반회의에서 이렇게 언급했다. "이 세상에 있는 에이즈를 퇴치하려면 수백만 달러가 아니라 수십억 달러가 필요합니다. 우리는 쥐꼬리만 한 액수로는 이 정도 규모의 전염병과 싸울 수 없습니다." 글로벌 에이즈 지출은 1996년 3억 달러 이하에서 2000년에는 이미 13억 달러로 늘어난 상태였지만,[52] 그마저도 수요 앞에서는 무색하리만큼 적은 금액이었다. 유엔에이즈는 아프리카의 에이즈에 기초 대응하는 데에만 30억 달러가 소요되고 전 지구적으로 치료 접근을 현실화하려면 매년 100억 달러가 추가로 필요하다고 추산했다.

국제사회는 그 정도의 투자를 하려면 혁신적인 자금 조달 메커니즘이 필요하다는 점을 깨달았다. 기존의 인도적 지원으로는 불충분했고 막대한 자금 유입이 있을 경우 자원 분배와 효과적인 사용을 감독할 새로운 거버넌스 구조도 필요했다. 유엔 특별회기가 열리기 전에 이미 창의적인 재정 메커니즘에 관한 국제적 협상이 진행되고 있었다. 이러한 협상의 결과로 에이즈·결핵·말라리아 퇴치 세계기금("세계기금")이 탄생했다. 세계기금은 2002년 운영을 시작했으며 글로벌보건 기구 풍토를 영구히 바꿔놓은 계기가 되었다. 기금의 창설은 조직 개혁을 촉진하면서 공공·민간 파트너십으로 특징지어지는 변환적 단계의 거버넌스가 막이 올랐다(제5장 참조).

## 에이즈를 글로벌보건 기구 중심에 놓기

글로벌 에이즈 관계 기구들은 상당한 자금과 기술적 전문성으로 치료 확대에 중요한 역할을 해오고 있다. 치료 접근을 넘어 에이즈 관계 기구들은 예방을 지원하면서 이 유행을 감시하고 분석하는 데 핵심 역할을 하고 있다. 마찬가지로 중요한 것은 에이즈 기구가 글로벌보건 거버넌스에 획기적인 모델을 제공하고 있다는 것이다. 그러한 기구를 낳은 사회동원의 역동성을 반영해 글로벌 에이즈 기구는 시민사회와 에이즈를 보유하고 사는 사람들을 거버넌스 구조에 포함했다. 에이즈 기구들은 또한 특히 공여국·수원국 간의 '원조' 역학에서 당사국 주도권·동등한 파트너십의 역학으로 전환시킴으로써 원조 효과성과 바람직한 거버넌스의 핵심 원칙을 이행했다.

### 유엔에이즈합동계획(UNAIDS)

에이즈 관련 기구들의 발전은 유례없는 대응의 필요성과 에이즈가 지닌 타 영역 침입적인 본질을 모두 반영한다. 유엔 체제는 임무 중심의 다중적 대응의 필요성을 전제하고 1996년 WHO, 유엔아동기금, 유엔개발계획, 유엔인구기금, 유네스코, 세계은행 등 6개의 기구를 조율할 HIV/AIDS에 관한 합동 유엔 프로그램(유엔에이즈)을 창설했다. 세계식량계획, 유엔마약범죄사무소(UNODC), 유엔여성기구, 국제노동기구는 나중에 공동후원 기구로 합류했다.

유엔에이즈는 자금지원 기구가 아니지만 자원이 제대로 지출되어 돈의 흐름이 정상적으로 작동되도록 보장한다. 이 기구는 국가 수준의 다양한 프로그램과 후원자 사이를 잘 조율하기 위해 파트너와 협력하며, 정부가 단일한 국가 에이즈 프레임워크, 단일한 에이즈 조정기구, 단일한 국가 차원의 감독·평가 체계, 즉 '3·1 구상(Three Ones)'하에서 제활동이 조화되도록 허용한다.

유엔에이즈는 정치적 의지와 재원 및 기술자원 동원, 이해 당사자 단결, 전략과 증거 발전, 포괄적인 국가 중심의 지휘 지원 등을 수행한다. 매년 유행 보고서 현황을 발표하고 정기적으로 수요 대비 필요자금을 평가해 공개한다. 유엔에이즈는 국가 차원의 역량 구축을 위한 기술적 지원을 제공하고 인권을 증진

한다. 특히 차별 철폐와 여성, 여아, 성소수자 보호 조치를 제공한다.[53]

피터 피오트 사무총장과 그의 후임인 미셸 시디베 사무총장하에서 유엔에이즈는 임무의 중심에 지도력을 두고서 시민사회와 긴밀하게 협력했다. 혁신을 담은 에이즈 거버넌스의 초기 사례로 유엔에이즈는 운영이사회에 비정부기구 대표를 참석시킨 최초의 유엔 기구였다. 프로그램조정이사회(PCB)의 투표권은 정부만 행사하지만 다섯 개의 지역 NGO 대표와 HIV/AIDS 감염인들을 포함했는데 그중 3명은 글로벌 남쪽 출신이었다.[54] 유엔에이즈는 정치적 동원, 특히 유엔 특별회기의 성공 보장에 중대한 역할을 했다. 유엔에이즈의 임무는 '인간의 존엄성, 인권, 성평등을 보호하기 위해 HIV에 가장 큰 영향을 받는 사람들과 연대해 목소리를 높이는 것'이 우선임을 확인한다.[55]

유엔에이즈는 인권과 소외된 인구 집단에 권한 부여를 지지하고, 지나치게 높게 추정된 HIV/AIDS 유병률을 낮게 조정하며, 치료는 물론이고 예방을 강조함으로써 비판에 대응하고 있다.[56]

### 에이즈·결핵·말라리아 퇴치 세계기금

제5장에서는 세계기금의 혁신적인 구조, 연혁, 도전과제를 상세히 설명했다. 세계기금은 글로벌보건 지형을 재편성한 기구로서 공공·민간 거버넌스의 혁신을 주도하고 세 가지 주요 질병을 퇴치하기 위해 많은 자원을 투입하고 있다.

세계기금이 동원해서 성과 무상증여 형태로 당사국 주도의 프로그램에 제공하는 자금 덕분에 예방과 치료 규모가 크게 늘어났다. 세계기금이 세 가지 질병에 역점을 두고 있기는 하지만 에이즈가 그 업무의 상당 부분을 차지하며 첫 10년 동안에는 승인된 자금(124억 달러)의 절반 이상이 147개국 HIV/AIDS 프로그램 시행에 들었다. 세계기금 자금 조달은 2009년 국제 HIV/AIDS 자금의 21%를 차지했다.

세계기금의 지원이 없었다면 치료 접근성의 증가는 결코 가능하지 않았을 것이다. 2010년까지 세계기금은 항레트로바이러스 치료를 받는 전 세계 사람 중 절반가량에게 서비스를 지원했다. 세계기금의 치료 접근성 제고로 에이즈 사망률이 낮아졌다.

세계기금이 치료에만 역점을 두는 것은 아니다. 이 기금은 주산기 예방의 전 세계 수요에서 절반가량을 충족시킨다. 2012년 중반까지 150만 명의 임산부가 신생아 감염을 예방하기 위해 항레트로바이러스 치료를 받았다. 또한 세계기금은 HIV 검사와 상담, 콘돔 배포, 남성의 포경수술, 위험 인구집단에 지역사회 기반의 예방을 지원한다.[57]

### 에이즈 퇴치를 위한 대통령 비상계획(PEPFAR)

조지 W. 부시 대통령은 2003년 에이즈 퇴치를 위한 대통령 비상계획(PEPFAR)을 수립했다. 이는 단일한 질병 퇴치를 위한 세계 최대 양자 간 프로그램으로 첫 5년간 188억 달러를 할당했다. 몬테레이 컨센서스가 있은 지 얼마 지나지 않아 출범함에 따라 PEPFAR는 국가를 자금 수원국으로 보지 않고 파트너로 보았다. 결과 책무성이 PEPFAR의 중심에 있었고 2008년까지 '2-7-10'이라고 알려진 정해진 목표가 있었다. 이는 2×100만 명 치료, 7×100만 명 신규 HIV 감염 예방, 10×100만 명 돌보기를 가리킨다. 치료 목표가 중심이 되었고 그 목표를 달성했다.[58] 2011년 세계 에이즈의 날 PEPFAR는 이미 400만 명을 치료한 시점을 맞았다. 버락 오바마 대통령은 2013년 말까지 치료 목표를 600만 명까지로 증가시키겠다고 발표했다. 2012년 9월까지 치료를 받은 사람은 500만 명 이상으로서 PEPFAR는 그 목표를 정상적으로 달성해가고 있다.[59]

PEPFAR와 개도국 파트너 간 파트너십 기본 틀은 2008년 사업 재승인과 함께 제2단계 사업의 중심이 되었다. 이 기본 틀을 지배한 필수 원칙은 수원국의 주도적 역할 및 정부 주도 계획, 수원국 에이즈 자금을 보충하되 대체하지 않는 지속 가능성, 국가별 특성을 인정하는 유연성, 예산 편성 및 지출 등에 대한 책무성, 보건체계 강화와 파급효과의 최대화를 위한 통합, 그리고 측정 가능한 목표와 확고한 투자 약속과 함께 감시 및 평가 등이 있다. 2013년까지 PEPFAR는 20여 개 국과 파트너십 기본 틀에 서명했다.

또한 PEPFAR는 미국의 대외 원조에서 발견하기 어려운 다자적 접근 방식을 포용했는데, 특히 세계기금과 파트너십 체결이 대표적인 사례이다. PEPFAR는 세계기금의 최대 기부자임을 넘어 세계기금의 무상증여 시행을 개선하기 위한 기술 지원에 자금을 제공하면서, 세계기금과 미국의 양자 간 자금 지원으로 종종 동일한 사람을 치료한다는 것을 인정했다. 예를 들면 세계기금은 항레트로바이러스 치료 자금을 제공했고 PEPFAR 양자 간 자금은 직원 급여로 지급했다.

이 모든 긍정적인 활동에도 불구하고 PEPFAR는 비판의 대상이 되어왔고 그 비판에는 일리가 있다. PEPFAR는 초기에 바람직한 거버넌스와 원조 효과성을 전적으로 수용하지 않았다. 국가별 원조 계획은 착수한 지 수년 후에 공개되었지만 개별적인 무상원조 정보는 미공개로 남아 있다. 성노동자와 일하는 단체, 주삿바늘 교환 프로그램을 시행하는 단체에 자금 지원을 정치적인 이유로 제한한 방침은 수원국의 주도적 역할을 상당히 저해했다(이 방침은 폐기되었음). PEPFAR 프로그램이 지급한 높은 급여는 현지 보건시설에 근무하는 보건 종사자들의 유출 요인이 되어 그렇잖아도 심각한 인력 부족을 더욱 악화시키는 결과를 낳았다(제11장 참조). PEPFAR는 현지 국가의 체계를 강화하기보다는 종종 자체 공급망과 정보 체계를 구축했다.

2013년 6월 대법원은 PEPFAR의 '매춘금지' 서약이 해외에서 에이즈 퇴치를 위해 정부 지원금을 받는 미국 기구들의 표현의 자유를 위반한다고 판결했다.[60] 이 서약은 무상 증여 수혜자들이 상업적 성노동을 명시적으로 반대하는 정책을 채택하도록 요구했다. 이는 취약한 성노동자를 소외할 위험이 있었고 국제기구와 현지 지역사회 간에 관계를 잠식할 위험이 있었기 때문에 특히 PEPFAR와 관련해 논란이 많은 부분이었다.[61]

PEPFAR가 성숙하면서 지속 가능성과 보건체계 강화에 더욱 역점을 둠에 따라 점차 국가보건체계를 이용해 HIV 프로그램의 영역을 확대해갔다. 2008년 개정된 의회 수임사항에 따라 PEPFAR의 목표는 14만 명의 신규 보건 종사자를 교육 및 유지하는 것이었다.[62] 오바마 대통령이 2009년 글로벌보건구상(GHI)을 발표했을 때 PEPFAR는 다른 사업과 뚜렷이 구별되는 프로그램으로 남았다. 글로벌보건구상은 말라리아, 결핵, 아동·모성 보건, 생식 보건, 가족계획, 소외열대질환 등에 관한 업무를 지원하는 한편, PEPFAR 사업을 좀 더 광범위한 보건체계 강화 노력에 통합하고자 모색한다.

2013년 미국 의학한림원(IOM) 보고서는 PEPFAR의 '놀라운 발전'을 인정하고

"수백만 명의 생명을 구하고 삶을 개선시켰다"라고 발표했다. 그러나 또한 "그모든 서비스와 프로그램에도 불구하고 아직도 충족되지 않은 상당한 수요가 남아 있다"라고 보고하며 "특히 아동과 청소년 부문이 그러하다"라고 했다.[63] 의학한림원은 PEPFAR가 환자 보유 및 지속치료 분야 등에서 감시 메커니즘 구축을 포함한 명확한 세부 목표를 유지한 예방 전략에 좀 더 강력하게 집중할 것을 권고했다. 의학한림원은 PEPFAR가 자금 지원 서비스 대신에 파트너국 스스로 HIV/AIDS 프로그램의 지속 가능한 전달을 지원하는 체계로 전환할 필요가 있다고 결론지었다. 모잠비크 같은 국가는 당분간 PEPFAR 서비스에 의존할 수밖에 없겠지만 다른 국가에서는 이 전환 절차에 이미 착수한 상태이다. 예를 들어 PEPFAR는 2012년 남아공 정부와 PEPFAR 프로그램 인수 절차를 구체화한 5개년계획에 서명했다.[64]

### 국제의약품구매기구(UNITAID)

세계기금이 주요 국제금융기구이기는 하지만 국제의약품구매기구(UNITAID) 같은 작은 규모의 다자 파트너십도 출범했다. 2006년 브라질, 칠레, 프랑스, 노르웨이, 영국은 에이즈, 결핵, 말라리아 치료 약품과 진단 가격을 낮추고 보급을 늘리기 위해 국제의약품구매기구를 설립했다.

국제의약품구매기구는 이른바 혁신적인 자금조달 방식, 즉 참여국이 모든 항공 여행에 부과하는 항공연대기금을 통해 1차적으로 자금이 지원되는 최초의 글로벌보건 기구이다. 참여국들은 세금 수준을 설정한다. 국제의약품구매기구 자금의 65~70%는 항공 여객세에서 나오며, 2012년 현재 국제의약품구매기구의 29개 회원국 중 10개국이 시행 중이다. 나머지 예산은 회원국 기부금에서 나오고 현재까지 주요 수입원은 프랑스에서 나온다. 처음 5년간 20억 달러의 기금을 조성했다.

국제의약품구매기구는 '대규모 의약품 조달의 공동관리, 대량구매 가격 협상, WHO의 의약품 사전 적격심사를 좀 더 신속하게 처리할 수 있도록 지원'한다. 이러한 노력은 의약품 가격을 낮추고 HIV/AIDS 소아 치료제의 가격을 80% 인하하는 개가를 올렸다.[65] 또한 국제의약품구매기구는 다른 거버넌스 혁신에

2002년부터 시민사회가 특허공유기구의 출범을 적극 지지했지만 의약품특허목록(MPP)은 국제의약품구매기구가 5개년 자금 조달을 확정한 2010년이 되어서야 도입되었다. 이 제도는 HIV 의약품 특허권자가 특허를 의약품특허목록 풀(pool)에 등록하면, 그 특허를 제너릭 제약회사가 재사용하도록 허가해준다. 이 풀은 HIV 치료약을 생산하기 위해 여러 라이선스를 받고자 하는 제너릭 회사에 원스톱 상점 역할을 한다. 따라서 각각의 특허권자와 협상하는 처리 비용을 줄이고 시장 진입의 불확실성을 감소시킴으로써 새로운 회사의 시장 진입을 장려한다. 의약품특허목록은 제너릭 의약품 제조업체 간의 경쟁을 유발해 가격을 낮추고 경제적인 구매 가능성을 높여 개도국에서 의약품 접근을 늘리는 것이 목표이다. 풀은 제너릭 의약품 회사가 새롭고 좀 더 효과적인 치료 방법을 위해 혁신할 것을 권장한다.[1] 의약품특허목록은 회사와 협상 및 제휴 외에도 HIV 의약품 특허에 관한 종합적인 데이터베이스를 구축하고 있다.

주

1 Medicines Patent Pool (MPP), *Stimulating Innovation, Expanding Access, Improving Health: Annual Report 2010-2011* (Geneva: MPP, 2012).

도 기여했는데, 접근을 증대할 목적으로 에이즈 의약품 특허권자와 협상하기 위해 WHO, 유엔에이즈, 세계기금과 파트너를 형성해 의약품특허목록(글상자 10.3 참조)을 작성한 것이다. 국제의약품구매기구는 또한 혁신 재정을 위한 민간 분야 지원을 동원하는 보건 혁신 재정 새천년재단 설립에도 도움을 주었다. 앞으로 국제의약품구매기구의 주요 도전과제로는 기금원 기반 확장, 파트너 범위 확대, 시장 수요에 좀 더 신속한 대응, 사업 선정 개선을 통해 가격 인하에 기여, 국가별 기획 절차에 맞추어 조정하기 등이 있다.[66]

## 모든 기구가 손을 모아 돕다: 기타 주요 행위자의 영향

에이즈 전담 기구들이 수행하는 중요한 업무는 좀 더 광범위한 임무를 띤 기존 국제기구들을 보완한다. 궁극적으로 볼 때 에이즈 대응을 글로벌보건에서, 좀 더 폭넓게는 개발에서 분리할 수 없었다. 많은 국제기구가 자체 임무를 달성하기 위해 에이즈를 다루어야 했다.

유엔에이즈가 창설된 후 WHO는 두 기구 간에 구조적인 긴장 관계가 발생함에 따라 명확한 역할을 정의하려고 애썼다. WHO는 치료와 병용 예방에 기술 지침을 제공하는 중요한 틈새를 발전시키는 방향으로 진화했다. 2002년 치료 확대에 탄력이 붙고 품질관리가 중요한 문제로 등장하자 WHO는 최초의 HIV 권장 의약품 목록과 한정된 자원 환경에서의 치료지침 초판을 발간했다.[67]

같은 해 WHO는 유엔에이즈 내 HIV 치료 사업의 책임을 주도적으로 맡으면서 WHO 사무총장 그로 할렘 브룬틀란은 300만 명이 2005년까지 항레트로바이러스 치료를 받게 하겠다는 '3 by 5 구상'을 발표했다. 2001년 실천선언(2001 Declaration of Commitment)이 접근성 확대의 목표달성 여부에 대한 측정 방법을 설정하지 않았기 때문에 이 구상은 매우 중요했다. 목표를 달성하지는 못했지만 '3 by 5'는 주요 정치도구가 되었다. 오늘날 WHO는 2011~2015 HIV/AIDS 글로벌보건 분야 전략을 시행하면서 에이즈 대응을 지속 가능한 보건 체계 안에 통합하고 있다.[68]

**글상자 10.4 / HIV·법률에 관한 국제위원회**

2010년 7월 유엔개발계획(UNDP)은 유엔에이즈의 지원하에 전 국가원수, 법, 인권, HIV 전문가를 포함한 각 지역을 대표하는 지도자들로 구성된 HIV·법률에 관한 국제위원회를 출범시켰다. 페르난두 엔히키 카르도주 전 브라질 대통령이 위원회 의장을 맡았다.

2012년 7월 발표된 위원회 보고서는 처벌적 법이 HIV 대응을 방해하고 자원을 낭비하며 인권을 약화시킨다는 결과를 보고했다. 이 보고서는 정부가 공중보건과 인권을 바탕으로 입법해야 하며 차별을 금지하고 동성애, 성노동, 주사약물 사용 등 위험 행동을 불법화하는 법을 폐지할 것을 촉구했다. 또한 이 보고서는 각국이 법을 이용해 여성 폭력을 종식시키고 보건보다 무역을 우선시하는 국제 압력을 거부하라고 요구했다.[1] 그리고 2011년 HIV/AIDS에 관한 정치 선언에서 유엔 회원국이 HIV에 악영향을 미치는 국내법을 검토하고 효과적인 정책을 증진하는 법적·사회적 환경을 조성하기로 한 약속을 강화한다.

주

1 Global Commission on HIV and the Law, *HIV and the Law: Risks, Rights, and Health* (New York: UNDP, 2012).

유엔은 최고위급 정치 차원에서 에이즈에 계속 역점을 두고 있다. 2001년 특별회기 이후 총회는 2006년, 2011년에 각각 고위급 회의를 개최해 정치적 선언을 각각 이끌어냈으며, 과거의 약속을 재확인하고 신규 약속을 확인했다. 2011년 선언은 '2015년까지 1,500만 명이 항레트로바이러스 치료를 받을 수 있게' 하기로 약속했다.[69] 안보리는 계속해서 에이즈를 안보 위협으로 바라보며 각국이 평화유지군 내 예방활동 강화를 요구하는 2011년 결의를 채택했다.[70] 2010년 유엔은 HIV·법률에 관한 국제위원회의 발족을 지지했다(글상자 10.4 참조).[71]

그와 동시에 세계은행은 경제개발의 주요 도전과제로서 에이즈에 관한 업무를 계속 수행하고 있다. 2000년 이후 은행은 다국가 HIV/AIDS 사업(MAP)을 통해 사하라 이남 아프리카에 투자하고 있고 종합 에이즈 사업 계획의 일부로서 항레트로바이러스 조달에 자금을 지원한다(글상자 5.2 참조).

대형 자선재단 역시 에이즈 범유행에 깊이 개입하고 있다. 가장 중요한 것은 빌&멜린다게이츠재단이 세계기금에 14억 달러를 포함해 2012년까지 에이즈 대응에 25억 달러를 기부하기로 약속했으며 동시에 예방의 한 형태로 백신과 항레트로바이러스 같은 영역에 연구를 지원하고 있다는 것이다. 또한 게이츠재단은 인도와 중국을 포함한 몇몇 국가에서 국가 대응력을 높이는 데 도움을 주고 있다.[72] 빌 클린턴 전 미국 대통령이 출범시킨 클린턴보건접근구상은 많은 국가에서 매년 생명 구제 HIV 의약품 비용을 1인당 100~200달러 낮추는 것을 돕고 있다.[73]

## 미래를 위한 조직의 대응: 향후 도전과제

에이즈에 따른 파괴적인 죽음 행진을 늦추고 심지어 되돌리기까지 한 과감한 행동은 강력한 기구가 출현하지 않았으면 불가능했을 것이다. 자원을 동원하고 과학적 전문성을 공유하는 데 신규 기구들의 중요성은 아무리 강조해도 지나치지 않는다.

에이즈 기구 개혁은 다양한 이해 당사자와 파트너십 구축의 중요성, 당사국의 주도권, 공평한 기술 접근 등 좀 더 광의의 글로벌보건 거버넌스에 교훈을 준다. 그럼에도 불구하고 에이즈 관련 기구 지형은 주요 도전을 제기한다. 저소득국에서 볼 때 사업의 파편화로 다양한 기구와 관계를 유지하며 따로따로 보고해야 하는 요건은 힘겨울 수 있고, 최악의 경우 서비스 전달을 저해할 것이다. 그 때문에 유엔에이즈의 조정 및 조화 구상이 더욱 중요해진다.

또한 지속 가능성은 세계기금의 기금 재보충 난항 사례가 보여주듯이 특히 경제적 불확실성의 시기에 주요 도전과제가 된다. 치료율이 상당히 높아지긴 했지만 보편적 접근은 아직도 요원한 목표이다. 더욱이 가까운 미래에는 백신이나 치료 수단이 나오지 않는 한 HIV 감염인은 평생 치료가 필요하고 일부는 약물내성 감염을 얻게 될 것이다. 에이즈가 만성질환으로 전환됨에 따라 새로운 조직 구조가 필요하다. 지속 가능한 지원을 촉진하면서 수원국 정부가 자립 프로그램으로 전환하도록 돕는 것이다.

에이즈 대응을 활용해 좀 더 넓은 보건 어젠다를 지원하는 것이 가장 큰 도전과제로 남아 있다. 에이즈 퇴치를 위한 정치적 의지, 유명인의 관심, 자원이 유례없이 쏟아지면서 에이즈만큼이나 중요한 손상, 비전염성질환, 정신질환 등을 포함한 좀 더 넓은 보건 체계와 관련한 논쟁을 촉발했다. 분명한 것은 현재 보건 체계, 열대질환, 모성 사망률에 기울이는 역점은 에이즈의 정치적 동원이라는 유산 없이는 일어나지 않았으리라는 것이다. 에이즈 범유행은 이제 전환기에 서 있다. 옹호자들은 행동을 더 큰 글로벌보건 어젠다로 확대할 필요성을 인정하지만 단단히 구축된 조직 구조는 변화를 거부할 수도 있다.

어떻게 개별적인 강력한 질병을 넘어 대규모 글로벌 지원을 동원할 수 있을 것인가? 예를 들어 미국 같은 강대국이 보건체계 강화 혹은 위생이라는 막연한 목표로 지원을 전환할 것인가? 시민사회는 좀 더 광범위한 체계 차원의 목표를 열정적으로 지지하고 선출된 지도자들은 거기에 따라갈 것인가? 에이즈 퇴치 운동은 글로벌보건의 틀을 강력하게 만들 것이다. 비록 그 미래가 위험에 직면한다고 하더라도 말이다.

# 과학과 정책: 부족한 자원의 윤리적 배분

과학적·정책적 혁신이 극적으로 진보하면서 이제는 '에이즈 없는 세대'라는 목표가 진지하게 논의된다. 이러한 정서는 에이즈 감염이 전 세계적으로 가속화하고 보편적 치료라는 사고는 극히 비현실적으로 여겨지던 10년 전만 하더라도 거의 생각할 수 없는 것이었다. 기초 의약품에서 오늘날 이룩한 발달에 이르기까지 놀라운 진화 이야기는 다원적이며 과학, 법, 정책을 수반하면서 강력한 윤리적 문제를 안고 있다.

## 전통적인 공중보건 조치

유행병 초기에 이용 가능한 치료가 없던 때에 공중보건 종사자들은 감시, 예방, 고통완화 처치 중심으로 주로 전통적인 성매개감염질환 도구였던 검사, 상담, 보고, 파트너 통지의 방법을 이용했다. 홍보 운동은 행동 변화를 촉구하며 주로 안전한 성관계와 성관계 상대자 수 줄이기에 초점이 맞춰 있었다. 그러나 표준 성매개감염질환 조치는 자율성, 사생활 보호, 차별을 우려한 감염 위험이 있는 집단으로부터 맹렬한 저항에 부딪혔다. 정책 입안자들은 '에이즈 예외주의', 즉 에이즈는 다른 질병과 달리 특별한 인권 우려를 일으키는가에 관한 논쟁을 벌였다. 선별검사, 실명 신고, 파트너 통보에 따른 정치적 논쟁의 중심에는 공중보건과 시민적 자유 간 긴장이 자리 잡고 있었다.

## HIV 선별검사: 사전 동의(Opt-in) 혹은 사전 비동의(Opt-out) 검사?

HIV 선별검사의 진화는 공중보건과 시민적 자유 간의 긴장을 상징적으로 보여준다. 검사를 두고 여전히 논란이 있지만 효과적인 치료법이 등장하기 전에는 훨씬 더 심했다. HIV 검사는 진단이 미치는 엄청난 사회적·보건적 결과를 고려할 때 단순한 의료 검사가 아니었다.

의료 개입으로 제공받는 혜택이 거의 없었으므로 에이즈 권익 옹호자들은 검사를 거부했다. 정책 입안자들은 죄수, 이주자, 보건 종사자 등을 대상으로 하는 의무 검사에서 상시 검사에 이르기까지 사전동의(opt-in) 방식이든 사전 비동의(opt-out) 방식이든 다양한 검사 프로그램을 제안했다. 대부분의 표준혈액검사는 사전 비동의 방식으로 시행되었지만 에이즈 옹호자들은 법적 보호장치를 촉구했다. HIV관련 법률은 종종 사전 혹은 사후 검사 상담, 사전 동의, 비밀 엄수를 요구했다.[74] 그 결과 시민적 자유가 더 보호되기는 했지만 더 많은 검사 비용이 소요되었다.

정책 논쟁은 새로운 치료 요법의 등장과 함께 완전히 바뀌어 공중보건 담당자들은 상시 검사를 촉구했고, 이는 에이즈 예외주의 자체에 이의를 제기하는 결과를 낳았다. HIV 검사의 법적 장벽으로 자신의 HIV 보균 여부를 모르는 사람이 더 많아지는 결과를 낳지는 않을까? 그리고 좋은 의도의 보호 장치가 낙인을 영구화하는 의도치 않은 효과를 가져오지는 않을까? 이러한 맥락에서 WHO는 검사를 대폭 확대할 것을 요구했다.[75] 1990년대 후반 케빈 드 콕 박사(2006~2009년 WHO의 HIV/AIDS 부서 수장)는 엄격한 보호 장치를 해체하고 검사를 일상화할 때라고 주장했다. 그는 "한때 개인의 권리를 보호하는 수단이었으나 이제는 태만한 업무 관행과 예방에서 잃어버린 기회를 대표한다"라고 말했다.[76]

이 논쟁은 셀 수 없이 많은 사람이 HIV 보균자로 살면서도 자신의 혈청 상태를 알지 못했던 아프리카에서 특별한 울림이 있었다. 예를 들어 보츠와나의 활동가들은 2004년 시행한 사전 비동의 방식의 검사를 지지했다.[77] 그럼에도 불구하고 많은 인권 활동가가 여전히 사전 비동의 방식의 '거부할 수 있는 권한에 대한 고지'는 시민의 자유를 적절히 보호하지 못한다고 주장하며 강력히 반대하고 있다. 이는 글로벌 북쪽 중심의 사전 동의와 비밀 유지의 개념이 아프리카에서도 적용되어야 하는가에 관해 좀 더 깊은 질문을 제기했다.

오늘날 광범위하고 비용 효과적인 선별검사의 의무를 인정하면서도 자발성을 보호 장치로 둔 사전 비동의 패러다임이 떠오르고 있다. 검사할 때 치료 방법을 제공하면 이는 예방으로 이끈다. 국가마다 접근 방식이 다르긴 하지만 WHO, 유엔에이즈, 미국 질병통제예방센터는 이제 모두 상시적 사전 비동의 HIV 검사 방식을 지지한다.[78] 윤리적 담론이 현격하게 바뀜에 따라 2013년 역

사가들은 상시 HIV 검사의 '논쟁 종료'를 선언했다.[79]

## HIV 실명 신고

감염 위험이 있는 사람이 사생활 보증 없이 앞에 나와 검사와 상담을 받으려 하지는 않을 것이며, 이에 따라 자신은 물론이고 공중의 건강까지도 위험에 빠트린다. 중요한 문제는 HIV, AIDS, 혹은 둘 다 어떤 상태여야 보건 당국에 신고 가능한지 그리고 개인 이름, 부호화·고유 식별번호 혹은 익명 중 어떤 정보를 제공해야 하는지이다.

에이즈가 처음 출현했을 때 많은 국가는 다른 감염병과 같은 방식으로 접근해 발견 시 보건 종사자와 실험실은 공중보건 기관에 통보할 것을 요구받았다. 실명 신고는 유행의 전파 형태, 고위험군 여부, 질병의 발생 빈도와 유병률 등 가장 정확한 유행 상황도를 그릴 수 있게 해준다. 1983년까지 미국의 모든 주, 호주, 덴마크는 실명으로 에이즈를 보고하게 했다. 캐나다의 경우 일부 지방에서는 에이즈를 신고 대상으로 했으나 다른 지역에서는 그렇지 않기도 했다. 네덜란드, 프랑스, 영국, 스웨덴은 익명 또는 부호화한 자발적 신고 체계를 이용했다.

그러나 에이즈 신고 제도에는 주요 공중보건상 결함이 있었다. 유행 현황의 사실적인 역학적 그림을 제공하지 못하고 10년 이상 된 유병률 정보만 짤막하게 제공할 뿐이었다. HIV 감염에서 에이즈로 진행되기까지는 대략 10년이 걸렸는데 에이즈 현황을 추적하면 기껏해야 현재와 향후 추세를 감안해 부실한 예측을 제공할 뿐이었다. 그런데 보건 관리들이 HIV 신고를 채택하려고 움직이자 권익 옹호자들은 맹렬히 저항하며 HIV 실명 신고가 정당화될 수 없는 사생활 침해에 해당한다고 주장했다.[80] 또한 실명 기반의 신고는 감염 위험에 있는 사람들이 사생활 위협으로 느끼고 두려워해 검사와 상담을 꺼리게 될 것이라고 주장했다.

옹호자들은 대안으로 익명의 HIV 신고 또는 실명 대신 고유 식별번호로 통보하는 방안을 제시했다. 많은 독립관할 지역에서 이러한 접근 방식을 채택했지만 공중보건 집단은 고유 식별번호가 중복 보고를 초래한다는 우려를 표명했다.[81] 선별검사와 마찬가지로 특히 공중보건 당국이 감염자를 치료와 연결해주려 했을 때 HIV 실명보고 반대의 목소리는 줄어들었다. 뉴욕주는 이 같은 논리와 또 이 방식이 개인의 검사를 억제하지 않는다는 연구 결과를 들어[82] 2000년 HIV 실명신고 제도를 채택했다. 1990년대 중반 이후 미국의 대부분 주처럼 실명이든 호주와 유럽 대부분처럼 고유 식별번호이든 HIV 신고 건수가 현저히 늘었다.

## 파트너 통보

파트너 통보란 HIV 감염자가 성관계 파트너나 주삿바늘 공유 파트너에게 통보하는 것을 말하며 주로 세 가지 방법으로 이루어진다. 감염인 통보(환자가 자발적으로 파트너에게 감염 사실을 알리고 검사나 치료를 받도록 권장), 보건 제공자 통보(보건 종사자가 환자의 익명성을 유지하면서 환자의 파트너에게 통보), 그리고 조건부 또는 계약 통보(환자가 통보하지 않는 경우 보건 종사자가 환자의 성관계 파트너에게 통보하며 익명성을 유지하고자 노력)가 그것이다.

파트너 통보에서 오는 우려는 검사와 신고에서 오는 우려와 동일했다. 사생활 보호 조치 없이 개인은 사회적 낙인과 차별을 받게 된다는 것이다. 그러나 파트너 통보는 환자에게 명확한 혜택을 주지 않고 공중보건을 보호하려 한다는 점에서 고유한 윤리적 질문을 제기한다. 이는 환자의 사생활 대 파트너의 알 권리라는 두 가지 상충하는 가치가 서로 대립된다.

보건 제공자 위탁과 조건부 위탁을 행하는 데 주요한 문제가 있다. 예를 들어 환자에게 성관계 파트너의 이름을 공개하도록 강제할 수 있는가, 그리고 어떻게 익명성을 유지하는 것이 가능한가? 사생활과 공중보건 간에 균형을 유지하기 위해 유엔에이즈와 WHO는 '윤리적 파트너 상담'을 권장한다. 이러한 접근 하에서 환자는 파트너에게 통보하도록 상담을 받게 되는데 보건 종사자는 공중의 보건을 고려해 환자의 동의 없이 파트너에게 통보할 수 있는 권한이 있다. 감염 환자는 통보에 따른 영향에서 보호받을 수 있도록 법적·사회적 지원이 제공되어야 한다.[83]

## 위해 최소화

기초연구를 통해 에이즈의 원인과 전파의 주요 형태가 밝혀지자 위해 최소화 혹은 위해감축 전략이 중대한 정책도구로 부상했다. 상담과 교육을 통해 더 안전한 성관계 행동을 권장했고 PEPFAR와 유엔에이즈는 예방의 ABC를 홍보하는 운동을 전개했다. ABC란 금욕(Abstinence: 최초 성 접촉을 자제하거나 지연시킴), 더 안전하게(Being safer: 파트너에게 충실하기 또는 파트너 수 줄이기), 콘돔 사용하기(Condom use: 올바르고 꾸준한 콘돔 사용)를 가리킨다.[84] 금욕과 파트너 수 줄이기는 논란이 많고 시행하기도 어려웠지만 콘돔 사용은 성을 통한 전파의 필수 위해 최소화 접근 방식이 되었다. 에이즈 관련 기구들은 이제 남성용 라텍스 콘돔이 가장 효율적으로 이용 가능한 예방 기술이라고 여긴다.[85]

더욱 논란이 많았던 것은 주삿바늘을 매개로 한 전파의 위해 감축전략이었다. 유행병 초기에 연구자들은 약물 사용을 늘리지 않고 HIV 전파를 줄이는 데 주삿바늘과 주사기 교환이 매우 효과적이라는 점을 파악했다.[86] 호주는 1985년 국가 차원의 약물 및 HIV 위해 감축전략을 공식적으로 채택한 최초의 국가로서 선두에 섰다.[87] 호주의 주사 약물 투약자와 그 외 주삿바늘 교환을 일찍 받아들인 사람 중 HIV 감염이 지속적으로 낮은 수준으로 나타난 것은 위해 감축의 주목할 만한 성공을 보여준다. 위해 감축전략을 수립하지 않은 국가나 미국, 동유럽 등 지역에서는 HIV가 주사 약물 투약자에게 급속하게 전파되었고 그들을 통해 성관계 파트너와 유아에게도 전파되었다. 장애물은 과학이나 재원이 아닌 정치적 이념에서 나오고 있었다.

## 괄목할 만한 과학의 도약: 절망에서 희망찬 미래로 향하는 여정

현시점에서 보면 유행병이 시작된 당시에 과학자들이 희귀한 면역결핍을 일으키는 감염원의 정체를 알지도 못했다는 것을 잊기 쉽다. 감염자 식별을 위한 실험실 중심의 검사와 혈액 공급의 선별검사 같은 기본적인 공중보건 조치라도 시행하려면 신속한 기술의 진보가 필요했다. 1984년 처음 에이즈가 보고된 지

3년 만에 인체면역결핍바이러스를 확인했고 그다음 해에 최초로 허가된 검사가 시행되었다. 이들 초기 진보 이후 연구를 통해 HIV 감염 과정이 밝혀지면서 주요하고 새로운 치료법을 개발하고 예방 방법을 설계했다.

## 항레트로바이러스 기술: 치료에서 병행 예방까지

연구를 통해 과학자들은 항레트로바이러스 치료를 위한 핵심 표적대상과 이어 고도로 효과적인 다약제 요법을 발견하게 되었다. 치료를 받으면 HIV 감염인이 거의 확실한 죽음에서 관리 가능한 만성 조건으로 완전히 삶을 바꾸었다. 중요한 것은 치료의 혁명으로 인간 삶이 크게 개선되었을 뿐만 아니라 예방과 공중보건의 중요한 도구가 되었다는 점이다. 주산기 전파 예방의 성공 외에도 두 가지 핵심적인 공중보건 돌파구로서 예방 치료와 노출 전 예방 요법이 있다.

- *예방 치료:* 2011년 무작위 배정 임상시험 HPTN 052는 장기적으로 성관계를 유지하고 있는 이성 파트너 중 한쪽이 혈청학적 양성이나 다른 한쪽이 음성인(즉, 혈청학적 불일치 상태에 있는) 경우 항레트로바이러스 치료를 조기에 받으면 감염되지 않은 파트너에게 전파율을 96% 줄일 수 있다는 사실을 보여주었다.[88] WHO는 이에 따라 2013년 치료 지침을 개정하면서 HIV 감염자들은 항레트로바이러스 치료를 최대한 일찍 시작할 것을 권고했다.[89] 예방 치료는 에이즈 범유행을 제지할 수 있는 잠재력에도 불구하고 접근이 어려운 집단에 검사와 조기 치료의 어려움 등 여전히 장애물이 많다. 이전 WHO 지침하에서는 항레트로바이러스 치료 대상인 700만 명이 치료를 받지 못했지만 개정된 지침에서는 그 격차가 더욱 커진다(글상자 10.1 참조).[90] 또한 이 방법이 성공하려면 치료 요법을 완전히 준수해야 하지만 그 자체가 어려울 수 있다. 무엇보다도 항레트로바이러스 치료에 보편적 접근을 보장할 뿐 아니라 약물내성 감염자를 치료하려면 자원을 동원해야 하는 정치적 과제가 있다.
- *노출 전 예방 요법(PrEP):* 2010년 임상 시험은 노출 전 예방 요법 효과성

의 증거를 최초로 명확하게 제공했다. 항레트로바이러스제를 매일 복용한 비감염인은 남성 간 성애자의 성관계를 통한 HIV 감염 위험이 44% 줄어들었다.[91] 2011년 파트너스 PrEP 연구는 테노포비어·엠트리시타빈 복합제를 고수한 혈청학적 불일치 이성애자 커플 사이에서 75%의 위험 감소율을 보인 반면에[92] 미국 질병통제예방센터의 연구는 62%의 위험 감소율을 보였다.[93] 2012년 7월까지 미국 식품의약청은 'HIV 감염 고위험군에 속하고 HIV 감염 파트너와 성관계를 하는' 모든 사람에게 트루부다(테노포비어·엠트리시타빈) 처방을 승인하면서 노출 전 예방 요법을 예방 도구로 활용하는 길을 열었다.[94]

**글상자 10.5 / 자발적 남성 포경수술**

여성에서 남성으로 전파되는 HIV를 예방하는 데(약 60%) 남성 포경수술이 효과가 있음을 보여 주는 강력한 과학적 증거가 있다. WHO와 유엔에이즈는 HIV 유병률이 높고 포경수술 시행률은 낮은 지역의 남성에게 중요한 예방 전략으로 안전하고 자발적인 포경수술을 권고한다.[1]

높은 비용 효과성에도 불구하고 남성 포경수술은 깊은 문화적·종교적·인권적 의미를 담고 있다. 음경의 포피를 절제하기 때문에 의심을 가지고 볼 수 있고 특히 외부인이 제안했을 때는 더욱 그렇다. 사생활과 사전동의 문제는 극복하기 어려운 채로 남아 있다. 어린 소년이 남성 포경수술에 동의 또는 찬성하도록 허용되어야 하는가? 부모는 남아의 포피절제 권리를 가질 수 있어야 하는가? 중요한 것은, HIV 유병률을 낮춤으로써 남성은 물론이고 여성에게 확실히 혜택을 주기는 하지만, 현재 남성 포경수술이 직접적으로 여성에게 혜택을 준다는 증거는 없다.

윤리적 곤경 외에도 포경수술은 실행의 문제가 따른다. 부실한 보건 체계, 소외 인구집단 접근의 어려움, 숙련된 보건인력의 부족은 인구기반 시행의 확대를 어렵게 한다.[2]

주

1  WHO and UNAIDS, *New Data on Male Circumcision and HIV Prevention: Policy and Programme Implications* (Montreux: WHO/UNAIDS, 2007).
2  Lawrence O. Gostin and Catherine A. Hankins, "Male Circumcision as an HIV Prevention Strategy in Sub-Saharan Africa: Sociolegal Barriers," *Journal of the American Medicial Association 200*, no. 21 (2008): 2539-2541.

이 연구의 놀라운 성공은 '병용 예방'으로 전환하는 계기가 되었다. 병용 예방이란 '신규 감염률을 최대한 오래 줄이는 효과를 보기 위해 … 우선순위화된 생체 의학적·행동적·구조적 개입을 혼합 이용하는, 권리에 기반하고 증거에 입각한 공동체 주도 프로그램'으로 정의된다.[95] 증거 기반의 예방 도구로는 검사, 상담, 콘돔, 위해 감축 및 교육과 병행해 노출 전 예방 요법, 주산기 전파 예방, 보편적 치료, 자발적 남성 포경수술(글상자 10.5 참조) 등이 있다.

이 같은 발전은 에이즈 예외주의의 담론을 바꿨다. 이제 현안은 공중보건과 시민적 자유 간의 긴장 관계보다는 오히려 에이즈가 정치적 관심과 경제적 자원을 불균형적으로 많이 차지하고 있다는 점이다. 에이즈 퇴치 운동의 성공 자체가 부족한 자원의 윤리적 분배에 관한 논쟁에 불을 붙이고 있다.

### 획기적인 개입: 백신, '치유' 그리고 효과적인 여성보호 수단의 발견

비록 지난 30년간 믿기 어려울 정도의 과학적 진보에 축하할 일이 많이 있지만 핵심적인 돌파구는 여전히 불투명한 채로 남아 있다. '0'에 다가가려면 효과적인 백신이 있어야 한다는 데 광범위한 과학적 공감대가 있다. 2009년 태국에서 시험한 결과는 HIV 감염 예방에서 31%의 백신 효능을 보였다. 백신이 그리 대단한 보호를 제공한 것은 아니지만 결과는 '개념 증명'으로 받아들여지면서 획기적인 개입을 위한 새로운 희망을 불어넣었다.[96] 오리건보건과학대학교의 최근 연구는 에이즈 백신의 희망을 재점화했다. 원숭이면역결핍바이러스에 감염된 붉은털원숭이 16마리에 실험용 백신을 투여한 이 연구에서 9마리가 바이러스에 감염되지 않고 보호받은 것처럼 보였다.[97]

또한 2012년 국제에이즈회의에서는 '베를린 환자'에 관한 발표로 치유를 향한 새로워진 낙관주의를 엿볼 수 있었다. 베를린 환자는 HIV에 저항력을 제공하는 유전자 변형체를 보유한 기부자에게서 골수이식수술을 받은 후 감염에서 치유된 건이다.[98] 2013년 6월 연구자들은 골수이식수술을 한 또 다른 2명의 환자가 항레트로바이러스제 치료 중단 이후에도 바이러스가 없는 것처럼 보인다고 보고했다.[99] 골수이식수술이 결코 많은 사람에게 현실적인 해결책이 될 수는 없겠지만 유전자 기반의 HIV 치료는 현실화될 수 있을 것이다. 2013년 3월 3일 연구자들은 HIV 감염 신생아가 생후 30시간 만에 과감한 항레트로바이러스 치료를 받은 후 한 달이 지났을 때 탐지 가능한 바이러스 수준이 발견되지 않았다고 발표했다.[100] 만일 치유 효과가 확인될 경우 이 사례는 신생아 치료 방법을 바꿀 수 있을 것이며, 개도국에 33만 명으로 추정되는 HIV 감염 신생아에게 희망이 될 수 있을 것이다. 치유 방법을 찾으면 필요한 혁신의 격차를 좁히면서 평생에 걸쳐 힘들게 치료할 필요성을 제거할 것이다.

또 다른 잠정적이며 획기적인 혁신으로는 효과적인 질 내 살미생물 젤 등 여성이 통제할 수 있는 예방법이 있을 것이다. 2010년 임상 시험에서 카프리사 004는 성관계 의존성 테노포비어를 1% 함유한 젤이 성관계 동안 HIV에 감염될 위험을 39% 줄여주는 효과가 있다는 사실을 보여주었다.[101] 파트너의 동의나 인지 없이 예방적 조치를 취할 수 있는 대안은 여성에게 자신의 성건강 자율성을 증가시켜줄 것이다.

그와 동시에 과학자들은 약물내성, 만성 부작용, 좀 더 손쉽게 관리할 수 있고 비용 효과적인 처방의 필요성 등 현재 치료요법과 관련된 문제를 극복하라는 압력을 받게 될 것이다. 물론 이러한 돌파구를 타개하려면 HIV/AIDS뿐만 아니라 좀 더 폭넓은 글로벌보건에서 많이 나타나는 긴급한 요구에 대응하면서도 연구에 지속적인 투자를 해야 한다.

2012년 세계 에이즈의 날에 힐러리 클린턴 당시 국무장관은 에이즈 없는 세대를 위한 청사진을 밝히면서, 현재 글로벌 에이즈는 신규 치료대상 환자의 연증가율이 신규 감염자 수를 초과하는 분기점에 아직 이르지 못했다고 말했다.[102] 그 시점에 다다를 때까지 국제사회는 HIV 감염 위험군에 속하거나 감염된 모든 사람에게 접근할 수 있는 병행 예방을 가속화해야 할 것이다.

## 부족한 자원의 윤리적 배분

상당한 글로벌 자금이 HIV/AIDS에 할당(2012년 대외 원조 78억 6,000만 달러)되었지만[103] 자원은 여전히 부족하다. 생명구제 중재 치료를 어떻게 할당할 것인가에 관한 괴로운 결정을 해야만 한다. 모두가 치료를 받을 수 없는 상황에서 누가 치료를 받아야 하는가? 우선순위를 연구에 두어야 하는가 아니면 예방이나 치료에 두어야 하는가? 그리고 궁극적으로 에이즈를 다른 보건 위협보다 높은 우선순위에 두어야 하는가? 이는 수백만 명의 생사가 걸린 질문이며 올바른 답을 내놓기에는 공감대가 형성되어 있지 않다.

## 치료

2013년 7월 유엔에이즈는 WHO, PEPFAR, 세계기금 그리고 다른 파트너와 함께 치료 2015 구상을 출범시켰다. 이 구상은 보편적 치료 접근을 제공하기 위한 발판으로서 2015년까지 세계적으로 1,500만 명이 항레트로바이러스 치료를 받도록 보장하는 것을 목표로 한다.[104] 이 구상은 치료 확대의 조기 추진, 핵심 지역과 인구 집단의 치료노력 강화, 사업계획 및 서비스 전달 혁신을 위한 기본 틀을 제공한다.

2012년 기준 중·저소득 국가에 있는 970만 명가량이 항레트로바이러스 치료를 받았으며 이는 2011년보다 160만 명 증가한 수치이다.[105] 그러나 WHO의 2013년 치료 지침에 따르면 이 수치는 2013년 치료 대상자의 34%에 불과하다(글상자 10.1 참조).[106] HIV 부담률이 가장 큰 지역인 사하라 이남 아프리카의 경우는 아직 갈 길이 멀지만(2012년 치료 대상자의 약 60%), 큰 진전이 있었다. 치료 보급률은 동유럽과 중앙아시아(30%)와 중동과 북아프리카(20%)에서는 심지어 더 낮다.[107] 의약품 가격의 대폭적인 인하에도 불구하고 2차치료 비용은 여전히 높아 개도국에서는 높게는 매달 6,000달러가 든다.

자원이 늘어나기는 했지만 의약품 부족은 일상생활화되어 있으며 앞으로 당분간은 그럴 것이다. HIV 발생 빈도가 현저히 줄어들지 않는 한 치료 자원을 둘러싼 경쟁은 더욱 커지기만 할 것이다. 국제사회가 현재 치료 수요조차도 충족하지 못하는 상황이기는 하지만, 노출 전 예방요법 확대 등 추가적인 치료 확대 요구가 있게 될 것이다. 긴축재정의 시대에 앞으로 기존 의약품 자원조달 압박은 그 어느 때보다 증가할 조짐이 있다.

자원이 한정된 세상에서 자원할당 결정은 여러 가지 요인, 즉 치료 시작의 계기가 되는 면역기능 장애 수준, 1차 또는 2차 치료 비용, 예방 또는 치료를 위한 항레트로바이러스의 치료 이용 등에 달려 있다. 자원을 할당할 때 어떤 인구 집단, 국가, 지역이 우선순위가 되어야 하는가? HIV 감염자 수가 가장 많은 곳이어야 하는가, 치료 보급률이 가장 낮은 곳이어야 하는가, 아니면 최저 비용으로 가장 많은 사람에게 접근 가능한 곳이어야 하는가? 이러한 결정은 모두 다 살릴 수 없을 때 누구를 살릴 것인가를 결정하기 때문에 몹시 고통스러운 선택이다.

### 노출 전 예방 요법(PrEP)

자원배분 결정은 노출 전 예방 요법을 받으면 건강을 유지할 수 있는 집단의 치료를 고려할 때 더욱더 어려워진다. 노출 전 예방 요법은 파트너의 허가가 필요하지 않기 때문에 성노동자나 강간 위협 혹은 성관계를 강요받는 사람 등 성관계 때 자신의 영향력을 행사할 수 없는 사람에게 특히 중요하다.

그처럼 부정할 수 없는 혜택에도 불구하고 엄두조차 내기 어려운 비싼 비용 때문에 노출 전 예방 요법을 광범위하게 확대하는 일은 발생할 것 같지 않다. 더욱이 건강한 사람에게 부작용과 약물내성의 잠재성에도 불구하고 평생 투약을 권하는 것이 과연 윤리적인가 하는 문제도 남아 있다. 노출 전 예방 요법은 인구 전체를 대상으로 하는 개입은 어렵겠지만, 병용예방 전략 내에서 고위험군을 겨냥해서는 이용될 수 있을 것이다. 예를 들어 노출 전 예방 요법은 HIV 감염자가 항레트로바이러스 치료를 통해 바이러스를 효과적으로 억제할 때까지 HIV 항체가 음성인 파트너에게 제공될 수 있을 것이다.[108]

### 윤리적 가치

골치 아픈 윤리적 긴장 속에서 어떤 가치를 지침으로 삼아 자원 배분을 결정해야 할 것인가? 최적의 해결책을 찾는 것이 결코 가능하지 않을 수 있지만 역학적 및 비용 효과 비교분석으로 생명 구제를 최대화할 수 있을 것이다. 어떤 개입이 어떻게 병행될 때 어느 정도의 비용으로 가장 큰 효과를 낼 것인가? 비생물적 개입과 혹은 노출 전 예방 요법이 치료보다 더 낮은 비용으로 더 많은 혜택을 제공할 것인가? 예방 치료는 1차 의약품 내성을 유발해 값비싼 2차 혹은 3차 의약품을 요구하게 될 것인가?

비용 편익을 넘어선 가치도 마찬가지로 중요하다. 이미 치료 중인 환자에게 투약 중단은 고통을 야기하기 때문에 그들에게 우선순위를 두어야 할 것인가? 아니면 모든 치료 대상자에게 치료받을 수 있는 공정한 기회가 동등하게 주어져야 하는가? 아니면 남성 간 성애자, 주사 약물 투약자, 성노동자같이 가장 소외된 인구 집단에 우선순위를 두어 그들의 심각한 불이익을 인정해야 하는가? 이들 윤리적 질문의 대답은 과학과 사회의 선호에 따라 진화하게 될 것이다.

## 글로벌보건에서 에이즈의 위치

에이즈 퇴치 운동은 전 지구적 경기 침체, 빠듯한 대외원조 예산, 극심한 자원 경쟁 등 주요 보건과 경제적 결정 요인의 상호작용에 따라 변곡점에 있다. 에이즈는 다양한 보건 위협의 하나일 뿐이므로 윤리적 자원 배분을 위해 좀 더 깊이 있고 좀 더 복합적인 전략이 요구된다. 에이즈는 광범위한 글로벌보건 영역, 예를 들면 모성·아동 보건, 손상, 비전염성질환 및 정신보건 같은 우선순위 사이에서 어떤 위치를 차지해야 하는가? 에이즈 자금 조달이 광범위한 보건 체계를 포용하기 위해 전환하고 있지만 여전히 수직적인 사업이다. 에이즈 자금 규모의 상승세를 꺾으면 다양한 보건 분야의 수요를 충족하기에 충분할 것인가?

분명히 에이즈 퇴치 운동은 극적인 성공을 거두었고 글로벌보건에 이바지했다. 에이즈 권익 옹호자들은 글로벌보건을 국제적인 어젠다로 격상시켰고 그 같은 운동이 없었다면 역사적인 정치적 개입도 불가능했을 것이다. 암에서 비만, 음주와 흡연에 이르는 보건 현안을 다루는 다양한 분야는 에이즈 대응으로부터 교훈을 얻었다.

글로벌보건은 에이즈 퇴치 운동의 성공을 기반으로 발전해야 한다. 새로운 자원을 동원하고 시민사회에 활기를 주며 정치적 책무성을 요구해야 한다. 결국 한 보건 분야를 다른 보건 분야와 경쟁하도록 유도하면서 심각한 결핍을 견디게 만드는 것은 자멸적인 행위가 될 것이다. 변화하는 세상에서 에이즈 퇴치 운동은 방법을 찾아가면서 좀 더 광범위한 보건체계 개혁을 지지해야 할 것이다. 심지어 에이즈 기구들을 재정립해 그 임무를 확대할 필요가 있을지도 모른다.[109]

## 뒤돌아보고 앞을 내다보며

에이즈가 처음 출현한 이래 정말 많은 일이 있었다. 한때 HIV 진단은 사형선고였지만 오늘날 환자들은 오래도록 완전한 삶을 살 수 있다. 그러나 몇 가지 변함없이 존속되는 것도 물론 있다. 에이즈의 사회·문화적 인식은 근본적으로 변했지만 아직도 낙인이 선명하게 찍힌 질병으로 남아 있다. 차별의 잔재는 보건의료 종사자의 검사, 죄수 분리수감, 여행 제한, 범죄화에 이르기까지 어디에서나 볼 수 있다.

에이즈 권익 옹호자들이 계속해서 보편적 치료 접근을 요구할 때 부족한 자원과 경쟁하는 우선순위의 현실은 주요 장애물로 가로막을 것이다. 글로벌보건 기본 틀은 에이즈가 그랬던 방식과는 달리 어느 한 질병이 우선화되지 않는 방향으로 변화하고 있다. 이미 수직적 질병 중심의 패러다임은 전환되고 있다. 설령 완벽한 수평적 체계는 아니더라도 적어도 에이즈 사업을 지렛대로 활용해 더 넓은 보건 수요를 충족시키기 위한 '사선적' 패러다임으로 바뀌고 있다.

이들 변화가 어렴풋이 나타나고 있기는 하지만 에이즈 퇴치 운동이 글로벌보건에 기여한 공적은 측정이 거의 불가하다.[110] 사상 유례없는 과학적 성과 시대의 막을 올렸고 사회동원의 패러다임을 변화시켰으며 글로벌보건의 조직 체제와 기본 가치를 바꾸었다. 심지어 파트너십, 수원국 주도권, 결과 책무성 등 글로벌 개입의 당대 원칙을 제공했다. 한때 국제 원조는 기부금액으로 측정되었지만 이제는 구제된 생명이 중요한 시대이다. 에이즈는 글로벌보건을 세계 정치무대에 올려놓으며 안보, 무역, 지식재산, 인간의 욕구에 관한 의식 수준을 높

였다. 다시 말해 에이즈는 우리가 건강, 문화, 정치를 생각하는 방식을 영원히
변화시켰다.

제11장

# 보건 종사자 국제 이주

글로벌 불평등의 당혹스러운 사례

---

글로벌 남·북 간의 깊고 오랜 불평등, 빈부 격차는 무수한 글로벌보건 과제를 제기한다. 그러나 글로벌보건 불평등을 가장 생생하게 보여주는 예시 중 하나로 보건 종사자의 국제적 이주를 꼽을 수 있을 것이다.[1] 고도로 숙련된 인력이 매일같이 이주하면서 그들이 속한 국가는 긴요한 인적자원의 부족 사태를 겪는다. 전문 취업중개 회사들은 적극적으로 보건인력을 모집하고 있다. 일부는 더 나은 삶을 찾아 스스로 이주한다. 그러나 좀 더 나은 삶을 찾으려는 계획은 목적지 국가에서 착취당하거나 차별당하며 좌절되곤 한다. 저소득국 보건 종사자 수가 지독히도 부족한 사태에 비추어 글로벌보건 권익 옹호자들은 적극적인 채용을 범죄행위라고 부르고[2] WHO는 인적자원 부족을 '보건 위기'[3]이자 건강권 실현의 '가장 심각한 장애물'이라고 부른다.[4]

이 놀라운 불평등은 글로벌보건인력연합의 형태로 사회 행동을 동원했는데, 이 연합은 글로벌보건인력 부족 사태의 해결책을 옹호하고 이행을 위한 다양한 부문이 참여한 파트너십이다.[5] 또한 WHO 실천규약의 형태로 혁신적인 거버넌스를 촉발했다. 그럼에도 불구하고 두뇌 유출은 지속되고 있으며 세계 최빈국의 보건 체계와 인명에 엄청난 타격을 가하고 있다.

제11장은 주요 이해관계자인 원천지 국가, 목적지 국가, 보건 종사자의 권리와 의무를 분석한다. 또한 인력 개발과 확연한 지역 간 격차 감소를 위한 혁신적인 거버넌스 해법을 탐구한다. 해법 탐구에 앞서 먼저 국제 이주의 동인(動因)과 함께 보건인력 위기의 규모를 이해하는 것이 중요할 것이다.


## 인적자원 불평등: 보건 위기의 규모

세상은 보건 분야에서 심각한 인적자원 부족 현상을 겪고 있다. 2006년 WHO는 보건 분야 새천년개발목표를 달성하려면 430만 명의 보건인력이 추가로 필요하고 아프리카에서만 150만 명이 필요하다고 추산했다. 심지어 이 우려스러운 높은 수치도 WHO가 인구 1,000명당 필요한 최소한의 수치인 2.28명의 의사, 간호사, 조산사의 기준을 충족하지 못한 57개국의 부족 인원만 계산한 것이기 때문에 전 지구적 인적자원 수요는 저평가된 것이다.

'심각한 미달' 국가에서는 방대한 보건 수요를 충족할 만한 보건인력이 너무 부족하기 때문에 많은 사람이 보건서비스 없이 지낸다. 또한 시골과 도시, 부유한 지역과 빈곤한 지역, 공공과 민간 분야 보건서비스 간 인력 배분은 고르지 못하다. 보건 종사자의 태부족은 높은 고통과 유병률을 가중시키고 있고 필요한 서비스에 접근하지 못하는 사람들의 건강에 심각한 영향을 끼친다. 이 문제의 실제 규모는 WHO의 추정치를 훨씬 상회한다. WHO 자료에는 HIV/AIDS와 비전염성질환이 보건 체계에 미치는 추가 부담을 포함하지 않기 때문이다. WHO는 신흥 경제강국은 물론이고 심지어 선진국의 부족 사태조차도 충분히 고려하지 않았다.

WHO 통계의 이 같은 한계를 고려할 때 세계적으로 부족한 보건인력 규모는 실제로 앞서 발표한 430만 명보다 훨씬 많을 것이다. 그리고 이 부족 사태는 의사와 간호사를 넘어 조산사, 약사, 치과의, 실험실 기사, 보건관리 인력, 지역사회 보건 종사자 등 전 영역에 걸친 보건 종사자까지로 확대된다.

인적자원 위기는 선진국과 개도국 모두에 영향을 미치지만, 빈곤한 국가에서 불균등하게 피해를 겪는다. 이는 개도국 보건의료 인력의 수는 적으면서 수요 규모가 훨씬 더 크기 때문이기도 하다. 심각한 부족 국가 57개국 중 39개국이 아프리카 국가이다. 아프리카는 세계 질병부담의 25%를 지고 있지만 세계 보건 종사자의 겨우 3%, 세계 보건재정의 1%만 차지할 뿐이다. 이와 대조적으로 미주 지역은 전 세계 질병 부담의 10%를 부담할 뿐이지만 세계 보건 종사자의 약 36%, 세계 보건재정의 50%를 차지한다.[6]

이 같은 자원 불균형은 지구촌 전체에 만연해 있다. 부유한 국가에서는 훨씬 많은 보건 종사자가 상당히 낮은 비율로 질병을 부담한다. 인구당 간호사 비율이 아프리카, 동남아시아 또는 남미에 비해 북미와 유럽에서 10배 많다는 점은 그러한 극도의 불균형을 잘 나타낸다. 가나, 말라위, 에스와티니, 필리핀 같은 저·중소득 국가의 정규 간호사 중 절반 이상이 이주하는 데서 보듯이 이주는 이 같은 격차를 더욱 악화시킨다.

여러 종류의 이주가 동시다발적으로 발생하고 있다. 내부적으로는 시골에서 도시로, 공공 부문에서 민간 부문으로 이주하고 국제적으로는 저·중소득 국가에서 고소득 국가로 이주한다.[7] 국내 이주이든 국제 이주이든 전반적인 유형은 이미 소외된 집단에 불리하다는 것이다.

이러한 빈약한 수치는 인간의 비극을 은폐한다. 적절한 보건인력이 없으면 예방, 치료, 고통 완화의 기회가 줄어든다. 적절한 치료를 받으면 생존할 수 있는 많은 사람에게 인적자원 결핍은 사망의 원인이 된다. 여러 연구 결과에 따르면 빈곤을 통제하더라도 보건인력 접근성이 부족하면 환자의 손상, 질병, 교차 감염에서 조기 사망에 이르기까지 부정적인 보건 결과와 직접 관련되어 있음을 보여준다.[8] 보건 종사자 밀도가 높아지면 모성, 영아, 아동 생존율이 증가한다 (그림 11.1 참조). 인력부족 사태는 환자의 위해뿐만 아니라 대기시간 증가와 서비스 부족으로 환자의 불만이 늘어나면서 직원에게 폭력을 가하는 사태의 증가로 이어진다.[9]

재정, 훈련, 관리 등 다양한 요인이 부실한 보건 체계의 원인이 되기는 하지

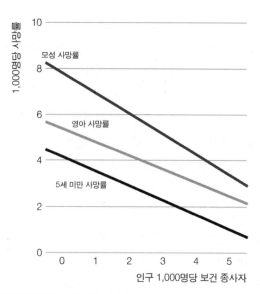

만 보건서비스는 숙련된 인력 없이 효과적으로 전달될 수 없다. 예를 들면 외국에서 의약품과 의료 장비를 제공한다 한들 국민에게 서비스를 제공할 숙련된 전문 인력이 충분치 않으면 별 효용이 없을 것이다. 인적자원 부족의 원인은 다각적이고 복합적이지만 이해와 조치를 못할 만큼 복잡하지는 않다. 보건인력의 부족 사태를 일으키는 요인이 모든 국가에서 똑같지는 않지만 공통점이 많다.

## 국제 이주의 동인

보건인력 부족 사태를 일으키는 요인이 합쳐지는 지점을 이해하는 것이 해결책 수립에 중요하다. 누구나 예상하겠지만 원인이 단 한 가지인 경우는 없다. 인구 증가, 고령화 사회, 높은 질병 부담, 보건서비스의 경쟁력 증가 등 여러 가지 복합적인 원인이 결합해 전 세계적 보건인력 부족 사태를 일으킨다.

자원 부족이 불충분한 교육, 훈련, 자원 등 국내적인 원인에 바탕을 두고 있다고 믿고 싶은 유혹이 있겠지만 현실은 부유한 국가가 이주 노동자에 의지해 그들의 늘어나는 인력 수요를 충당함으로써 문제를 심화한다는 것이다.[10] 이러한 월경(越境)이 세계화된 세상에서 예상된 현상이기는 하지만 그 결과로 빚어지는 불평등이 비윤리적이거나 해결책을 찾을 수 없다는 의미는 아니다.

## 국가의 자급자족

이 국경을 넘는 문제가 가장 분명히 드러나는 때는 부유한 국가가 국내 보건 인력에 투자하는 대신 좀 더 못사는 나라의 인력 이주를 통해 증가하는 인력 수요를 충당할 때이다. 예를 들면 OECD 국가에 있는 의사 중 18%와 간호사 중 11%[11] 그리고 중동 산유국에 있는 의사 및 간호사 중 75%는 국외 거주자이다.[12] 고소득국은 심각한 인력난을 겪고 있다고 주장한다. 물론 정치가들은 보건의료를 확대하라는 공중의 요구를 충족시키려고 애쓴다. 그러나 현실에서 부유한 국가는 빈곤한 국가에 비해 어마어마한 인적자원의 사치를 누린다.

자급자족 정책을 수립하고 추진하는 국가는 거의 없다. 그들은 충분한 보건 종사자 수급 계획, 훈련, 투자에 주력하지 않으며 그 결과 많은 국가가 해외 전문인력에 의존한다. 그들은 의사가 전담해온 일부 업무를 간호사와 지역사회 인력이 대신 수행하도록 하는 등의 임무 전환 같은 어려운 선택을 하려 하지도, 1차의료, 정신보건, 시골 지역 등 간과된 분야에서 근무할 충분한 전문 인력을 훈련시키려 하지도 않는다. 인적자원 투자가 만성적으로 부족한 실정이다.[13] 2011년 WHO는 각국이 자체 국민의 수요를 충족할 수 있도록 숙련된 보건인력 교육과 유지에 힘쓸 것을 촉구했다.[14]

국가의 자급자족은 빈부를 떠나 모든 국가에 적용되지만 일부 국가는 적절한 보건인력 양성을 위한 충분한 역량을 갖추지 못했다. 그러한 역량을 갖추려면 교육과 인력 유지에 지속 가능한 투자가 필요하며 국제 원조는 세계은행 등 다자간 기구를 통해서든, 세계기금 등 공공·민간 파트너십을 통해서든, PEPFAR 등 양자 간 관계를 통해서든 보건인력 개발을 우선시해야 한다.

비판자들은 국가 차원의 자급자족이 세계화된 세상에서 시대에 뒤떨어진 모델로, 심지어 무역 보호주의의 한 형태라고까지 주장한다. 그러나 족쇄 풀린 시장은 국내 유입·국외 유출되는 보건인력의 적정 수와 유형을 보장하지 못한다. 유입 및 유출되는 인적자원을 공정하게 분배하는 '완벽한 회전목마'는 없다. 빈곤한 국가는 주고받을 만큼 남아도는 인적자원도 없을 뿐만 아니라 숙련된 해외 인력을 끌어들일 만큼 매력 있는 곳도 아닌 것이 현실이다.

예를 들면 미국은 엄청난 수의 해외 숙련인력을 흡수하지만 미국인이 다른 나라의 격차를 해소하기 위해 이민 가는 일은 거의 없다. 자유 시장은 피할 수 없이 불평등을 악화시킨다. 부유한 국가는 저렴한 해외 숙련인력으로 혜택을 보고 빈곤한 국가는 점차 줄어드는 전문 인력으로 곤란을 겪는다. 그러나 국가 자급자족과 공평한 분배 정책은 확연한 불평등을 줄이면서 모든 지역의 인력부족 문제를 개선하는 데 도움을 줄 것이다.

## 유출(push) 요인: 보건 종사자는 왜 자국을 떠나려 하는가

보건 종사자는 왜 집과 가족, 자국을 떠나 머나먼 낯선 곳에 가려 하는가? 주된 이유는 의료 업무를 만족스럽지 않게 만드는 환경의 밀어내기 요인이다. 개도국의 급여는 대부분 매우 낮고 최저 생계비보다 낮다. 근로자들이 빈약한 수입을 받는 데에도 수개월을 기다려야 하는 상황은 의욕을 저하시키고 보수가 좀 더 좋은 일자리를 찾게 만든다. 보건 종사자는 지도(指導), 고급 훈련, 경력 개발이 부족하면 자국에서 밝은 미래를 상상할 수 없다.

저소득국 시설은 대부분 지나치게 붐비고 때로는 비위생적이며, 의약품과 장비가 충분히 보급되지 않아 환자에게 양질의 치료를 제공할 수 없다. 예를 들어 짐바브웨의 간호사는 장갑이나 필수의약품 없이 근무하고 환자용 식사는 배급제이다.[15] 환자들은 회복보다는 죽을 가능성이 높아 보건 종사자에게 근무지는 스트레스를 주고 사기를 겪게 만든다. 서비스가 충분치 못한 시골 지역의 근무 조건은 더욱 열악하며 주거, 공공시설, 경찰 등 기반 시설은 부실하기 짝이 없다. 환자만 형편없는 환경에 위협을 받는 것이 아니라 보건 종사자 역시 부적절한 안전 규약과 미비한 보호 장비로 HIV와 간염 등 혈액매개성질환과 결핵, 포도상구균, 출혈열 등 감염성질환에 걸릴 위험에 처해 있다. 직업적 위험 외에도 보건 분야 폭력은 보건인력 사이에 두려움을 심어준다.

전문 인력과 직장의 유출 요인은 높은 범죄율, 사회불안, 내전은 물론이고 정치적·경제적·사회적 여건에 따라 더욱 가중된다. 빈곤에서 탈출해 좀 더 평화롭고 번영된 삶을 살고자 하는 것은 인간의 보편적인 욕구이다. 부유한 국가로 이동하는 이주는 보건 종사자에게 부채를 청산하고 그들의 확대가족을 부양하면서 자식에게 양질의 교육을 보장해줄 수 있다.

## 유입(pull) 요인: 더 나은 삶의 약속

보건 종사자는 부유한 국가에서 전문 훈련을 받으면 그들 부모에게는 없었던 기회를 얻을 수 있다. 숙련된 인력은 편안한 생활을 영위할 수 있고 고향의 가족에게 송금할 수 있을 만큼 괜찮은 임금을 받을 수 있다는 매력에 끌린다. 그들은 청결하고 안전하며 장비가 제대로 갖춰져 있고 양질의 서비스가 제공되는 곳에서 일하고 싶어 한다. 더 높은 자격 요건을 갖출 수 있는 기회와 함께 승진 야망도 있다. 그리고 그들은 안전하고 안정적인 사회, 자녀를 키울 수 있는 인간적인 환경을 원한다.

비록 대부분의 근로자에게 목적지 선택의 폭이 매우 넓기는 하지만 그들은 종종 언어와 문화가 통하고 사회 지원망을 갖춘 과거 식민통치와 연관된 국가를 선호한다. 예를 들면 영어권 카리브해 지역에서 교육받은 간호사는 그 지역 자체보다는 주로 캐나다, 영국, 미국 같은 나라에서 일하는 인력이 세 배나 많다. 반면에 카리브해 지역의 간호사직 중 30%는 공석으로 남아 있다.[16]

더욱이 세계화된 세상에서 보건 종사자가 보유한 숙련 기술은 얼마든지 양도가 가능하다. 그리고 그들은 비자 발급, 취업 알선, 이주지 적응 지원을 매우 기꺼이 도와주려는 부유한 국가에서 대우를 받는다. 세계화된 세상에서 보건 종사자는 역동적인 무역 체계의 톱니로서 언제나 글로벌 북쪽을 선호한다. 밀어내는 요인과 끌어당기는 요인이 폭넓게 융합되어 있는 환경(표 11.1 참조)에서 인적자원 위기는 깊어지고 해결책은 복잡해진다.

표 11.1 / 보건 종사자 이주에 영향을 미치는 유출·유입 요인

| 유출 요인 | |
|---|---|
| 낮고 불규칙적인 보수 | 보람 없고 안전하지 않은 일터 |
| 빈곤과 경제적 어려움 | 범죄와 폭력 |
| 전쟁과 국내 불안 | 정치적 불안정 |
| 더 나은 삶을 향한 욕구 | 낮은 승진 기회(교육 및 훈련) |
| 유입 요인 | |
| 목적지 국가의 강력한 보건 종사자 수요 | 이주 정책: 비자, 취업, 유인책 |
| 적극적인 채용: 이전 권장 및 지원 | 세계화: 전 세계적으로 정보, 서비스, 사람의 이동 |
| 더 나은 임금, 근무 조건, 승진 기회의 약속 | 훈련, 승진, 전문직 지위 |
| 본국 가족에게 송금 등 본인과 가족의 삶의 질 향상 약속 | 원천국과 목적국 간 식민·언어·문화적 연결 |

## 보건인력의 국제 채용

보건인력의 국제 채용 서비스는 대부분이 간호사인 보건 종사자 수요 증가에 따라 더욱 확대되고 있다. 미국에 입국하는 이주 간호사의 절반은 적극적으로 채용되었으며 상당수가 아프리카와 기타 취약한 지역 출신이다. 2007년 미국에 본부를 둔 267개 회사가 해외 간호사를 채용했는데 그중 다섯 곳이 상장 기업이었다.[17] 글로벌 북쪽에 기반을 둔 인력소개 회사가 74개국에서 적극적으로 활동하고 있다. 채용은 수익이 있는 사업으로 간호사 1명당 5만 달러까지 남길 수 있다.

인력소개 회사는 대부분 근로자의 목적국 입국을 원활하게 해결해준다. 예를 들면 회사는 비자와 이민 수속, 자격 증명, 여행, 음식, 숙소 등을 제공하고 심지어 시험 준비와 언어, 문화적응 교육까지 제공한다. 채용 전략은 순회 워크숍,

미디어 광고, 문자 전송, 개인 이메일, 유인성 웹사이트 등이 있다.

인력소개 회사는 때로 근로자에게 계약서 사본을 받을 권리를 부인하거나 동의 없이 계약서를 개조하며 여권이나 거주 증명서를 압수하는 등 약탈적 관행을 일삼기도 한다. 이들 회사는 선불이나 후불 수수료를 부과하고 보건 근로자가 계약종료 이전에 그만두기를 원하거나 그럴 필요성이 있는 경우 고용을 독점하거나 처벌적 계약 위반 수수료를 요구하기도 한다. 또한 인력소개 회사는 근로자가 계약을 위반하는 경우 본국 송환으로 위협한다. 이러한 강압적인 술수는 운영 기관에 강제로 남아 있어야 한다고 느끼는 노동자에게 착취적일 수 있다.

이주 노동자는 일단 목적지에 도착하면 진료 오리엔테이션 미제공, 인력의 기술 수준에 못 미치는 달갑지 않은 업무, 추가 수당 없는 초과근무 요구, 수준 이하의 주거 등 다양한 종류의 모욕을 겪으며 약속과는 다른 현실을 접한다고 보고한다.[18] 일터 외에 냉혹한 경찰 관행과 외국인을 향한 적개심을 품고 있는 이웃은 이주 노동자의 삶을 힘들게 만들 수 있다.

## 글로벌 정의(正義): 원천국, 목적국, 보건 종사자 이해 간 균형 맞추기

글로벌 정의는 원천, 목적국, 보건 종사자 간 혜택과 부담의 공평한 배분을 요구한다. 원천국에서 보건 종사자는 필수 수요의 서비스를 제공하기 때문에 숙련된 노동자를 잃으면 보건 체계가 제대로 작동하지 않을 수 있다. 경제적 관점에서 볼 때 원천국이 교육 훈련에 투자한 보건 종사자가 해외로 떠나기 때문에 보건인력의 이주는 빈곤한 국가가 부유한 국가에 근본적으로 불공정한 상호 보조금을 지급하는 결과를 낳는다고 할 수 있다.

선진국 또한 인적자원 수요가 있다. 그들이 보건 부족을 인지하면 해외에서 교육받은 인력을 유인하는 효과를 낳는다. 세계화된 세상에서 그들은 전문 서비스 무역이 합법적이라고 본다. 그러나 부유한 국가가 자국민을 위한 적정 보건인력을 보장할 책임이 있음에도 불구하고 빈곤한 국가의 국민에 봉사할 보건인력을 박탈하면 안 된다. 국제법은 한 국가가 다른 나라의 건강권을 약화시키지 말 것을 요구한다. 그러나 부유한 국가의 인력 채용은 대부분 가난한 나라의 중요한 필수 자원을 빼앗아가게 된다.

보건 종사자도 인권이 있기에 미래가 암울한 자국에서 곤궁한 삶을 살도록 묶어둘 수는 없다. 그들은 직장의 위험한 근무 조건에서 벗어날 권리가 있고 또한 가족에게 괜찮은 삶을 제공해줄 수 없는 데서 발생하는 존엄성 훼손에서 탈출할 권리가 있다. 더욱이 이동의 자유는 개인의 자유에 필수불가결한 조건이다.[19] 국제법은 개인의 자국 내 이동과 거주의 자유는 물론이고 자국을 떠날 권리와 돌아올 권리도 보장한다.[20] 글로벌보건인력 부족 사태에 대처하는 데 원천국에 미치는 역효과에 관계없이 이주할 수 있는 인간의 권리를 존중해야 한다.

근로자가 이주를 선택하면 그들은 존엄권, 착취로부터의 자유, 공정한 대우의 기본적인 권리를 보유한다. 다양한 국제조약은 근로자에게 안전한 근무 환경, 자유로운 표현과 결사, 무역조합 가입, 폭력으로부터 보호, 비차별 등의 권리를 보호한다.[21] 국가는 근로자의 권리를 존중해야 할 뿐 아니라 민간 부문에서 행해지는 이주 근로자에게 미치는 비인간적이고 불평등한 대우를 예방하고, 필요하다면 구제해야 한다.

정의를 촉진하기 위해 거주국과 원천국, 보건 근로자 간에 상충하는 권리와 이해관계에 균형을 유지하는 것은 효과적인 거버넌스가 필요한 복잡한 일이다. 초국가적인 기본 틀 없이 모든 관계자의 이익 간 공정한 균형을 유지하며 인적 자원 격차 해소를 기대하는 것은 비현실적이다.

## 글로벌 거버넌스: WHO의 실천규약

보건 종사자 이주의 불공정 사례 증거가 쌓이면서 이해관계자들은 최악의 남용을 억제하기 위해 다양한 거버넌스 메커니즘을 협상하기 시작했다. 이해관계자 대부분은 종종 전문적인 지침과 국제 채용에 관한 실천규약 같은 구속력이 국가, 양자 간, 지역 실천규약 및 양해각서의 대표적 사례는 다음과 같다.

- 보건인력의 국제 채용에 관한 영연방 실천규약[1]

  *2003년 영연방 보건장관들이 채택했으며 규약은 영연방 국가 간 보건인력 채용 활동 및 채용 당사자 간 관계에 투명성, 공정성 및 혜택의 상호주의를 적용한다.*

- 영국 국가보건서비스(NHS) 고용주를 위한 실천규약[2]

  *2001년 영국 보건부는 국가보건서비스 고용주를 위한 국제 채용 실천규약을 도입했다(2004년 개정). 규약은 국가보건서비스 고용주가 원천국의 동의 없이 저소득국에서 적극적인 채용을 할 수 없도록 하며, 규약을 준수하는 채용 대행업체만 이용할 것을 요구했다.*

- 남아공·영국 보건의료 인력의 상호 호혜·교육 교류에 관한 양해각서[3]

  *2003년 영국과 남아공이 서명한 양해각서에서 양 당사자는 기술 지원, 윤리적 채용, 병원 간 파트너십 그리고 남아공에서 훈련된 보건인력의 기간제 취업에 관한 계획을 수립하기로 동의했다.*

- 태평양 지역 보건 근로자 채용에 관한 실천규약[4]

  *2007년 WHO 서태평양 지역 회원국들이 채택했으며, 규약의 지도 원리는 (1) 원천국, 목적국·기관, 보건인력, 채용 기관의 권리와 의무 간 공정한 균형, (2) 투명성, 공정성, 이익의 상호주의 존중이다.*

주

1 *Commonwealth Code of Practice for the International Recruitment of Health Workers* (May 18, 2003); The Commonwealth, *Companion Document to the Commonwealth Code of Practice for the International Recruitment of Health Workers* (London: Commonwealth Health Ministers, May 18, 2003).

2 *Code of Practice for the International Recuitment of Healthcare Professionals* (United Kingdom Department of Health, December 2004).

3 *Memorandum of Understanding between the Government of the United Kingdom of Great Britain and Northern Ireland and the Government of the Republic of South Africa on the Reciprocal Educational Exchange of Healthcare Concepts and Personnel* (October 2003).

4 *Pacific Code of Practice for Recruitment of Health Workers and Compendium*, Seventh Meeting of Ministers of Health for Pacific Island Countries (Port Vila, Vanuatu, March 12-15, 2007).

다음은 전문 협회의 규약, 지침 및 전략 사례이다.

- 아카데미헬스, 해외 간호사의 미국 채용에 관한 자발적 윤리행동강령[1]

  *2008년, 다양한 이해관계자 간 다년간에 걸친 협상 후 아카데미헬스는 규약을 공개했다. 이 규약은 공정하고 투명한 채용을 위한 자발적 표준, 해외 간호사 대상 문화 및 진료 오리엔테이션, 원천국의 위해를 최소화 또는 제거할 수 있는 '모범 사례'를 제공한다.*

- 유럽공공서비스조합연방(EPSU)과 유럽 병원 및 보건의료사업주협회(HOSPEEM) 병원 분야의 윤리적 초국경 채용과 유지에 관한 실천규약[2]

  *EPSU와 HOSPEEM은 2008년 보건인력의 초국경 채용 관련 윤리적 관행 촉진과 비윤리적 관행 중단을 목표로 규약에 합의했다. 지배 원칙에는 투명성, 정의, 형평성이 포함된다.*

- 국제간호사협회(ICN), 글로벌 간호 부족: 개입을 위한 우선순위 영역[3]

  *2006년 국제간호사협회는 국가 및 글로벌 파트너에게 다섯 가지 우선순위 영역에 정책 개입을 촉구했다. 그중 하나는 보건인력의 이주와 국가 내 보건인력의 분배 불균형이다.*

- 세계의사협회, 의사 국제 채용에 관한 윤리적 지침에 관한 성명[4]

  *2003년 세계의사협회 총회에서 채택된 이 성명은 정의, 협력, 자율이라는 3대 지도원리와 함께 윤리적 의사 채용을 권고한다.*

주

1 "International Recruitment of Foreign-Educated Nurses: Consensus on Ethical Standards of Practice," Academy Health, http://www.academyhealth.org (accessed 9/30/13); Alliance for Ethical International Recruitment Practices, *Voluntary Code of Ethical Conduct for the Recruitment of Foreign-Educated Health Professionals to the United States* (September 2008, rev. April 2011) (이 문서의 최초 제목은 Voluntary Code of Ethical Conduct for the Recruitment of Foreign-Educated Nurses to the United States, September 2008).

2 European Federation of Public Service Unions (EPSU) and European Hospital and Healthcare Employers' Association (HOSPEEM), *EPSU-HOSPEEM Code of Conduct and Follow Up on Ethical Cross-Border Recruitment and Retention in the Hospital Sector* (April 7, 2008).

3 International Council of Nurses and Florence Nightingale International Foundation, *The Global Nursing Shortage: Priority Areas for Intervention* (Geneva: International Council of Nurses, 2006).

4 World Medical Association (WMA), "WMA Statement on Ethical Guidelines for the International Recruitment of Physicians," 54th WMA General Assembly (Helsinki, Finland, September 2003).

없는 '연성' 문서를 채택했다. 일부 국가나 지역은 서명국 간 이주에 관한 양자 간 혹은 다자간 협정을 채택했다(글상자 11.1a, 11.1b 참조).

대부분의 문서는 감시와 집행 없이 자발적이지만 소수의 문서는 경성법의 특징인 좀 더 공식적인 지위를 유지한다. 예를 들면 영국의 실천규약은 고용주에게 규약을 고수할 것을 '강력하게 권고'하며 국가보건서비스(NHS)를 공급하는 채용회사에는 이행 준수를 요구한다. 이 규약은 정부 간 협정이 채용 활동을 지원하는 경우를 제외하고는 개도국에서 적극적인 채용을 금지하는 조항을 담고 있다.[22]

남아공·영국 양해각서는 다른 형태를 취하지만 경성법의 특징을 지닌다. 이 각서는 당사국은 정보와 전문성을 교환할 뿐만 아니라 남아공 전문 인력이 영국에서 교육받고 직업에 종사하도록 계획을 마련할 '의무'가 있다고 명시한다. 특히 '우호적인' 협상을 통해 분쟁을 해결하도록 요구한다.[23]

글상자 11.1a와 11.1b에서 묘사한 거버넌스 도구는 2010년 5월 채택된 WHO 보건인력의 국제 채용에 관한 실천규약을 발전시키는 데 매우 중요하게 역할했다. 이는 WHO가 사상 두 번째로 헌장 권한을 원용하여 회원국에 권고한 규약이다(제23조). WHO는 1981년 모유 대체식품 판매에 관한 국제규약을 채택할 때 제23조의 권한을 처음 사용했다. 회원국은 이해 당사자들과 시민사회가 참여한 가운데 수년간에 걸쳐 규약을 협상했다.[24] 마거릿 챈 사무총장은 이 규약을 '전 세계 공중보건의 선물'이라고 했다.[25]

### 목표와 범위: 제1조와 제2조

규약은 보건인력의 윤리적 국제 채용을 위한 원칙과 실천을 수립하고, 양자 및 다자 협정을 포함한 법적·제도적 기본 틀을 수립 또는 개선하기 위한 지침을 제공하며, 국제 협력을 증진한다(제1조). 인적자원을 보건체계 강화에 필수적인 것으로 보는 포괄적인 기본 틀로 설계되었다. 범위는 전 세계를 대상으로 보건 종사자, 채용 알선자, 고용주, 전문 협회, 비정부기구 등 공공 및 민간 이해관계자들과 협력하에 각국에 지침을 제공한다(제2조).

## 지도 원칙: 제3조

규약의 지도 원칙은 국제 채용을 넘어 보건의료 접근의 보편성, 보건체계 강화, 공정한 노동 관행, 투명성, 감시, 보고 등 바람직한 거버넌스, 자원이 빈약한 국가의 수요에 특별한 관심 기울이기의 가치를 표현한다.

- 보건은 평화와 안보 달성에 기본으로 전적인 협력이 필요하다. 정부는 오직 적절한 보건과 사회서비스를 보장해야 공중보건의 책임을 완수할 수 있다.
- 이주는 적절한 관리를 한다면 보건체계 강화에 기여할 수 있지만, 개발도상국에 역효과를 줄이고 보건 종사자의 권리를 보호하기 위해서는 국제적 원칙과 조율이 필요하다.
- 국가는 개발도상국의 구체적인 필요에 주의해야 한다. 고소득국은 보건인력을 포함해 가능한 한 보건체계 강화를 위한 기술적·재정적 지원을 제공해야 한다.
- 국가는 원천국의 건강권을 고려해야 하지만 보건 종사자의 이주를 제한하면 안 된다.
- 국제 채용은 투명성, 공정성, 보건 체계의 지속 가능성 원칙에 따라 수행되어야 한다.
- 국가는 비차별을 포함해 공정한 노동 관행을 보장해야 한다.
- 국가는 가능한 한 채용 필요성을 줄여줄 인력 계획, 교육, 훈련, 유지 전략과 더불어 지속 가능한 보건인력 정책을 수립하기 위해 노력해야 한다.
- 국가 및 국제 데이터 수집과 공유는 규약의 목표 달성에 필수적이다.
- 국가는 순환적 보건 종사자 이주를 촉진해 숙련과 지식이 원천국과 목적국 모두에 혜택을 줄 수 있도록 해야 한다.

## 책임, 권리, 채용 관행: 제4조

WHO 국가 당사자들이 규약을 채택하기는 했지만 보건 종사자, 전문 조직,

채용 알선자 등 광범위한 이해관계자군을 대상으로 권고하면서 국가 규정과 지침에 협조할 것을 촉구한다. 채용 알선자와 고용주는 서비스 연장에 관한 공정한 계약 등 거주국에서 이주 근로자의 법적 책임을 존중해야 한다. 그러기 위해서는 근로자 자신이 계약 의무사항을 공개해야 한다. 거주국과 이해관계자는 근로자가 이주 혜택과 위험에 관한 정보를 적시적으로 충분히 들은 후에 결정할 수 있도록 투명하게 제시해야 할 윤리적 의무가 있다.

각국은 채용 알선자와 고용주에게 공정하고 정당한 채용과 계약관행 준수를 요구하고 이주 근로자가 임시직이든 정규직이든 불법적 혹은 부당한 행위에 예속되지 않도록 보장해야 한다. 고용, 승진, 보수는 자격 요건, 숙련도, 경력 등의 객관적인 기준에 근거해야 한다. 국가와 이해관계자는 모든 취업과 근무 조건에서 자국에서 교육받은 근로자와 대우 동등성의 원칙을 준수해야 한다. '동등성' 원칙은 직장 오리엔테이션, 전문교육, 자격 요건, 승진 등을 포함한다. 모든 근로자는 안전하고 위생적인 직장에서 근무할 권리가 있다.

## 보건인력 개발과 보건체계 지속 가능성: 제5조

모든 당사자에게 이주의 잠재적 혜택을 누리도록 하면서 목적국과 원천국은 인적자원 개발과 훈련 유지·증진을 위해 협력해야 한다. 정부는 심각한 부족을 겪고 있는 국가로부터 적극적인 채용을 삼가야 한다. 규약은 초국적인 협력과 조율을 증진하기 위해 고안된 양자 간, 지역 국가 간, 다자간 협약을 체결하려는 국가에 지침을 제공한다. 이들 협정은 보건인력의 보유·훈련·복귀, 규제의 기본 틀, 전문인력 교환과 보건 시설 간 결연(twinning)을 위해 기술 지원, 기술 및 기능 이전 등 목적국의 역량을 구축해야 한다.

지속 가능한 보건 체계와 그 체계에 속한 역량 있는 인력의 중요성을 인정하면서 국가는 모든 자국 내 수요를 충족시킬 수 있도록 인적자원을 구축하고 유지해야 하며 서비스가 부족한 집단에 관심을 기울여야 한다. 정부는 교육, 재정적 유인, 규제, 사회적 또는 전문적 지원을 통해 서비스가 부족한 지역에 인력 유지를 지원함으로써 근로자의 지리적 편중 현상을 줄여야 한다.

이 규약은 국가의 자급자족 목표를 인정하고 각국이 자국 인력으로 인적자원의 수요를 충족할 것을 촉구한다. 결과적으로 국가는 체계적인 교육과정을 통해 교육 훈련을 확대해야 한다. 또한 각국이 다부문적 접근법을 채택해 보건 체계를 강화하고, 보건 노동시장을 계속 감시하며, 모든 이해관계자와 조율할 것을 요구한다.

### 자료 수집, 연구 및 정보 교환: 제6조와 제7조

보건인력에 관한 효과적인 정책과 계획 편성은 타당한 증거에 기반해야 한다. 결과적으로 국가는 인력 이주가 보건 체계에 미치는 영향에 관한 자료 수집 등 연구와 정보 체계를 강화해야 한다. 정확한 자료 수집, 분석, 해석을 바탕으로 인력정책 계획을 수립해야 한다. WHO는 그에 맞먹는 신뢰할 만한 자료 생성, 수집을 보장하기 위해 국제기구 및 각국과 협력할 임무가 있다(제6조).

규약은 국가가 국내 및 국제 공공기관, 대학연구소, 전문 기관, 다자적 기구, 비정부기구 등과 보건인력 이주와 보건 체계에 관한 정보 교환을 통해 규약을 따르도록 장려하기 위한 혁신적 지침을 포함한다. 규약은 국가가 점진적으로 근로자 이주 법규 데이터베이스를 구축하고 국가 인력정책과 계획 지원을 위한 인력 데이터를 수립, 갱신하라는 '연성' 책임을 부여한다. 국가는 3년마다 이들 데이터를 WHO 사무국에 제출할 것과 정보 교환, 규약 이행을 담당하는 담당 부서를 지정할 것을 요구받는다. 담당 부서는 회원국, 국제기구, WHO 사무국과 소통하고 사무국에 보고서와 다른 자료를 제출해야 한다. WHO는 지정된 국가 기관 기록부를 편찬하고 발행할 책임이 있다(제7조).

### 규약 이행: 제8조

정보 교환 외에 규약은 국가와 이해관계자가 규약에 부합되도록 하기 위한 창의적인 방법을 채택한다. 국가가 인식 증대를 위해 수행해야 할 활동으로는 규약 홍보와 시행, 관계 법령과 정책에 규약 편입, 의사결정 과정이나 활동 시 이해관계자와 협의, 인가된 채용 알선자 명부 유지 및 갱신, 바람직한 채용관행 증진, 임계 미달에 직면한 국가로부터 적극적으로 국제 채용하는 수준의 평가 등이 있다. 규약은 회원국에만 적용되지만 모든 이해관계자가 규약의 지도 원리를 엄수, 협력, 증진할 것을 촉구한다.

## 감시와 기구 협약: 제9조

각국은 정기적으로 WHO 사무국에 규약이행 조치, 달성한 성과, 직면한 난관과 얻어낸 교훈을 정기적으로 보고해야 한다. 사무총장은 각국 보고와 기타 신뢰할 만한 출처를 바탕으로 규약 이행을 검토할 책임이 있다. 사무국에 책임을 물을 수 있도록 사무총장은 규약이 목표 달성에 미친 효과성과 함께 개선 권고안을 보건총회에 정기적으로 보고해야 한다. 규약의 다른 조항에 따라 사무총장은 ① 정보교환 체계와 국가 당국의 네트워크 지원, ② 규약에 명시된 조치 실천과 절차 권고, ③ 유엔, 국제노동기구(ILO), 국제이주기구, 기타 다자기구, 비정부기구와 협력해 규약이행 지원 업무를 수행해야 한다. 규약은 보건총회가 정기적으로 규약의 타당성과 효과성을 검토하도록 요구함으로써 필요에 따라 갱신되는 '역동적인 조문'으로 간주된다.

## 파트너십, 기술 협력 및 재정 지원: 제10조

글로벌보건 거버넌스의 가장 어려운 부분은 아마도 각국이 규약 조항을 이행할 역량을 갖추도록 보장하는 일일 것이다. 규약은 다른 많은 국제 문서와 마찬가지로 구체성과 지정 자원이 부족하다. 국가와 이해관계자는 규약을 이행하려면 역량 강화를 위해 협력해야 한다. 또한 규약은 인력 미달을 겪고 있는 국가의 이행과 보건체계 강화를 위해 국제기구, 공여국 기관, 재정과 개발 기구가 기술적·재정적 지원을 제공할 것을 촉구한다. 규약은 에이즈, 결핵, 말라리아 등 질병 중심 사업과 관련한 특별 청원 부문에서 보건인력 개발을 포함한 보건체계 강화에 더 많은 지원을 촉구한다.

적정 역량을 보장하는 것은 중대한 도전과제로 남아 있다. 2013년 당시 규약 이행은 균등하지 않은 데서 국가의 부와 강한 연관성을 보인다. WHO가 받은 51개의 진도 보고서 가운데 70%는 부유한 지역인 유럽에서 나왔다. 종합하면 보고서는 '목적국에 사는 세계 인구의 80% 이상을 대표했지만… 원천국은 겨우 소수만' 대표할 뿐이었다.[26]

## 혁신적인 글로벌보건 거버넌스?

제2조의 말머리는 '규약은 자발적이다'라고 짧게 쓰여 있다. 문서 전체에 걸쳐 규약은 국가의 특권(자국 법규와 '양립'할 경우 '마땅히 해야 한다' 또는 '권장된다'는 표현)과 자원 제약('점진적 실현' 또는 '가능한 한 최대로')을 인정한다. 역량 구축의 필수 영역에서 보건총회가 할 수 있었던 것이라고는 부유한 행위자와 자금 지원기관에 인력개발 지원을 증가해달라고 탄원하는 것이 전부였다.

전통적인 강대국이 구속력 있는 조약의 비준을 거부해온 현실과 세계의 긴축 재정을 고려할 때 규약의 연성 외교는 소중한 업적이었다.[27] 연성 문서인 규약은 창의적으로 국가 감시, 정보 교환, 보고 요건, 담당 국가기관 지정, 이행 계획표 등 경성법의 특징적인 형식을 취했다. 규범적일 수 있는 곳에서 규약은 WHO 사무국과 보건총회가 규약 이행을 감시하며 '역동적인' 조문을 계속해서 개선할 것과 근로자 이주를 정치적 어젠다로 유지할 것을 요구한다.

또한 규약은 취약성도 보인다. 문서는 전반적으로 국제 이주가 당사자인 원천국과 목적국 모두에 좋은 것이라고 강조한다. 이는 혜택이 진정으로 공유될 때에 한해 적절한 표현이 될 것이다. 그런데 강력한 국가와 이해관계자는 공평하게 혜택과 부담을 공유하지 않는 것이 현실이고 취약한 국가에는 아무런 구제책도 없다. 규약은 공평한 분배를 보증하지 않는다.

눈에 띄게 미흡한 것으로는 구체적인 세부 목표와 함께 진도 기준, 성공의 명확한 지표, 역량 구축을 위한 지속 가능한 재정, 준수 유인책 혹은 위반했을 때의 불이익, 공정하고 효과적인 분쟁 해결, 좀 더 강력한 국제 협정을 협상하기 위한 경로 등을 들 수 있다. 그 같은 결함에도 불구하고 규약은 WHO의 주요한 성과로서 끈기 있는 외교를 통해 회원국으로부터 만장일치의 승인을 얻어냈다. 결국 규약은 계획은 잘 되어 있지만 구속력이 없는 문서이다. 최소한 국가와 이해관계자는 이 규약을 바탕으로 보건인력 구축, 보건체계 강화, 경제발전 기여에 활용할 수 있을 것이다. 해답이 나오지 않은 중요한 질문은 이 규약이 글로벌보건 불평등의 가장 분명한 사례를 종식시킬 수 있을 만큼 충분히 역할을 할 수 있는가이다.

제12장

# 인플루엔자 범유행

글로벌보건안보 사례 연구

인도네시아는 2006년 12월 전 세계에 충격파를 던졌다. 시티 파딜라 수파리 보건장관이 조류인플루엔자(H5N1) 표본을 세계보건기구(WHO)의 글로벌 인플루엔자 감시망[이후 글로벌인플루엔자감시대응체계(GISRS)로 명칭이 변경됨]과 공유하지 않겠다고 발표한 것이다. 이 국제 바이러스 공유 체계는 유행하는 인플루엔자 균주를 겨냥한 효과적인 백신 개발에 필수적으로 중요한 바이러스 표본과 유전자 서열 자료를 제공한다. 인도네시아는 자체 영토에 한정된 바이러스에 대한 주권적 소유권을 발동하며 WHO가 표본 사용, 특히 백신 사용에서 발생하는 혜택에 공정한 접근을 보장하지 못했다며 주장을 합리화했다.[1]

인도네시아의 결정은 국제사회 내의 균열을 드러냈다. 많은 개도국과 보건정의 옹호자는 인도네시아의 의약품과 백신에 공정한 접근권 주장을 지지했다.[2] 한편 많은 고소득국이 인도네시아의 행동을 비난하며 전 세계의 보건을 심각한 위험에 빠트렸다고 주장했다.[3]

그로부터 5년이 지나서야 WHO는 글로벌 감시 네트워크의 지속적인 운영을 보장하기 위한 타협을 중재할 수 있었다. 세계보건총회는 2011년 5월 인플루엔자바이러스 공유와 백신 및 기타 혜택 접근을 위한 범유행 인플루엔자 대비(PIP) 프레임워크로 알려진 새로운 협정을 채택했다.[4]

인도네시아 논란과 그에 따른 거버넌스 대응은 계절 및 범유행 인플루엔자에 대한 글로벌 대책 협력의 필요성을 여실히 보여주었다. 또한 이 사태는 보건을 위한 글로벌 거버넌스의 깊은 정치적 본질을 드러냈다. 보건 안보는 공중보건에 반드시 필요할 뿐만 아니라 사회정의의 문제이기도 하다. 고병원성 인플루엔자가 전 세계에 급속하게 전파되고 있다고 상상해보자. 호주, 유럽, 북미 등 백신회사가 많은 나라에서는 백신이 많이 있겠지만 저소득국은 그렇지 않을 수 있다. 만일 질병과 사망이 빈곤한 사람들만 집어삼키고 부유한 사람들은 상대적으로 아무 탈이 없다면 깊은 분노와 불신감은 보건뿐만 아니라 무역, 기후변화, 무기 통제 등 다양한 영역의 국제 협력에 악영향을 미칠 것이다.

범유행 인플루엔자와 같은 방식으로 대중의 상상력을 자극하며 때론 정치적 관심과 보건안보 자원을 장악하는 다른 위협은 거의 없다. 그러므로 신종 인플루엔자 위협 대응은 어떤 연구를 수행하고 발표할 수 있는지, 국가가 바이러스 표본을 공유해야 하는지, 감시와 대응 역량을 어떻게 구축할 것인지 그리고 가장 근본적으로 정의에 입각한 글로벌보건, 즉 범유행 초기 단계에 생명구제 백신과 항바이러스 투약의 공정한 분배를 달성할 수 있는지 등의 심오한 질문을 제기한다.

제12장에서는 이 같은 흥미로운 현안을 탐색하기에 앞서 계절 및 범유행 인플루엔자뿐만 아니라 치료 대책과 공중보건 대응의 역사와 그와 관련한 설명을 제공한다. 간략한 배경 설명에 이어 글로벌 거버넌스의 잠재적으로 혁신적인 형태인 PIP 프레임워크 그리고 범유행 대처 계획과 대응에서 WHO의 역할에 눈을 돌린다. WHO의 역할은 제4장(WHO)과 제6장(국제보건규칙)에서 논의된 바 있다. 다음으로 안보의 가치와 과학의 자유가 대결하는 인플루엔자 연구와 발표를 둘러싼 논란을 포함해 인플루엔자 대책과 국가안보의 관계를 논할 것이다. 이 장은 부족한 자원의 윤리적 할당 필요성의 이해를 높이기 위한 렌즈로서 백신 개발과 그 혜택의 공정한 분배를 이용해 이 책의 중심 주제인 정의에 입각

한 글로벌보건을 논하며 마무리한다.


# 인플루엔자의 역사와 설명

인플루엔자는 동물과 인간 사이에 전파되거나 공유되는 동물 매개 질환으로, 보통은 약하지만 생명에 위협이 될 수 있는 질병을 일으킨다. 지구를 횡단하지만 감염자 사망이 많지 않은 계절성 변이에서 정기적으로 전 세계에 들끓으면서 높은 감염률과 때로는 상당히 치명적인 결과를 빚으며 위협하는 신종 인플루엔자까지 포함하는 복잡한 질병이다. 이 계절과 신종 인플루엔자 두 유형은 상호 연계되어 있어 전체적인 대응이 필요하다.

## 인플루엔자바이러스: 끊임없는 적응과 변화

인플루엔자바이러스는 A, B, C형 세 가지로 구분된다. A형은 조류와 돼지, 말, 물새, 가금류 등 일부 포유류뿐만 아니라 인간을 감염시키지만, B형과 C형은 대부분 인간에 한정된다. C형은 중요한 인간 병원체는 아니다. A형 바이러스는 범유행 우려가 있는 인플루엔자 유형으로 인간 면역체계의 주요 표적인 바이러스 표면 분자, 즉 적혈구응집소(H: hemagglutinin)와 뉴라미니데이즈(N: neuraminidase)의 변이에 따라 아형으로 세분화되며 H1N1형, H5N1형처럼 이제는 널리 알려진 이름으로 명명된다.

인플루엔자바이러스는 적응력이 뛰어나 계속 진화하면서 새로운 바이러스주를 형성하며 공중보건에 중요한 영향을 미친다. 즉, 한 개의 바이러스주에 노출되었다고 해도 다른 바이러스 표면의 단백질에 상당한 변화가 있을 경우 다른 바이러스에 효과적인 대응을 보장하지는 못한다. 다른 아형의 인플루엔자 출현은 면역 체계가 효과적으로 대응할 수 없기 때문에 때로 심각한 질병을 야기할 수 있다. 새로운 바이러스주가 상대적으로 제한된 유전자 변이(항원 변이: antigenic drift)를 통해 나타난 경우 면역 대응은 부분적으로 효과적이다. 훨씬 심각한 문제는 다른 바이러스가 동시에 바이러주 세포를 감염시키면서 바이러스 유전자를 재편성해 완전히 새로운 아형(항원 변위: antigenic shift)으로 발달될 때이다.

## 계절 인플루엔자: 지속되는 글로벌 부담

세계는 매년 바이러스가 계속 진화하면서 인구 집단에 퍼지는 계절 인플루엔자를 경험한다. 인플루엔자바이러스는 기도 분비물과 연무질을 통해 공기 중에 전파되어 사람과 사람 사이에 급속하게 퍼진다. 또한 짧은 연속 주기를 가지고 있고(두 연속 환자 간 증세 출현의 평균 주기는 2~4일임) 감염력은 질병 초기에 가장 높아, 이 모두가 전파를 용이하게 돕는다. 온화한 지역에서는 계절 인플루엔자 유행이 통상 좀 더 추운 날씨에 발생하며 종종 남반구 겨울에서 북반구로 이동해 간다.[5]

비록 정치적 관심이 종종 고병원성 신종 인플루엔자에 집중되곤 하지만 계절성 유행병은 많은 질병과 함께 사망자를 발생시킨다. 인플루엔자는 매년 전 세계 인구의 5~15%를 감염시키고, 25만~50만 명의 사망자를 발생시키며 수백만 명에게 심각한 질병을 유발한다.[6] 영아, 노인, 합병증이 있는 사람이 가장 위험하다. 매년 이환율, 사망률, 경제적 손실은 백신, 항바이러스 의약품, 감염을 예방하고 치료할 수 있는 보건 체계가 부족한 중·저소득국에서 많이 발생한다.[7]

## 범유행 인플루엔자: 보건 안보의 도전

끊임없이 순환하면서 고도의 적응 능력이 있는 바이러스 때문에 범유행 잠재력을 지닌 신종 바이러스주가 출현할 것이라는 위협이 남아 있다. 인간은 종종 신종 인플루엔자바이러스에 면역성이 거의 없어 그 같은 바이러스가 출현할 경우 급속하게 퍼져 잠재적으로 다양한 질병과 그에 따른 사망자 발생을 야기할 가능성을 안고 있다. 신종 인플루엔자의 초국경적 위협을 고려할 때 잘 조율된 글로벌 감시와 대응 체제가 필요하다.

제1차 세계대전이 격렬하게 진행되고 있던 1918년 초기, 또 다른 살인마가 출현했다. '스페인플루'는 스페인이 이 사태의 심각성을 숨김없이 다룬 데서 유래했다. 이 조류인플루엔자는 유스티니아누스페스트, 흑사병과 함께 역사상 가장 파괴적인 질병으로 기록되고 있으며, 20세기에 발발한 모든 전쟁의 사망자를 합한 수보다 더 많은 사망자를 냈다. 근원이 알려져 있지 않지만[1] 스페인플루는 1918년 3월 미국에서 처음 보고되었다.[2] 그런 다음 여행과 무역 경로를 통해 급속하게 번져 갔다.[3] 바이러스는 특히 병독성이 있어 전 세계 인구의 절반이 감염되었다. 주로 아동과 노인에게 영향을 크게 미쳤던 대부분의 인플루엔자와 달리 스페인플루는 젊고 건강한 성인에게 치명적이었고 따라서 사회·경제적 파급 영향이 더욱 악화되었다. 그리고 빠르게 사망했다. 첫 25주 동안 2,500만 명이 사망했다. 에이즈 사망자가 그 같은 수치에 이르는 데 25년이 걸린 것과 비교된다.

각국 정부는 전개되는 위기에 무계획적으로 되는 대로 대응했다. 미국은 보고를 요구했고 많은 주와 지방정부는 휴교령 등으로 사람이 모이는 것을 제한했다. 샌프란시스코는 사람들에게 마스크 쓸 것을 요구했고 호주와 마다가스카르 같은 일부 섬나라는 해상 격리를 실시하기도 했다.[4]

또 다른 스페인플루가 발생할지도 모른다는 공포는 정치적 관심을 불러일으켰다. 스페인플루를 살펴보면 건설적인 교훈도 얻을 수 있다. 비록 연구자들이 20세기 초 감염병 조치의 효과성에 대한 이해가 충분하지는 않았지만 휴교령 등 조기에 특정 대응조치의 지속적인 시행과 질병의 지연 발생 사이에 연관성이 있음을 발견했다. 이는 현대에 생물학적 개입을 보완하기 위해 개인의 위생과 사회적 거리두기의 활용을 뒷받침한다.[5]

스페인플루의 영향으로 극심한 타격을 받은 국가의 평균수명은 10년이 줄어들었다. 국제사회에서 최악의 공포는 동일한 전파력과 발병력을 지닌 플루 바이러스주의 출현이 될 것이다. 그 같은 유전자 특질을 지닌 H1N1형 바이러스가 1918년 인플루엔자 범유행의 원인이었다.[6] 오늘날 알려진 인플루엔자바이러스 중에서 이 특성을 모두 지닌 바이러스는 없다. 보통 병독성이 전파력을 상쇄하거나 그 반대이지만 그러한 바이러스의 출현 가능성 때문에 국제사회는 심각한 경계 자세를 취하고 있다.

주

1 Edward D. Kilbourne, "Influenza Pandemics of the Twentieth Century," *Emerging Infectious Diseases Journal* 12, no. 1 (2006): 9-14.

2 Howard Markel et al., "Nonpharmaceutical Interventions Implemented by US Cities during the 1918-1919 Influenza Pandemic," *Journal of the American Medical Association* 298, no. 6 (2007): 644-654.

3 Jeffery Taubenberger and David Morens, "1918 Influenza: The Mother of All Pandemics," *Emerging Infectious Diseases Journal* 12, no. 1 (2006): 15-22.

4 World Health Organization (WHO) Writing Group et al., "Nonpharmaceutical Interventions

for Pandemic Influenza, National and Community Measures," *Emerging Infectious Diaseas Journal* 12, no. 1 (2006): 88-94.

5 Market et al., "Nonpharmaceutical Interventions Implemented by US Cities."
6 Taubenberger and Morens, "1918 Influenza: The Mother of All Panmedics."

인플루엔자 범유행이 성립되려면 세 가지 필수적인 선제 조건이 있다. 신종 바이러스의 출현, 사람을 감염시키는 능력, 사람 간 파급적인 전파가 그것이다.[8] 공중보건의 최대 두려움은 일상적으로 순환하는 고도의 병독성 동물 바이러스주가 인간에게 '도약(jump)'하는 것이다. 물새는 인플루엔자 A형의 자연적인 병원소이지만, 돼지는 인간과 조류 아형으로 공동 감염될 수 있기 때문에 바이러스 재편성을 위한 장소로 제공될 가능성이 높다.

범유행 인플루엔자의 출현 가능성은 단순히 가상이 아니다. 역사적으로 세계는 100년마다 서너 차례의 인플루엔자 범유행을 겪었으며 지난 300년 동안 최소 10번의 범유행이 발생했다. 1918년 발생한 악명 높은 '스페인'플루(H1N1)는 2,000만 명에서 5,000만 명에 달하는 사망자를 냈고(글상자 12.1 참조), 1957년 '아시아'플루(H2N2)는 100만~200만 명의 사망자를 냈으며, 1968년 '홍콩'플루(H3N2)는 70만 명의 사망자를 냈다. 1976년 신종 H1N1 돼지인플루엔자가 출현해 정치 파동을 일으켰지만 대규모 사상자는 발생하지 않았다.[9]

세 가지 신종 인플루엔자 균주는 최근 특히 높은 관심을 받으며 국가와 글로벌 동원을 촉진했다. ① 조류인플루엔자 A형(H5N1): 주로 조류에 있는 동물 매개 질환이며 간혹 인간에게 종간 교차 전파된다. ② 인플루엔자 A형(H1N1): 흔히 돼지독감으로 잘못 알려져 있고 최초로 세계보건규칙에 근거한 국제공중보건비상사태가 선포되었다. ③ 인플루엔자 A형(H7N9): 2013년 중국에서 출현했으며, 바이러스의 전파 능력과 발병성에 맞서기 위해 강력한 글로벌 감시를 촉발했다.

# 조류인플루엔자 A형(H5N1): 동물 보건과 떠오르는 인간건강 위협

고병원성 조류인플루엔자(HPAI)가 최초로 파악된 것은 19세기 말이지만 현재 전 세계를 돌고 있는 고병원성 조류인플루엔자 H5N1 바이러스주는 1996년 중국 광동성에서 출현했다. 이 바이러스주는 조류와 사람 모두에게 치명률이 높으나 사람에게는 상대적으로 감염률이 낮다. 이 전파 이야기는 동물과 인간 건강 간의 연결뿐만 아니라 글로벌 대책의 필요성을 강조한다.

고병원성 조류인플루엔자 H5N1 첫 인체 감염은 1997년 홍콩에서 보고되었고 이후 몇 년간 동물에게서 인간에게 전파된 사례가 동남아시아에서 느리지만 꾸준하게 보고되었으며 뒤뜰에서 키우는 닭이나 오리, 살아 있는 새를 파는 시장, 조리되지 않은 닭과 오리고기가 소비되는 곳 등 주로 가금 동물과 접촉하면서 발생했을 것으로 추정되었다. 2003~2004년 동남아시아 조류에서 심각한 고병원성 조류인플루엔자 H5N1이 발생했고, 인체감염 사례도 좀 더 많이 보고되었다. 대규모 가금류가 도살 처분되면서 단백질 공급원으로 이들에게 의지했던 가난한 농부들에게 경제적인 손실과 영양공급 부족 문제를 야기했다.[10] 2006년까지 이 바이러스는 동남아시아를 넘어 다른 지역으로 전파되면서 조류 떼에 유행했다.[11]

지리적인 전파보다 더 불길한 것은 사람 간 전파 사례였다. 태국에서는 한 엄마가 아픈 아이에게서 바이러스에 감염되었고 인도네시아에서는 어느 대가족 7명이 감염되어 사망했다. 어떤 진화 과정을 거쳐 바이러스가 사람 간 전파 능력을 얻게 되었는지 아직까지 밝혀지지 않았기 때문에 H5N1이 진화하고 있는지 아니면 단순히 감시가 개선되었는지는 알 수 없다.

사람 감염건수의 급증은 정치계와 미디어의 관심을 사로잡았다. 2007년 태평양 보건 정상회의 연설에서 마거릿 챈 WHO 사무총장은 참여국에 요구했다. "경계를 늦추지 말고 대책 활동을 유지해야 합니다. 인플루엔자 범유행은 반복적으로 발생하고 있고 이 위험은 줄어들 기미가 없습니다. 만일 여러분이 잠긴 문 앞에 있는 도둑에게 열쇠가 가득한 자루와 함께 충분한 시간을 준다면 도둑은 들어올 것입니다. 인플루엔자바이러스는 열쇠가 가득한 자루와 온갖 속임수로 가득한 가방을 가지고 있습니다."[12]

각국이 범유행 인플루엔자 대비 계획을 고안했다. 한편 과대광고로 민간과 공공 기관은 타미플루 같은 항바이러스제 사재기를 시작했다. 조류 도살처분은 계속되었고 조류시장 개장 금지, 교차 오염을 줄이기 위한 '가금류 구역' 설정, 감시 개선 등 추가적인 대응책이 시행되었다.[13] 국제 협력 또한 증대되었다. 2008년까지 조류인플루엔자 관련 지출은 16억 8,000만 달러로 추정되었다.[14] 유엔식량농업기구는 역량 구축, 정보 공유, 지역 네트워크 개발을 위해 위험군 국가와 협력했다.

고병원성 조류인플루엔자 H5N1은 계속해서 공중보건 위협으로 남아 있다. 2013년 10월 8일 기준 641명이 바이러스에 감염되었고 380명이 사망했다.[15] 그러나 실제 치명률은 알려져 있지 않다. 경미한 H5N1 감염은 감지되지도, 보고되지도 않았을 가능성이 높다. 60개국이 자국 가금류, 야생 조류 혹은 두 가지 모두에서 발생했음을 보고했다. 사람 H5N1 범유행의 끊임없는 위협은 계속해서 글로벌 인플루엔자 대비 전략을 이끌어가고 있다.

## 인플루엔자 A형(H1N1): 지구를 비교적 경미한 질병으로 감싸는 범유행

신종 인플루엔자 A형(H1N1)이 2009년 3월과 4월에 멕시코 전역에 빠르게 확산되었다. 일상적으로 돼지독감으로 부르지만 H1N1은 보통 돼지, 조류 유전자, 인간 유전자에 돌고 있는 인플루엔자바이러스로부터 두 개의 유전자를 가진 '4종 재배치' 바이러스이다. 계절 인플루엔자와 유사하게 범유행의 전제 조건인 사람 간 전파율이 매우 높다. 질병은 경미한 증상에서 심각한 증상까지 다양하며 대부분은 치료 없이 회복된다. 아동과 임산부 그리고 당뇨, 천식, 신장병 등 합병증이 있는 사람이 좀 더 위험성이 높다. 계절 인플루엔자와 달리 노인에게는 위험성이 높지 않은 것처럼 보이며 아마도 오랜 바이러스 면역 때문인 것으로 보인다.

2009년 H1N1 발생은 H5N1에 대응하면서 수립한 범유행 인플루엔자 퇴치계획 시행의 첫 시험대가 되었다. WHO가 2009년 4월 12일 신종 감염을 통보할 때까지 지리적 봉쇄는 실행 가능하지 않았고 인플루엔자의 전파력과 생성 기간이 짧아 통제가 가능하지도 않았지만 WHO는 각국이 질병확산 완화 조치를 취할 것을 요구했다. 2009년 4월 25일 사무총장은 국제보건규칙에 따라 국제공중보건비상사태를 선포했다.[16] 같은 날 사무총장은 "모든 국가는 인플루엔자 같은 질환과 중증 폐렴의 이상 발생에 대응해 감시를 강화해야 한다"라고 권고했지만, 무역통제나 여행 제한을 권고하지는 않았다.[17] 그러나 많은 국가에서 해외 여행 자제 권고와 경고, 항공기 승객의 선별검사, 의심환자 격리, 돼지고기 수입 제한 등의 조치를 취했다(제6장 참조). 또한 각국이 공공행사 취소, 휴교, 대량수송 금지 등 '사회적 거리두기'를 실시했다.[18]

2009년 6월 11일 WHO는 경고 수준을 광범위한 지리적 분포를 시사하는 전면적인 범유행으로 격상했다. 2009년 7월 16일까지 WHO는 추가적인 확산을 피할 수 없다며 대부분 국가의 보고 책임을 해제했다. H1N1이 북반구 전체에 출현한 시점인 2009년 가을에는 인체용 백신이 이미 개발되어 있었다. 범유행에서 사후 범유행 단계로 전환을 발표한 2010년 8월까지 미국에서는 약 1만 2,500명의 사망자가 발생했다.[19] 2009년 4월~2010년 8월 전 세계적으로 보고된 확진 사망건수는 1만 8,500건이었지만 2012년 한 연구에 따르면 이 기간 H1N1 치명률은 이 수치의 15배로 15만 1,700~57만 5,400명이 사망했다고 보고했다.[20] 214개국 이상이 이 질병의 확진 건을 보고한 사실에서 그 범위가 전 지구적으로 미쳤음을 알 수 있다. 그러나 예방과 치료자원 접근이 더 제한된 동남아시아와 아프리카에서 불균등하게 사망자가 발생했다.[21]

2011년 3월 10일자의 한 평가 보고서는 "세상은 중증 인플루엔자 범유행에 대응할 준비가 부실하고… 수천만 명이 사망할 위험에 처해 있다"라고 결론지었다. 이 보고서는 WHO의 '불필요하게 복잡한' 범유행의 정의를 비판했다. 이 범유행은 6단계 경고 수준으로 구분되며 바이러스의 심각성이 아닌 지리적 확산에 기초하고 있다. 추후 논의하겠지만 WHO는 2013년 범유행 단계에 관한 지침을 개정했다.[22] 21세기 최초 인플루엔자 범유행의 교훈은 범유행의 형태나 결과 예측이 매우 어렵기 때문에 대책에 유연성이 필요하다는 것이다.

# 인플루엔자 A형(H7N9): 진화하는 보건 위협을 둘러싼 글로벌 동원

신종 인플루엔자 위협은 중국이 2013년 신종 바이러스주를 보고하면서 재출현했다. 인플루엔자 A형(H7N9)은 주로 조류 집단에 순환하면서 일부 H7 변종이 간혹 인간에게 감염시키는 혈청형이다. 과거부터 H7 바이러스는 고병원성 성향이 있을 뿐 아니라 사람 간 전파 역사가 있기 때문에 우려를 불러일으켰다. 예를 들면 2003년 네덜란드에서 감염된 가금류와 관련된 전염병 발생으로 최소 89명이 감염되었고 1명이 사망했으며 이 전염병은 사람 간 전파와 관련되어 있다.[23]

지금까지 대부분의 H7N9 감염은 가금류에서 발생했고 인간 간 전파는 발생하지 않고 있다. 초기 사례의 치명률은 20%가 넘어서 치명적 인플루엔자 바이러스에 해당한다.[24] 비록 사람 간에 쉽게 전파되지는 않지만 2013년 연구는 H7N9 바이러스가 그렇게 될 수 있는 잠재성이 있다는 점을 시사한다. 이 바이러스가 사람의 상·하 기도에 붙기 때문인데 이는 다른 조류인플루엔자바이러스에서는 흔하지 않은 특성이다.[25] 이 바이러스의 특성은 이 새로운 위협에 우려를 품게 한다. 대부분은 H7N9에 노출되지 않아 면역성이 부족하기 때문이다. 2013년 11월 6일 기준 WHO는 조류인플루엔자 A형(H7N9) 139건의 확진 사례를 보고했고 그 가운데 45명이 사망했다.[26]

WHO는 H7N9 바이러스에 대해 높은 수준의 경고, 대비, 대응을 권고했고 미국 질병통제예방센터(CDC)는 백신개발 절차에 착수하기 위해 바이러스 종주를 준비했다. 2013년 9월 식량농업기구는 H7N9과 H5N1 인플루엔자바이러스에 대한 경고를 발동하고[27] 아시아 지역에서 H7N9 확산을 봉쇄하기 위해 두 가지 지역적 비상사태 프로젝트를 출범시켰다.[28] 중요한 질문이 이미 부상하고 있었다. WHO, 미국 질병통제예방센터, 중국 그리고 국제사회는 효과적으로 대응하고 있는가? H7N9은 범유행 인플루엔자의 위험을 제기하고 있는가? 과거의 SARS, H5N1, H1N1 같은 유행 발생과 SARS와 유사하면서 새로이 순환하는 신종 코로나바이러스(MERS-CoV)로부터 어떤 교훈을 얻을 수 있는가?

# 인플루엔자 대비와 대응: 치료와 공중보건 대책

세계화된 세상에서 촉발된 병독성 인플루엔자바이러스주의 계속되는 위협은 공중의 두려움을 부채질하고 정치적 의지에 활력을 불어넣는다. 계절 인플루엔자와 범유행 인플루엔자 간에는 중대한 관계가 있고 대책의 정치 역학은 복잡하다. 인플루엔자 대비에는 감시, 동물·사람 교류 방지, 백신, 항바이러스제, 공중보건 개입 등이 있다.

## 글로벌 인플루엔자 감시

감시 체계는 계절 인플루엔자바이러스의 확산과 진화, 특히 신종 바이러스주의 출현을 세계적으로 추적할 수 있게 해준다. 국가감시체계와 파트너십하에 글로벌 감시는 계절 인플루엔자와 범유행 대책 간에 긴요한 연결 고리를 제공한다. WHO의 글로벌인플루엔자감시대응체계(GISRS)는 인플루엔자 표본을 수집하고 이 표본은 국가 인플루엔자 센터에서 분석한 후에 심층 분석을 위해 WHO 협력센터나 표준 실험실에 보내진다. 전통적인 감시 외에 아직 실험적이지만 디지털 역학이라는 새로운 영역은 질병 확산을 감시하기 위해 컴퓨터를 이용한 방법으로 휴대전화 통화 기록, 블로그에 올린 글, 트위터, 비행 자료 등 새로운 출처로부터 자료를 선별한다.[29]

글로벌 감시 체계는 예방접종 전략의 중추가 된다. 과학 집단은 유행하는 순환 바이러스주를 표적으로 백신을 만들기 위해 바이러스 표본과 유전자 염기서열 정보가 필요하다. 이러한 자료를 사용해 WHO의 감시망은 업계와 협력함으로써 매년 유행이 예상되는 계절 인플루엔자바이러스주에 대응하는 백신을 개발한다. 이러한 시스템은 또한 신종 바이러스주 백신 개발을 촉진한다(글상자 12.2 참조). 따라서 감시와 백신은 국제 바이러스 공유를 통해 긴밀하게 연결되어 있고 글로벌 거버넌스의 중요성을 보여준다.

글상자 12.2 / 글로벌 감시와 백신 생산

글로벌 인플루엔자 감시 체계는 백신을 설계하고 제조하는 데 필요한 바이러스 표본과 염기서열 정보를 수집한다. 백신 제형은 보호 면역반응을 유도하는 항원, 즉 불활성 바이러스 혹은 약독화 바이러스(병원성을 줄이기 위해 유전자적으로 변형되었지만 파괴되지 않은 바이러스)를 포함해야 하는데, 비활성 바이러스가 가장 많이 이용된다. 백신 대부분은 산출량은 많지 않지만 계란에 바이러스를 배양해 성장시키는 옛 기술을 이용해 생산되고 있다. 따라서 백신 생산용 바이러스는 계란에서 효율적으로 성장할 수 있도록 변형되어야 한다. 이때 전통적인 유전자 재배치 기술을 이용하기도 하고 특허받은 역유전학 기술을 이용하기도 한다. 백신 생산을 위해 선택 변형된 바이러스주는 종자 바이러스로 불린다. 신기술은 종자 바이러스를 계란에 의존해 소량 생산하는 한계를 극복하기 위해 포유류 세포계에서 종자 바이러스 배양이 가능하지만 이 기술이 광범위하게 이용되고 있지는 않다.[1]

모든 인플루엔자바이러스주에 대한 보편적 백신 생산은 사실상 실현이 어렵기 때문에 순환하는 계절 바이러스주에 초점을 맞추어야 하는데 바로 그런 점이 백신 생산에 감시가 필수적인 이유이다. GISRS 감시를 기초로 WHO는 계절 백신에 관한 과학적 권고를 북반부를 겨냥한 백신과 남반구를 겨냥한 백신으로 나누어 조정한다. 범유행 바이러스주가 출현할 경우 백신 생산은 이와 유사한 절차를 따르게 될 것이다.[2]

2011년 PIP 프레임워크를 수립할 때까지 WHO는 바이러스 표본과 염기서열 정보를 무료로 백신 제조회사에 제공했다. PIP 프레임워크에 비용분담 제도를 도입함으로써 GISRS 바이러스를 사용하는 산업체는 매년 파트너십 분담금을 부담해야 한다. 이를 모두 합하면 감시체계 비용의 절반에 해당한다(제6.14.3조).

주

1 Alan W. Hampson, "Vaccines for Pandemic Influenza: The History of Our Current Vaccines, Their Limitations and the Requirements to Deal with a Pandemic Threat," *Annals of Academy of Medicine* 37, no. 6 (2008): 510-517.
2 WHO, "Influenza Vaccines: WHO Position Paper," *Weekly Epidemiological Record* 80, no. 33 (2005): 279-287.

## 치료 대책

인구 기반의 예방접종은 고소득국에서 계절 인플루엔자를 관리할 때 사용하는 주된 방법이다. 예방접종이 필요하기는 하지만 유의미한 이환율과 사망률을

글상자 12.3 ／ 범유행 백신부족 사태를 일으키는 요인

범유행이 발생할 경우 바이러스 감염을 차단하기 위해 면역력이 약한 집단에 예방접종을 하는 것은 필수적이다. 수요가 급증할 것이며 그에 따른 백신 부족은 불 보듯 뻔하다. 그 같은 시나리오에서 모든 국가가 영향을 받겠지만 저소득국이 가장 큰 부담을 안게 될 것이다. 물론 가격이 중요한 걸림돌이겠지만 가격 외 다른 요소 또한 빈곤한 국가에 유리할 리가 없다.

**백신 개발, 생산, 등록:** 범유행 바이러스주 파악에서 효과적인 백신 개발까지는 많은 시간이 걸린다. 아무리 신속한 백신생산 압력이 크다 해도 안전과 효과성이 보장되어야 한다. 일단 종자 바이러스가 개발되면 시험, 허가, 승인 과정을 거쳐야 한다. 백신이 준비될 무렵이면 범유행은 신속하게 확산된 후일 것이고 그때는 이미 수요가 폭증한 상태일 것이다. 이 같은 점을 보여주는 예시로 2009년 H1N1 바이러스를 분리해서 최초 백신을 배치하기까지 20주가 걸렸다. 백신이 배치된 시점은 바이러스가 이미 전 세계로 확산된 뒤였다.

**지식재산권:** 백신은 투입 정보, 생산, 공정 특허에 종속되는 기술적 패키지이다. 공중은 야생형 바이러스 자체가 특허 승인을 받을 가능성을 우려하게 된다. 대부분의 국가가 야생형 바이러스 추출 기술 특허는 허용하지 않지만 바이러스 유전자 염기서열이나 유전적으로 조작한 바이러스 변종 기술 특허는 허용할 수 있다. 또한 산업체는 조직 배양 바이러스 생산이나 역유전학 기술 같은 신기술 특허를 모색할 수도 있다. 백신개발 과정의 어느 시점이든 산업체가 지식재산권을 행사할 수 있는 곳이면 접근을 제한할 수 있기 때문에 지식재산권 관리는 글로벌 정의에 필수적이다.[1]

**생산능력:** 선진국 이외의 곳에서 계절백신 수요 대비 공급능력의 부족은 백신 효과를 제한한다. 따라서 백신 공급능력 부족은 범유행 백신 생산에 중요한 제한 요인이 될 수 있다. 글로벌 백신 공급능력이 2009년 8억 7,600만 투약량에서 2011년 14억 2,000만 투약량으로 증가하기는 했지만 범유행 수요에는 크게 못 미친다. 조류 H5N1 인플루엔자에서 특히 문제가 크다. 바이러스가 계란에서 배양되므로 백신 산출량이 매우 적기 때문이다. 2011년 기준 가용 보급품 생산의 64%를 차지하는 세계 7대 백신회사는 모두 부유한 국가에 위치해 있다. 따라서 저소득국이 지식재산권을 얻을 수 있다고 하더라도 자국 생산능력은 부족할 수 있다.

**사전구매 계약:** 고소득국은 종종 범유행 백신 보급을 확보하기 위해 산업체와 계약하고 있어 계약을 체결하지 않은 국가의 백신부족 사태를 더욱 악화시킨다. 2009년 H1N1 범유행 사태에서 보여주듯 일단 부유한 국가가 그 같은 계약을 체결하고 나면 그들이 확보한 보급량을 포기하라고 설득하기는 매우 어렵다.[2]

**다양한 이해관계자:** 백신 생산을 위해 다양한 이해관계자, 즉 국영실험연구소, 민간연구소, 제약회사, 국제기구 등이 한자리에 모이게 된다. 서로 다른 이해와 동기를 지닌 다양한 이해관계자가 협력하게 하려면 창의적인 거버넌스가 필요하다. 전반적으로 글로벌 거버넌스 체제는 인플루엔자 백신의 지속 가능한 대량 보유는 물론이고 모든 국가에 혜택을 공정하게 분배할 수 있는 체계를 보장하기 위한 통로를 개발할 필요가 있다.

주

1 World Intellectual Property Organization, "Patent Issues Related to Influenza Viruses and Their Genes," [and Annex] (working paper, October 19, 2007).
2 Adam Kamradt-Scott and Kelley Lee, "The 2011 Pandemic Influenza Preparedness Framework: Global Health Secured or a Missed Opportunity?," *Political Studies* 59, no. 4 (2011): 831-847.

제거하지는 못하고 있다. 예방접종 캠페인은 여러 가지 이유로 임계치에 도달하지 못하고 있다. ① 보급 부족: 예를 들면 미국 보건 종사자의 60%만이 매년 예방접종을 받는다.[30] ② 믿을 수 없는 백신 생산: 어떤 해에는 예방접종 공급이 중단되기도 한다. ③ 가변적인 효능: 건강한 어른들에게는 효과성이 높지만 (70~90%) 노인 등 위험군 인구 집단에서는 낮게 나타난다. 백신주가 그해 순환하는 인플루엔자 바이러스주와 완전하게 일치하지 않을 경우 효능은 더욱 떨어진다.

범유행 인플루엔자 바이러스주에 대비한 예방접종 전략은 더욱 취약하다 (글상자 12.3 참조). 바이러스주의 출현 때부터 후보 백신의 과학실험 완료까지는 상당한 시간이 소요된다. 마찬가지로 중요한 것은 전 세계 백신생산 역량이 제한되어 있어 불가피하게 백신부족 사태가 발생하며 특히 저소득국에서 더욱 그렇다.

상당한 이환율과 사망률에도 불구하고 빈곤한 국가는 다른 보건 수요와의 경쟁과 제한된 예산으로 인플루엔자 백신에 적절히 투자할 수 없다. 국제 지원은 그 격차를 채워주지 못하고 있고 글로벌 남쪽 사람들이 백신으로 예방이 가능한 질병으로 사망함에 따라 글로벌보건 정의의 문제가 제기된다. 더욱이 백신 제조업체 또는 고소득국이 인플루엔자 백신을 기부하더라도 저소득국의 허약한 보건 체계가 법적·규제적 요건과 맞물려 저소득국 국민에게 백신의 적시 공급을 어렵게 만든다.[31] 타미플루나 릴렌자 등 항바이러스제는 인플루엔자에 걸린 이들을 치유하거나 바이러스에 노출된 사람 간 감염 위험을 줄이기 위해 사용된다. 항바이러스제는 감염된 사람에게 바이러스 재생산을 지연시키고 증세가 나타난 지 48시간 내에 투약할 경우 인플루엔자의 심각한 영향과 활동 지속 기간을 줄일 수 있다. 그러나 항바이러스제는 부분적으로 효과적일 뿐이며 증세가 나타난 후 가능한 한 이른 시간 내에 투여해야 하고 간헐적 사용은 오히려 약제내성주를 초래할 수 있다.

## 동물-인간 교류 예방

동물과 사람 간 병원체의 복잡한 상호작용은 예방과 대응에 필요한 정보를 제공한다. 야생동물과 가축 집단의 인플루엔자를 감시하고 방제하면 감염 온상을 줄일 수 있다. 그러나 글로벌 감시는 동물 건강을 체계적으로 추적할 수 없고 국제법은 동물 병원체 교류를 효과적으로 방제하지 못한다. 동물과 사람 간 밀접한 접촉을 제한하면 동물에게서 인간으로 이행되는 전파를 방지할 수 있다. 예를 들면 국가는 가금류 농장, 이동해 다니는 가금류 취급 노동자, 살아 있는 조류 판매시장을 규제할 수 있고 또한 병든 동물을 도살하고 살아 있는 조류 판매시장을 폐쇄함으로써 특히 효과적으로 규제할 수 있다.[32] 그러나 보건과 안전 규제는 국가가 집행 역량을 보유할 것을 요구하며 동시에 가난한 농민의 생계도 보장할 수 있어야 한다.

또한 국가가 동물과 사람 간 교류를 규제할 때 무역 분쟁이 표출될 수 있다. 예를 들어 인도가 저병원성 조류인플루엔자가 유행하는 국가의 가금육 수입을 금지하자 미국은 세계무역기구에 제소했다. 미국은 인도의 결정이 보호주의적이며 정당한 과학적 증거 없이 이루어졌다고 주장했다(제9장 글상자 9.2 참조).[33]

# 공중보건 권한

국가는 신종 범유행 바이러스주를 파악한 후 다양한 비치료적 도구를 활용할 수 있다. 병행 사용되는 공중보건 대책으로는 공동체 위생(손 씻기·호흡 관련 예절 등), 사회적 거리두기(학교·직장·대량수송 수단 폐쇄 및 공공행사 취소 등), 병원 감염 예방(장갑·마스크 등), 국경 통제(여행 제한 등), 검역 및 격리(표 12.1 참조) 등이 있다.

이러한 공중보건 권한을 행사할 때 국가는 시민적 자유와 보건 간의 균형을 맞추어야 한다. 예를 들면 자유의 제한(검역, 격리, 여행 제한 등)이 정당화되도록 보장해야 한다. 개인의 자유 제한은 위험 평가, 안전하고 거주 가능한 환경, 적법절차, 제약이 느슨한 대안, 비차별 등 엄격한 안전 조치가 필요하다.

표 12.1 / 인플루엔자 대책: 공중의 혜택과 개인의 권리 간 균형

| 대책 | 예 | 공중의 혜택 | 잠재적으로 영향받을 수 있는 개인의 권리 |
|---|---|---|---|
| 감시 | · 선별검사<br>· 보고<br>· 접촉 추적<br>· 모니터링 | · 필수 데이터<br>· 조기 경보<br>· 전파<br>· 발병 대응 | · 사생활<br>· 공정한 정보 관행 |
| 동물-사람 교류 | · 직업 보건<br>· 검역<br>· 도태 | · 동물건강 보호<br>· 인간으로 '종간 도약' 방지 | · 농업 종사자 생계<br>· 국가 경제<br>· 국제무역 |
| 집단 위생 | · 손 씻기<br>· 호흡 위생<br>· 개인보호장구(PPE) | · 가족 및 사회집단 전파 감소 | · 최소, 단 행동변화 필요 |
| 병원 감염 예방 | · 손 씻기<br>· 개인보호장구(PPE)<br>· 보건 의료 종사자 예방접종 | · 환자, 보건 의료 종사자 및 그 가족·집단 간 전파 감소 | · 집단 협상에 따른 합의<br>· 보건 의료 종사자 자율성<br>· 종교 및 양심의 자유 |
| 사회적 교류 감소 | · 공공장소 폐쇄<br>· 공공행사 취소<br>· 대량수송 수단 제한 | · 공공장소에서의 감염 확산 지연 | · 자유로운 집회<br>· 자유로운 상업 활동 |

| 국경 통제 (입·출국) | · 선별검사·보고<br>· 보건 경고<br>· 승객 데이터<br>· 여행제한 권고<br>· 위생<br>· 검사<br>· 해충 박멸 | · 감염성질환의<br>  초국경적 확산 방지 | · 여행의 자유<br>· 국제무역 |
|---|---|---|---|
| 검역 및 격리 | · 가정<br>· 병원<br>· 학교<br>· 직장<br>· 기구<br>· 대피소 | · 감염자 또는 노출자를<br>  건강한 사람들과 격리 | · 이동의 자유<br>· 개인 건강과 생계<br>· 비차별 |
| 의료 대책 | · 백신<br>· 항바이러스제(타미플<br>  루 또는 릴렌자) | · 예방<br>· 감염성 감소<br>· 치료 | · 신체 보존<br>· 취약 계층에 공정한 분배<br>· 지식재산<br>· 사업 및 무역 |

자료: Lawrence O. Gostin, "Public Health Strategies for Pandemic Influenza: Ethics and the Law," *Journal of the American Medical Association* 295, no .14 (2006): 1700-1704.

# PIP 프레임워크: 바이러스 공유와 혜택 접근을 위한 새로운 협약

인플루엔자바이러스가 전 지구적으로 끊임없이 진화하고 신종 바이러스주가 초국경적으로 확산함에 따라 글로벌 협력이 필요하다. 각국에 지침을 제공하기 위해 WHO는 범유행대비계획(2009년 갱신)[34]과 2013년 6월 위험관리지침을 발간했다.[35] 2013년 지침은 H1N1 범유행 검토 결과를 바탕으로[36] 국가 수준의 조치와는 별개의 범유행 4단계 조치를 권고한다. WHO는 비상사태 위험관리 원칙을 적용해 회원국이 대비 계획을 국가의 위험수준 평가에 맞도록 유연하게 발전시킬 것을 권장한다.[37]

또한 WHO는 2006년 인플루엔자 백신 글로벌행동계획(GAP)을 발표했다.[38] GAP은 계절백신 사용 증진, 생산능력 확대, 연구개발 촉진을 통해 백신 보급을 늘리는 것을 목표로 삼았다. GAP II는 2011년 7월 발효되었으며 계획을 확대해 감시와 규제까지 포함했다.[39] 그러나 부족한 재정 문제와 범유행 피로도가 겹치면서 이행은 순탄치 않다.

그러나 2007년 인도네시아가 글로벌 인플루엔자 감시 체계에서 탈퇴하면서 WHO는 기술적 지침을 넘어서야 할 필요성이 생겼다. PIP 프레임워크를 둘러싼 힘의 역학은 흔치 않은 것이었다. 인도네시아가 혜택 접근권을 확보하기 위해 글로벌 체계 작동에 중요한 바이러스 표본을 가지고 있었기 때문이다.[40] 이 특유의 협정은 저소득국이 바이러스를 공유하고 있으면서도 나중에 고소득국의 특별 기부에 의존하는 불공정한 현상의 조정을 목표로 한다. PIP 프레임워크 중재는 부유한 국가에서 바이러스 표본 공유를 시도하면서도 백신과 항바이러스제의 통제권은 포기하지 않으려 함에 따라 몹시 힘들게 진행되면서 조정에 5년이나 걸렸다. PIP 프레임워크와 국제보건규칙은 이제 WHO의 범유행 대비 태세의 기초를 이루는 양대 국제협정이다.

PIP 프레임워크는 최초로 다양한 관할권에 걸친 감시와 혜택 공유를 위한 사전 협정을 확보했다. 이 협정은 이해 당사자 간 중요한 문제의 타협을 강조한다. 이 협정은 WHO가 조약 체결권 행사를 거부함에 따라 구속력이 없는, 즉 '연성 규범'이 되고 말았다. 프레임워크하에서 회원국의 약속은 법적 강제력이 없다. PIP 프레임워크는 'H5N1과 기타 인간 범유행 잠재력을 내포한 인플루엔자바이러스'에만 적용되며 명시적으로 계절 인플루엔자나 다른 비인플루엔자 병원체는 제외한다(제3조). PIP 프레임워크의 좁은 범위는 WHO가 계절 인플루엔자나 중동호흡기증후군 코로나바이러스 등 비인플루엔자 신종 감염(제4장 글상자 4.3 참조)의 불평등을 바로잡는 능력을 제한한다.

PIP 프레임워크는 크게 두 부분으로 나뉜다. ① 본문은 회원국의 구속력 없는 의무사항과 WHO 사무총장과 사무국에 대한 지시사항으로 구성되며, ② 부속서는 표준물질이전협정(SMTA)(부속서 1, 2)과 자문단의 위임사항(부속서 3), 기존 및 향후 WHO GISRIS 실험연구소(부속서 4) 그리고 WHO의 인플루엔자 협력센터(부속서 5)를 포함한다. 이 새로운 구조는 국가·민간연구소, 정부, 산업 등 이해관계자의 이해를 조율해 프레임워크의 두 중심 원리인 ① 투명한 국제 바이러스 표본 공유체제와 ② 감시 체계에서 파생된 혜택 접근을 달성하고자 한다.

## 회원국의 약속과 WHO의 책임

PIP 프레임워크는 인플루엔자바이러스의 공유 촉진과 범유행 인플루엔자 백신의 접근성 증대를 위해 WHO, 회원국, 민간 부문, 기타 핵심 이해관계자에게 다양한 역할과 책임을 부여한다.

바이러스 공유 체계(제5조): 회원국은 GISRS 실험연구소에 야생형 바이러스 표본과 후보 백신 바이러스로 변형된 바이러스를 포함한 'PIP 생물학적 물질'을 제공하기로 합의한다. 물질을 제공함으로써 국가는 표준물질이전협정에 따라 제3자 이전과 사용에 동의한다(부속서 1, 2). 국가들은 GISRS에도 우선적으로 제공된다는 가정하에 물질을 양자적으로 공유할 수 있다. 투명성을 증대하기 위해 유전자 염기서열 정보와 분석 자료는 원천국과 GISRS 연구소가 공유해야 한다. 그러나 유전자 염기서열 데이터 취급은 논란으로 남아 있어 사무총장은 이 민감한 현안을 해결하기 위해 자문단과 협의할 책임이 있다. 사무총장은 또한 PIP 생물학적 물질의 GISRS 내·외부로의 이동을 전자적으로 추적하도록 설계된 추적 메커니즘을 자문단과 협의해야 한다. 물론 사무총장은 범유행 비상사태 기간에 추적 요건을 수정할 수 있는 권한을 보유한다.

그러므로 PIP 프레임워크는 생물학적 물질이 감시와 백신 개발을 위해 WHO의 GISRS 연구소망 내에서뿐만 아니라 네트워크 밖에서도 공유될 것이라고 예견하고 국제 바이러스 공유를 공식화하고 당사자 권리와 의무를 명확하게 설정했다. 비록 프레임워크가 바이러스 표본 공유를 위한 법적 의무를 부과하지는 않지만 그 규범은 국가의 협력을 장려하는 것으로 이해되어야 한다.

혜택공유 체계(제6조): 회원국은 WHO와 협력해 감시와 위험 환경, 보건 수요에 따라 저소득국에 항바이러스제와 백신 보급을 우선시함으로써 국가에 혜택 보장, 백신 생산확대를 포함한 기술적 역량을 보장하는 데 동의한다. 그러나 국가의 책임은 포부를 지향하는 언어로 쓰여 있다.

- **후보 백신 바이러스 제공:** GISRS 연구소는 요청이 있을 경우 후보 백신 바이러스를 제조업체, 그리고 원천국과 다른 회원국 연구소에 제공해야 한다.
- **역량 구축:** 선진 연구소와 감시 및 규제 역량이 있는 국가는 요청 시 개발도상국을 지원해야 한다.
- **약품 비축:** 사무총장은 이해 당사자와 협력해 항바이러스제와 백신 비축계획을 발전시킬 책임이 있다. 중요한 것은 국가는 비축에 기여할 의무는 없으며 단지 제조업체에 대응하도록 촉구할 뿐이다.
- **백신 접근성:** 범유행기 사이에 각국은 백신 제조업체에 개도국을 위해 생산 주기당 일부를 별도로 비축할 것을 촉구하고, 범유행 기간을 포함해 적정 백신 보급을 차등 가격으로 보장할 수 있도록 WHO 그리고 업계와 협력해야 한다.
- **기술이전:** 회원국은 WHO와 협력해 백신 보급을 증대하기 위해 인플루엔자 백신 글로벌행동계획(GAP)을 이행해야 한다. 여기에는 ① 개도국, 선진국에 생산시설 구축, ② 국내법과 국제법에 따라 제조업체에 백신, 진단 및 제약 제품에 관한 기술이전 촉구가 포함된다. 기술을 얻으려는 국가는 계절 인플루엔자의 부담을 연구하여 필요 시 계절 예방접종을 국가 계획에 편입해야 한다.

## 민간 분야의 의무사항: 거버넌스 혁신

PIP 프레임워크에서 진정한 의미의 창의적인 측면은 민간 부문의 참여이다. 제조업체는 백신 개발에 중요하지만 국제 협정에서 민간 당사자를 포함하는 사례는 드물다. WHO는 이 딜레마를 표준물질이전협정(SMTA)을 통해 해결했다. 표준물질이전협정은 GISRS 연구소 네트워크(SMTA 1/부속서 1) 내 그리고 그 네트워크 밖에 있는 기관(SMTA 2/부속서 2)을 대상으로 바이러스 표본 이전에 관한 사전협의 조건이 포함된 모델 계약서이다. 백신 제조업체 등 SMTA 2를 통해 PIP 생물학적 물질을 받는 민간 조직은 바이러스 공유 조건에 관한 구속력 있는 약속을 한다. 비록 이들이 구속력 없는 PIP 프레임워크 내에 존재하지만 표준물

표준물질이전협정 SMTA 2하에서 회사는 모델 계약서상에 있는 다음 여섯 가지 혜택 공유 선택권에서 두 가지 약속을 선택해야 한다.

(1) WHO에 범유행 백신 생산의 최소 10% 기부

(2) 범유행 백신 생산의 최소 10%는 저렴한 가격으로 WHO 판매용으로 예비

(3) 사전 결정되었으나 미정인 최소한의 항바이러스 처리 자료를 WHO에 기부

(4) 사전 결정되었으나 미정인 최소한의 항바이러스 처리 자료를 적정가격으로 WHO에 판매 예비

(5) 특허 기술, 방법, 제품, 공정에 관해 적정한 기술료를 포함하고 있으며 상호 합의된 공정한 조건으로 개도국 제조업체에 실시권 부여하기

(6) 범유행 인플루엔자 백신, 보조약, 항바이러스제 및 진단에 관해 기술료 없는 비배타적인 실시권을 산업체나 WHO에 부여. WHO는 개도국 제조업체에 특허를 양도할 수 있도록 허용됨

질이전협정에 서명하면 WHO와 바이러스 표본 수령자 사이에는 법적 효력이 발생하는 사계약이 성립된다.

SMTA 2는 형평성을 제고하는 데 가장 의미 있는 방법을 보여준다.[41] 이 계약에 따라 사기업은 WHO에 기여하겠다고 동의하고, 산업체의 연구 개발을 지원하는 PIP 생물학적 물질을 제공하는 대가로 개도국에 혜택을 제공하는 데 동의한다. 물질 수령자는 백신이나 의약품을 WHO 비축 물자에 기부하거나 제품을 개도국에 저렴한 가격으로 제공하거나 지식재산권을 이용할 수 있게 하는 방법 등으로 구체적인 현금과 현물 약속을 한다(글상자 12.4 참조).

SMTA 2 의무 외에 PIP 프레임워크는 또한 표본을 수령하는 회사에 WHO에 현금으로 기여를 할 것을 요구한다. 역사적으로 WHO는 산업체에 무상으로 바이러스 표본을 제공했다. 그러나 PIP 프레임워크는 지속 가능한 재정 메커니즘으로서 GISRS를 이용하는 회사에 매년 파트너십 분담금 부담을 요구하며 이 자금은 질병부담 연구, 연구소와 감시 역량, 접근, 효과적인 배분을 개선하는 등 인플루엔자 대비와 대응에 이용된다(제6조 제14항). 연간 분담금은 GISRS 운영 비용의 50%에 상응해야 하고 자문단은 민간 기여자 간 세부 분담금을 결정한다. 2013년 5월 WHO는 회사 간 파트너십 협정 현황을 공개했다.[42]

WHO는 주도적으로 민간 분야를 협상 과정에 참여시키기는 했으나 산업체

는 어떤 동기로 표준물질이전협정을 체결하는가? 산업체의 주요 동기는 비정기적으로 발생하는 범유행 인플루엔자보다는 지속적인 이윤을 창출하는 계절백신 생산에 필요한 글로벌 감시 체계의 지속 가능성을 보장하는 데 있다. 2013년 5월까지 세계보건총회에서 PIP 프레임워크를 채택한 지 2년 후에 겨우 한 곳의 백신 제조업체만이 SMTA 2를 체결했다. 다른 제조업체와도 협상이 계속되고는 있지만, 표준물질이전협정이 서명될 때까지 GISRS 연구소는 수혜자가 표준물질이전협정 체결을 논의할 것이라는 양해하에 생물학적 물질 제공을 계속 요구할 것이다.[43] PIP 프레임워크의 성공을 보장하려면 WHO는 백신자금 조달과 분배에 관한 이행을 가속화하고 투명성을 보장해야 할 것이다.

표준물질이전협정 약속 때문에 현재 각국이 글로벌보건 정의를 제고하기 위한 의미 있는 투자를 하지 않고 있다는 사실이 간과되면 안 된다. 각국은 백신에 관한 '연성'의 자발적인 서약조차 하지 않았다. 이 잃어버린 기회가 PIP 프레임워크의 치명적인 약점이다. 비록 협정에 명시된 목표가 '공정성, 투명성, 형평성, 효율성, 효과성을 갖춘 체계'를 수립해 바이러스 공유와 혜택을 '동등하게' 나누는 데 있다고 하지만 실제로는 바이러스 공유의 규범을 확보하면서 그 대가로 미약한 이익 공유를 제공할 뿐이다. PIP 프레임워크는 범유행 기간에 백신수요를 충족하기에는 부족할 것으로 예상되며, 부족 사태 시 공정한 배급에 관한 지침을 제공하지는 않는다. 강대국의 주권적 이해를 고려할 때 이러한 결과는 놀랍지는 않으나 실망스럽지 않을 수 없다. 대응책에 대한 공정한 접근은 글로벌보건 정의의 절박한 현안으로 남아 있다.


## 우려스러운 이중용도 연구: 생물안보 시대의 인플루엔자

수백 년 동안 인플루엔자는 변함없이 주기적으로 나타나는 자연현상으로, 인간이 통제하기도 피하기도 어려운 과제였다. 그러나 오늘날 생물안보 시대에 인플루엔자는 인간이 극도로 위험한 병원체로 조작해 방출할 수도 있다는 가능성을 두고 인류는 우려하고 있다.[44] 예를 들면 이미 고도로 치명적인 바이러스인 인플루엔자 A형(H5N1) 유전자 물질을 인간에게서 인간으로 쉽게 전파할 수 있는 바이러스로 변형하는 것이 가능하지 않겠는가? 과학자들에게 합법적인 연구이지만 잘못 쓰이면 생물 위협을 제기할 수 있는 '우려스러운 이중용도 연구'에 참여할 자유와 학술지에 그 결과를 게재할 권리를 부여해야 하는가?

한손에는 과학 혁신과 자유·개방을, 다른 한손에는 생물안보를 놓고 적절한 균형을 찾는 데는 온갖 어려움이 따른다. 현대적 개념에서 과학적 진취성은 탐구와 발견, 과학적 자유 그리고 사상의 개방적 전파라는 핵심적인 규범 원칙으로 압축된다.

과학적 자유 규범과 균형을 맞추는 것이 생물안보와 생물 안전성에서 반드시 필요하다. 과학 분야의 감독은 병원체 취급과 이전, 실험실 안전과 보안, 연구 감독, 출판의 제한 등 많은 측면이 있다. 예를 들면 2001년 탄저균 공격이 있은 후 미국은 생물안보 국가과학자문위원회(NSABB)를 출범시켜 '우려를 일으키는 이중용도 연구'의 지침을 제정하고 감독을 강화하도록 했다.

인플루엔자바이러스의 유전자 구성과 변이 능력의 기초연구는 인간 전파, 특히 물가에 사는 새와 돼지 등 동물 감염원에서 바이러스 진화, 그리고 계절 인플루엔자바이러스주의 원인을 이해하는 데 매우 긴요하다. 인플루엔자는 끊임없이 새롭고 예측 불가한 변이를 쏟아내고 있다. 예를 들면 과학자들은 조류인플루엔자바이러스주가 진화해 물개에게 감염시켰고 그 결과 2011년 가을 항구에서 162마리의 죽은 물개가 발견되었다고 보고했다.[45] 그러나 기초연구는 커다란 논란의 대상이다. 예를 들면 2005년 미국 질병관리통제센터는 1918년의 스페인플루바이러스주를 재구성했다. 이 기관은 치명적인 바이러스주가 조류에서 인간에게로 전이하게 하는 유전자 변형을 파악해 인간 간 전파 능력을 파악하려 했다.[46]

인플루엔자 연구 규제에 관한 들끓는 논쟁은 2011년 12월 절정에 달했는데, 생물안보 국가과학자문위원회는 과학자들에게 《네이처》지와 《사이언스》지에 출판할 예정이었던 기고문 수정을 요구했다.[47] 이들 학술지는 인간 인플루엔자 실험에 흔히 이용되는 동물인 족제비에서 포유류 간 전파된 실험실 변종 H5N1 바이러스주에 관한 보고서를 게재할 예정이었다. 위원회는 "위해 의도를 가진 자들이 실험을 복제할 수 있는 상세한 방법 기술"에 우려를 표명했다.[48] 2012년 1월 과학자들은 H5N1에 포유류 간 전파 능력 같은 새로운 특질을 부여하는 연구의 자발적 중단에 동의했다. (이 자발적 중단은 2013년 초 철회되었다.)[49] 1976년 재조합 DNA에 관한 안전 우려에 직면한 이래 연구가 그렇게 중단된 적은 없었다.[50]

이처럼 팽팽하게 대립된 두 가지 사고에 대한 정치적 논쟁도 뒤따랐다. 연구와 출판의 감독 강화를 지지하는 과학자들은 심각한 공중보건 위험을 이유로 들었다. 보안이 철저하지 않은 실험실에서 바이러스가 탈출하든, 사악한 행위자들이 실험을 복제하든 모두 위험하다. 이중용도 연구는 안전한 실험실에서 덕망 있는 과학자들만 수행할 수 있는 것이 아니라 아마추어도 '차고' 실험실에서 할 수 있다.

제약 없는 과학의 자유를 지지하는 과학자들은 기초연구의 가치를 강조하며 자연 발생적 범유행 바이러스주가 생물 테러보다 더 큰 위협을 야기한다고 주장한다. 더욱이 H5N1을 효과적으로 무기화하는 것의 가치는 상대적으로 작은 편이다. 예를 들면 테러리스트는 바이러스의 무차별적 확산을 통제할 방법이 없다.[51] 어찌 되었든 인터넷에 방법과 결과가 급속하게 전파되는 정보화 시대에 검열 체계는 작동될 수가 없다.

2012년 4월 WHO가 전체 논문의 출판을 적극적으로 지지한 지 한 달 후[52] 생물안보 국가과학자문위원회는 내용을 좀 더 제한적으로 수정한 후에 출판한다는 데 동의했다.[53] 《네이처》지와 《사이언스》지는 2012년 5~6월 호에 이들 논문을 게재했지만[54] 향후 연구를 어떻게 감독할 것인가 하는 문제는 해결되지 않은 채 남아 있다.

다른 국가들은 더욱 엄중한 조치를 취하고 있다. 많은 국가가 대량살상무기 확산으로 이끌 수 있는 품목을 포함해 국가안보에 위협을 제기하는 제품이나 기술정보의 수출을 제한한다. 논란을 빚은 H5N1 논문 중 한 건에 참여한 에라스무스 연구자들은 《네이처》지 게재를 신청하기 위해 네덜란드 정부로부터 수출 허가를 신청해야 했으며 신청 후 허가를 받았다. 네덜란드 정부는 위험한 인플루엔자바이러스주와 그 관련 정보 접근제한 등 화생방무기 확산 방지에 목표를 둔 유럽연합 규정에 따라 수출 허가가 필요했다고 주장했다.[55] 연구자들은 WHO 회의에서 연구 세부사항을 논의하기 위한 수출 허가도 받아야 했다.[56]

에라스무스는 네덜란드 지방법원에서 정부의 결정에 이의를 제기했다. 그러나 2013년 9월 법원은 특정 상황에서 과학 정보를 대상으로 수출허가 신청을 요구하는 규제를 지지했다.[57] 일부 국가에서는 이 같은 판결이 표현의 자유 보장과 충돌할 가능성이 있다.[58]

2012년 3월 미국 정부는 '우려스러운 이중용도 연구'에 관한 연방 정책을 발표했다. 이 정책은 자금조달 기관이 자체 연구 포트폴리오를 평가하고 필요시 위험완화 조치를 취할 것을 요구한다.[59] 2013년 2월 정부는 연방정부 기금으로 운영되는 기관이 수행하는 특정 범주의 생명과학 연구에 조직 차원의 검토와 감독을 의무화하도록 정책 개정을 요구했다.[60] 그와 동시에 미국은 고병원성 조류인플루엔자 H5N1 바이러스가 호흡기 비말을 통해 포유류 간 전파를 가능하게 하는 연구 등 H5N1의 '기능 획득(gain-of-function)' 연구를 더욱 엄격하게 검토하도록 요구하는 기본 틀을 마련했다.[61]

분명한 것은 어느 한 국가가 일방적으로 과학과 안보 사이에 적절한 균형을 맞출 수 있는 권한을 독점하면 안 된다는 것이다. 미국이 이중용도 연구에 많은 자금을 조달하고 있지만 규제감독 결정은 모든 국가에 영향을 미치므로 전 지구적 해결책이 요구된다. 그럼에도 불구하고 합법적이지만 잠재적으로 위험한 과학 연구에 적용할 수 있는 구속력 있는 국제 규칙은 거의 없다. 이 정치적 논쟁 대상인 연구 활동을 지배하는 의미 있는 국제적 공감대 형성이 긴급하게 필요한 시점이다.


## 글로벌보건 정의: 혁신적 거버넌스의 필요성

비극적인 시나리오를 고려해보자. 발병성 신종 인플루엔자바이러스주가 전 지구를 관통해 급속히 퍼진다. 사람 간 지속된 전파 능력을 얻은 치명적인 조류인플루엔자일 수도 있다. 아니면 예기치 않은 재조합을 통해 발병력이 증가한 계절 바이러스일 수도 있다. 각국은 공중보건 대책을 시행하겠지만 효과적인 백신만이 다가올 글로벌 재앙을 피하게 할 수 있다.

가장 개연성 있는 결과는 글로벌 북쪽의 부유한 국가는 백신 접근성을 얻고 글로벌 남쪽은 기다리는 것이다. 이 시나리오가 사실적인 이유는 대부분의 백신 생산자가 유럽, 북미, 호주에서 사업을 하기 때문이다. 부유한 국가는 이미 산업체와 '우선 구입권' 계약을 위한 양해각서를 체결했으며 거기에다 값비싼 백신을 구매할 재원도 있다. 빈곤한 국가는 엄청난 타격을 받을 수 있다. 이들 국민은 백신 부족 때문만이 아니라 합병 증세와 감당 능력을 넘어선 보건 체계의 한계로 더욱 취약하기 때문이다.

WHO 비축 물자는 바다 같은 수요에 비하면 작은 물방울에 불과해 그 효과가 미미할 것이다. 범유행이 신종 바이러스주에 대한 면역 보호를 받지 못하는 집단을 휩쓸면서 가난한 사람들은 죽어갈 것이다. 세상은 부자는 보호를 받지만 빈자는 똑같은 생명구제 자원에 접근하지 못하고 죽어가는 비양심적인 상황에 부딪히게 될 것이다.

인플루엔자 범유행은 따라서 부족한 생명구제 자원을 어떻게 공정하게 분배할 것인가에 관한 분배 정의의 중대한 문제를 제기한다. PIP 프레임워크는 결코 적극적인 재분배 메커니즘으로 의도된 것이 아니며, 그보다는 정치적 교착 상태를 외교적으로 해결하려는 시도였다. 또한 임시 대응적 합의가 위기 상황에서 작동하리라고 믿는 것은 비현실적이다. 국가 수장이 확보된 생명구제 백신 보급을 포기하기란 정치적으로나 현실적으로 쉽지 않기 때문이다. 오바마 행정부가 2009년 H1N1 범유행 기간에 대부분의 위험군 미국인이 예방접종을 받을 때까지 백신기부 약속을 지연하기로 한 결정은 정치적 딜레마를 잘 드러낸 사례이다.

공정한 백신 접근을 확보하기 위해 체결한 기존의 구속력 있는 국제 협약은 글로벌보건안보에 필수적이다. 상호 책임의 프레임워크는 유일하게 공정한 혜택을 공유하는 실행 가능한 해결책을 제시한다. 정치적 해결책을 수립하는 데는 온갖 어려움이 가득하나 사회보험 체계의 형태를 띠고 국가 소득을 기준으로 차등 가격제를 적용할 수 있을 것이다. 각국이 가용한 글로벌 백신 보급의 공정한 몫을 보장하는 보험 제도에 사전 합의했다고 상상해보자. 본질적으로 정부는 범유행으로부터 향후 손실을 보호받는 '백신 증권'을 구매하게 될 것이다. 이 제도는 전통적인 보험처럼 모든 소득군에 위험을 분산하게 될 것이다. 백신 생산자는 또한 적절한 보급품의 생산과 분배를 보장하기 위해 이 기금의 당사자가 되어야 할 것이다.

만일 백신 풀(pool)이 실현 가능성이 있다면 글로벌보건안보의 이익은 경제적 비용을 훨씬 능가할 것이다. 직관에 어긋나는 것처럼 보이지만 강대국은 그같은 지분제도 협상에 기득권이 있다. 세계를 나누는 범유행의 지정학적 영향력을 상상해보자. 범유행이 초래하는 정의롭지 못한 점으로 인해 근본적인 우려사항인 무기 통제, 기후변화, 무역 등에서 국제 관계를 약화시킬 것이다. G-77이든 유엔이든 전통적인 강대국은 신흥 경제강국과 협력적인 관계에 의존한다. 백신회사로서는 시장 실패를 바로잡아 좀 더 안정적인 백신 수요를 보장하는 데 관심이 있다.

이해 당사자 간에 공유된 상호 이해관계는 글로벌보건 정의를 촉진하는 통로를 조성할 수 있다. 그렇다면 문제는 이해관계자가 다음 범유행이 도래하기 전에 그들이 새롭게 깨달은 자체 이익을 인지하고 과단성 있게 행동할 것인가 아니면 자연과 과학 간 계속되는 투쟁에 운을 내맡길 것인가이다.

## 제13장

# 비전염성질환의 '고요한' 범유행

글로벌보건 거버넌스는 역사적으로 감염성질환에 초점을 맞추어왔다. 그럴 만한 타당한 이유가 있었다. 병원체는 엄청난 인명 피해를 보였고 아직도 그렇기 때문이다. 1차의료와 보건체계 강화 관심이 폭넓게 나타나면서 이러한 경향은 서서히 바뀌고 있다. 그렇기는 하지만 이제 전통적인 보건의료 분야를 넘어 근본적인 위험 요소를 개선하기 위해서는 범위의 확장과 진정한 질적 탈바꿈이 절실하다. 전 세계적으로 비전염성질환의 가파른 증가는 행동, 습관, 문화의 근본적인 변화를 요구한다. 세계화의 힘이 비전염성질환의 근본 원인을 이끌고 있기 때문에 어느 나라도 홀로 성공할 수 없다.

비전염성질환은 2010년 전 세계 사망률의 65%를 차지했다. 네 가지 질병인 심혈관질환, 암, 호흡기질환, 당뇨병에서 오는 원인이 가장 우세했다.[1] 일반적인 통념은 비전염성질환을 제1세계의 문제로 인식하지만 현재 자료는 그러한 인식이 순전히 허구임을 보여준다. 매년 비전염성질환으로 사망하는 3,500만 명 중 80%는 저·중소득국에 산다. 의미 있는 조치가 긴급하게 취해지지 않는

한 이후 10년 동안 사망률이 17% 증가할 것으로 예상된다.[2] 사하라 이남 아프리카를 제외하고 비전염성질환에 따른 사망률은 이제 전염성, 모성, 주산기, 영양 상태에 따른 사망률을 모두 합한 것보다 더 높다.[3] 2030년까지 비전염성질환은 전 세계 모든 지역에서 주된 사인이 될 것으로 예상된다.[4]

비만과 빈곤이 같이 가는 것을 N. R. 클라인필드가 생생하게 묘사한다. "인도를 바라볼 때는 식량 결핍, 돈 결핍, 삶 결핍 등… 결핍을 조사하는 것이 관례였다. 그러나 변화하는 인도에서는 돈 벌어 차 사고, 집 사고, 하인 사고, 외식하고, 그러다 당뇨병을 얻는다."[5]

비전염성질환율이 단순히 고령화 인구의 부산물이라고 가정하는 일반적인 통념에도 오류가 있다. 고령화가 강력한 기여 요소이기는 하다. 특히 중국, 인도, 일본 등에서는 실제로 급속한 고령화 사회에 영향을 미친다. 하지만 글로벌 비전염성질환 부담의 절반 이상은 60세 미만의 인구가 차지한다.

비전염성질환으로 고통과 조기 사망, 저소득국의 불균형적인 부담은 늘기만 할 것이다. 그리고 이들 만성 질병은 빈곤국에서 기존 보건문제와 상호작용하면서 비만, 굶주림의 이중 부담을 일으킬 뿐만 아니라 다른 방식으로 개도국에 만연한 감염성질환과 손상 대응에도 여전히 부담을 준다. 빈곤국은 에이즈, 말라리아, 결핵, 열대질환의 부담을 안고 있고 또한 비의도적 손상에서 오는 사망의 90% 이상은 저소득국에서 발생한다.[6]

비전염성질환은 복지와 수명에 직접적인 영향을 끼치는 것 외에도 상승하는 보건의료 비용과 생산성 상실로 개발에 타격을 준다. 비전염성질환의 누적 비용은 2011~2030년 47조 달러로 추정되는 가운데 정신질환이 그 비용의 3분의 1 이상을 차지하고 전체 비용의 약 21조 3,000억 달러(45%)를 저·중소득국에서 부담할 것으로 예상된다.[7] 이것은 낮게 책정된 추산 금액이다. 다른 경제 모델에서는 이 비용을 훨씬 높게 추산하고 있다. 이 같은 비용은 비전염성질환을 지닌 이들이 일할 수 없는 처지가 되거나 또는 엄청난 의료 비용을 감당해야 함에 따라 그 비용 자체가 개인은 물론이고 가족에게도 빈곤의 소용돌이에 빠지는 상황을 잘 드러낸다.

도덕적 비극은 이 고통과 조기 사망의 상당 부분은 합리적인 비용으로 예방

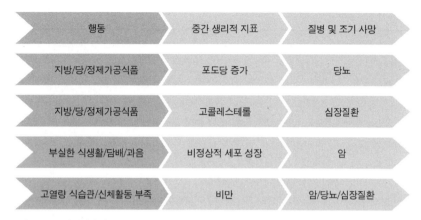

| 행동 | 중간 생리적 지표 | 질병 및 조기 사망 |
|---|---|---|
| 지방/당/정제가공식품 | 포도당 증가 | 당뇨 |
| 지방/당/정제가공식품 | 고콜레스테롤 | 심장질환 |
| 부실한 식생활/담배/과음 | 비정상적 세포 성장 | 암 |
| 고열량 식습관/신체활동 부족 | 비만 | 암/당뇨/심장질환 |

그림 13.1 / 비전염성질환 흐름도: 질병 진행

가능하다는 사실에 있다. 비록 기대수명 연장에 따라 비전염성질환 부담이 증가했다는 설명이 일부 가능하지만 인간의 행동이 중심적인 역할을 한다. 건강에 해로운 식습관, 비활동적인 생활방식, 흡연, 과음, 부실한 구강 건강, 직장 스트레스는 전체 신규 비전염성질환 건수의 3분의 2 이상을 차지한다. 이러한 행동위험 요인은 비전염성질환의 연속선상에 있는 근본적인 만성질환, 예를 들면 고혈압, 고콜레스테롤, 혈당량 증가 등에 기여한다(그림 13.1 비전염성질환 흐름도 참조).

주요 위험요인과 중간 생리적 지표 그리고 비전염성질환 진행 간 복잡한 상호작용은 비전염성질환에서 비만의 부작용을 조사해보면 잘 드러난다(글상자 13.1 참조). 비록 행동위험 예방이 선호되기는 하지만 저용량 아스피린(항응혈제), 베타 차단제(혈압), 스타틴(콜레스테롤) 같은 만성질환의 중간 단계를 치료할 수 있는 효과성이 높은 저비용 의약품도 있다.

우리가 종종 감염성질환과 비전염성질환을 따로 분류하기는 하지만 그 사이에는 복잡한 상호작용이 있다. 비전염성질환의 위험 요인은 감염성질환을 악화시킨다. 즉, 흡연은 결핵 사망률을 증가시킨다. 병원체는 암의 원인이 된다. 즉, HPV는 자궁경부상피암의 주요 원인이다. 감염성질환 치료는 비전염성질환 위험을 증가시킬 수 있다. 즉, 항레트로바이러스 요법은 심장질환의 위험을 높인

위험 요인, 근본적인 만성 조건 및 비전염성질환 진행 간 복잡한 상호작용은 전 세계적으로 급증하는 비만의 원인과 영향을 통해 가장 잘 설명된다. 비만은 그 자체만으로도 건강에 심각한 우려를 불러오지만 근본적으로 만성, 합병증적인 조건으로 이해될 수 있다.

고칼로리 식단과 신체활동 부족은 체중을 건강에 해로운 수준까지 증가시킬 수 있다. 체중 증가는 많은 사람에게 행동의 위험 요인을 가중시킨다. 예를 들면 과체중인 사람은 신체활동이 더 힘들어진다는 것을 안다. 따라서 운동을 덜할 가능성이 높고[1] 몸은 달고 기름진 식단에 반응해 점점 더 많은 당과 지방을 원하며 건강에 해로운 식습관을 끊기 어렵게 만든다.[2] 이러한 악순환의 결과가 대부분 비만으로 비전염성질환 진행에 기여한다.

비만은 특징적으로 비전염성질환의 위험을 가중시킨다. 특히 신장질환, 당뇨와 암, 남성에게는 식도암과 결장암을, 여성에게는 자궁내막암과 담낭암, 폐경 후 유방암에 걸릴 위험성을 높인다. 과체중과 비만은 골관절염, 불임, 천식, 수면무호흡 등 다른 질환과도 연관된다.[3]

글로벌 통계는 놀라운 수준이다. WHO는 2015년까지 15억 명이 과체중이 될 것이라고 추산했다.[4] 비만인 수는 1980년부터 2008년까지 전 세계적으로 두 배 이상 늘었다.[5] 그러나 비만 발생률은 지역적으로 중대한 차이를 보이는데, 예를 들면 방글라데시는 2%, 태평양섬 국가는 60% 이상이다.[6] 젊은이 사이에 비만 범유행은 아동, 가족, 사회에 암울한 미래의 전조가 되기 때문에 심각한 우려를 낳는다. 전 세계적으로 1억 7,000만 명의 아동이 과체중 혹은 비만인 것으로 추산되며, 어떤 국가는 전체 아동의 25% 이상이 비만이다. 이는 10년 전과 비교해 비만율이 두 배 이상 늘어난 수치이다.[7] 또한 저소득국에서는 역학적(疫學的) 변천이 발생하고 있다. 저·중소득국 시골 지역에서 당뇨 유병률은 지난 25년 동안 1.8%(1985~1989)에서 8.6%(2005~2010)로 급격히 상승했다.[8] 이러한 추세는 개발도상국의 공중 복지와 경제적 실행 가능성에 주요한 함의를 지닌다.

비만이 행동위험 요인과 연결되어 있고 합병증에서 작용하는 역할 때문에 비만율 감소는 종종 비전염성질환 예방과 통제의 중심 원리가 된다. 예를 들면 랜싯은 비전염성질환의 파도를 꺾기 위해 비만규제기본협약을 제의했다.[9]

주

1 Tara Parker-Pope, "Exercise Advice Often Ignores Jiggle Factor," *New York Times*, November 13, 2007, F5.
2 Bonnie Spring et al., "Abuse Potential of Carbohydrates for Overweight Carbohydrate Cravers," *Psychopharmacology (Berl)* 197, no. 4 (2008): 637-647.
3 Y. Claire Wang et al., "Health and Economic Burden of the Projected Obesity Trends in the USA and the UK," *The Lancet* 378, no. 9793 (2011): 815-825.
4 World Health Organization (WHO), "The World Health Organization Warns of the Rising Threat of Heart Disease and Stroke as Overweight and Obesity Rapidly Increase,"

September 22, 2005, http://ww.who.int/mediacentre/news/releases/2005/pr44/en/.

5  Mariel M. Finucane et al., "National, Regional, and Global Trends in Body-Mass Index since 1980: Systematic Analysis of Health Examination Surveys and Epidemiological Studies with 960 Country-Years and 9.1 Million Participants," *The Lancet* 377, no. 9765 (2011): 557-567; Goodarz Danaei et al., "National, Regional, and Global Trends in Fasting Plasma Glucose and Diabetes Prevalence since 1980: Systematic Analysis of Health Examination Surveys and Epidemiological Studies with 370 Country-Years and 2.7 Million Participants," *The Lancet* 378, no. 9785 (2011): 31-40.

6  Finucane et al., "National, Regional, and Global Trends in Body-Mass Index since 1980."

7  Boyd A. Swinburn et al., "The Global Obesity Pandemic: Shaped by Global Drivers and Local Environments," *The Lancet* 378, no. 9793 (2011): 804-814.

8  Christopher K. Hwang et al., "Rural Diabetes Prevalence Quintuples over Twenty-Five Years in Low- and Middle-Income Countries: A Systematic Review and Meta-analysis," *Diabetes Research and Clinical Practice* 96, no 3 (2012): 271-285.

9  "Urgently Needed: A framework Convention for Obesity Control," editorial, *The Lancet* 378, no. 9793 (2011): 741.

다. 전 세계적으로 6대 암 중 한 가지는 치료 가능하거나 예방 가능한 감염에 원인이 있다. 감염 관련 암은 선진국(7%)보다 개발도상국(27%)에서 훨씬 더 기승을 부린다. 이는 자궁경부암 예방을 위한 인유두종바이러스 백신 등의 낮은 예방접종률, 부적절한 암 선별검사, 항미생물 치료 부족 등에 기인한다.[8] 이 같은 그림은 글로벌보건 지도자에게 전략과 우선순위를 재고하도록 요구한다.

비전염성질환처럼 복잡하고 심각한 결과를 초래하는 문제를 해결하려면 중앙정부, 국제사회, 범사회적 차원의 참여가 필요하다. 제13장은 국가와 국제 차원의 거버넌스 전략, 농업, 무역, 교통 및 환경 등 근접 분야와 다국적 기구, 국가, 시민사회, 자선 조직 및 업계 등 다양한 이해관계자 참여를 논의한다. 그러나 해결책을 모색하기에 앞서 지금까지 노출된 결함을 이해하려는 시도는 가치가 있다.

# 범유행의 조용한 성장

과거 반백 년은 글로벌보건에서 중요한 성과가 있던 시기였다. 두창을 박멸했고 폴리오 예방접종이 승리를 거두었으며 HIV/AIDS 범유행을 억제하는 데 상상도 하지 못했던 성공을 이루었다. 따라서 표면적으로는 비전염성질환 문제가 상대적으로 관리 가능한 것처럼 보일 수도 있을 것이다. 위험 요인이 잘 알려져 있고 그것을 완화하기 위한 유망한 전략도 있다. 그럼에도 불구하고 이 시점까지 만성질환을 위한 글로벌 기금은 없었고 이 대의를 위해 싸우는 주요 재단도 없었으며, G8, G20 내에서 거의 논의되지 않았다. 비전염성질환은 유엔의 새천년개발목표에 포함되지도 않았다. 이러한 무대책은 무엇을 말하는가? 국제사회는 어떻게 그 같은 중요한 보건 위기를 간과하고 행동하지 못하고 있는가? 앞으로 보게 되듯이 국제사회는 최근 들어서야 정치적인 차원에서 논의하기 시작했다.

## 사회동원의 난제

최근 역사는 사회동원이 글로벌보건의 근본적인 변화와 혁신을 위한 핵심 동인임을 보여준다. 소리 높여 항의하는 조직화한 시민사회운동은 에이즈, 유방암, 담배 규제를 둘러싼 광범위한 정책 변화를 이끌었다. 그들의 요구는 매우 단순 명료하고 꾸밈없으며 신랄한 메시지로 지역사회를 단결시켰다. 붉은 리본은 잘사는 사람은 쉽게 구할 수 있는 알약을 구하지 못해 죽어가는 가난한 에이즈 환자를 상징한다. 분홍 리본은 의학 연구가 치료 방법을 발견할 수 있음에도 유방암으로 죽어가는 어머니를 상징한다. 특별히 유해한 제품을 생산하는 업계는 담배가 사람을 죽인다는 것을 은폐해왔고 이제 이들을 멈추게 해야 한다.

이와 대조적으로 NCD 연합(글상자 13.2 참조) 같은 비전염성질환 활동 단체의 요구는 현수막 하나에 깔끔하게 들어가지도 않는다. 사실 이 연합은 심하게 쪼개져 있다. 그렇다. 당뇨병, 암, 심혈관질환, 호흡기질환 활동가들 모두 네 가지 위험 요인을 줄이고 싶어 하지만 '어떻게'가 문제이다. 연합의 '요구'는 불명확하

비전염성질환(NCD)에 관해 유엔 고위급 정상회의를 개최하자는 캠페인은 2009년 5월 시작되었고 그다음 해 5월이 되기 전에 NCD 연합이 형성되었다. 네 개의 국제전문단체인 국제당뇨병연맹, 세계심장연맹, 국제암통제연합 그리고 결핵과 폐질환 국제 연합을 선봉장으로 NCD 연합은 비전염성질환이 빈곤의 주요 원인이자 경제개발의 장벽이며 글로벌 비상사태로 인정받도록 보장하기 위해 특정 표적을 지향한 권익 옹호와 홍보를 이용한다. NCD 연합은 비전염성질환과 해결책 증거 기반을 구축하고 정책 성명을 발표하며 전문가 실무단을 운영하고 효과적인 행동을 위해 정부에 로비 활동을 벌인다.

행동위험 요인이 비전염성질환에 미치는 위해 결과와 그 결과에 간여하는 신진대사와 생리적인 조건은 잘 확립되어 있다.[1] 비전염성질환 개선을 위한 사회정책은 다각적인 개입에 의존한다. *1차 예방*은 1차적으로 개인이 병에 걸리지 않도록 예방한다.[2] 비전염성질환 예방에서 이는 행동위험 요인, 즉 열량, 포화지방, 당, 염분의 과다 섭취 등 불량한 식습관, 신체활동 부족, 흡연, 과음을 줄이는 것을 의미한다.[3]

*2차 예방*은 비교적 저렴한 치료법으로, 질병 진행을 정지 또는 지연시키는 데 역점을 둔다. 예를 들면 베타 차단기(혈압), 스타틴(콜레스테롤), 아스피린(항응고제) 및 정기적인 선별검사를 들 수 있다.[4]

마지막으로, 그러한 시도에도 불구하고 심각한 만성질환 예방을 달성하지 못할 경우 *3차 예방*의 목표는 좀 더 비싼 질병 관리와 치료에 역점을 두고 합리적인 삶의 질의 유지에 도움을 주는 데 있다. 치료법으로는 당뇨용 인슐린 주사, 암의 화학적 혹은 방사선 치료, 심장병 수술, 뇌졸중 재활 프로그램 등이 포함될 수 있다. 진행성 질환에 관해서는 통증 관리와 임종간호로 삶의 질을 개선할 수 있다.[5]

주

1  Majid Ezzati and Elio Riboli, "Behavioral and Dietary Risk Factors for Noncommunicable Diseases," *New England Journal of Medicine* 369, no. 10 (2013): 954-964.
2  "Primary, Secondary and Tertiary Prevention," Institute for Work and Health, http://www.jwh.on.ca/wrmb/primary-secondary-and-tertiary-prevention (accessed 10/4/13).
3  고염식이 고혈압, 심혈관질환과 상관관계가 있다고는 하지만, 나트륨 섭취를 일일권장량인 2,300mg까지 줄이면 각종 사망률이 감소할 것이라는 결론을 뒷받침하는 증거가 충분치 않으며, 저염식이 일부 인구집단에서는 오히려 건강위험을 높일 수도 있다. Institute of

    Medicine (IOM), *Sodium Intake in Populations: Assessment of Evidence* (Washington, DC: National Academies Press, 2013).
4  National Public Health Partnership (NPHP), *The Language of Prevention* (Melbourne: NPHP, 2006).
5  David L. Katz and Ather Ali, *Preventive Medicine, Integrative Medicine and the Health of the Public* (Washington, DC: Institute of Medicine of the National Academies, 2009).

## 글상자 13.4 / 정신질환: 전 지구적 비극

'정신건강 없이 신체건강은 없다'라는 비전은 정서적·사회적 복리에서 정신보건의 보편적 가치를 대변한다.[1] 그럼에도 베커와 클라인맨은 정신건강이 어떻게 역사적으로 그와 반대로 취급되어 왔는지 그리고 자원, 정치적 약속, 인간의 연민 면에서 신체건강과 정신건강 간 차이가 얼마나 큰지를 보여준다.[2]

정신질환은 눈에 보이지 않는다. 종종 혈액검사에서 화학 성분이 나타나지도 않고 몸의 병변으로 볼 수도 없다. 그러나 그 영향은 분명하다. 심신을 쇠약하게 만드는 고통을 야기해 인간이 사회에서 멀어지게 하고, 가족이 돌보는 역할을 할 수밖에 없게 만들며, 사회는 치료 자원을 찾고 잃어버린 인적자원을 보상하기 위한 전략을 개발하도록 한다. 생물학적·사회경제학적·환경적 요인 모두가 정신질환에 기여한다.

전 세계 질병 부담의 약 10%는 신경 정신질환에 기인하고 있고 전체 장애의 28.2%에 해당한다. 이는 주로 양극성 장애, 조현병, 불안, 치매, 약물 사용으로 발생한다.[3] 빈곤과 사회 배척 같은 스트레스 요인은 매년 정신질환을 경험하는 청소년의 20%에 영향을 미친다.[4] 정신질환과 관련된 경제적 부담은 비전염성질환의 4대 주요 범주인 심혈관질환, 암, 만성 호흡기질환, 당뇨와 관련된 비용을 초과한다.[5] 정신질환은 자연재해, 강제 이주, 전쟁 등으로 악화되고 유병률은 그러한 격변에 따라 두 배로 증가할 수 있다.[6]

비록 별개의 보건 우려로 바라보기는 하지만 정신질환은 암, 심장질환, 당뇨병, 에이즈 같은 동반이환 만성 병태의 경과와 결과에 유의미하게 영향을 미친다. 정신질환을 치료받지 않은 개인은 건강에 해로운 행동, 처방 불이행, 면역기능 감소로 유해한 질병초래 위험이 높아진다. 이들의 흡연율은 다른 인구 집단보다 훨씬 높다.

전 세계에 정신장애의 파급성과 지속성은 그에 상응하는 대응을 요구한다. 정신장애를 예방하고 치료하기 위해서는 글로벌보건 자원이 긴급하게 요구된다. 그럼에도 자원은 부족하고 대부분의 국가에서 주요 보건서비스에 격차가 있다. 전 세계적으로 각국은 정신보건에 매년 1인당 2달러 이하를 지출한다. 세계 인구의 거의 절반을 차지하는 국가인 중국과 인도는 20만 명당 1명 이하의 정신과 의사가 있다.[7]

정신보건서비스의 결핍은 특히 빈곤한 국가에서 심하다. 저·중소득 국가에 중증 정신질환자의

76~85%는 정신보건 치료를 받지 못한다. 이는 고소득 국가의 35~50%와 비교되지만, 여전히 정신보건 수요를 충족하기에는 매우 낮은 편이다.[8] 대부분의 저소득국이 자국의 필수의약품 목록에 정신 작용제를 포함하지만, 이들 약의 85%는 1차보건의료시설에서는 전혀 이용할 수 없다. 다른 치료 비용과 합하면, 소득 대비 정신 작용제의 높은 비용은 빈곤한 국가에서 치료의 장벽을 더욱 높이는 요인이 된다.[9]

치료 불평등을 해결하려면 정신보건의가 부족한 저소득국에 진료역량 구축, 다양한 사회문화적 환경에 맞춘 새로운 치료모델 개발 그리고 정신보건을 국가와 글로벌보건 의제에서 좀 더 눈에 띄는 위치에 올려놓을 정치적 의지와 함께 글로벌 정신보건 연구의 제고가 필요하다.

그러나 글로벌 정신보건 문제의 개선에 가장 기본적인 정신적·도덕적 장벽은 정신질환에 따라 붙는 엄청나게 부정적이고 파괴적이며 거의 보편적인 사회적 낙인이다.[10] 낙인찍기는 또한 정신보건 문제를 정면으로 다루려는 사회의 의지를 감소시키고 환자가 이용 가능한 치료를 받으려는 의지를 꺾어버린다. 주요한 단계로, 2013년 세계보건총회는 종합정신건강행동계획 2013~2020을 채택하면서 정신장애를 지닌 사람들의 인권과 정신보건법 개혁이 시급하다는 점을 강조했다 (제4장 글상자 4.4 참조).[11] 이러한 행동이 글로벌 정신보건의 무시와 소외의 유산을 되돌릴 수 있을 것인가는 지켜봐야 할 것이다.

## 주

1 WHO European Ministerial Conference, *Mental Health: Facing the Challenges, Building Solutions* (Geneva: WhO, 2005).
2 Anne E. Becker and Arthur Kleinman, "Mental Health and the Global Agenda," *New England Journal of Medicine 369*, no. 1 (2013): 66-73, quotation from p. 66.
3 Christopher J. L. Murray et al., "Disability-Adjusted Life Years (DALYs) for 291 Diseases and Injuries in Twenty-One Regions, 1990-2010: A Systematic Analysis for the Global Burden of Disease Study 2010," *The Lancet* 380, no. 9859: 2197-2223; Theo Vos et al., "Years Lived with Disability (YLDs) for 1,160 Sequelae of 289 Diseases and Injuries, 1990-2010: A Systematic Analysis for the Global Burden of Disease Study 2010," *The Lancet* 380, no. 9859 (2012): 2163-2196.
4 WHO, *Adolescent Mental Health: Mapping Actions of Nongovernmental Organizations and Other International Development Organizations* (Geneva: WHO, 2012).
5 David E. Bloom et al., *The Global Economic Burden of Noncommunicable Diseases: A Report by the World Economic Forum and the Harvard School of Public Health* (Geneva: World Economic Forum, 2011), 32.
6 "Fact File: 10 Facts on Mental Health, Fact 4," WHO, http://www.who.int/features/factfiles/mental_health/mental_health_facts/en/index3.html (accessed 10/4/13).
7 WHO, *Mental Health Atlas 2011* (Geneva: WHO, 2011).
8 WHA, Resolution WHA65.4, "Global Burden of Mental Disorders and the Need for a

Comprehensive, Coordinated Response from Health and Social Sectors at the Country Level: Report by the Secretariat," March 16, 2012.

9 Becker and Kleinman, "Mental Health and the Global Agenda," 70.

10 Ibid., 70-71.

11 WHA, Resolution WHA66.8, "Comprehensive Mental Health Action Plan 2013-2020, World Health Assembly," May 27, 2013.

고 때로는 서로 상충되기도 한다. 그러한 어려움은 부분적으로 비전염성질환의 다중 인자적 원인에 있다. 아래 설명하듯이 비전염성질환의 부담을 줄이려면 다양한 분야에 걸친 상호 보완적 전략이 요구된다. 설령 일관성 있는 메시지를 보내는 어려움이 극복된다고 해도 표적 대상이 분명한가? 정부, 업계, 미디어 등 변혁의 주도자는 소비자단체만큼이나 느슨한 태도를 취하고 있다.

비전염성질환 위기를 해결하는 데 1차적인 역점은 사후 약물요법 치료가 아닌 예방에 두어야 한다(글상자 13.3 참조). 그러나 다음 세대를 위한 예방은 오늘날 식별 가능한 생명을 구하는 치료 전략과 달리 정치적 긴급성이 부족한 실정이다. 다음에 요약된 전략을 이행하면 수십 년이 지나면서 결실을 보게 될 것이다. 오늘의 시점에서 볼 때 수혜자는 주로 통계상 존재하는 사람들이다. 예를 들면 지금부터 수십 년 후에 중년기에 진입하는 성인 집단으로 식습관, 운동, 흡연, 음주에 관한 공중보건 개입 덕택에 성인 발병 당뇨병, 뇌졸중, 심장병이 감소하는 통계집단이 될 것이다.

NCD 연합이 대표하는 네 가지 질병은 국가적으로는 물론이고 유엔과 WHO에서 정책 논쟁의 전면에 부상했다. 그러나 다른 비전염성질환, 특히 정신질환은 전 세계의 관심이 절실하다는 점을 강조하는 것이 중요하다.[9] 정신질환을 경시할 경우 비전염성 운동 내에 분열의 위험이 있다. 이러한 위험은 정신보건 운동이 비전염성질환 정책과 행동에서 목소리를 크게 내려는 데 따라 특히 분명해지고 있다(글상자 13.4 참조).

## '유모' 국가: 온정주의 정치

사회적·정치적 행동은 정부가 공중보건을 위해 얼마만큼 멀리 갈 것인가 하는 정치적 긴장감에 따라 제약을 받는다. 예방 전략은 종종 국가 온정주의라는 비난을 초래하기 때문에 정치적 부담이 커질 수 있다. 전 뉴욕시장인 마이클 블룸버그는 2012년 설탕 음료 제공량을 제한하는 계획을 발표하자마자 블룸버그 유모라는 별명이 붙었다. ≪USA투데이≫는 "금지는 성인에게 잘 어울리지 않는다"라고 경고했다.[10] 그와 비슷하게 반흡연 운동은 수십 년간 허우적거렸다. 흡연 결정이 공중의 관심 사항이라기보다는 개인의 선택 사항으로 취급되었기 때문이다. 담배업계의 기만적이고 교묘한 전술과 함께 2차 흡연 위험이 알려진 후에야 사회운동에 탄력이 붙었다.

정부의 행동은 온정주의라는 비난에 부딪혀 교착 상태에 빠지곤 하지만 그 같은 주장은 종종 근거가 없다. 비전염성질환은 2차 흡연과 마찬가지로 제3자에게 엄청난 영향을 미치면서 부족한 보건의료 자원을 소비하고 가족을 빈곤에 내몰리게 한다. 시민교육을 통해 공공선에 기여하도록 보장하는 것에는 유효한 공익이 있고 마찬가지로 만성질환 예방에도 유효한 공익이 있다.

더욱이 많은 비전염성질환 위험 요인은 생리적·심리적·의존적 영향에 따라 촉진된다. 이 같은 영향은 개인에게서 진정한 의미의 제한받지 않는 선택권을 빼앗아간다. 니코틴은 중독성이 높은 것으로 널리 알려져 있지만 주류, 설탕, 지방도 마찬가지이며 식품 산업에서는 이들을 공격적으로 광고한다.[11] 그와 동시에 습관은 어린 나이에 형성되지만 업계는 종종 아동과 청소년을 상대로 건강에 해로운 식품, 담배와 술을 홍보한다. 그에 따라 청소년들은 정보와 광고를 판단하고 평가하는 능력을 형성하기 전에 건강에 해로운 제품의 기호 습관을 형성하게 된다.

더욱이 반온정주의 반론은 왜곡된 가정에 의존하고 있다. 즉, 현 상태는 비전염성질환의 상승률과 함께 개인이 자유로이 결정한 선택의 산물이라는 것이다. 물론 현실은 정부와 민간의 이해가 만들어낸 수많은 집단적 의사결정에 따라 개인이 선택할 수 있는 메뉴판이 형성되어 영양가 있는 식품의 가격과 가용성,

위락시설에 장애인 편의 시설 설치, 등교나 출근 시 이용하는 안전한 보행길이나 자전거길 제공 등이 결정된다. 정부는 인간 행동에 영향을 미칠 수밖에 없다. 문제는 그 영향력이 건강한 생활방식을 이끌어갈 능력을 촉진시키느냐 혹은 손상시키느냐일 뿐이다.[12]

비전염성질환 위험 요인을 자유방임적으로 접근해야 한다는 요구는 보건 정의의 관점에서 볼 때 정부의 무대책으로 타격을 받는 집단이 빈곤한 사람들이기에 특히 분노를 일으킨다. 빈곤층은 종종 건강식품을 준비하고 운동하며 정기적인 건강검진을 받는 활동 등에 필요한 금전적 수단이나 여유가 없다.

## 정책 속설과 오해

사회동원의 부족으로 비전염성질환에 관한 속설이 정계에 아무런 의심 없이 받아들여지고 있다. 이들 속설에는 앞서 논의했듯이 비전염성질환이 노인과 부자에게만 영향을 미친다든지, 개인의 선택적 산물이므로 정부 영역 밖에 있다는 시각 그리고 이 문제가 해결할 수 없을 만큼 복잡하다는 숙명론적 가정이 포함된다.

정책 입안자는 종종 경제개발을 추진하면 부산물로서 건강 개선도 따라오는 것으로 가정한다. 그 가정은 많은 측면에서 사실이기도 하지만 비전염성질환의 경우에는 근거가 약하고 오히려 개발에 따라 악화될 수 있다. 도시화는 자동차 의존도를 높이고 여가를 위한 녹색 공간을 줄어들게 하며 소득 증가는 담배, 주류, 가공된 고열량 식품의 소비 증가로 이끌기 때문이다. 경제개발의 선호 전략인 무역과 투자의 세계화는 건강에 해로운 소비자 상품의 공급과 마케팅을 촉진한다. 중국의 한 고위 보건관리가 내게 말한 적이 있다. "한때 찢어지게 가난했던 사람들이 이제는 서구 사람들처럼 살 수 있게 되었는데 버터나 크림, 고기를 먹으면 안 된다고 어떻게 말할 수 있지요?"

## 국가와 글로벌 거버넌스의 커다란 도전

상황은 심각하지만 희망이 없지는 않다. 정치적·사회적 의지를 고려할 때 비전염성질환의 파도를 저지하기 위해 많은 것을 할 수 있다. 이 장의 다음 부분에서 설명하듯이 국내 차원에서는 조세 유인책과 공공·민간 파트너십에서부터 식품 내용물 표시와 트랜스지방 금지 등 좀 더 직접적인 형태의 규제에 이르기까지 다양한 선택이 있다. 그럼에도 불구하고 국내 정책은 국제 협력 없이는 실패할 수밖에 없는 운명에 처해 있다. 많은 비전염성질환의 위험 요인은 매우 현실적인 의미로 글로벌 무역 통로를 통해 전염이 가능하다. 그런 위험 요인은 부유한 국가에서 개도국으로 이동하며 글로벌 무역협정 및 담배, 주류, 고가공식품의 유통과 수출에 따라 전파된다. 수십억 명이 대부분 그들의 통제 밖에 있는 세계화의 힘에 따라 신체적·문화적·영양적 지형이 극적으로 바뀐 것을 봐왔다. 이 장의 세 번째 섹션에서는 글로벌 세력이 어떻게 보건 세력으로 결집될 수 있는지를 설명한다.

이렇든 저렇든 민간 부문은 지속 가능한 해결책을 모색하기 위한 노력을 기울여야 한다. 비록 반흡연 운동을 통해 대형 담배회사가 정책 결정에서 어떤 역할을 할 수 없도록 제대로 요구하고 있지만, 식품업계도 비전염성질환과의 전쟁에 참여하게 하고 엄격한 이해충돌 규칙의 적용을 받도록 해야 한다. 영구적인 해결책의 일부로 식품업계를 참여시키는 것은 벅찬 도전으로 남아 있다. 담배와 전쟁 경험에서 보건대 견고한 업체는 이빨과 손톱, 발톱을 다 써서라도 개혁에 맞서 싸울 것이며 그러한 싸움은 식품, 음료, 주류 산업에서도 분명히 발생하고 있다.


## 비전염성질환 예방 도구로서 국내 법규

중앙정부와 주정부 및 지방정부의 관계 부서만이 법규 조치를 시행하고 포괄적인 비전염성질환 예방 프로그램을 조율할 수 있는 주권적 권한을 보유하고

표 13.1 / 국내 전략: 건강한 생활방식, 장소, 사회

| 영역 | 목표 | 개입 | 사례 |
|---|---|---|---|
| 건강한 생활방식 | 최적의 영양 | 농산물 | 건강한 식품 생산을 위한 식량 및 농업 정책, 경제적 유인책 |
| | | 식품 제조, 가공, 분배 | 식품 제조업체와 소매업 규제 |
| | | 건강에 해로운 식품 판매 및 구매를 억제하는 유인책 | '지방(fat)세' |
| | | 유해한 식품의 유통 제한 | 어린이 대상 광고 제한 |
| | | 영양정보 공개 및 교육 | 정부의 영양 지침, 포장 영양성분 표시 개선, 메뉴 영양성분 표시 |
| | | 직접 규제 | 건강에 해로운 성분 사용 금지(트랜스지방 등) |
| | | 공공·민간 파트너십 | 영양가에 대한 자발적 목표 설정 |
| | 신체활동 | 운동 유인 | 운동과 조직 활동에 대한 보조금 |
| | | 유연한 지출 계정 | 기업의 신체단련활동수당 |
| | | 집단 신체활동의 모니터링 | 비전염성질환 유병률에 대한 공중보건 감시 |
| 건강한 장소 | 지역, 학교, 직장의 영양가 있는 식단 | 저렴하고 건강한 식품 접근 | 찾아가는 농산물 직거래 시장, 건강하지 않은 패스트푸드 식당 지대 설정 |
| | | 학교, 직장 등에서 건강한 식품 | 학교 자동판매기에서 탄산음료 판매 금지, 구내식당의 영양 감사(監査), 건강한 식품 조달 정책 |
| | | 학교·보육 시설 교과과정 및 프로그램 | 체질량지수(BMI) 감시, 영양 교육 |
| | 걷기, 여가 활동, 놀이 장소 | 직장·교육 환경 및 프로그램 | 조직화한 활동, 헬스클럽 회원, 신체활동 전략 |
| | | 도시 부지이용 및 계획 | 흥미롭고 접근 가능하며 안전한 공공장소 및 길 |
| | | 건축설계에 따른 조세 유인 | 신체활동을 증진하는 건물 설계를 포함한 기업들 |
| | | 교통 | 대량 환승 및 안전한 노선 |

| | | 보건영향 사정 | 영향을 받는 집단과 상담, 공중보건 평가 |
|---|---|---|---|
| 건강한 사회 | 사회정의 | 차별 반대법 | 건강 상태에 의한 차별 금지 |
| | 서비스 접근 | 환자의 생활 기능을 지원하는 서비스 | 가정 지원 서비스 |
| | | 예방과 치료 권장 | 신진대사 검사, 상담 |
| | | 지역사회의 질병 모니터링 | 체질량지수 보고를 통한 감시 |

있기 때문에 비전염성질환과 싸움에서 주요 행위자가 될 수밖에 없다. 실제로 정부는 국제인권법에 따라 가용한 자원 범위 내에서 도달 가능한 최고의 건강 수준으로 증진할 의무가 있다(제8장 참조). 이 의무는 비전염성질환에 관한 행동 차원에서 구체적으로 무엇을 요구하는가? 만병통치약 같은 유일한 거버넌스 해결책이란 없다. 정책 개입은 국민의 특정 수요에 맞춤형으로 수립해 자원 제약 안에서 최적화되어야 하기 때문이다. 다음은 감시에서 직접 규제에 이르는 주요 개입을 살펴본 것이다. 표 13.1은 건강한 사람, 건강한 장소, 건강한 사회를 위한 환경조건을 조성하기 위해 필요한 정부의 개입을 범주화했다.

## 비전염성질환 감시

감염성질환 감시는 용인되지만 만성질환 모니터링은 아직 논란이 되고 있다. 예를 들면 뉴욕시는 당뇨 감시 프로그램으로 논란을 불러일으켰는데, 여기에는 당화혈색소의 의무적인 실험실 보고, 혈당 관리가 부실한 환자 관리에 관한 의사용 지침, 당뇨병 환자에게 당뇨관리 권고 등이 포함된다. 시민 자유주의자들은 환자의 사생활, 진료의 자유, 의사·환자 관계를 간섭한다고 주장하며 감시 프로그램에 격렬하게 반대했다. 환자는 권한에 대한 고지를 받은 후 보건부의 권고를 거부할 수 있는 선택권이 있었지만, 보고는 선택의 여지가 없었다.[13]

그 같은 논란에도 불구하고 정부가 보건 결과에 책임을 지려면 반드시 비전염성질환 발생 빈도와 유병률 모니터링이 필요하다. 또한 감염성질환은 합법적인 공중보건 우려로 보면서 비전염성질환은 의사·환자 관계의 비밀에 속한다는 전통적인 관점에 의문을 제기할 합당한 이유가 있다. 설명한 바와 같이 비전염성질환의 위험 요인은 완전히 개인 선택의 문제가 아니며 그 영향 또한 완전히 개인적인 것이 아니다.

## 전적인 보건정보 공개

소비자들은 종종 분명하고 명료한 정보가 부족한 탓에 형편없는 제품을 선택하게 된다. 생각해보라. 많은 식품이 갈피 잡기 어렵게 광고된다. '저지방' 표시는 당과 나트륨이 높은 제품임을 숨기고, '저나트륨' 표시는 고열량 식품임을 감추며, '무트랜스지방' 표시는 포화지방이 높은 제품임을 가린다. 숨겨진 당, 지방, 나트륨은 소비자들이 예상하지 못한 방식으로 대부분의 가공식품에 만연해 있다. 심지어 '건강'식품이라는 대부분의 요거트, 땅콩버터, 콩우유도 당이 가득하다.

이러한 혼란에 대응하는 처방으로 정부는 업계에 식품포장 표시, 건강 경고 그리고 식당 메뉴에 영양정보 표시를 의무화함으로써 제품의 진실을 공개하도록 강제해야 한다. 영국 식품표준청은 눈에 띄고 쉽게 따를 수 있는 자발적 '신호등' 체계를 개발했다. 2013년 6월부터 신호등 표시제는 영국 보건부, 산업 단체, 비정부기구가 참여하는 새로운 형태의 공공·민간 파트너십인 책임 거래하에서 영국 식품 제조업체와 소매업체가 동의한 식품 '서약'에 포함되었다.[14]

정부는 포장 표시 외에 대담하게 좀 더 건강한 인구 집단을 겨냥해 보건교육 캠페인을 시행할 수 있다. 핀란드는 고혈압의 주된 원인인 식이염분 섭취를 줄이고자 종합적인 캠페인을 시행하고 있다. 처음에는 1970년대 후반 그 프로그램이 시작된 지역의 이름을 따서 북카렐리아 소금 프로젝트로 불렸으나 이후 전국적으로 확대되었다. 이 캠페인은 소금과 고혈압에 관한 건강교육, 일일 식이염분 섭취 목표, 식품 산업의 자발적 염분 감소, 고염분 제품에 강제적 경고 표시, 5년 주기로 식이염분 조사 수행을 통한 모니터링을 함께 시행했다.[15] 2002년까지 국민의 일일 염분섭취는 1인당 12그램에서 9그램으로 줄어들었고

2012년 랜싯 연구에 따르면 무활동이 2008년 조기 사망률의 9%, 다시 말해 무활동은 전 세계 적으로 발생한 사망자 5,700만 명 중 530만 명의 사인이었다. 무활동이 25% 줄어들면 매년 130만 명의 사망자 발생을 방지할 수 있을 것이다.[1]

브라질의 아지타 상파울루 프로그램은 신체활동 증진을 위해 다각적인 접근법을 채택했다. '아지타'는 포르투갈어로 '몸을 움직이다'라는 뜻이 담긴 동사이지만, 또한 생각하는 방식을 바꾸고 좀 더 활동적인 시민이 되라고 북돋는 개념이다. 이 프로그램의 단순한 메시지는 학생, 직장인, 노인을 겨냥해 매일 30분간 적당한 신체활동을 하게 함으로써 활동적인 생활방식을 받아들이도록 하는 것이었다. 이 프로그램은 카니발 같은 거대한 행사를 겨냥하는 등 신체활동을 증진하기 위해 공공·민간 파트너십을 구축한다. 1996년 아지타 운동이 시작된 이래 상파울루 시민은 이 메시지를 인지하고 운동의 강도를 높이고 있다.[2] 이 같은 성공에 이어 아지타 운동은 브라질과 남미의 다른 지역으로 확대되고 있고 WHO는 아지타를 신체활동 증진을 위한 모델이라고 밝혔다.[3]

주

1  I-Min Lee et al., "Effect of Physical Inactivity on Major Noncommunicable Diseases Worldwide: An Analysis of Burden of Disease and Life Expectancy," *The Lancet* 380, no. 9838 (2012): 219-229.
2  Sandra Mahecha Matsudo et al., "The Agita São Paulo Program as a Model for Using Physical Activity to Promote Health," *Pan American Journal of Public Health* 14, no. 4 (2003): 265-272.
3  Sandra Mahecha Matsudo et al., "Physical Activity Promotion: Experience and Evaluation of the Agita São Paulo Program Using the Ecological Mobile Model," *Journal of Physical Activity and Health* 1, no. 2 (2004): 81-97.

혈압과 심혈관질환이 감소하는 데 상당하게 기여했다(브라질의 혁신적인 신체활동 접근 내용은 글상자 13.5 참조).[16]

이러한 정책은 일반 대중이 정보를 바탕으로 선택할 수 있도록 했을 뿐만 아니라 식품 제조업체가 좀 더 건강한 제품을 개발하도록 이끌었다. 어떤 회사가 자사 식품포장에 선명한 빨간색 점 네 개가 찍히는 것을 원할 것이며, 법에서 정한 고염분 경고문을 부착하고 싶어 하겠는가? 식품 표시와 영양교육 캠페인은 사람들이 정보를 바탕으로 선택할 수 있게 하기 때문에 개인의 자율성 침해 우려와 잘 부합한다.

## 마케팅과 판촉 규제

이미 많은 정부가 담배 광고를 제한하고 있고 그보다 정도는 덜하지만 주류 광고도 제한한다. 예를 들면 어린이와 청소년 대상 광고를 제한하고 있다. 사실상 모든 나라에서 시행되고는 있지만 담뱃갑의 민무늬 포장이나 눈에 띄는 주류 경고 등 더 많은 조치를 취할 수 있다. 그러나 식품 산업은 미국에서만도 제품 광고에 매년 100억 달러를 쏟아붓고 있지만 그에 상응하는 규제를 받지 않고 빠져나가고 있다. 산업 비용의 많은 부분이 단 음료, 설탕이 든 시리얼과 당 그리고 설탕, 지방, 나트륨이 첨가된 고가공식품 등 건강에 해로운 식품을 홍보하는 데 쓰인다.[17] 광고는 텔레비전, 라디오, 인쇄물에서 인터넷과 흥미로운 비디오 게임으로 식품을 선전하는 '광고 게임'에 이르기까지 어디에나 등장한다.[18] 산업계는 때로 규제를 피하기 위해 별 효과가 없는 자발적 조치를 취하기도 하는데 종종 중앙정부가 장려하기도 한다.[19]

많은 부모가 증언할 수 있듯이 사정없이 쏟아붓는 식품 광고는 의도한 효과를 달성한다. 어린이들이 부모에게 프렌치프라이, 탄산음료, 설탕이 든 시리얼, 캔디 등을 사달라고 조르게 만들기 때문이다. 1980년 캐나다 퀘벡주는 어린이를 겨냥한 패스트푸드 광고를 폭넓은 광고 금지의 일부로서 금지했는데 연간 패스트푸드에 지출하는 비용이 약 8,800만 달러가 줄어든 것으로 추산했다. 이제 퀘벡주는 캐나다에서 아동 비만율이 가장 낮은 곳임을 자랑한다. 또한 좀 더 건강한 식습관이 일단 유년기에 자리 잡으면 성인이 되어서까지 지속된다.[20]

광고 제한은 정치적인 논란거리가 된다. 이는 일부 국가의 경우 상업적 표현의 자유의 헌법적 권리를 포함한다. 대중은 확실히 어린이를 대상으로 오도하는 메시지 규제를 지지한다. 호주와 미국에서는 식품을 구매하면 무료 장난감이나 다른 선물을 주는 '프리미엄 상품' 같은 상업광고에 적용하는 식품업계의 판촉기법에 대한 제한을 광범위하게 지지한다는 증거가 있다.[21] 그럼에도 불구하고 산업계는 광고가 마음을 끄는 것이지 오도하는 것은 아니며 어린이보다는 어른을 대상으로 한다는 주장을 밀어붙이고 있다. 의도가 어떻든 건강에 유해한 식품의 광고가 어린이와 어른의 식품 기호뿐만 아니라 실제 구매와 소비 선택에 영향을 미치며 그 결과로서 식습관 관련 건강에도 영향을 미친다는 증거가 점점 더 많이 나타나고 있다.[22] 간단히 말해 문자 그대로 시간이 지나면 사람을 병들게 하는 식품의 공격적인 판촉을 상당한 수준으로 줄이지 않고는 습관과 문화를 바꾼다는 것은 가능하지 않다.

## 건강을 위한 유인과 역유인

정부는 건강에 해로운 제품을 비싸게 만듦으로써 그 소비를 역유인할 수 있다. 예를 들면 담뱃세와 주류세는 소비를 줄이는 데 효과적인 것으로 증명되었다. 특히 성인처럼 재량적으로 쓸 수 있는 소득이 부족한 청소년 사이에서 효과적이었다. WHO는 건강에 해로운 식품을 가장 저렴하고 가장 맛있는 것으로 가장 손쉽게 구할 수 있는 선택이라고 홍보하는 식품업계와 소비자 문화에 대처하는 능동적인 대책 중 하나로 소위 지방(脂肪)세를 제안했다.[23]

예상대로 비판자들은 최근 멕시코에서 도입한 건강에 해로운 식품에 부과하는 세금은 온정주의적이고 퇴보적이라고 주장했다. 빈곤 계층이 주요 소비자이기 때문이다. 그 때문에 건강에 유해한 식품 선택을 단념시키려는 경제적 조치는 인기가 없고 따라서 정치적으로도 어렵다. 비만예방 조치로 덴마크는 2011년 포화지방이 높은 식품에 부과하는 세금제를 도입했다. 그러나 덴마크 정부는 도입한 지 1년 만에 그 효과를 공식적으로 평가하지 않은 채 소비자와 업체에 식품 가격을 올리고 일자리를 위험하게 만들었다는 이유를 들어 이 세금제를 폐지했다. 식품업계의 강력한 정치적 힘이 세금중단 결정에 한몫했으리라고 보는 것이 타당할 것이다.[24]

이 사례를 국가 개입이 크게 지지를 받았던 담배 규제와 비교해보는 것도 유익할 것이다. 정치인이 담뱃세를 온정주의적이라고 주장하는 일은 드물다. 적어도 진지한 논쟁에서는 그런 주장을 하지 않는다. 이는 조세가 흡연의 전체 사회비용을 내면화하는 역할을 할 뿐이라고 광범위하게 받아들여졌기 때문이다. 담뱃세가 '퇴보적'이라는 비난과 달리 그 억제 효과가 소득이 낮은 계층으로 갈수록 크다는 바로 그 이유 때문에 '진보적'이라는 찬사를 받곤 한다.[25]

흡연 중단이 최선의 선택인 담배와 달리 정부는 건강식품을 생산, 판매, 소비하기 위한 유인책을 단계적으로 늘려갈 수 있다. 예를 들면 농장이나 소매상 또는 학교 차원에서 신선한 과일과 채소에 보조금을 지급할 수 있을 것이다. 유럽과 북미의 주요 식품 생산국의 경우 액상 과당이나 자당 같은 건강에 유해한 식품에는 보조금을 중단하는 것이 되겠지만, 한편으로는 정부가 농산물 업계의 어마어마한 로비의 힘에 맞서게 될 것이다.

## 건강을 위한 일상생활환경의 최적화

개인의 선택은 별개로 이루어지는 것이 아니라 사람들이 사는 환경을 반영한다. 일상생활환경은 건강한 생활방식을 촉진하기도 혹은 억제하기도 한다. 정부가 할 일은 건강한 생활방식을 용이하게 만들어주거나 기본 옵션으로 만들어주는 것이지 지금처럼 어려운 선택으로 만드는 것이 아니다. 빈곤한 도시와 시골 지역은 종종 식료품점이나 농산물 직거래 시장, 경작할 임야가 부족해 제대로 먹을 기회가 없다. 도시는 맥도널드, KFC, 던킨도너츠에서 판매되는 값싸고 과하게 광고된 패스트푸드로 범람한다. 제한된 예산으로 가족을 먹여 살리는 나이 든 부모에게는 그러한 패스트푸드가 구미 당기는 선택이 된다. 정부는 영양가 있는 식품을 판매하도록 소매업자에게 유인책을 내놓을 수 있고 패스트푸드점을 제한하는 지대 설정 법령을 제정할 수 있다.

도시와 시골 환경은 신체활동을 어렵게 만들 수 있다. 녹색 공간, 운동장, 보도, 간단한 산책길이나 등산길, 자전거길을 설계함으로써 지방정부는 사람들이 야외에 나가서 좀 더 활기찬 생활을 하도록 북돋울 수 있다. 도시 중심에 자동차를 제한하거나 자제하게 하면 보행자 통행을 촉진시키고 도보자와 자전거 이용자는 더 맑은 공기를 즐길 수 있게 된다. 예를 들면 런던은 '혼잡세'를 신설해 자동차 이용을 급격하게 줄였다. 대중교통을 지원해주고 사람들이 걸어서 등교·출근하거나 쇼핑 갈 수 있는 안전한 길 보장은 건강한 사회에 필수적이다. 이런 식으로 공중보건은 환경 운동과 긴밀하게 연계된다.

일상생활환경을 개선하고 시민 참여를 장려하기 위해 정부는 새로운 개발 조건으로 건강에 미치는 영향 평가를 요구할 수 있을 것이다. 개발자에게 건강을 고려하라고 요구함으로써 적어도 건강이 논의 대상이 되도록 하는 절차를 공식화하게 될 것이다. 개발계획 단계에서 지역사회와 하는 협의는 시민들이 자신이 사는 지역을 함께 만들어가는 데 적극적으로 참여하도록 보장할 것이다.

## 사람들이 살고, 배우고, 일하는 곳을 겨냥하기

물론 건강한 일상생활환경을 증진하려는 노력은 공중 장소에만 국한할 수는 없다. 이 같은 전략은 접근성을 염두에 두고 설계되어야 한다. 사람들이 사는 곳, 노는 곳, 배우는 곳, 일하는 곳까지 닿아야 한다. 대부분의 성인은 직장에서 많은 시간을 보내기 때문에 근무 환경은 건강한 식단과 활동을 증진하도록 설계되어야 한다. 고용주는 건강한 간식과 점심, 피트니스 회원권, 조직적인 활동, 오락 활동을 제공할 수 있을 것이다. 그들은 엘리베이터 대안으로서 계단을 흥미롭게 만들 수도 있을 것이다. 마찬가지로 아동은 대부분의 시간을 학교에서 보내고 그들의 습관은 어린 시절에 형성된다. 학교는 아이들에게 건강한 음식을 제공하고, 단 음료와 짠 과자가 자동판매기를 통해 판매되지 못하게 하며, 건강 유해식품의 학교 단위 판매촉진 활동(예컨대, 식품업체 후원 학교 스포츠 이벤트를 통한)을 못하도록 하고, 쉬는 시간과 체육 시간을 통해 아이들이 신체활동을 할 수 있는 기회를 제공해야 한다. 정부는 조세 유인이나 좀 더 직접적인 규제 개입을 통해 이러한 활동을 지원할 수 있다.

## 직접 규제

유인과 자발적 접근이 직접 규제보다 정치적으로 구미에 들어맞지만 후자 역시 나름의 역할이 있다. 일부 제품은 시장에서 사라져야 할 만큼 유해성이 심각하다. 예를 들면 전미과학학림원은 인공 트랜스지방은 건강에 무익하면서 얼마를 섭취하든 안전하지 않다고 결론지었다.[26]

2003년 덴마크는 식품에 허용되는 공업적으로 생산되는 트랜스지방 함유량의 최대치를 설정한 최초의 국가가 되었다. 뉴욕시가 식당에서 트랜스지방을 함유한 제품 판매를 제한하자[27] 많은 도시가 그 뒤를 따랐다. 뉴욕시의 금지는 명백한 성공이었다. 식당에서는 가격 상승이나 대체로 인한 포화지방의 증가 없이 트랜스지방 수준을 낮추었다.[28] 미국 식품의약청은 트랜스지방 수준을 식품 표시에 나타내도록 했으나 0.5그램 미만의 트랜스지방은 무트랜스지방으로 표시할 수 있도록 허용했다. 2013년 식품의약청은 특히 소비자들이 하루 중 1회 제공량을 여러 차례 먹게 될 경우 1회 제공량당 트랜스지방 0.5그램도 건강에 유해하다는 점을 인정하며 트랜스지방 금지를 제안했다.

그러나 식품의 직접 규제는 대체로 정부 불신과 개인의 자유로운 선택을 지지하는 사상 그리고 그러한 개입의 효과성이 부족하다는 주장으로 대중과 정치계로부터 상당한 반감을 불러일으켰다.[29] 예를 들면 2013년 뉴욕항소법원은 앞서 설명했던 블룸버그 시장의 과대 용량 탄산음료 금지에 이의를 제기한 기업협회의 손을 들어주었다.[30]


## 초국가적 대응 결집

감염성질환은 국경을 넘어가기 때문에 국제적인 우려로 널리 인식되어 있다. 이는 전 세계적으로 국제보건규칙을 채택했다는 사실에서 뒷받침된다. 얼핏 보면 비전염성질환은 특징적으로 국가 차원의 문제로 보인다. 따라서 앞서 설명했듯이 국내법과 정책이 개입의 1차적인 중심지가 되어야 한다. 그러나 비전염성질환의 위험 요인은 감염성질환이 국가에서 국가로, 지역에서 지역으로 여행 다니듯, 비전염성질환의 위험 요인 역시 여행과 판매, 문화 세계화의 결과로서 동일한 성향을 보여주고 있다.

세계화의 과정은 행동의 조화를 일으키며 고위험 행동을 전파했다.[31] 예를 들면 식품 제조의 산업화는 식품 무역의 세계화와 함께 전통적인 식습관 대신에 가공된 고당분, 고염분, 고지방 식품 중심으로 바뀌게 했다.[32] (전통 식습관의 대체는 왜 비만이 빈곤한 사람들 사이에 건강상 심각한 우려가 되었는지를 강력하게 설명해준다.) 그 결과 많은 저자원국에서 식습관, 식품 가용성, '영양 전이'라고 알려진 생활방식의 변화 때문에 영양 결핍과 동시에 비만증가 현상이 나타나고 있다.[33] 건강에 미치는 영향은 자동차 의존성 증가, 오염된 공기, 신체활동을 위한 선택 폭 감소와 연결된 도시화로 더욱 악화된다.

세계화는 또한 보건 정치에서도 힘의 역학을 형성한다. 대형 다국적기업이 영향력을 행사하며 종종 공중보건 구상을 저지하기 때문이다. 예를 들면, 다국적 담배회사는 고소득 국가에서는 강력하게 규제되는 상품홍보 방법을 개발도상국에서 활용하면서 성장 기회를 공격적으로 이용하고 있다.[34] 주류 산업 역시 담배 산업만큼 세계화되어 있어서 국가 규제에 담배 산업에 맞먹는 문제를 일으키고 있다.[35] 또한 주류회사는 제품을 섹시하고 모험적이며 스포티한 것으로 묘사하며, 판매 권리를 빈틈없이 지키고 있다. 식품 산업의 규제는 식품이 삶의 기본 요소에 해당하기 때문에 더욱 복잡하다. 그러나 이 산업은 모든 곳에서 고도로 가공되고 지방이 가득하며 당화된 식품과 나트륨이 가득한 식품을 판매하고 있다.

산업계는 제품의 단순 마케팅을 떠나 연구 기반을 왜곡할 수 있다. 메타 분석이 보여주듯이 산업계 지원으로 수행된 연구는 조직적 편향성을 보인다. 식품음료 업계에서 지원되는 연구는 독립적으로 수행된 연구보다 후원자에게 업계 친화적인 결과물을 산출할 확률이 네 배에서 여덟 배 높다. 마찬가지로 업계에서 수행하거나 후원한 자발적인 식품산업정책 이행 평가는 자발 프로그램 준수율이 훨씬 높게 나타난다.[36] 반면에 독립된 연구 결과는 훨씬 높은 미준수율을 보인다. 예를 들면 스페인의 아동식품광고법(PAOS 법)에 관한 한 연구는 참여기업의 텔레비전 광고 중 거의 절반(49.3%)은 법을 준수하지 않았다고 했다.[37]

업계는 정치인과 공무원에게 로비를 통해 법규 시행을 방해한다. 업계 위장단체는 때로 더욱 은밀하게 정책입안 과정에 침투하기도 한다. 예를 들면 글로벌 주류 생산업체의 위장 단체인 알코올정책국제센터는 보츠와나, 레소토, 말라위, 우간다의 주류 규제정책 개발에 적극적으로 간여해오고 있다. 또한 주류 산업은 유럽, 북미, 아시아와 아프리카의 신흥 시장에서 '사회양상 조직'을 만들어 활동하고 있다. 업계는 정치적 정서와 여론에 영향을 미치려는 자신들의 진짜 기능을 숨긴 채 별 효과 없는 소비자 교육 메시지를 홍보하는 이들 조직에 자금을 조달한다.[38] 심지어 아일랜드는 가장 유명한 기업에 영향을 받아 '아서의 날'(유명한 기네스 브루 마스터를 기념하는 날)을 경축하며 매년 9월 26일 술에 취한 젊은이가 술집에 득실거리게 만든다.

담배, 주류, 식품 회사는 대중에 호소하는 데 상당한 자원을 투자하며 개인의 선택과 업계 자체 규제를 촉구하고 있다.[39] 그들은 또한 자신들의 평판을 높이지만 공중보건에는 피해를 보일 수 있는 기업의 사회적 책임 전략을 이용하기도 한다. 예를 들면 담배업계는 회사 이미지를 개선하기 위한 목적의 자선사업과 청소년 흡연 반대 프로그램을 시행하지만 불량한 환경 및 노동 관행을 숨기고 정부의 담배규제 노력을 약화시킨다.[40] 맥주회사는 "책임감 있게 마셔라(drink responsibly)"라는 메시지로 홍보하지만 한편으로는 섹시한 이미지를 이용해 청소년들에게 제품을 판매한다. 업계는 영리하게 공중보건 경고를 중화하고 정부 규제를 피하기 위해 건전한 기업 이미지를 구축하면서 그들의 핵심 사업인 건강에 유해한 제품을 소비자에게 판매하는 행위를 계속하며 점차 저소득국으로 늘려나가고 있다.[41] 펩시는 "목적이 있는 성과(performance with purpose)" 프로그램으로 큰 비난을 받았는데 이는 좀 더 건강한 "당신에게 좋은(Good-for-You)" 제품을 홍보하면서 동시에 건강에 유해한 "당신에게 즐거운(Fun-for-You)" 제품인 펩시콜라, 도리토스 옥수수칩, 레이스 감자칩 등을 판매했기 때문이다.[42] 연구자들은 연구에 영향 미치기, 정부 로비하기, 건강에 유해한 제품을 아동과 청소년들에게 판매하기를 포함해 세 곳의 업계가 공유한 기업 작전의 '각본'을 폭로했다.[43]

세계화의 영향은 너무 커서 가난하든 부유하든 어느 국가를 막론하고 국제사회의 지원과 협력 없이 홀로 비전염성질환을 효과적으로 저지할 수 없다. 그러나 비전염성질환의 복잡성 때문에 단일화한 종합적인 글로벌 대응책 수립에는 심각한 난관이 따른다. 비전염성질환은 질병 바구니 같아서 경제와 사회의 다양한 부문을 아우르는 위험 요소를 함축하고 있다. 위험 요소별로 한쪽에는 공중보건, 다른 한쪽에는 상업과 무역 이익 간 갈등이 있다. 또한 실행 가능한 해결책은 필수적으로 공공 부문 행위자뿐만 아니라 업계, 시민사회, 미디어, 학계 등 다양한 민간 행위자를 포함한다.

따라서 효과적인 글로벌 거버넌스는 다각적인 접근을 취해 글로벌 규범, 제도, 절차를 동시에 형성할 것을 요구한다. 또한 자원과 기술적 능력이 부족한 저소득국의 역량 구축을 요구한다.[44] 담배, 주류, 건강에 해로운 식품을 홍보하는 다국적기업은 많은 저소득국을 능가하는 자원을 충분히 보유하고 있다.

효과적으로 이들 힘의 균형을 맞추려면 각국은 자국민을 교육시키고 더 건강한 행동을 장려하며 민간 부문을 규제할 자원이 필요하다. 글로벌보건 거버넌스는 수행해야 할 불가분의 역할이 있다.[45] WHO와 유엔이 늦었지만 이제 비전염성질환의 존재를 인지하게 되었다. 그러나 앞으로가 더 중요하다. 연성 및 경성 법적 도구를 이용해 규범 수립, 우선순위 설정, 가장 비용 효과적인 개입에 관한 지침 제공, 기준·감시·책무성을 포함해 달성 가능한 세부목표 수립, 제활동 조율 그리고 국가 행동을 위한 강력한 수임사항 제공 등을 수행해야 한다. 물론 글로벌 거버넌스는 보건에만 관계된 것이 아니라 정의에도 관계된 것이다. 비전염성질환의 부담이 너무나 불공평하게 분포되어 있기 때문에 주요 목표의 하나는 건강 불평등을 줄이는 것이어야 할 것이다.

## WHO의 글로벌 전략

최근까지 비전염성질환의 전 지구적 대응은 비교적 미약했다. 세계 보건의 지도 기구로서 WHO는 국제 행동을 이끌어갈 최적의 위치에 있지만 관심과 자원의 대부분을 감염성질환에 집중해왔다.

담배 규제와 관련한 WHO의 지도력은 2003년 국가 차원의 수요공급 감소 조치의 청사진을 제공하는 담배규제기본협약의 채택과 함께 공고해졌다(제7장 참조). 이는 기구가 비전염성질환의 위험 요소를 통제하기 위해 경성법을 사용한 최초의 사례이다. 식습관, 신체활동, 주류문제 대응은 연성 규범의 개발로 진행되어 왔지만 명확한 세부 목표, 자원, 불이행에 대처한 결과는 거의 없다.

세계보건총회는 일련의 글로벌 전략을 채택했는데 비전염성질환 예방과 통제(2000), 식습관·신체활동과 건강(2008), 음주폐해(2010)에 관한 것이다.[46] 2008

년 세계보건총회는 비전염성질환 대처를 위한 글로벌 전략인 2008~2013 행동 계획을 채택했다.[47] 2013년 5월에는 '유엔 고위급 정상회의와 그 여파'라는 제목으로 논의된 유엔의 2011 비전염성질환에 관한 고위급 회의에 이어 비전염성질환 예방과 관리를 위한 글로벌행동계획 2013~2020을 채택했다.[48] 2010년 세계보건총회는 아동 대상의 식품과 비주류 음료 판매에 관한 권고사항을 채택했다.[49] 이후 WHO는 이 권고사항에 따라 회원국의 정책 개발을 지원하기 위한 이행 프레임워크를 발표했다.[50] 또한 WHO는 글로벌 비전염성질환 네트워크(NCDnet)[51]와 식습관과 운동 전략을 조율하는 비정부기구인 비만 관련 만성질환을 위한 글로벌 동맹[52] 등 비전염성질환 연합을 조성하고 있다.

WHO 글로벌 전략은 회원국의 비전염성질환 예방과 치료를 위한 지원을 보여주지만 경성 규범과 달성 가능한 세부 목표, 충분한 자원, 책무성은 없다. 구속력이 없는 문서가 성공하려면 시행 도구와 역량 개발을 위한 재정, 효과적인 감시와 이행이 뒷받침되어야 한다.

WHO의 글로벌 전략은 이 모든 부분에서 미흡하다.[53] 하지만 추가적인 연성 규범을 발전시켜 이행을 조성할 수 있다. 예를 들면 학자들은 최소한의 기준과 시행 일정, 지속적인 감시 체계를 수립하는 WHO와 유엔아동기금의 아동 건강에 유해한 식품과 음료 판매에 관한 글로벌 실천규약을 제안했다.[54] 불량 식품과 주류를 청소년에게 판매하는 것을 방지하기 위한 조치는 아동의 취약성과 보건 위협의 광대한 규모를 고려할 때 글로벌 지원을 이끌어낼 수 있다.

## 유엔 고위급 정상회의와 그 여파

글로벌 전략에 의존했던 비전염성질환 거버넌스 체계 10년 동안 WHO는 비전염성질환을 HIV/AIDS만큼 높은 관심의 대상으로 끌어올리지 못했고 HIV/AIDS를 둘러싼 글로벌 프로그램만큼 높은 영향력도 행사하지 못했다. 하지만 2011년 9월 총회에서 비전염성질환에 관한 고위급 정상회의를 개최하기로 합의되자 희망이 부풀었다. 유엔 고위급 회의에서 지금까지 논의된 두 번째 보건 관련 주제였기 때문이다. 에이즈에 관한 첫 회의는 세상을 바꾸며 이 역사적인 범유행을 둘러싼 사회적·정치적 행동에 활력을 불어넣었다.[55] 그러나 비전염성질환과 관련한 회의는 달랐다. 사회적·정치적 동원보다는 파편화, 우유부단, 내분이 드러난 회의였다.[56]

총회는 비전염성질환의 예방과 통제를 위한 정치적 선언을 채택하기는 했다. 65개 주요 사항이 정리된 문서로 많은 글로벌 도전 목록을 작성하고 범정부적·범사회적 대응을 요구했다.[57] 약술하면 정치적 선언은 예방 조치, 보건체계 강화, 국제 협력, 연구 개발, 진도의 감시와 평가를 권고한다.

그러나 정치적 선언은 구체성과 시행이 미흡하며 회원국에 세계보건총회가 2012년 5월 발행한 자발적 세부 목표를 지침으로 2013년까지 국가행동계획을 개발할 것을 요구한다. 세계보건총회는 2025년까지 비전염성질환으로 발생하는 조기 사망을 25% 감소하라는, 이른바 25×25 캠페인으로 불리는 글로벌 목표를 설정한다. 기후변화와 관련된 경험이 보여주듯이 추상적이고 먼 훗날의 목표를 설정하는 것은 쉬운 부분이다. 힘든 부분은 구체적이고 단기적인 세부 목표를 설정하고 분명한 기준에 따라 진도를 감시하고 이행을 보장하는 것이다.

세계보건총회는 2013년 5월 비전염성질환 예방과 관리를 위한 글로벌행동계획을 채택했다. 좀 더 개선된 자발적 글로벌 세부 목표가 담긴 이 계획에는 다음의 다섯 가지가 포함된다. ① 심혈관질환, 암, 당뇨병, 만성 호흡기질환으로 발생하는 전반적인 사망률의 상대적 감소 25%, ② 음주 폐해의 상대적 감소 10%, ③ 신체활동 부족에 따른 유병률의 상대적 감소 10%, ④ 전 인구 차원에서 염분 섭취의 상대적 감소 30%, ⑤ 15세 이상 인구의 흡연 상대적 감소 30%.[58]

이들 모두 자율적이고 구속력이 없는 목표이다. 바로 정치적 선언을 비판하는 이들의 초점이 된 특징이기도 하다. 예를 들면 식량권에 관한 특별보고관 올리비에 드 슈터는 영양가 없는 식품을 생산하는 농장에 대한 지원을 종료하거나 전 세계 아동에게 불량식품 판매를 감소시킬 확고한 방안을 수립할 수 있는 기회를 놓친 데 즉시 불만을 표시했다.[59] 정치적 선언과 세계보건총회 결의문에서 글로벌보건 행동을 이끌어갈 힘을 지닌 효과적인 글로벌 거버넌스가 빠졌다는 것이 특히 눈에 띈다.

정치적 선언은 경제적 위기 시기에 나왔고 이는 유럽과 북미에서 보건위협

규모에 걸맞은 대응을 하려는 열정을 줄였다. 세계기금이나 에이즈 퇴치를 위한 대통령 비상계획(PEPFAR)에는 글로벌 지원이나 대규모 신규 구상과 관련한 약속은 거의 없었다. 그러나 정치적 의지와 지원 없이 저소득국은 대중 교육, 일상생활환경 변화, 환자 치료, 민간부문 규제에 관해 충분한 조치를 취할 수 없다. 정치적 선언은 회원국에 재정적 대안을 조사해보고 혁신적인 재정 제도를 생각해보라고 요구할 뿐이었으므로 회원국은 재정을 투입하지 않았다. 마찬가지로 정치적 선언은 남-북 협력의 중요성을 강조하지만 협력 시동을 거는 조치는 취하지 않는다.

야심 찬 장기 목표와 슬로건은 의식을 일깨우는 데 중요한 역할을 할 수 있다. 두창 박멸 캠페인은 목표일까지 작동되었고 좀 더 최근의 3 by 5 구상(300만 명에게 2005년까지 항레트로바이러스 치료)은 에이즈 퇴치 운동에 영감을 준 사업이었다. 그러나 25×25 목표는 높은 목표를 가졌던 이들 캠페인과 비교해도 더욱 야심 차긴 했지만 목표에 도달하기 위한 분명한 경로는 없었다.

흡연, 음주, 건강에 유해한 식습관, 신체활동 부족의 핵심 위험요인이 늘어나고 그와 동시에 글로벌 인구가 고령화되어 가는 상황에서 문제 해결을 위한 도전은 시간이 갈수록 더욱더 어려워진다. 특히 13년 동안 예방적 조치를 통해 달성할 수 있는 목표에는 한계가 있다. 목표인 25% 감소의 상당 부분은 예방보다는 치료를 통해서 달성될 필요가 있다. 예를 들면 선별검사를 통해 심혈관질환 위험성이 높은 사람들을 파악해 다약제 요법으로 치료받을 수 있으며 향후 10년간 저소득국에서 1,800만 명의 사망 사태를 막을 수 있을 것이다.[60] 그러나 그러한 유망한 개입이 있으려면 대폭적인 자금 증액, 제약회사의 적극적인 참여, 저비용의 효과적인 진단, 재무·무역·세관·교통 관련 부처의 지원이 필요하다.

긴급한 조치의 필요성에도 불구하고 부유한 회원국들은 비전염성질환의 '만연해 있음' 분류를 망설이며, 그에 따라 더 저렴한 약품을 공급하기 위한 문을 열음으로써 제약회사의 강한 반발을 사지나 않을까 염려한다. 저비용으로 접근할 수 있는 약품을 넘어, 비전염성질환 범유행을 저지하는 데는 주요 행동위험 요인을 예방하기 위한 결단력 있는 조치가 필요하다.[61] 습관과 문화를 변화시키는 것 외에 지속 가능한 충격을 대폭적으로 가할 다른 방법은 없다. 글상자 13.6

은 음주 폐해를 줄이기 위한 미약한 글로벌 거버넌스의 문제점을 설명한다.

### 글상자 13.6 / 술과 글로벌 거버넌스

전 지구적으로 음주는 세 번째로 큰 질병과 장애의 위험 요인이다. 술은 60가지 질병과 손상을 일으킨다. 여기에는 최소 일곱 종의 암, 간경변, 심장병, 신경정신질환, 당뇨병, 의도적 손상 그리고 교통사고, 폭행, 자살, 살인, 배우자 혹은 자녀 폭력 등 비의도적 손상이 포함된다. 약 250만 명이 매년 음주와 관련한 질병이나 손상으로 사망한다.[1] 그럼에도 글로벌 규범 달성은 술의 다양한 문화적 수용과 업계의 강경한 반대에 부딪혀 요원하다. 1979년과 1983년 WHO는 회원국이 음주 정책을 채택할 것을 다시 한 번 촉구했다.[2] 2010년이 되어서야 세계보건총회는 음주폐해 감소를 위한 글로벌 전략을 채택했다. 이 전략은 음주운전 예방에서 판매 제한에 이르기까지 10개의 실천 영역을 요약했다. 이들 권고사항은 무한 주류 제공 특별 서비스 금지, 최저 연령제 시행, 신규 운전자에 대한 면허 발급 제한 법제화를 요구한다. 이러한 권고사항은 구속력이 없고 우선순위나 이행 지원도 없다.

글로벌 논쟁은 주류 산업이 음주폐해예방구상에서 어느 정도까지 파트너가 되어야 하는가, 어느 정도까지 담배 산업과 유사하거나 혹은 다른가를 중심으로 계속되고 있다. 담배규제기본협약과 달리 글로벌 음주 전략은 자율 규제 등 민간 부문이 수행할 역할을 담고 있다. 그러나 일부 공중보건 옹호자는 주류업계와 이루어지는 협력을 강력하게 반대한다. 주류업계는 그 상품이 몰고 오는 개인적·사회적 파괴에 연루되어 있기 때문이다.[3] 예를 들면 학자들은 WHO에 알코올규제기본협약 협상을 촉구하지만 다른 이들은 구속력이 없는 문서를 선호한다.[4] 그러나 과음으로 발생하는 엄청난 인명 피해에도 불구하고 WHO가 좀 더 효과적인 거버넌스 전략을 채택할 기미는 전혀 보이지 않는다.

주

1  WHO, *Global Status Report on Alcohol and Health* (Geneva: WHO, 2011); "Management of Substance Abuse: Alcohol," WHO,
   http://www.who.int/substance_abuse/facts/alcohol/en/ (accessed 10/4/13).
2  WHO, *Global Status Report.*
3  Anna B. Gilmore, Emily Savell, and Jeff Collin, "Public Health, Corporations and the New Responsibility Deal: Promoting Partnerships with Vectors of Disease?" *Journal of Public Health* 33, no. 1 (2011): 2-4.
4  Devi Sridhar, "Health Policy: Regulate Alcohol for Global Health," *Nature* 482, no. 7385 (2012): 302; Allyn L. Taylor and Ibadat S. Dhillon, "An International legal Strategy for Alcohol Control: Not a Framework Convention – At Least Not Yet," *Addiction*, 108, no. 3 (2013): 450-455.

## WHO를 넘어: 전체적인 글로벌 참여의 필요성

중앙정부가 범정부적·범사회적 접근 방법을 채택할 필요가 있듯이 국제기구 역시 WHO를 넘어 좀 더 확대된 거버넌스의 시각을 취해야 한다. 다시 말해 농업, 무역, 개발과 인권을 아우르는 전체 글로벌 참여가 필요하다. 민간 부문은 문제의 핵심 부분이자 해결책의 핵심 부분이지만 기업 규제는 국가 차원뿐만 아니라 글로벌 차원에서 작동하고 국제기구의 긴밀한 감시가 이루어져야 한다.

정교하게 짜인 양자, 지역, 글로벌 협정 네트워크가 해외투자, 무역, 지식재산권을 지배한다. 예를 들면 세계무역체제는 저소득국에 해외 상품시장의 개방을 요구하고 이 시장을 통해 담배, 술, 가공식품의 전파를 부채질한다. 자발적인 WHO 지침과 글로벌 전략이 어떻게 무역자유화를 지원하는 구속성 규범과 경쟁할 수 있는가? 보건을 위한 글로벌 거버넌스는 저소득국이 자국민의 건강을 보호할 수 있도록 주권적 권리를 행사할 수 있게 해야 한다. 강력한 거버넌스가 세계무역체제 개혁을 요구하든, 구속성 보건 규범이라는 균형추를 요구하든 요점은 기존의 글로벌 거버넌스는 능력이 부족하다는 것이다.

그와 동시에 국제개발지원은 좀 더 적극적이고 포괄적이어야 하고 감염성질환, 비전염성질환, 손상이라는 다양한 부담을 안고 있는 국가를 위해 더 큰 경제적·기술적 지원을 해야 한다. 정치적 관심 부족의 증상을 보이는 새천년개발목표들은 비전염성질환이 빈곤, 건강 형평성, 경제 안정에 미치는 영향이 분명함에도 불구하고 이를 언급하지 않는다.[62] 비전염성질환용 의약품 접근이 공식적으로 새천년개발목표의 일부로 포함되어 있지만 공식 보고는 해마다 이 목표를 무시하고 있다. 그 결과 심혈관질환은 예방할 수 있는 기회를 놓치면서 대체로 주목받지 못하고 지나치는 경우도 있다. HIV용 항바이러스제는 전 세계적으로 공평한 접근을 보장하는 데 진전이 컸지만, 비전염성질환 의약품은 간극이 커 보인다.[63] 비전염성질환 치료는 개도국에서 지식재산권 보호 현안을 포함해 의약품 접근과 적정가격을 두고 국제분쟁의 새로운 초점이 되고 있다.[64]

고위급 회의의 긍정적인 결과로는 비전염성질환을 유엔 체제하의 전반적인 기구의 기획과 계획 절차에 주된 의제로 포함했고 만성질환을 국가개발원조 프레임워크로 알려진 국가업무계획에 통합시켰다는 것이다.[65] 혁신적인 2015년 이후 개발 프레임워크는 어떤 모습인가?[66] 우리가 대담한 세부 목표를 설정하고 목표 달성을 위한 확고한 계획을 세우지 않으면 인구 고령화와 식습관 및 생활 방식의 악화는 앞으로 다가올 미래에 심대한 위기를 초래할 수 있고 부족한 보건 자원은 수조 달러 규모로 소비될 것이다.[67]

## 현상 유지는 대안이 아니다

비전염성질환 위기는 개인과 사회의 선택을 반영하면서 주로 우리 스스로 만들고 있으며 국가와 글로벌 차원의 행동 조율을 통해서만 이 흐름을 꺾을 수 있다. 이전 세기에는 공중보건에서 놀라운 업적을 이루었지만 그 어느 것도 비만, 비활동적인 생활방식, 흡연과 과도한 음주를 통한 자기 파괴적인 행동 등 지배적인 흐름을 되돌리는 광범위하고 다각적인 대응을 요구하지 않았다.

모든 인간의 고통과 경제적 피해는 그저 개인의 선택이요 가족의 책임이며 자유 시장의 문제일 뿐이라고 주장하는 사람들에게 주는 답은, 현상 유지는 용납할 수 없다는 것이다. 건강을 고통스러우리만큼 힘들게 지켜야 하는 것이 되도록 하지 말고 좀 더 쉬운 선택이 되게 하라. 짓누르는 비전염성질환 부담이 일으킨 개인, 가족, 전체 사회가 겪고 있는 고통을 드러내라. 국내에서 그리고 국가 간, 빈부 간 양심에 반하는 건강 불평등을 수용하지 말라.

제14장

# 정의에 입각한 글로벌보건을 그리며

글로벌보건법은 방대한 경성 및 연성 규범, 급증하는 관련 기구, 종종 불투명한 절차들로 그 범위와 복잡성이 너무나 압도적이어서 가슴 설레는 단일한 미래 비전을 형성하기 어렵게 만든다. 이 복잡성의 수렁 속에서 국제사회는 근본적인 개혁의 실제 모습에 대한 명확한 그림 없이 질병별로 성공을 규정한다. 만일 독자들이 이 책이 말하고자 하는 정의에 입각한 글로벌보건의 염원에 동의한다면 다음과 같은 세 가지 단순한 질문에 대한 대답이 안개를 헤쳐나가는 데 도움이 될 것이다.

첫째, 글로벌보건은 어떤 모습이어야 하는가? 즉, 최적의 우선순위 설정, 재정, 이행을 고려했을 때 우리는 어떤 서비스를 제공하는, 어떤 수준의 보건을 열망해야 하는가? 나는 글로벌보건의 모습을 올바르게 다시 그린 후 보건에 필수불가결한 조건의 보편적 보장을 향해 전 지구적으로 노력해야 한다고 주장한다. 다시 말해 공중보건에 이용되는 인구 기반의 전략, 모두가 적정가격으로 접근 가능한 양질의 보건의료, 건강의 사회적 결정 요인을 해결하기 위해 보건 분야를 넘어선 광범위한 정책을 갖춘 모습이라야 한다.

둘째, 정의에 입각한 글로벌보건은 어떤 모습이어야 하는가? 글로벌보건은 영아 사망과 기대수명 같은 중요한 보건 관련 지표를 모두 개선하는 방안을 모색한다. 그러나 정의에 입각한 글로벌보건은 우리가 전체 국민의 개선된 보건 성과를 넘어 바라볼 것을 요구한다. 전반적인 국민건강이 필수적으로 중요하지만 정의를 이루려면 잘사는 사람들과 가난한 사람들 간의 건강 격차를 유의미하게 줄여야 한다. 대부분의 구성원이 높은 수준의 건강과 수명을 달성하는 사회라 할지라도 가난하고 소외된 계층이 더 일찍 사망한다면 사회정의에 부합하지 않는다. 정의에 입각한 글로벌보건은 사회가 사람들이 살아가는 환경에 공정성을 깊이 뿌리내리게 하고 공평하게 서비스를 할당하며 가장 취약한 계층의 필요에 특별한 주의를 기울일 것을 요구한다.

셋째, 정의에 입각한 글로벌보건을 달성하려면 무엇이 필요한가? 즉, 정의에 입각한 글로벌보건의 목적과 의미를 분명하게 기술한 다음에는 이 야심 찬 목표를 달성하기 위한 확고한 조치를 어떻게 취해야 할 것인가? 이는 단순히 훨씬 더 많은 자원을 보건에 투입하는 데 국한될 수 없고 국가적·국제적 차원은 물론이고 다부문 간 거버넌스 개선을 수반하기 때문에 이론적으로나 운영상으로 근본적인 도전을 제기한다. 이 힘든 일은 명확하고 대담한 목표 설정, 진도 감시, 결과 책무성 보장을 수반한다. 바람직한 거버넌스는 필수이다. 부패하고 무반응과 무관심으로 대응하는 지배 구조에서 건강한 구성원을 가진 사회가 나오는 일은 없기 때문이다.

정의에 입각한 글로벌보건의 비전에 도달하기 위해 이들 세 가지 기본 질문만 제기하는 것은 물론 갈등과 절충으로 점철된 분야를 지나치게 단순화한 것이다. 나는 이 책 전체에 걸쳐 글로벌보건, 그 법적 도구와 거버넌스 구조의 복잡성과 미묘한 차이를 전달하려고 시도했다. 그러나 세계 보건을 위한 좀 더 이상적인 미래를 그려보고 거기에 도달하기 위한 담대한 제안과 함께 이 책을 마무리하고자 한다. 나는 이 세 가지 기초 질문을 살펴본 후 혁신적인 보건을 위한 글로벌 거버넌스인 글로벌보건기본협약(FCGH)에 눈을 돌린다. 이 마지막 장에서 나는 오늘날 세계에서 여전히 찾아볼 수 있는, 완고하게 지속되는 건강 불평등을 극복할 수 있는 글로벌보건 개혁을 위한 고결한 제안들을 살펴볼 것이다.

## 글로벌보건은 어떤 모습이어야 할까?

글로벌 차원의 만인을 위한 건강 증진이라는 발상은 그 자체가 비교적 새로우며 국제 공동체는 여전히 그 발판을 찾고 있다. 역사적으로 각국은 국제보건 문제에서 주로 국익을 이유로 글로벌보건안보를 우선순위화했다. 19세기 초기의 국제보건협약은 아프리카와 아시아에서 전파되는 콜레라, 페스트, 황열병으로부터 유럽을 보호하고자 모색했던 조치이다. 조류인플루엔자 A형(H1N1) 대응 기반을 제공했던 국제보건규칙은 이들 유럽 조약의 직계 자손이다. 그러나 오늘날의 가장 긴급한 도전에 대응하려면 더욱 야심 차고 포괄적이며 사전 조치적인 비전, 즉 부자뿐만 아니라 취약 계층까지도 포함한 모든 사람의 건강을 보장하는 것이 필요하다.

20세기와 21세기 초 글로벌보건을 증진하기 위해 수많은 기구가 등장했다. WHO 헌장은 제2차 세계대전 이후의 높은 희망을 '완전한 신체적·정신적·사회적 복리'라고 하는 글로벌보건 비전으로 가장 잘 포착했다. 그러나 이 비전은 개괄적이어서 그 숭고한 목적을 어떻게 달성할 것인가에 관한 공고한 지침을 제공하지는 않는다. 더욱이 WHO는 광범위한 헌장상의 임무 이행을 위한 지도력을 발휘하지 않고 있으며 그나마도 재정 위기에 봉착해 있다(제4장 참조).

진정한 글로벌보건의 상태는 어떤 모습이 될 것인가? 오늘날의 글로벌보건 지형에서 만족스러운 답은 거의 없다. 대부분의 경우 국가와 이해관계자는 폴리오 등 특정 질병 박멸, HIV 항레트로바이러스 접근 등 치료목표 달성 또는 보건 종사자 등 역량 확대와 같이 중요하지만 좁은 목표에 안주한다. 글로벌보건 파트너십은 보건체계 강화 임무를 넓혀 가고 있지만 여전히 에이즈 등 특정 질병이나 예방접종 등 개입을 목표로 따로따로 작동한다.

많은 사람에게 글로벌보건의 주요 목표는 오늘날까지도 신종 감염성질환과 같이 국경을 넘나드는 보건 위협의 감소에 있다. SARS와 신종 인플루엔자 퇴치에 투입한 막대한 자원과 정치적 관심은 글로벌보건안보의 지속적인 우선순위를 잘 보여준다. 비록 안보가 중요하기는 하지만 가장 깊은 글로벌보건 도전은 초국경적 위협과는 별로 상관이 없다. 주된 도전은 전 세계의 빈곤한 사람들이 짊어진 유행성 질병의 비정상적인 부담과 조기 사망을 유의미하게 줄이는 것이다.

글로벌보건의 원대한 비전은 보건 위협의 전 영역에 걸쳐 유병률과 조기 사망률을 대폭 줄이는 것을 목표로 한다. 물론 종국적으로 중요한 것은 결과, 즉 모든 사람이 더 오래, 더 건강하게 사는 것이다. 그러나 글로벌보건의 의미 있는 비전은 목적뿐만 아니라 수단을 구체화하고, 모든 사람이 정당하게 기대할 수 있는 보건 관련 상품과 서비스의 명시여야 한다. 오늘날 글로벌보건 운동은 특정 질병 퇴치의 늪에 빠져 있어 이 같은 전체적인 비전이 부족한 형편이다.

## 사람들이 건강해질 수 있는 조건 보장

어떤 정부나 기구도, 아무리 무한한 자원을 가졌다고 해도 신체적·정신적으로 완전한 복리를 보장하지는 못한다. 정부의 책임은 사람들이 *건강해질 수 있는* 조건을 보장하는 데 있다. 개인은 개인의 복리를 근본적으로 결정짓는 일상 생활환경과 자연환경 안에 있다. 개인은 손상, 질병 예방과 치료를 위해 정부의 보건서비스 제공에 의지한다. 그들은 건강하고 생산적이며 보람된 삶을 위해 기초적인 사회경제적 기반에 의지한다. 그렇다면 사람들이 건강해질 수 있는 기본 조건은 무엇인가? 쉽게 말하면 세 가지 생활 조건이 충족되면 모든 사람에게 좀 더 공정하게 건강을 유지할 기회가 제공될 것이다. ① 인구집단 차원의 공중보건서비스, ② 모든 개인에게 주어지는 보건의료서비스, ③ 건강하고 생산적인 삶을 뒷받침하는 사회경제적 결정 요인이 그것이다.

### 공중보건서비스: 인구 기반의 관점
건강에 필요한 첫 번째 조건은 공중보건서비스 제공이다. 즉, 특정 개인에게 할당되는 서비스가 아니라 인구 전체에 제공되는 서비스를 말한다. 전통적 인구 중심의 서비스는 위생, 식수, 맑은 공기, 매개체 억제, 손상 방지, 보건교육,

담배와 알코올 규제 등을 포함한다. 좀 더 광의의 개념으로 보면 오락을 위한 녹색 공간, 산책길과 자전거길, 영양가 있는 식품 접근성, 안전한 차량과 도로 설계, 환경 규제 등 건강에 좋은 일상생활환경을 포함한다. 공중보건에는 감시, 자료 체계, 공동체 내의 보건을 감시할 수 있는 실험실이 필요하다. 다시 말해 정부는 규제가 잘 이루어진 사회에서 안전하고 건강한 삶에 필요한 모든 상품과 서비스를 제공해야 한다.

대부분의 공중보건서비스는 질병 퇴치와 조기사망 방지에 수준 높은 기술적 해결책을 제공하지 못한다. 사실상 선진국에서는 오래도록 적절한 공중보건 기반 체계를 수립하고 유지하고 있다. 강력한 민주주의 사회에서는 사람들이 일상생활에서 질병을 키우고 끔찍한 손상에 노출되는 더럽고 무질서한 환경에서 사는 것을 용인하지 않는다. 산업혁명의 불결하고 혼탁하며 안전하지 못한 조건에서 오는 두려움은 진보적인 위생 운동이 일어나게 했다. 프랑스의 루이르네 빌레르미, 미국의 레뮤얼 섀턱, 영국의 에드윈 채드윅, 독일의 루돌프 피르호 같은 19세기의 위대한 공중보건 인물들은 위생 개혁을 위해 헌신했다. 이들은 도시화, 산업화, 빈곤이 유병률과 조기 사망률에 미치는 파괴적인 영향력을 강조했다.[1] 일단 기본 공중보건 개혁이 시행되면 제대로 기능하는 사회에서는 곧 기본적인 요구로 간주된다. 만일 이 같은 요건이 붕괴되어 확산하거나 장기간 지속할 경우 위기로 처리된다.

놀랄 만한 것은 글로벌보건의 현대적 개념이 근본적인 공중보건서비스에 거의 역점을 두지 않는다는 것이다. 부유한 국가가 국내 정책에서 당연히 받아들이는 것을 국제보건지원에서는 우선순위에 두는 일이 거의 없다. 저소득국 정부는 어느 정도는 글로벌 원조를 유발하고자 특정 질병과 고기술 해결책에 관심과 자원을 집중한다. 보건 및 개발 파트너가 쉽게 간과하는 것은 건강에 기본이 되는 요소, 즉 깨끗하고 안전하고 건강한 삶을 사는 데 도움을 주는 환경이다. 만일 내게 글로벌보건 지도자들에게 단 하나의 메시지를 전달할 기회가 주어진다면 먼저 주거할 수 있고 안전한 환경 조성의 임무에 주의를 기울이라는 메시지를 보낼 것이다.

## 보편적 의료보장

건강을 위한 두 번째 필수 조건은 모든 사람에게 보건의료서비스를 제공하는 것이다. 새로운 것은 아니지만 '의료 진보가 선진사회에서 가속화됨에 따라 더욱 강력해지는' 도덕적 의무와 함께[2] 모든 사회가 점점 더 기대하는 것이다. 종합적인 의료보장은 검사·상담·예방접종 등 임상 예방, 손상과 질병의 의료 치료, 고통에 시달리는 사람들에게 이루어지는 보조 치료를 포함한다. 이들 서비스는 1차의료부터 응급·특수 서비스, 재활과 통증 완화까지 포괄한다. 보편적 의료보장은 모든 사람에게 모든 필수 보건의료서비스의 가용성, 경제성, 접근성 제공을 목표로 삼는다. 즉, 가난하든 부유하든, 신체적이나 정신적으로 건강하든 장애를 가졌든, 도시든 시골이든 모든 사람에게 제공하는 것을 뜻한다. 효과적인 보건 체계에는 진료소·병원·양로원 등 보건의료시설, 의사·간호사·지역사회 인력 등 인적자원 그리고 인구 내 모든 영역의 수요에 부응하기 위한 필수의약품이 필요하다.

보편적 의료보장은 이러한 의료보장 없이는 자원의 제약으로 치료를 포기할 수도 있는 빈곤한 사람들에게 특히 이익이 된다. 따라서 사회가 보편적 의료보장을 향해 나아갈수록 영아 및 모성 사망률과 기대수명 같은 핵심 보건 관련 수치가 개선되는 경향이 있다.[3] 그러나 수익자 부담금이나 등록이라는 장애물의 도입은 빈곤한 사람들에게 주어지는 혜택을 쉽게 없애는 계기가 되며, 표면적으로는 중·상위 계층이 공적인 체계를 장악하게 된다. 국가가 공공·민간 혼합 방식을 선택할 경우 잘사는 계층은 종종 민간 체계로 흘러가면서 자금이 부족한 공적 체계는 빈곤한 사람들을 위한 안전망으로 남겨두는 결과를 빚는다. 마찬가지로 입원 환자에게 치료만 보장하는 등 포괄성의 미흡은 보편적 보장의 효과성을 약화시키고 개개인은 본인 부담금으로 더욱 빈곤을 겪게 된다.

더 넓게는 보편적 의료보장의 이익이 거버넌스의 실패를 통해 쉽게 무효화된다. 따라서 보건 체계가 부패와 부실한 관리에 따라 쇠약해지는 결과에 이르지 않도록 경계하고, 보편적 보장제도 시행과 함께 공공부문 행정과 제공자의 책임성을 늘려나가야 한다.[4]

보편적 의료보장 강조는 부분적으로 질병 중심 정책의 단점을 보완하기 위한 대응으로 늘어나고 있다. 생존자들이 항레트로바이러스제나 침대 모기장을 받았다 하더라도 대체로 피할 수 있는 또 다른 위협들, 예를 들면 모성 사망, 설사병, 자궁경부상피암 같은 다른 질병의 위협에 직면한다면 항레트로바이러스제나 모기장만으로 생명을 구하려는 노력이 무익하다는 것은 명백하다. 이 같은 무익감이 무행동을 합리화하는 면허가 되면 안 된다. 오히려 전인적으로 혹은 공중보건 옹호자들이 선호하는 표현을 빌려 전 인구 차원의 건강을 다룰 수 있도록 예방과 치료를 위한 노력을 확대하고 합리적으로 우선순위를 설정해야 한다.

보편적 의료보장을 달성하려면 체계적이고 포괄적인 계획, 관련 공동체 참여, 전체 보건 전문인력을 위한 교육·훈련 및 경력 관리, 장기적으로 예측 가능하고 지속 가능한 적절한 재정, 국민의 보건을 위해 정직하고 투명하며 책임성있는 거버넌스가 필요하다.

보편적 의료보장은 대부분의 저·중소득국 내에서 이용 가능하다. 예를 들면 가나는 소비세를 통해 세수를 국가 보건의료 체계에 배정하는 방식으로 보편적 단일 보험자 체계에 자금을 조달하고 있다. 비록 소비세가 빈곤 계층에 미치는 영향을 두고 타당성 있는 우려가 있기는 하지만 가나의 사례는 조세 구조를 점진적 자금조달 방법으로 이용할 수 있음을 시사한다.[5] 외부의 자금 지원은 국가 보건 요구의 전 영역을 충족시킬 역량이 부족한 각국에 간극을 메울 수 있는 불가결한 요소로 남아 있다.

### 건강의 사회경제적 결정 요인

건강의 세 번째 필수 조건은 건강하고 생산적인 삶을 지탱해주며 '사람들이 살고 일하는 조건들의 총집합'[6]인 사회경제적 결정 요인의 보장이다. 핵심 기저 결정요인에는 교육, 소득, 주거, 고용, 사회 통합, 성·인종·민족의 평등이 포함된다. 사회경제적 요인은 다양한 인과 경로를 통해 보건에 영향을 미친다. 방금 언급한 기저(또는 상위) 결정 요인은 흡연과 공기 오염에 노출, 집과 직장에서 처하는 위험, 중독, 스트레스 같은 좀 더 직접적인(또는 하위) 위험 요인과 연관되어 있다.[7] 모든 주민에게 제대로 기능하는 사회안전망 수립이 연대의 특징이며 글로벌보건 체계의 기본으로 받아들여져야 한다.

지난 세기 고소득국의 기대수명이 급격히 증가한 것은 임상의학의 혁신 때문이라기보다는 공중보건서비스와 함께 1차적으로 사회경제적 결정 요인이 개선된 결과였다.[8] 보편적 의료보장 체계를 갖춘 고소득국에서도 질병과 조기 사망률의 분포 양상은 사회경제적 요소에 지속적으로 강한 영향을 받는다.[9] 1960년대 영국 공무원을 대상으로 수행된 획기적인 화이트홀 연구에 따르면 사회적 지위가 낮을수록 그에 따라 발생하는 스트레스와 삶의 통제력이 떨어져 건강이 나빠지는 주요 위험요소가 된다는 것이 밝혀졌다. ≪이코노미스트≫가 통절하게 관찰했듯이 "심장마비 등 어떤 원인으로 온 것이든 조기 사망은 아랫사람들의 특권이다".[10] 미국에서는 최소 16년간의 교육을 받은 백인 성인은 12년 이하의 교육을 받는 흑인 성인보다 12년 더 오래 산다(2008년 자료).[11]

건강의 사회경제적 결정 요인을 다루는 것은 선순환을 이루어 개인이 건강뿐만 아니라 일터와 가족생활에도 발전할 수 있게 해 개발에서 장기적인 혜택을 거둘 수 있다.[12] 효과적인 개입은 정부 보건분야를 넘어선 행동을 요구하고 실제로 정부를 넘어 '범정부 차원'과 '범사회 차원'의 전략을 요구한다. 보건 분야가 주도적 역할을 하려면 이러한 포괄적인 사회적 대응을 동원하고 조율할 필요가 있다.

WHO는 사회적 결정 요인의 중요성을 선포했는데 특히 2008년 마멋보고서에 따르면, 사람이 태어나 자라고 생활하고 일하고 나이 드는 조건은 그들의 건강에 강력한 영향을 미친다는 것을 밝혀냈다. 2011년 건강의 사회적 결정 요인에 관한 리오선언에서 세계 지도자들은 다섯 가지 행동 영역에서 공약했다. 보건과 개발 거버넌스, 정책 결정과 시행 참여, 불평등 감소를 위한 보건 체계의 방향 전환, 글로벌 거버넌스와 협력, 모니터링과 책무성이다.[13] 유감스럽게도 리오선언은 개발도상국의 사회적 결정 요인을 지원하기 위한 새로운 자원 약속을 설정하지는 못했다. 모니터링과 책무성 메커니즘의 세부 사항과 그 효과성은 지켜봐야 할 것이다.

비록 건강을 위한 세 가지 필수 조건인 보건의료, 공중보건, 사회경제적 결정 요인 모두 별개의 투자와 거버넌스 전략을 요구하지만 전체적으로 볼 때 상호 강화적이다. 따라서 공중보건의 기치 아래 결집된 인구 차원의 예방은 손상과

질병 유행이 보건의료체계에 가하는 압박을 완화할 것이다. 한편 보편적 의료
보장은 특히 임상 예방, 예방접종, 빈곤층 접근 개선을 통해 공중보건을 발전시
킨다.[14] 끝으로 공중보건과 보편적 의료보장에 이루어지는 투자는 개인과 가족
보건의료의 재정적 부담을 완화함으로써 건강의 사회적 결정 요인을 발전시킬
것이다. 사회경제적 결정 요인을 개선하면 사회 통합이 강화되고 소외 계층이
정부의 대응을 요구할 수 있게 할 것이다.

물론 건강의 필수 조건을 제공하는 국가의 능력은 부분적으로는 전반적인 개
발 수준의 기능이다. 그러나 1인당 GDP 수준이 비슷한 국가 간 기대수명이 매
우 다양하게 나타나는 사실에서 입증되듯이 인구 건강과 광의의 개발이 정확하
게 발맞추어 움직이지는 않는다. 예를 들면 미국은 OECD 회원국에 비해 건강
이 좋지 않다는 결과를 보여준다.[15] 따라서 보건 성과는 세계경제의 불가항력적
인 힘에 따라 좌우되는 것이 아니라 정부의 정책 선택을 반영하기 때문에 국내
외적 개선 압력에 민감하다.[16]

## 글로벌 우선순위 설정: 사고실험

글로벌보건 행위자들은 건강을 위한 세 가지 필수 조건 가운데 보건의료 제
공에 중점을 두어 보건과 복리를 위한 다른 두 가지 주요 조건을 도외시하거나
강조하지 않는 경우가 많다. 지도자들이 보건의료서비스에 역점을 두는 경우에
도 좁은 시각을 취하는 경향이 있다. 보건 체계를 광범위하게 강화하는 데 자원
을 투입하기보다 에이즈나 결핵, 말라리아 같은 특정 질병만 겨냥해 노력하곤
한다. 혹은 급속하게 전파되는 신종 인플루엔자 등 신종 감염성질환이나 탄저
등 생물테러 대응에 과도한 자원을 쏟아붓기도 한다. 건강과 복지 부문에 막대
한 피해에도 불구하고 손상, 정신건강 상태, 비전염성질환의 지속적인 부담은
정치적 투쟁에서 밀려나곤 한다.

이 같은 특정 질병 중심주의가 남아 있긴 하지만 글로벌보건 행위자들은 이
제 보건체계 강화로 확장하기 시작했다. 세계기금과 에이즈 퇴치를 위한 대통
령 비상계획(PEPFAR) 같은 주요 행위자들은 보건 체계를 자체 자금지원과 사업

에 통합하고 있고[17] WHO는 보편적 의료보장의 개념을 권장하고 있으며, 이는 2015년 이후 유엔의 지속 가능한 개발 의제에 영향을 미치고 있다.

보건 체계 지향적인 최근 추세가 단지 최신 글로벌보건 유행일 뿐인지 아니면 지속력을 가질 것인지 예측하기에는 너무 이르다. 역사의 교훈을 고려할 때 알마아타선언 이후 국제사회가 보편적 의료보장을 완전히 달성하기 위해 필요한 투자를 할 것인지에는 회의적일 수밖에 없는 이유가 많이 있다. 그러나 글로벌보건 지도자들이 보건체계 개발에 정말로 진지하고 지속적인 관심을 기울였다고 해도, 건강의 두 가지 필수 조건인 공중보건과 건강의 사회경제적 결정 요인은 대부분 해결되지 않은 채 남아 있을 것이다.

유한한 자원을 고려할 때 이러한 의료보장의 암묵적 우선순위가 합리적인가? 이 질문의 설득력을 얻기 위해 정치철학자 존 롤스의 '무지의 장막'을 느슨하게 모형화한 사고실험을 고려해보자. 나이의 많고 적음, 가난함과 부유함, 건강하거나 환자이거나 장애인 여부 혹은 글로벌 남쪽이나 북쪽 거주 여부 등 독자들이 처한 생활환경을 모르는 상태에서 글로벌보건의 미래에 대한 두 가지 극단적인 선택 사항 중 하나를 택해야 하는 상황을 가정해보자.

선택 1은 보건의료 제공이 강력한 우선순위에 속한다. 원하면 언제든지 보건의료 전문가와 상담할 수 있고 양질의 진료소와 병원에 갈 수 있으며 첨단 의약품 접근이 가능하다. 이 시나리오는 보편적 의료보장의 이상을 달성할 것이지만 의료 중심으로 이루어져 있어 인구 차원의 공중보건서비스와 건강의 사회적 결정 요인 간 격차를 남겨둔다. 보편적 의료보장은 이미 병들어 고통을 겪는 사람들의 이익에 가장 큰 보탬이 될 것이지만 질병, 손상, 조기사망 예방에는 제한된 효과가 있을 것이다.

선택 2에서는 부족한 자원이 주로 인구 차원의 예방 전략에 맞춰져 있다. 그 결과 누구나 수돗물을 틀어 맑은 물을 마시고, 맑고 오염되지 않은 공기를 마시며, 위생적인 주변 환경 속에서 일하고 놀고, 안전하고 영양이 풍부한 음식을 먹으며, 말라리아 모기나 페스트가 우글거리는 쥐 또는 다른 질병 매개체의 침투로부터 자유롭고, 담배연기나 다른 유독성 물질에 노출되지 않으며, 피할 수 있는 손상이나 폭력의 두려움이 없는 환경에서 산다. 이 시나리오는 공중보건 조치를 아낌없이 취하겠지만 의학적 치료를 보장하지는 않는다.

여러분이 처한 상황을 모르는 상태에서 이 대비되는 선택에 직면하게 될 경우 선택 2를 택할 만한 강력한 이유가 있고 필자는 대부분의 사람들이 안전하게 주거할 수 있는 환경에서 사는 것을 선호하리라 믿는다. 만일 여러분의 삶에서 일상적인 환경이 건강 유지를 허용하지 않는다면, 의학적 치료로는 그 간극을 메울 수 없다. 보건의료는 1차적으로 부상하거나 질병이 생긴 *후에* 작동하고 성공적인 의료 성과를 거두더라도 환자는 건강에 유해하고 위험한 조건으로 되돌아가게 될 것이다. 그보다는 건강 위험을 현저하게 낮춰주는 환경, 병원체, 유독 물질, 해충과 위험한 조건에 노출되지 않도록 예방해주는 환경에서 사는 것이 낫다. 유감스럽게도 세계 최빈국은 때때로 이 같은 측면에서 최악의 위반자로서 값비싼 3차의료나 유전자 연구에 투자하면서 기본적인 공중보건 조치를 무시하곤 한다.

역사적으로 질병 퇴치와 수명 연장에서 가장 큰 도약은 인구 기반의 개입을 통해서 달성되었다. 예를 들어 토머스 매커운은 영국의 인구 보건에 관한 중요한 연구에서 생활수준 개선, 영양 향상, 감염성질환 통제가 1차적인 사망률 감소의 주요 원인이라는 것을 발견했다. 또한 현대 역사가들은 위생의 상대적 중요성[18]과 건강의 사회경제적 결정 요인을 보장하는 정부의 필수적인 역할[19]의 중요성을 강조하고 있다. 20세기는 임상의학에서 기적적인 과학적 성과를 목도했지만 인명 구제는 주로 인구 기반의 공중보건을 통해 이루어졌다. 고도의 기술적 해결책과 건강에 좋고 깨끗하고 안전한 환경에서 가족을 부양하는 조건 사이에서 택일해야 한다면 결정은 명확하다고 믿는다.

임상의학 개입이 주로 생애 후반기에 혜택을 제공하는 반면에 공중보건 투자는 유아기, 아동기, 청소년기에 떠오르는 위협을 방지하는 데 필수적이다. 기대수명은 개발도상국의 경우 영양실조, 안전하지 않은 물, 미처리 하수, 질병을 보유한 해충, 부적절한 모유 수유, 비타민 A와 아연 결핍 등 주로 공중보건상의 기본 조건의 격차로 발생하는 아동 사망 때문에 크게 단축된다.[20] 그렇다면 공중보건 개입의 유리한 점은 인간 수명을 결정하는 상위 보건요구를 효과적으로 해결하는 것이 될 것이다.

선진 세계와 이미 많은 개발도상국을 괴롭히는 질병에도 똑같은 추론이 적용된다. 청소년을 겨냥한 담배규제 투자가 성공하면 건강 위험이 일생 동안 크게 완화된다. 그리고 공중보건 투자의 전 영역도 마찬가지다. 예를 들면 영양 결핍은 아동의 인지 발달에 파괴적인 영향을 미쳐 평생 발달에 차질을 빚는다. 마찬가지로 아동비만 문제 역시 유년기의 건강한 식습관과 신체활동 습관이 성인기를 통해 계속된다는 증거가 있다.[21]

대중은 종종 접근이 불가하거나 부적절한 의료 혹은 특정 의약품이나 기술을 이용할 수 없게 하는 것들에 분개한다. 이는 부분적으로 최신 과학적 돌파구에 대한 언론의 관심과 치료를 거부당한 측은한 환자의 가시성 때문이다. 그러나 공중보건은 식수접근 개선으로 구제한 많은 아동의 예와 같이 대다수를 위한 광범위한 환경적·행동적 변화를 조성하는 것과 관련이 있다. 공중보건이 영웅적인 치료에만 주의를 집중하면, 60세 심장마비 환자나 당뇨병 환자가 입증된 예방 전략에 대한 정부의 만성적 투자 부족의 희생자라는 사실을 종종 간과하게 된다.

공중보건 투자 부족은 특히 개발도상국에서 명백하게 나타난다. 고소득국의 국민이 공중보건서비스를 당연한 것으로 받아들일 때 비록 인구보건은 보건 지출의 일각에 지나지 않는다고 하더라도 저소득국 국민은 여전히 질 낮고 안전하지 않으며 불결한 환경에서 산다. 개도국의 주요 도시를 방문해보면 그 위험성을 경험할 수 있다. 오염된 식품과 물을 소비하고, 감염 모기에 물리기 일쑤이며, 부서질 듯한 자동차와 버스가 무질서한 도로를 주행하고, 위험천만한 노동력 착취의 현장에서 일하며, 처리되지 않은 하수에 노출되어 있고, 규제되지 않는 차량과 산업 공장에서 뿜어져 나오는 매연을 마신다. 이 같은 위험한 조건을 교정하려면 잘 알려져 있고 상대적으로 저렴한 개입을 이용해 인구수준 전략을 우선순위화해야 한다.

건강한 일상생활환경 및 자연환경의 자명한 혜택에도 불구하고 구조적 요인으로 정부는 광범위한 공중보건 기반 시설보다는 불연속적인 질병 중심의 보건의료를 추진하곤 한다. 국내 정치압력과 명확하고 측정 가능한 단기적 혜택을 보여달라는 국제 공여국 때문에 정부는 종종 혜택이 장기적으로 발생하는 공공재에는 충분히 투자하지 않는다. 그 문제는 도로, 대량수송 수단, 학교, 전기, 청정에너지 등 보건에 영향을 미치는 많은 공공 분야 서비스에서 분명하게 드러난다.

정부는 단기적인 결과를 제시하라는 압력 외에 '긴급 구조 요구'에 직면해 정치 지도자들은 전문 의료와 응급 서비스에 불균형한 지출을 하게 된다. 우물에 빠진 작은 소녀이든, 말기 유방암 엄마 환자이든 얼굴과 이름과 사연이 있는 사람들의 목숨에 정치적으로 주목하지 않을 수 없다. 반면 인구수준 전략을 통해 장기적으로 구제되는 통계적인 인명을 위해서 자원을 동원하기는 훨씬 어렵다.

가장 두드러진 인도주의적 구호 노력의 효과성을 고려해보라. 국제 공동체는 2010년 파괴적인 지진이 발생한 후 최빈개도국 아이티에 80억 달러를 쏟아부었다. 그러나 그 위기 후 몇 년이 지난 지금까지 재건 원조에 수십억 달러를 투자했음에도 불구하고 식수, 위생, 안전하고 안정적인 주거와 전기 등의 긴급한 요구는 충족되지 못한 채로 남아 있다. 지출된 원조 중 일부만이 공중보건 기반시설을 구축하는 데 사용되었고 대부분의 금액은 기존 프로그램, 의약품, 학교 부속병원에 들어갔다. 모든 선의와 돈이 쏟아져 오면서 국제관계자들은 만성적으로 빈곤 국가뿐만 아니라 비효과적인 인도주의적 구호 체계를 변화하기로 결심했다. 그러나 허약한 거버넌스, 공여국 선호 사업, 관행적인 원조 사업의 지속은 이러한 숭고한 목표를 약화시킨다.[22]

공중보건 투자가 달성하기 어렵기는 하지만 경제적·정치적 자본의 지출 가치는 충분하다. 개입이 의료 중심적이고 주로 개인을 대상으로 할 때 집단의 건강은 결코 달성할 수 없다. 오히려 사회가 강력한 보건의료체계의 혜택을 효과적으로 실현하기에 앞서 공중보건의 기본 구성요소가 마련되어야 한다. 그러므로 공중보건 접근을 통해 현저하게 개선된 글로벌보건의 목표에 다다르기까지는 갈 길이 멀지만 목표 이상의 것을 성취하게 될 것이다. 즉, 부자와 가난한 자 모두 공유하는 환경에 정의가 뿌리내릴 것이다. *정의에 입각한* 글로벌보건이 이다음에 논의하게 될 주제이다.

# 정의에 입각한 글로벌보건은 어떤 모습인가?

집합적인 수치를 보면 국제사회는 지난 반세기 동안 글로벌보건에서 놀라운 진보를 이루었다. 전 세계 기대수명은 1955년 47세에서 2010년 68세로 증가했다. 출생자 1,000명당 전 세계 영아 사망률은 1955년 148명에서 오늘날에는 43명으로 감소했다.[23] 이처럼 전반적으로 이들 긍정적인 추세에 깊은 불균형이 계속된다. 앞서 본 바와 같이 글로벌보건의 진전은 우선적으로 잘사는 사람들에게 혜택을 주고 다음에 취약한 계층에 천천히 흘러내려 가는 분포 양상을 따른다. 우리는 이러한 양상이 에이즈, 담배, 손상 등 실질적으로 모든 주요 도전에서 나타나는 것을 보았다.

전반적인 성과가 지속적으로 개선된다면 이 같은 보건의 분포 양상은 수용 가능한가? 먼저 분명히 해야 할 것은 불공평한 보건 분포는 결코 집합적인 개선의 필수 선제조건이 아니라는 것이다. 보건 격차와 깊이 뒤얽혀 있는 경제적 불평등이 때로는 형평성 증진이 전반적인 성장을 둔화시킬 것이라는 이유로 합리화되며 모두에게 상황을 악화시킨다. 현재 방식하에서 특권을 가진 사람들은 비슷한 논리를 글로벌보건 불평등을 설명하는 데 편리하게 쓸 수도 있다. 혹은 고소득국 정부는 치료받는 사람 수, 질병 박멸, 구제된 사람 수 등 확고한 대외 원조 성공측정 수단에 자만한 나머지 모두에게 혜택이 동등하게 발생하는지 묻기를 멈추었는지도 모른다.

경제나 정치적 이익이 무엇이든 이 같은 불평등의 합리화가 글로벌보건에 적용되는 것은 타당하지 않다.[24] 불평등이 경제성장에 좋다는 것은 의심스러운 명제이지만[25] 어떻든 건강에 나쁘다는 것은 논증할 수 있다. 국가 간 비교해보면, 1인당 GDP에 관계없이 부의 분배가 좀 더 동등한 국가의 기대수명이 더 높다. 동일한 현상이 국내적으로도 존재한다. 예를 들면 미국의 경우 보건 격차가 가장 큰 주의 기대수명 증가율이 가장 느렸다. 다시 말해 건강 형평성의 증진이 집합적인 보건 결과를 떨어뜨릴 것이라고 두려워할 이유가 없다는 것이다. 오히려 정의가 "여러분의 건강에 유익하다"[26]라는 결과를 보여주는 그와 상반되는 증거가 있다.

## 정의가 녹아 있는 인간 생태계

자원이 제한된 현실을 고려할 때 한쪽에는 첨단의료 개입과 관련한 사회 투자와 다른 한쪽에는 인구 차원의 보건전략 투자 간에 암묵적인 절충이 있다. 선진 세계의 경우 미국은 이 절충의 극단적인 사례를 보여준다. 미국은 최첨단 의료 기술의 세계적인 선두 주자이면서도 영아 사망률과 수명 등 인구 건강지표[27]에서는 훨씬 빈곤한 국가를 뒤쫓고 있으며 공중보건에 보건예산의 1~2%만 지출할 뿐이다.[28] 그와 동시에 미국은 세계에서 경제 불평등이 가장 높은 국가에 속한다. 문제는 미국이 얼마나 지출하느냐가 아니다. 왜냐하면 1인당 보건에 미국보다 더 많이 지출하는 나라는 없기 때문이다. 문제는 왜곡된 우선순위와 인구 수준의 예방 전략에 심각해지고 갈수록 악화되는 투자 부족이다. 미국 의학한림원이 관찰하듯이 미국은 "임상 치료에 어마어마한 돈을 쓰지만 의료서비스보다 건강에 훨씬 더 큰 영향을 미치는 다른 형태의 인구기반 조치에는 미미하게 지출하면서… 경제와 사회에 타격을 심화시키고 있다".[29] 평균적으로 OECD 국가의 보건의료 외 사회적 지출은 보건의료 지출의 두 배이지만, 이와 대조적으로 미국에서는 보건의료 지출이 비보건의료 사회 지출을 초과한다.[30]

이 같은 절충에서 걸린 것이 훨씬 많은 쪽은 기본 필수품 부족으로 아슬아슬하게 생존하고 있는 개도국이다. 적어도 미국에서는 부자든 가난하든 국민은 대부분 깨끗한 물을 마실 수 있고, 수세식 화장실을 쓰고, 오염되지 않은 음식을 먹고, 말라리아 감염 모기가 없으며, 직장·가정·소비자 상품에서 합리적인 건강과 안전 규정에 의존할 수 있다. 많은 저소득국 국민에게도 이와 똑같이 제공된다고 말할 수 없으며 브라질, 인도네시아, 태국 같은 신흥 경제대국도 마찬가지다.

앞서 우리는 공중보건 투자가 보건결과 개선에 엄청난 혜택을 산출하는 것을 보았다. 그러나 그러한 투자가 일반적으로 보건의 분배 형평성을 증진하는 부가 효과를 가져온다는 사실은 그만큼 잘 알려져 있지 않다. 국가가 물 공급 체계, 위생 시설, 하수 시설, 안전한 도로, 질병 매개체 감소, 공해 통제 등의 순수 공공재에 투자하면 대부분 그 이익은 부자와 가난한 사람 모두에게 발생한다.

핵심은 정부가 서비스를 특정 개인이나 단체에 할당하는 대신 환경 속에 건강하고 안전한 조건을 내장하면 그 환경에 사는 모든 사람이 단순히 같은 공간에 거주한다는 이유로 이익을 보게 된다는 것이다.

이 방식으로 보면 글로벌보건의 정의가 나타나는 주요 모습은 평범해 보일 수 있다. 보건에서 정의는 1차적으로 영웅적 의료개입 시행이나 특정 치료법과 관련한 개인의 권리를 옹호하는 법정 승리로 실현되지 않는다. 오히려 정의는 1차적으로 당연시되는 일상적인 삶의 특질, 즉 맑은 물이 흐르는 수돗물, 수세식 화장실, 저렴하고 영양가 있는 식품을 판매하는 지역 시장, 질병 확산을 방제하는 공공 위생, 적절히 규제된 산업 등에 내장되어 있다 할 것이다.

이러한 관점을 받아들이려면 어느 정도 글로벌보건 정의의 증진과 보호를 책임지고 있는 조직 행위자들의 광범위한 이해가 필요하다. 국가 정부, 특히 보건 당국이 기본 책임을 져야 하지만 분명히 수많은 다른 행위자 역시 수행해야 할 필수적인 역할이 있다.

먼저 공중보건과 건강의 사회경제적 결정 요인과 관계된 광범위한 요소를 고려할 때 전체 정부 부처가 보건 보호와 증진에 간여할 필요가 있다. 최근 많은 국가에서 정부 내에 '모든 정책에 건강 고려' 접근법의 채택이 늘어가고 있음을 볼 수 있다.[31] 이러한 추세는 보건 성과가 전통적인 보건 당국의 임무를 넘어선 정책에 따라 크게 좌우된다는 인식을 반영한다. 예를 들면 정부가 저소득층을 위해 종종 조건부로 시행하는 현금지원 정책은 HIV 감염률과 아동 질병 등 다양한 영역에서 긍정적인 보건 효과를 보여주고 있다.[32] 모든 정책에 건강을 고려하는 접근법은 절차 혁신의 일종으로 정부가 최적의 보건 성과를 촉진하려는 관점으로 제정책 구상이 건강에 미치는 영향을 일상적으로 평가하는 것이다. 이 전략은 효과적으로 시행될 경우 제3장에서 논의된 바람직한 거버넌스의 기본 원리인 시민 참여, 투명성, 정부 행동과 무행동의 건강에 미치는 영향에 관한 책임 등 상당 부분을 달성할 수 있게 된다.

그러나 책임은 정부에만 있는 것이 아니어서 범사회적 전략이 요구된다. 담배 규제와 HIV/AIDS에서 보았듯이 정치조직은 사회적 운동의 지지가 없으면 행동에 착수하거나 진행하지 못할 수도 있다. 그리고 비전염성질환 논의에서 보았듯이 좀 더 건강한 세상을 만들려는 노력은 민간 부문과 미디어의 참여 없이는 실패할 수밖에 없다. 이들의 결정은 수많은 방식으로 식사 대용과 신체활동부터 직장 안전에 이르기까지 보건 지형을 이루기 때문이다. 그리고 민간 분야가 좀 더 건강하고 안전한 제품을 향해 변화하지 않으면 정부는 그들의 활동을 규제할 책임이 있다.

보건 기본조건의 상당수는 중앙정부가 완전히 통제할 수 있는 권한 밖에 있다. 설령 사회 전체의 협력을 얻었다고 하더라도 마찬가지다. 앞의 장에서 살펴보았듯이 세계화는 여행과 무역을 통한 감염성질환 전파, 도시화·담배 무역·판매와 문화의 조화를 통한 비전염성질환 전파, 소비자 상품의 글로벌 공급망에서 오는 상해와 질병 유발 등 다양한 위험 요인을 이끈다. 국가 차원과 마찬가지로 국제 행위자도 무역과 개발 등에서 경쟁하는 규범 간에 의식적으로 보건을 우선시해야 한다. 국제 공동체는 또한 빈곤한 국가에서 만인을 위한 건강의 필수 조건을 확보하도록 돕기 위해 재정적·기술적으로 지원할 의무가 있다.[33]

*글로벌보건의 정의가 어떤 모습인가*의 그림은 우리가 건강권의 이해를 근본적으로 바꿔야 한다는 점을 뜻한다. 건강권은 1차적으로 집단적인 권리로서 정부에 의무를 부과하고 이어 전 사회를 포괄하는 개념으로 이해되어야 한다. 개인의 권리와 취약한 집단의 권리를 보호할 중요한 역할이 남아 있지만 좀 더 넓은 공중보건 조치의 시행은 세부적인 권리를 확보하기에 앞서 충족해야 할 선결 조건이다. 이는 인구 기반의 접근법이며 사회정의가 내장된 형태로 모두를 위한 건강 개선의 혜택을 불러온다.

이 모든 것이 권리 보유자와 상관관계에 있는 의무 보유자 간의 기존 그림을 상당히 복잡하게 만든다. 관계된 행위자가 너무 많고 그만큼 분산된 의무도 많은 혼돈 상태에서 어떻게 질서를 잡을 것인가? 이 질문은 이 장의 마지막 부분에서 정의에 입각한 글로벌보건 달성을 논하면서 살펴보고 정의에 입각한 글로벌보건의 비전을 달성하기 위해 필요한 기구, 모니터링, 집행 메커니즘을 간략히 제시할 것이다.

## 접근 장벽 바로잡기

앞서 시사한 바와 같이 공중보건 분야 투자는 대체로 말하자면 기본적으로 형평성을 증진하는 경향이 있다. 이는 대부분 불가분적이고 비배제적 상품과 서비스이므로 그들의 혜택은 모두에게 흘러든다. 그러나 단순히 공중보건에 투자하고 모두가 혜택을 받으리라 믿어버리는 것만으로는 충분치 않다. 특히 취약한 집단이나 과밀한 도심 빈민지역 또는 시골 오지에 있는 사람들의 경우 접근 장벽이 있을 수 있다.

어떤 경우에는 말 그대로 장벽이 존재한다. 노숙자들은 상수도 혜택 접근이 거부될 수 있다. 목욕하거나 소변을 볼 수 있는 개인적이고 안전한 공간의 보장이 거부된다. 오지에 살거나 단순히 도심 외곽에 있는 사람들의 경우에는 거리(距離)가 예방접종 캠페인 등 공중보건 개입의 장벽이 될 수 있다. 장애인에게는 적절한 편의시설을 갖추어야만 서비스 접근이 가능할 수 있다. 개입이 정보와 지식의 형태를 띨 경우에는 언어와 문화 또는 문해력이 접근을 방해할 수 있다.

이러한 예들은 비교적 직접적이고 예측 가능한 접근 장벽을 반영한다. 종종 접근성의 문제는 사후에 탐지되기도 한다. 특정 집단이 인구 전체보다 혜택이나 위험에 뒤처져 노출되는 사실이 감시를 통해 파악되기 때문이다. 예를 들어 왜 사회경제적 약자 집단이 담배 규제의 혜택을 제한적으로 보았는지 또는 왜 그들의 당뇨병, 결핵, HIV/AIDS 비율이 훨씬 높은지에는 아직 의문의 여지가 남아 있다.

접근성과 관련된 문제는 궁극적으로 바람직한 거버넌스의 원칙을 고수함으로써 해결될 수 있다. 개입은 신중하게 조사해 시행하고 취약한 집단의 효과성을 지속적으로 모니터링해야 한다. 그 목표는 재정적·비재정적 장벽을 식별해 제거하고 전체적으로 양질의 공중보건 개입으로 모든 국민이 사는 곳과 관계없이 어디서라도 혜택을 받을 수 있도록 보장하는 것이다. 마이클 마멋과 동료들은 '비례적 보편주의' 개념을 '보편적이지만 불이익의 수준에 비례한 범위와 강도'에 따른 조치들과 함께 제시했는데, 강도가 가장 높은 조치는 '사회적·경제적 불이익을 더 많이 받는 사람들에게 필요할 것'이라는 의미이다.[34] 정책결정 과정에 소외된 집단을 적극적으로 참여시키는 것은 접근 장벽을 탐지하고 효과적으로 해결하는 데 매우 유용하다.

## 부족한 상품과 서비스의 공평한 분배

비록 내가 인구차원 전략의 효과성과 내재된 형평성을 강조하기는 했지만, 부족한 자원 할당의 딜레마는 어떤 방법으로든 피하기 어렵다. 보건의료 접근이라는 광범위한 질문은 제쳐두고라도, 국민을 대상으로 하는 예방서비스의 맥락에서 자원 할당적 난제가 떠오를 수 있다. HIV/AIDS 퇴치를 위한 예방치료 전략의 도입, 신종 및 계절 인플루엔자 백신 보급 혹은 재난 대비와 구호에서 보였던 문제이다. 예를 들면 미국에서 허리케인 카트리나 발생 후 사회 최약자들이 무시된 것을 보라. 모든 사람에게 대피하거나 식량과 물을 저장하라고 지시하는 것은 얼핏 보아 평등한 것 같지만 가난하고, 나이 들고, 장애가 있는 사람들에게 그렇게 할 만한 수단이 없다는 점을 고려해야 한다.

그 같은 자원 할당 딜레마의 모범 답안은 없다. 거듭 강조하는 것은 책임 있고 투명하며 참여적인 거버넌스의 중요성이다. 공중보건 위협에 직면한 소외층은 특히 최후의 보루로서 정부에 의지한다. 빈곤층이 보건서비스를 확보할 수단이 가장 부족한 가운데 빈곤과 낙인이라는 스트레스 요인은 손상과 질병의 위험을 더욱 높여준다. 정부가 특히 이들 집단에 책임을 져야 하는 것은 당연하다. 실제적으로 이 특별한 책임은 취약 집단의 영향을 평가하기 위해 자원할당 결정을 사전 조사하고 실제 영향을 모니터링함으로써 달성될 수 있다. 투명성, 책무성, 참여를 위해 영향을 받는 집단 대표들이 이 절차가 진행되는 동안 협상 테이블의 의석을 확보해야 한다.

# 정의에 입각한 글로벌보건을 어떻게 달성할 수 있는가?

이 시점까지 나는 글로벌보건에서 정의가 어떤 모습일지, 특히 사회적 약자의 시각에서 대략적으로 윤곽을 그렸다. 그 과정에서 나는 상위 인구수준 전략에 투자를 증대하기 위해 우선순위를 전환할 것을 촉구했다. 이 마지막 부분에서는 국가적·세계적 거버넌스의 수준에서 이 모두가 요구하는 것이 무엇인지를 살펴보고자 한다.

보건을 위한 글로벌 거버넌스의 개념은 이 책에서 폭넓게 정의되었듯이 전 세계 인구의 보건을 형성하는 규칙, 규범, 기구, 절차와 관계된다. 지금쯤이면 내가 거버넌스를 역동적이고 규범적으로 개념화하고 있음이 분명해졌을 것이다. 내 목표는 글로벌보건 활동을 초연히 설명하는 데 있지 않으며, 이들 활동이 어떻게 적극적으로 재편성되고 운영될 수 있는지, 모든 사람에게 무병장수하는 삶을 살 수 있는 기회를 보장하기 위한 관점으로 탐구하는 데 있다.

나는 비전염성질환 위기를 통제하기 위한 일련의 예방 전략, 인플루엔자 백신을 위한 글로벌 보험 계획 그리고 WHO 개혁 등을 포함해 여러 가지 제안을 내놓았다. 여기에서는 이 분야가 직면한 주요 도전을 겨냥한 여섯 가지 현재의 구상, 즉 글로벌보건 지도력, 바람직한 거버넌스, 지속 가능한 재정, 형평성 있는 과학 연구 우선순위, 혁신의 열매에 공평한 접근 그리고 글로벌보건기본협약 같은 글로벌보건의 '뉴딜'을 탐구하고자 한다.

이 분야의 제안은 겸손이라는 약을 많이 복용하고 누그러져야 한다. 글로벌보건 지형은 근본적으로 변화에 변화를 거듭했다. 우리는 지금 그리고 미래에 가능한 것이 무엇인가를 이제 막 파악하기 시작했을 뿐이다. 지난 반세기 동안 운동은 '도달 가능한 최고 수준의 건강'을 향한 초기 낙관주의에서 좀 더 가시적인 1차보건의료의 비전(1978년 알마아타에서 시작해 2008년 재확인), 다양한 질병 중심의 세부 목표 그리고 새천년개발목표와 2015년 이후 지속 가능한 개발 의제로 변화하며 다양한 비전을 중심으로 결집했다. 이들은 고귀한 비전이었고 현재도 그러하며 헌신적인 권익 옹호자들과 지도자들의 최선의 의도와 이해를 반영한다. 글로벌보건의 새로운 비전에 도달하는 데 필요한 우리의 임무는 과거의 경험으로부터 배우고 새로운 도전뿐 아니라 계속되는 도전에 맞추어 글로벌 거버넌스를 조정하는 것이다.

그와 동시에 오늘날의 글로벌보건 지형은 100여 개의 조직이 활동하면서 종종 서로 경쟁하고 우선순위를 다투면서 점점 복잡해지고 있다. 이러한 지형을 도식화하려는 노력, 즉 기구, 규범, 절차를 명확한 계층구조로 조직화하는 것은 불가능할 것이다. 이러한 복잡성이 엄연한 현실이기 때문에 글로벌 거버넌스 구조는 쉬운 답을 구하려 하기보다는 사실 그대로 받아들여야 한다. 그렇다고 해서 파편화와 비효율성을 묵인하라는 의미는 아니다. 인간의 목숨이 걸려 있기 때문이다. 그러나 근본적인 구조조정을 모색할 때는 신중하게 밟아가야 함을 뜻한다.

## 글로벌보건 지도력: 파편화한 체계의 합리화

국제 업무에서 보건 옹호, 다양한 이해관계자 조율, 정의에 입각한 글로벌보건 촉진을 위한 우선순위 설정을 위해서는 지도력이 개선될 필요가 있다. 비록 WHO가 타당한 비판의 대상이 되기는 하지만 이 지도력을 수행하는 데 더 적합한 다른 경쟁 기구는 없다. 민간단체와 비정부기구는 WHO의 광범위한 회원국 범위와 회원국에 갖는 민주적 책무성이 미흡하다. 세계은행, 유엔에이즈, 세계기금 등 다른 국제기구가 중요한 역할을 하지만 그 어느 기구도 WHO의 광범위한 보건 의무를 보유하고 있지는 않다.

WHO가 파편화한 행위자들의 행동을 합리적으로 개선하면서 글로벌보건의 일관된 길을 개척해 나간다는 이상은 1948년 기구 창립과 함께 헌장을 통해 "국제보건업무에 있어서 지도적·조정적 기구로서 활동"하는 임무를 부여받았을 때 터무니없는 말로 들리지 않았다. WHO는 이질적인 활동이 완전히 조화를 이루게 할 만한 법적 권한이나 정치적·경제적 영향력을 가지고 있지는 않다. 하지만 효과적인 의장, 중재자, 협상가가 될 수 있는 합법성과 수임사항을 지니고 있다. 규범 수립, 회원국 권고, 글로벌 이해관계자 회의 소집 등의 권한을 통해 WHO는 수원국 주도권 보유, 좀 더 명확한 우선순위 설정, 이질적 활동 간 조화 증대를 위한 글로벌보건 활동을 이끌어나가는 데 도움을 줄 수 있다.

좀 작은 규모이긴 하나 조율 개선을 위한 모형은 이미 존재한다. 유엔에이즈가 진두지휘하는 3·1 구상(Three Ones)은 에이즈 자금 지원자들이 하나의 국가 행동 프레임워크, 하나의 국가조정기구, 하나의 국가 차원 감시 및 평가 체계를 위해 제활동을 조화시켜나갈 것을 요구했다.[35] WHO, 유엔인구기금, 유엔아동기금, 세계은행으로 구성된 H4+는 모성과 아동 보건에 관한 업무를 협조하고,[36] H8은 일곱 개의 다자 기구와 게이츠재단 간 조율을 증대하고 있다.[37] 한편 세계은행, 세계백신면역연합, 세계기금은 보건체계 강화를 위해 협력한다.[38]

물론 지도력 문제는 목표들이 확대되어 건강의 필수 조건을 포함하고 행위자 수가 늘어날수록 더욱 복잡해진다. 역사적으로 WHO의 지도력은 파벌주의와 회원국 간 불신, 돈과 영향력을 두고 다른 국제기구와 경쟁하는 동안 약화되었다.[39] WHO의 지도력이 아무리 수완 좋고 효과적이라 하더라도 이해관계자가 협력하지 않으면 글로벌보건의 조율은 실패할 수밖에 없다. 국가가 WHO에 조건 없는 자원으로 적절히 지원하고 사무국에 정치적 지원을 제공하지 않는 한 WHO는 성공할 수 없을 것이다.

지도력을 주장하는 한 가지 방법으로 WHO는 그 책임 범위에 있는 종합 글로벌보건협약의 협상에 착수할 수 있을 것이다. 나는 이 책 후반부에서 반기문[40]과 미셸 시디베[41]가 지원하는 조약 기반의 글로벌보건기본협약 형태 또는 마거릿 챈[42]이 제안한 좀 더 연성적인 규범인 '글로벌보건 프레임워크' 같은 국제 협정을 논하도록 하겠다.

## 바람직한 거버넌스: 청지기 본분의 가치

벌어진 보건 격차를 해결하고자 한다면 사고방식의 전환이 필요하며, 건강의 필수조건 보장을 기본적인 정의의 문제로 바라보아야 한다. 전 세계 연대는 불을 붙이기 어려운 반면에 오염과 부정직을 인지하면 순식간에 꺼져버린다. 그래서 글로벌보건의 원대한 비전은 바람직한 거버넌스의 지속적인 약속이 뒤따라야 한다.

나는 제3장에서 바람직한 거버넌스의 근본적이고 보편적인 가치로 여겨지는 정직성, 투명성, 참여적 숙의, 효율성과 책무성을 다루었다. 개방적이고 정직한 기구를 세우는 데 내재된 가치와는 별도로 바람직한 거버넌스 가치를 엄수하는 것은 보건성과 개선에 직접적으로 연결된다.[43] 인구 건강의 진정한 변화를 위해서는 이해관계자의 청렴한 행동, 열린 절차의 채택, 시민사회를 동반자로 참여시키기, 효율적 관리, 세부목표 설정, 성과 모니터링, 책무성 절차 준수를 요구한다.

그러나 이들 가치를 기구와 정부의 업무에 주입하려면 창의적인 해결책이 필요하다. 실행 가능한 해결책에 도달하려면 협상이 필요하지만 몇 가지 가능성이 존재한다. 국제 공동체는 경성 혹은 연성의 책무성 규범에 합의하고 글로벌보건기본협약 같은 실천규약이나 협약을 통해 모니터링할 수 있을 것이다. 또 다른 대안은 유인 체계를 만들어 국제 공동체가 제공하는 재정 지원의 일부를 국가 책무성 개혁에 연계되도록 하는 것이다. 후자의 경우, 정부가 바람직한 거버넌스에 실패하더라도 그 국민이 더 큰 고통을 겪지 않도록 보장하는 것이 중요하다.

이 책은 전체적으로 중앙정부가 자국 국민의 건강에 1차적인 책임을 지면서 전 세계 공동체의 지원과 원조를 이용한다는 가정이 깔려 있다. 그러나 바람직한 거버넌스의 가치는 정부를 넘어서까지 확장된다. 최근 수십 년간 글로벌보건의 주요한 실책 중 하나는 국제기구가 개발도상국 정부에 엄격한 조건을 부과하는 한편 세계은행과 그 구조조정 프로그램 등 민간 분야의 효율성과 책무성에 관해서는 태평하게 낙관적이었던 데서 발생했다. 그리고 국제기구 자체도 방향을 잡지 못하고 자신들이 채택하는 정책에서 얻을 것 혹은 잃을 것이 가장 많은 공동체의 진정성 있는 의견을 귀담아듣지 않았다.

## 수요에 따라 신축적이고 지속 가능한 재정: 보건세계기금을 향하여

아마도 글로벌보건에서 가장 오래 지속되고 힘든 도전과제는 프로그램과 활동이 예측 가능성, 지속 가능성, 보건 필요에 따른 신축성으로 자금 조달을 보장하는 일일 것이다. 가장 시급한 자원 수요는 사람들이 건강할 수 있는 조건을 보장할 만한 능력이 부족한 저·중소득국에 있다. 이 책을 통해 설명했듯이 역량 구축은 계속 늘어나는 대외 지원을 받기 위한 암호가 아니다. 상호 책임성 접근은 수원국에 국민의 건강 수요를 충족할 1차적인 책임을 부과하지만 또한 국제 사회에 기술적 자문, 자원, 수원국 주도권 존중을 통해 지원할 잔여 의무를 생성 한다.

저소득국 정부에서만 지속 가능한 재정이 필요한 것은 아니다. 국제기구 또한 임무를 수행할 경제적 수단이 필요하다. WHO 자체가 가장 명백한 예시로서, 제한되고 안정적이지 못한 자금 조달로 시달리고 있고 그 자원 규모는 기구가 직면한 글로벌보건 문제와 완전히 동떨어져 있다.[44] 보건에 대한 국제 원조는 양자적 및 다자적 방법 모두를 이용해 직접 수원국과 국제기구에 조달하는 방안이 필요하다.

현재 글로벌보건 공간은 몇 개의 주요 기구에 나뉘어 있다. 그중 WHO는 규범 수립과 기술을 지원하고, 세계기금은 세 가지 질병과 관련한 자원을 협조하고 배분하며, 세계백신면역연합은 아동 예방접종에서 유사한 역할을 수행한다. 만일 건강의 필수조건 보장이 글로벌보건 개혁에서 중요한 목적이 되려면 기구는 서로 간의 벽을 허물어야 한다. 이를 위해 건강한 인구를 위한 세 가지 조건인 보건의료 체계, 공중보건 조치, 사회적 결정 요인을 지원하기 위해, 건강의 기저 조건에 우선순위를 두면서, 기금 조성과 분배를 감독하는 보건세계기금을 상상해볼 수 있을 것이다.[45]

건강의 필수 조건을 위한 기금을 감독하기 위해 새로운 기구를 수립할 필요가 있는가? 세계기금의 수임사항을 특정 질병보다 필수 건강조건을 지원하도록 확대하는 데에는 분명 위험이 따른다. 이는 세계기금의 자금지원 확대가 좀 더 확장적인 임무를 수반하는가의 문제를 뛰어넘는다. 세계기금의 주요 자금원인 중앙정부가 공중의 상상력을 사로잡지 못하는 광범위한 조직 변화를 지원할 가능성은 높지 않다. 이러한 정치적 책임 외에도 세계기금 같은 기존 기구는 개별적인 건강 조건을 위한 서비스 제공에 특화되어 있다. 그러한 수임사항을 광범위하게 뛰어넘는 확장은 우선순위의 전환과 전문성 확대를 수반한다. 간단히 말해 이러한 종류의 제도 변화와 연관된 위험이 있으며 현상 유지를 계속하는 비용과 대비해서 측정되어야 한다. 신규이든, 기존 기반에 구축되든 어떤 식으로든 글로벌보건 개혁에는 건강한 공동체에 사는 건강한 사람들을 위한 조건을 보장하기 위해 적절한 자금을 조성할 수 있는 광범위한 임무와 함께 신뢰할 수 있고 자원이 충분한 기구가 필요하다.

## 혁신의 이용: 연구개발 조약

특히 질병 경로에서 상위 수준에 이르면 위험 요인을 겨냥하는 것이 필수적이긴 하나 또한 생명 구제와 생명증진 기술을 개발하기 위해 과학자, 기술자, 건축가, 다른 혁신가의 창의력을 활용할 필요가 있다. 좀 더 예리하게 말하면 글로벌 거버넌스 체계는 특히 빈곤층의 손상과 질병의 주요 원인을 해결하기 위한 혁신을 진작할 방법을 찾아야 한다.

글로벌보건 옹호자들은 개도국의 보건 수요를 적절히 해결하지 못한 현재의 연구개발 유인 구조를 비판한다. 기존의 지식재산과 민영화한 연구 체계는 특허를 획득하고 높은 수익을 올릴 수 있는 건강 기술의 유인을 창출한다. 회사의 특허 상품을 구매할 수 없는 빈곤한 사람들에게 주로 부담을 주는 질병 연구를 위한 재정 유인책은 거의 없다. 그 결과 빈곤한 사람들은 효과적인 진단, 의약품, 백신 부족으로 고통을 겪으며 죽는다.

이러한 불균형의 강도는 널리 논의되는 '10/90' 격차에 포착되어 있는데, 이는 세계 인구의 가장 빈곤한 90%에게 주로 영향을 미치는 문제에 전 세계 건강 연구개발 지출의 10%만 투입된다는 개념이다. 2004년의 한 보고서는 이 분석을 비판하며 '소외' 질병은 저소득국에서 상대적으로 보건 부담이 적은 질병이라고 했다.[46] 그럼에도 불구하고 이윤 유인책은 수익성이 좋은 발명에 도움이 된다. 높은 이윤을 남길 수 있는 제품은 글로벌 부유 국가에서 높은 비용을 지급할 것이기 때문이다. 이러한 역학은 제약회사가 이미 시장화된 약품과 동일한 치료 효과를 지닌 제품을 모방하는 데서도 증거가 나타난다. 예를 들어 2013년 인도 대법원은 노바티스의 수익성 높은 암 치료약인 글리벡이 이전의 성분 배합보다 '증대된 또는 우월한 효능'을 지니지 못했기 때문에 특허를 줄 수 없다고 판결했다(제9장 글상자 9.5 참조).[47]

이러한 시장 실패를 해결하기 위한 노력으로 그리고 수익성보다는 보건 수요에 기초해 연구 수행 유인책을 제공하기 위해, WHO는 연구개발협의전문가실무단(CEWG)을 발족했다.[48] 2012년 실무단 보고서는 WHO에 개발도상국의 수요를 1차적으로 충족시키기 위해 연구 개발을 제고하도록 글로벌보건 조약 체결을 촉구했다. 핵심 메커니즘에는 ① 국가 소득의 일정 비율을 연구 개발에 투자하고 일부는 새로운 다자 공동재정 체제에 할당, ② 개발도상국의 혁신역량 증대, ③ 개도국에 기술이전 및 과학지식 접근 확대 등이 포함된다. 이 보고서의 기저에 흐르는 중요한 원리는 연구 개발을 의약품 가격과 연계하지 않는 것이다.[49]

이 보고서의 최초 반응은 호의적이었다. 제약회사는 조약하에서 지식재산권 침해 없이 새로운 자원을 연구개발 계통에 투입할 수 있다는 점을 인정하면서 예비 지원을 제공하겠다고 했다.[50] 그러나 고소득국은 자원 지출에서 법적 의무가 발생되면서 제안된 공동재정 체계의 통제권을 포기할 것이라고 우려해 협약에 저항했다. 더욱이 이들 국가는 자국민에게는 아무런 혜택이 없다고 보았다.[51] 비록 R&D 조약 가능성이 단기적으로는 희박해 보이지만 연구개발협의전문가 실무단은 글로벌보건 격차를 해결하는 데 과학 혁신의 중요성과 국제법의 역할과 관련한 국제적인 대화를 촉진했다.

## 혁신의 열매에 대한 공평한 접근: 보건성과기금

만일 연구 개발이 진실로 개발도상국에 혜택을 제공하려면, 빈곤한 사람들이 혁신의 열매에 공평한 접근을 할 수 있어야 한다. 어디에나 중요한 가치를 지닌 의료 기술이 많다. 예를 들어 콜레스테롤, 당뇨, 암, 소외열대질환, 에이즈, 결핵, 말라리아 의약품 등이 그렇다. 그러나 이러한 의약품은 대부분 자주 빈곤한 사람들이 도달할 수 없는 가격으로 책정되어 있다. 빈곤한 사람들에게 실제로 도달하는 높은 효과성이 있는 의약품에 투자하도록 자극하려면 한 가지 메커니즘이 필요하다. 민간 사회와 학계는 필수의약품을 좀 더 저렴하게 만드는 중요한 제안을 많이 제시했는데 그중에 의약품특허목록(MPP)이 포함되어 있다(제10장 글상자 10.3 참조).

토머스 포기와 에이든 홀리스는 보건성과기금(HIF)이라고 하는 혁신적인 개혁안을 제시했다. 보건성과기금은 질병의 글로벌 부담을 줄이는 의약품 개발과 분배를 위한 시장 중심의 계획이다.[52] 국가와 이해관계자가 기금에 자금을 기부하면 이 기금은 장애보정생존연수(DALY) 같은 표준화된 단위로 측정된 요구 중 수요가 크지만 충족되지 않고 있는 요구를 달성하도록 생명공학 회사와 제약회사에 자금을 분배한다. 특허권자는 기금에 신약을 등록하거나 기존 의약품의 신규 용도를 등록함으로써 전 세계에 해당 의약품을 원가에 배분하는 데 동의하게 된다. 그러면 보건성과기금은 전반적인 보건 성과에 대한 측정 가능한 기여도에 따라 회사에 연간 보상을 제공한다. 등록자들은 제너릭 의약품 제조에 동의한 후 시장승인 시점으로부터 10년간 보상금을 받을 자격을 얻는다. 보건성과기금은 기존 지식재산 체계의 왜곡된 유인 제도를 교정하는 작용을 할 것이다.

## 보건을 위한 글로벌 거버넌스의 뉴딜을 향하여

보건을 위한 글로벌 거버넌스는 결정적인 순간에 있다. WHO는 예산 부족에 직면해 있고 행위자들의 다변화로 체계가 파편화되었으며, 질병 중심 운용으로 광범위한 보건서비스에 자원이 투입되지 않고 있다. 그와 동시에 유엔은 새천년개발목표 그 이후 어젠다를 심의하고 있다. 글로벌보건 자원은 좀 더 효과적인 거버넌스와 조직 구조를 통해 훨씬 큰 영향력을 미칠 수 있다. "더 직접적으로 말하면, 오늘도 그리고 매일 사람들은 죽을 것이다. 그리고 글로벌보건의 운영과 이행 방식 덕분에 삶이 개선되지는 않을 것이다."[53] 글로벌보건의 이 모든 지각 변동에도 불구하고 지금은 정의에 입각한 글로벌보건 달성을 위한 주요 개혁을 이행하기에 적기이다.

필요한 것은 글로벌보건을 위한 새로운 거래(뉴딜)이다. 브레턴우즈 금융관리 체제가 국제금융기금과 세계은행을 출범시키면서 20세기 중반의 상업과 금융에 혁명을 가져온 것과 같은 거래가 필요하다. 마크 다이불, 피터 피오트, 홀리오 프랭크는 글로벌보건 거버넌스를 변화할 브레턴우즈 형태의 협약을 제안

**표 14.1 / 기본협약 - 의정서 접근법**

**정의:** 점증적 과정을 이용하는 구속력 있는 조약으로서 당사국은 핵심적인 규범 표준과 함께 기본 틀을 협상한다. 이후 의정서를 통해 좀 더 엄격한 의무를 수립할 수 있다. 글로벌보건기본협약은 건강권에 기초해 국제 협력과 명확한 국가 의무의 공정한 조건을 수립한다. 우리 시대를 규명하는 글로벌보건 현안을 좀 더 전체적이고 통합된 방식으로 해결하면서 국내 및 글로벌보건 형평성의 이중 의무와 함께 글로벌보건을 증진하는 데 목표를 둔다.

**현재 모형:** 기본협약-의정서 접근법은 보건과 환경을 보호하기 위해 초국적 사회운동의 중요한 전략이 되고 있다. 기후변화기본협약의 교토의정서는 온실가스 방출의 구체적인 수준을 설정한다. WHO의 담배규제기본협약은 담배 수요와 공급을 감소하기 위한 국제 표준을 설정한다.

**조직 구조:** 글로벌보건기본협약은 기존의 조직 구조와 신규 조직구조 간에 연결되어 있다고 내다본다. WHO가 주도할 가능성이 높은 사무국, 기본협약의 의무를 이행하고 의정서 초안을 작성하는 당사국 회의, 혁신적 해결책의 과학 연구를 촉진하고 평가하는 정부 간 글로벌보건 패널, 보건을 다양한 분야의 의제에 포함하는 고위급 다부문 글로벌보건 컨소시엄 등으로 조직이 이뤄진다.

**장점:** 기본협약-의정서 접근법은 유연해 각국이 정치적으로 실행 가능한 의무에 합의하게 하고 논란이 많은 현안은 이후의 의정서를 위해 남겨둔다. 보건과 보건 정의를 위한 상향식 사회동원 과정을 가능하게 한다.

했다.[54] 새로 등장한 G20의 주도로 이 뉴딜은 보건을 위한 진정한 파트너십과 상호 책임을 장려하기 위해 글로벌보건의 구조를 변화시킬 것이다. G20이 이 엄청난 도전을 받아들일지는 미결로 남아 있다. 최근 글로벌보건은 경제 위기와 무역에 밀려 의제에 오르지 못하고 있다.

좀 더 통합된 보건 체계를 달성하려면 글로벌보건 체계는 재정과 서비스 전달을 위한 좀 더 일관성 있는 모델을 향해 나아가야 한다. 앞서 논의했듯이 보건세계기금(안)이 주요 글로벌보건 자금 조달자가 될 수도 있다. 그와 동시에 새로운 거래는 다양한 글로벌보건 행위자들의 활동을 합리적으로 개선해 공통의 목표와 상호 협력적 계획으로 사업을 추진해야 한다.

다른 맥락에서 성공적으로 활용된 글로벌 구조 모델은 기본협약-의정서 접근 방식이다(표 14.1 참조). 기후변화기본협약(교토의정서)이 환경 분야에서 개념의 증거로 역할을 하고 있는 것처럼, 보건 분야에는 담배규제기본협약이 이런 역할을 하고 있다. 기본협약-의정서 접근 방법은 구속력 있는 국제법을 수립하는 동시에 점증적이어서 당사국들이 계속해서 규범적 의무를 심화할 수 있도록 허용한다. 우선적으로, 당사자들은 폭넓은 '기본' 원칙을 협상한다. 이 원칙에는 당사국이 자국법을 입법할 수 있는 일정 수준의 재량 범위가 있다. 좀 더 복잡하거나 논란이 있는 현안은 특정 의정서의 향후 협상을 통해 해결할 수 있다. 개방형 협상에서 시작해 국가별 확고한 행동으로 이어지는 이러한 역학은 때때로 '과정의 힘'으로 불리기도 한다.[55] 이상적으로 최종 결과는 우선순위 설정과 다양한 이해관계자 조율에 도움을 주어 진정한 파트너십과 숙의적 참여를 통해 시행되도록 도움을 준다.

담배규제기본협약이 성공했다는 인식에 따라 WHO는 다른 주요 위험요인을 겨냥한 기본협약을 협상할 것을 요구받기에 이르렀다. 특히 술은 담배와 유사성이 있다고 보고 있다. 즉, 편재성, 중독성, 초국적 무역, 결과적인 질병 부담의 불공평성, 제3자에게 미치는 위해성 그리고 업계의 격렬한 반대 등이다.[56] 이 장에서 옹호하는 공중보건 관점에서 볼 때 이들 최근 구상의 주된 매력은 상위 위험요인을 겨냥한 데 있다.

기본협약-의정서 접근 방식은 담배규제기본협약 선례 위에 구축하려는 노력이 있지만 인내가 필요하다. 우선 한 가지 이유는 기본협약을 협상하는 데 수반되는 시간과 자원의 순수한 투자는 벅찬 업무가 될 수 있기 때문이다. 적어도 담배규제기본협약을 길잡이로 삼는다면 그렇다. 세계보건총회가 1995년 처음 사무총장에게 담배규제협약의 실행 가능성을 모색할 것을 요구한 때로부터 2005년 비준에 이르기까지 10년이 흘렀고 2012년 말 첫 의정서가 채택되기까지 또다시 7년이 흘렀다. 협약의 핵심 설계자가 설명하듯이 담배규제기본협약 협상은 우연한 상황의 혜택을 보았다. 그런 유형으로는 최초의 조약이므로 협상은 대부분 담배 산업의 감시망하에서 진행될 수 있었다. 주류 산업은 의심의 여지없이 이 실수로부터 교훈을 얻을 것이고 처음부터 그러한 협정 절차를 강력하게 반대할 것이다.[57]

## 글로벌보건기본협약(FCGH)

내가 깊이 간여했던 안은 좀 더 야심 찬 목표를 향해 기본협약-의정서 모델을 적용한다. 이 안은 국제 공동체가 건강권을 존중하고 건강 불평등을 줄이기 위한 확고한 약속과 책무성 체제에 이르도록 진행 중인 대화에 참여할 것을 요구한다.[58] 시민사회와 학계의 글로벌 연대인 국가 및 글로벌보건 책임에 관한 합동행동 및 학습구상(JALI)[59]은 글로벌보건기본협약을 지지하는 국제 캠페인을 전개했다.[60]

반기문 전 유엔 사무총장은 글로벌보건기본협약을 지지하는 분명한 메시지

**표 14.2 / 글로벌보건기본협약: 목표와 양상**

| 목표 | 글로벌보건기본협약의 양상 |
| --- | --- |
| 자국민 보건을 위한 국가 책임을 정의한다 | • 보건의료, 공중보건, 건강의 사회적 결정 요인에 관한 국내 재정목표와 이행 일정표를 수립한다<br>• 건강 형평성을 제고하고 보건 관련 의사결정에 참여를 보장하기 위한 책임을 수립하며 책무성을 제공한다 |
| 지속 가능한 재정을 제공하기 위한 국제적 책임을 정의한다 | • 신뢰할 만한 자금 제공을 보장하기 위한 글로벌보건 재정 기본 틀을 수립한다<br>• 자원 능력과 보건 수요에 따라 공평하게 책임을 할당한다 |
| 보건 수요의 충족 및 글로벌보건 격차 감소를 위한 건강권을 정의한다 | • '보편적 보장'과 '건강 형평성'에 대한 합의된 정의를 수립하고 최대 가용자원과 같은 건강권 표준을 수립한다<br>• WHO의 실천규약 및 글로벌 전략 준수를 강화한다. (예: 인력난을 겪고 있는 개발도상국으로부터 보건 종사자 채용 감소 등)<br>• 세계화된 세상에서의 건강권을 재정의한다. 보건 효과의 초국적기업을 규제할 책임을 포함한다 |
| 핵심 영역의 정책이 무역, 농업, 환경 등 보건 및 건강 형평성의 증진을 보장한다 | • 국가는 모든 정책에 건강을 고려하는 접근법을 채택한다<br>• WHO는 다양한 분야의 개입과 조율에 책임을 진다 |
| 건강을 위한 혁신적 재정 제도를 수립한다 | • 국가는 보건을 위한 혁신적 재정을 집행한다 (예: 자금 거래, 건강에 유해한 식품, 주류에 대한 과세 등) |
| 건강권 실현의 진도 및 차질에 대한 경험적 모니터링을 개선한다 | • 보건 성과와 건강 형평성 진도를 측정하기 위해 자료수집 방법과 기준을 표준화한다 |
| 보건을 위한 글로벌 거버넌스의 건전한 모델을 촉진한다 | • 국가는 투명성, 참여, 책무성 등 바람직한 거버넌스와 그 원칙을 달성하기 위한 제도를 시행한다<br>• WHO는 보건에 역점을 둔 다부문 컨소시엄을 주도한다 |
| 강력한 글로벌보건 리더십을 증진한다 | • 지속 가능한 재정, 증거 중심의 혁신적 해결책을 개발할 수 있는 전문성, 이들 해결책을 시행할 수 있는 규범적 권한으로 WHO를 강화시킨다 |

를 전했다. "에이즈 대응이 건강권을 위한 글로벌 연대의 등불이 되게 하고 미래의 유엔 글로벌보건기본협약을 위한 무대가 되게 합시다."[61] 유사한 맥락에서 유엔에이즈의 수장인 미셸 시디베와 동료 켄트 부즈는 반문한다. "건강권에 우리의 공동 관심을 재점화하는 것보다 건강과 존엄성을 증진하는 더 나은 방법이 있습니까?" 그들은 '글로벌보건기본협약을 위해 전례 없는 사회적·정치적 동원'을 요구했다.[62]

글로벌보건기본협약은 새로운 비전을 제시하고 보건을 위한 글로벌 거버넌스를 다시금 그리게 될 것이다. 비록 대담한 글로벌보건 조약의 체결이 엄청난 일이기는 하지만 구속력이 없는 연성 문서로 시작할 수도 있을 것이다. 이는 마거릿 챈 전 WHO 사무총장이 '글로벌보건 프레임워크'라고 이름 붙인 형태이다. (표 14.2는 글로벌보건기본협약의 핵심 양식을 묘사한다.)[63]

글로벌보건기본협약은 이 책에서 논의된 주요 글로벌보건 문제를 체계적인 방식으로 다루어야 할 것이다.

- *건강권:* 규범적 의무를 좀 더 상세하게 제공한다. 모든 사람이 인권법에서 권리를 주장할 수 있는 상품과 서비스를 정의하고 특히 소외된 집단의 보건 수요에 관심을 기울인다. 이 권리의 이해와 정책의 통합을 제고하며 사람들이 건강권을 좀 더 효과적으로 주장할 수 있게 해준다.
- *상위 우선순위 설정:* 보건 우선순위에 반드시 예방 조치를 포함하고 공중보건과 사회적 결정 요인들의 전체적 변화 등 보건 조건을 보장한다.
- *상호 책임:* 당사국은 자국민의 건강을 보장할 국내적·국제적 책임이 있으며 부유한 국가는 저소득국과 파트너십하에서 능력을 구축할 의무를 수립한다.
- *혁신적 재정:* 보건을 위한 재정을 활용한다. 항공기 여행, 자금 거래, 유해한 식품에 과세 등.
- *모든 정책에 건강 고려:* 건강 영향을 평가하고 보건 활동을 증진하기 위해 정부가 다른 부처 및 사회 이해관계자와 협력하도록 장려한다.
- *다부문 참여:* 무역, 지식재산, 환경 등 보건에 영향을 미치는 국제 분야를

참여시키는 보건을 위한 글로벌 거버넌스 전략을 시행한다.

- **바람직한 거버넌스**: 소외 집단의 적극적인 참여와 정직하고 투명한 거버넌스를 통해 명확한 목표 수립, 성과 모니터링 및 결과 책무성을 수립한다.

만일 글로벌보건 조약이라는 대담한 비전이 현실화한다면 '모두를 위한 건강, 모두를 위한 정의'라는 국제적 가치를 소중히 받드는 것이 되며 지역사회가 국내적·국제적으로 건강권을 주장할 수 있게 해줄 것이다.[64]

## 글로벌보건을 위한 기회를 잡으라

나는 서문에서 글로벌보건과 관련한 세상의 인식과 관심이 커지는 것에 대한 놀라움으로 이야기를 시작했다. 독자들이 글로벌보건 문제의 복잡성과 다양성에 절망하지 않도록 이것이 실제로는 좋은 문제라는 점을 기억했으면 한다. 수십 년간 글로벌보건에 만연한 무관심과 유리(遊離)에 직면하는 것보다는 별개 행위자들의 활동을 합리적으로 개선하는 임무에 맞서는 것이 낫다.

그러나 지금은 현실에 안주할 때가 결코 아니다. 글로벌보건을 향한 국제 공동체의 관심은 생긴 것만큼이나 쉽사리 사라질 수 있다. 만일 글로벌보건 운동이 나아가지 못하고 교착 상태에 빠진다면 부유한 국가, 자선가, 유명인이 다른 명분을 찾아 이내 떠나버릴 이유는 충분하다. 그리고 그런 일이 발생하면 세상에는 건강하지 못한 사람 사이에서 빈곤과 유행병의 악순환이 수그러들지 않고 계속될 것이다.

# ▌영문 약어, 주요 용어, 글로벌보건 행위자 모음

## 약어 모음

| 영문 약어 | 정식 영문명칭 | 한글 |
|---|---|---|
| AB | WTO Appellate Body | 세계무역기구 상소기구 |
| Abuja Declaration | Abuja Declaration on HIV/AIDS, Tuberculosis and Other Related Infectious Diseases | HIV/AIDS, 결핵 및 기타 관련 감염성질환에 관한 아부자선언 ("아부자선언") |
| ACT UP | AIDS Coalition to Unleash Power | 힘의 분출을 위한 에이즈 연합 ("액트업") |
| ACTA | Anti-Counterfeiting Trade Agreement | 위조품의 거래 방지에 관한 협정 ("위조품거래방지협정") |
| AIDS | acquired immune deficiency syndrome | 후천성면역결핍증후군 |
| AMC | advanced market commitment | 사전시장보증약정 |
| ART | antiretroviral therapy | 항레트로바이러스 치료 |
| BIT | bilateral investment treaty | 양자 간 투자 협정 |
| BSE | bovine spongiform encephalopathy ("mad cow disease") | 소해면상뇌증 ("광우병") |
| CBD | UN Convention on Biological Diversity | 유엔 생물다양성에 관한 협약 |
| CEDAW | UN Convention on the Elimination of All Forms of Discrimination against Women | 유엔 여성에 대한 모든 형태의 차별 철폐에 관한 협약 ("여성차별철폐협약") |
| CERD | UN International Convention on the Elimination of All Forms of Racial Discrimination | 유엔 모든 형태의 인종차별 철폐에 관한 국제협약 ("인종차별철폐협약") |

| 영문 약어 | 정식 영문명칭 | 한글 |
|---|---|---|
| CESCR | UN Committee on Economic, Social and Cultural Rights | 유엔 경제적·사회적·문화적 권리에 관한 위원회 |
| CIL | customary international law | 국제관습법 |
| CRC | UN Convention on the Rights of the Child | 유엔 아동의 권리에 관한 협약 ("아동권리협약") |
| CRPD | UN Convention on the Rights of Persons with Disabilities | 유엔 장애인의 권리에 관한 협약 ("장애인권리협약") |
| DALY | disability-adjusted life year | 장애보정생존연수 |
| Doha Declaration | Doha Declaration on the TRIPS Agreement and Public Health | TRIPS 협정과 공중보건에 관한 도하선언 ("도하선언") |
| DSB | WTO Dispute Settlement Body | 세계무역기구 분쟁해결기구 |
| ECOSOC | UN Economic and Social Council | 유엔경제사회이사회 |
| EIDs | emerging infectious diseases | 신종 감염성질환 |
| FDA | U.S. Food and Drug Administration | 미국 식품의약청 |
| FAO | UN Food and Agriculture Organization | 유엔식량농업기구 |
| FCGH | Framework Convention on Global Health | 글로벌보건기본협약 |
| FCTC | WHO Framework Convention on Tobacco Control | 담배의 규제에 관한 세계보건기구 기본협약 ("담배규제기본협약") |
| FSPTCA | U.S. Family Smoking Prevention and Tobacco Control Act | 미국 가족흡연예방 및 담배규제법 |
| FTA | free trade agreement | 자유무역협정 |
| GATS | WTO General Agreement on Trade in Services | 세계무역기구 서비스 무역에 관한 일반 협정 |
| GATT | WTO General Agreement on Tariffs and Trade | 세계무역기구 관세 및 무역에 관한 일반 협정 |

| 영문 약어 | 정식 영문명칭 | 한글 |
|---|---|---|
| Global Fund | Global Fund to Fight AIDS, Tuberculosis, and Malaria | 에이즈·결핵·말라리아 퇴치 세계기금 ("세계기금") |
| GGH | global governance for health | 보건을 위한 글로벌 거버넌스 |
| GHG | global health governance | 글로벌보건 거버넌스 |
| GHI | U.S. Global Health Initiative | 미국 글로벌보건구상 |
| GHL | global health law | 글로벌보건법 |
| GNI | gross national income | 국민총소득 |
| GOARN | WHO Global Outbreak Alert and Response Network | 글로벌 유행 경고 및 대응망 |
| GPG | global public good | 글로벌 공공선 |
| H1N1 | | H1N1 (인플루엔자 A형 바이러스주) |
| H4+ | Health 4+ (the WHO, UNAIDS, UNFPA, UNICEF, UN Women, and the World Bank) | H4+ (세계보건기구, 유엔에이즈, 유엔인구기금, 유엔아동기금, 유엔여성기구 및 세계은행) |
| H5N1 | | H5N1 (조류에서 온 신종 인플루엔자 A형 바이러스) |
| H7N9 | | H7N9 (조류에서 온 신종 인플루엔자 A형 바이러스) |
| H8 | Health 8 (the WHO, UNAIDS, UNFPA, UNICEF, Global Fund, GAVI Alliance, Gates Foundation, and the World Bank) | H8 (세계보건기구, 유엔에이즈, 유엔인구기금, 유엔아동기금, 세계기금, 세계백신면역연합, 게이츠재단 및 세계은행) |
| HCW | health care worker | 보건 의료 종사자 |
| HiAP | Health in all policies | 모든 정책에 건강 고려 |
| HIV | human immunodeficiency virus | 인간면역결핍바이러스 |
| HNP | World Bank Strategy for Health, Nutrition, and Population Results | 세계은행의 보건, 영양, 인구성과 전략 |

| 영문 약어 | 정식 영문명칭 | 한글 |
|---|---|---|
| ICCPR | International Covenant on Civil and Political Rights | 시민적·정치적 권리에 관한 국제규약 ("시민적·정치적 권리규약") |
| ICD | WHO International Classification of Diseases | 세계보건기구 국제질병분류법 |
| ICESCR | International Covenant on Economic, Social and Cultural Rights | 경제적·사회적·문화적 권리에 관한 국제규약 ("경제적·사회적·문화적 권리규약") |
| ICJ | International Court of Justice | 국제사법재판소 |
| ICRC | International Committee of the Red Cross | 국제적십자위원회 |
| IDU | injection drug user | 주사 약물 투약자 |
| IFFIm | International Finance Facility for Immunization | 국제백신금융기구 |
| IGO | Intergovernmental organization | 정부 간 기구 |
| IHL | international humanitarian law | 국제인도법 |
| IHP+ | International Health Partnership | 국제보건파트너십 |
| IHR | WHO International Health Regulations | 세계보건기구 국제보건규칙 |
| IMF | International Monetary Fund | 국제통화기금 |
| IP | intellectual property | 지식재산 |
| JALI | Joint Action and Learning Initiative on National and Global Responsibilities for Health | 국가 및 글로벌보건 책임에 관한 합동행동 및 학습구상 |
| LDC | least developed country | 최빈개도국 |
| LGBT | lesbian, gay, bisexual, and transgender | 동성애자, 양성애자, 성전환자 등 성소수자 |
| LMICs | Low- and middle-income countries | 저·중소득국 |

| 영문 약어 | 정식 영문명칭 | 한글 |
|---|---|---|
| MDGs | UN Millennium Development Goals | 유엔 새천년개발목표 |
| MDR | multidrug-resistant | 다중약물내성 |
| MFN | most favored nation (WTO principle) | 최혜국 (세계무역기구의 원칙) |
| MERS | Middle East Respiratory Syndrome | 중동호흡기증후군 |
| MEDICRIME Convention | Convention on the Counterfeiting of Medical Products and Similar Crimes Involving Threats to Public Health | 의료제품 위조 및 공중보건 위협을 수반하는 유사 범죄에 관한 협약 ("의료범죄방지협약") |
| MPP | Medicines Patent Pool | 의약품특허목록 |
| MSM | men who have sex with men | 남성 간 성애자 |
| NCD | noncommunicable disease | 비전염성질환 |
| NGO | nongovernmental organization | 비정부기구 |
| NTD | neglected tropical disease | 소외열대질환 |
| ODA | official development assistance | 공적개발원조 |
| OECD | Organization for Economic Cooperation and Development | 경제협력개발기구 |
| OHCHR | Office of the UN High Commissioner for Human Rights | 유엔인권최고대표사무소 |
| PAHO | Pan American Health Organization | 범미보건기구 |
| PIP Framework | WHO Pandemic Influenza Preparedness | 세계보건기구 범유행 인플루엔자 대비 프레임워크 |
| PEPFAR | U.S. President's Emergency Plan for AIDS Relief | 에이즈 퇴치를 위한 대통령 비상계획 |
| PHC | primary health care | 1차보건의료 |

| 영문 약어 | 정식 영문명칭 | 한글 |
|---|---|---|
| PHEIC | public health emergency of international concern | 국제공중보건비상사태 |
| PrEP | HIV pre-exposure prophylaxis | 노출 전 예방 요법 |
| SARS | severe acute respiratory syndrome | 중증급성호흡기증후군 |
| SPS Agreement | WTO Agreement on the Application of Sanitary and Phytosanitary Measures | 세계무역기구 위생 및 식물위생조치의 적용에 관한 협정 ("위생 및 식물위생조치 협정") |
| STD | sexually transmitted disease | 성매개감염질환 |
| TAC | Treatment Action Campaign (South Africa) | 치료행동캠페인 (남아공) |
| TASO | The AIDS Support Organization (Uganda) | 에이즈지원기구 (우간다) |
| TB | Tuberculosis | 결핵 |
| TBT Agreement | WTO Agreement on Technical Barriers to Trade | 세계무역기구 무역에 대한 기술장벽에 관한 협정 ("무역기술장벽 협정") |
| TRIPS Agreement | WTO Agreement on Trade-Related Aspects of Intellectual Property Rights | 세계무역기구 무역 관련 지식재산권에 관한 협정 |
| UDHR | Universal Declaration of Human Rights | 세계인권선언 |
| UN | United Nations | 국제연합 |
| UNAIDS | Joint United Nations Program on HIV/AIDS | 유엔에이즈합동계획 ("유엔에이즈") |
| UNCTAD | United Nations Conference on Trade and Development | 유엔무역개발회의 |
| UNDP | United Nations Development Program | 유엔개발계획 |
| UNFCCC | United Nations Framework Convention on Climate Change | 기후변화에 관한 유엔기본협약 ("기후변화기본협약") |

| 영문 약어 | 정식 영문명칭 | 한글 |
|---|---|---|
| UNFPA | United Nations Population Fund | 유엔인구기금 |
| UNICEF | United Nations Children's Fund | 유엔아동기금 |
| UN Women | United Nations Entity for Gender Equality and the Empowerment of Women | 유엔여성기구 |
| vCJD | variant Creutzfeldt-Jakob disease | 변종크로이츠펠트야콥병 |
| WFP | World Food Program | 세계식량계획 |
| WHA | World Health Assembly | 세계보건총회 |
| WHO | World Health Organization | 세계보건기구 |
| WIPO | World Intellectual Property Organization | 세계지식재산기구 |
| WTO | World Trade Organization | 세계무역기구 |
| XDR | extensively drug-resistant | 광범위 약제내성 |

## 글로벌보건 용어 설명

| 용어 | 설명 |
|---|---|
| 건강의 사회·경제적 결정 요인 (혹은 건강의 사회적 결정 요인) [Socioeconomic Determinants of Health (or social determinants of health)] | 건강의 사회·경제적 결정 요인은 사람들이 태어나 자라서 살아가며 일하고 나이 들어가는 사회적·경제적 조건으로, 인생 초기에 겪는 경험, 교육, 사회·경제적 지위, 직장, 주거, 손상과 질병 예방 및 치료를 위한 보건서비스를 포함한다. |
| 게이츠재단 (Gates Foundation) | 세계에서 가장 영향력 있고 부유한 재단인 빌&멜린다게이츠재단은 글로벌 보건 목표를 위해 150억 달러 이상의 자금을 배분했고 2013년 기준 총자산 383억 달러를 보유하고 있다. |

| 용어 | 설명 |
|---|---|
| 경제적·사회적·문화적 권리에 관한 국제규약 (ICESCR) | 시민적·정치적 권리에 관한 국제규약(ICCPR)의 쌍둥이 규약인 경제적·사회적·문화적 권리에 관한 국제규약(이하 "ICESCR")은 건강권을 '모든 사람이 도달 가능한 최고 수준의 신체적·정신적 건강을 향유할 권리'라고 공식적으로 확정해 밝힌다. 또한 기아로부터의 해방뿐만 아니라 '적절한 식량, 의복, 주거를 포함해 적절한 생활수준을 누릴 권리와 생활 조건을 지속적으로 개선할' 권리와 같이 건강의 핵심 결정요인을 포함한다. 나아가 노동권, 사회보장, 아동보호, 교육, 과학적 혜택의 공유, 문화생활 참여까지 보장한다. |
| 경제적·사회적·문화적 권리위원회 (CESCR) | 유엔경제사회이사회(ECOSOC)에 의해 창설된 경제적·사회적·문화적 권리위원회(CESCR)는 경제적·사회적·문화적 권리에 관한 국제규약(ICESCR)에 관하여 국가에 권고한다. 또한 위원회는 해당 국제규약을 경제적·사회적·문화적 권리를 명확하게 설명하고자 '일반논평'을 발행한다. 일반논평 제14호는 건강권에 관계된다. |
| 교토의정서 (Kyoto Protocol) | 1997년 협상 후 2005년 발효된 기후변화에 관한 국제연합 규약의 교토의정서는 온실가스 배출량 감축을 위한 '지속적인 감축 목표와 일정'을 도입했다. 2012년 말 만료이나 2020년까지 유효기간이 연장된 이 의정서는 부분적인 성공을 거두었을 뿐이다. |
| 국가 및 글로벌보건 책임에 관한 합동행동 및 학습구상 (JALI) | 국가 및 글로벌보건 책임에 관한 합동행동 및 학습구상(JALI)은 글로벌보건기본협약(FCGH) 옹호를 위한 국제 캠페인을 형성한 시민사회와 학계의 글로벌 연합이다. |
| 국제관습법 (Customary International Law) | 국제관습법은 일반적이고 지속적인 국가 관행에 의해 확립된 법적 규범을 일컫는다. |
| 국제백신금융기구 [International Finance Facility for Immunization (IFFIm)] | 2003년 G8 정상회담 당시 영국 총리 고든 브라운이 제시한 아이디어인 국제백신금융기구는 세계백신면역연합을 통해 세계 최빈국의 보건 및 예방접종 사업 기금의 가용성을 촉진하기 위해 고안되었다. 자본시장에 '백신채권' 판매를 통해 자금 조달을 촉진한다. |
| 국제보건규칙 (IHR) | 2005년 세계보건총회에서 채택된 국제보건규칙(IHR)은 글로벌보건안보에 관한 유일한 국제 규칙이다. 신종 감염성질환 등장에 따라 세계보건기구를 거버넌스 체제의 중심에 놓으면서 21세기의 가장 중요한 글로벌보건 조약이 되었다. |
| 국제식품규격위원회 (Codex Alimentarius Commission) | 식량농업기구와 세계보건기구는 1963년 식품 표준과 지침을 마련할 목적으로 국제식품규격위원회를 신설했다. 위원회의 주요 목적은 소비자 건강 보호, 공정무역 관행 보장, 식품안전국제표준 조율이다. 위원회 지침이 강제력은 없으나 지침을 수용한 국가는 세계무역기구 관련 법적 소송에 휘말릴 위협이 줄어드는 효과를 얻을 수 있다. |

| 용어 | 설명 |
|------|------|
| 국제의약품구매기구 (UNITAID) | 국제의약품구매기구는 2006년 브라질, 칠레, 프랑스, 노르웨이, 영국이 에이즈, 결핵, 말라리아 치료 약품과 진단 가격을 낮추고 보급을 늘리기 위해 설립되었다. 국제의약품구매기구는 이른바 혁신적인 자금조달 방식, 즉 참여국이 모든 항공 여행에 부과하는 항공연대기금을 통해 1차적으로 자금이 지원되는 최초의 글로벌보건 기구이다. 2010년 개도국의 항레트로바이러스(ARV) 가격 입찰에서 의약품특허목록(MPP)을 수립했다. |
| 국제인권장전 (International Bill of Human Rights) | 세계인권선언, 시민적·정치적 권리에 관한 국제규약(ICCPR)과 경제적·사회적·문화적 권리에 관한 국제규약(ICESCR), 그리고 이들 규약의 선택의정서를 일컫는 비공식 명칭이다. |
| 국제통화기금 (IMF) | 국제통화기금(IMF)은 188개 회원국을 보유한 유엔의 전문기구로, '세계 통화협력 촉진, 재무 안정성 확보, 국제무역 촉진, 높은 고용 및 지속 가능한 경제성장 촉진, 전 세계 빈곤 감소를 위한 노력'을 목표로 한다. |
| 글로벌 공공재 (Global Public Goods) | 맑은 공기, 오염되지 않은 물, 감염병 통제 같은 전통적인 글로벌 공공재는 어떤 국가나 민간 행위자도 그러한 재화를 충분한 수량으로 제공할 충분한 동기를 지니지 않으므로 공동 행동이 필요하다. |
| 글로벌 남쪽 (Global South) | '글로벌 남쪽'은 개발도상국과 신흥국가를 언급할 때 쓰이지만 급속하게 산업 개발과 구조조정을 경험한 일부 국가들도 포함한다. 다 그런 것은 아니지만 대부분의 글로벌 남쪽은 남미와 중미, 아시아와 아프리카에 위치해 있으며, 이들 국가는 유엔인간개발지수를 기준으로 인간발전 정도가 좀 더 낮다. 북미에 위치한 멕시코는 통상 글로벌 남쪽으로 분류된다. |
| 글로벌 북쪽 (Global North) | '글로벌 북쪽'은 북미와 유럽에 주로 위치한 선진국들을 집단적으로 언급할 때 쓰인다. 유엔인간개발지수를 기준으로 인간발전 정도가 높은 국가들이다. 모두 그런 것은 아니나 대부분의 선진국이 북반구에 위치해 있다. 호주의 경우 남반구에 위치한 선진국이다. |
| 글로벌보건 거버넌스 (Global Health Governance) | 글로벌보건 거버넌스는 공동 행동이 요구되는 초국적 보건 문제를 효과적으로 해결하고자 국가, 정부 간 기구, 비정부 행위자가 공식 및 비공식 제도, 규칙, 절차를 이용하는 것을 뜻하는 광범위한 개념이다. 일반적으로는 세계보건기구와 유엔에이즈 활동 등 주로 보건 분야에 한정되어 사용된다. |
| 글로벌보건기본협약 (Framework Convention on Global Health) | 고스틴 교수가 제안하고 시민사회와 학계의 글로벌 연합체인 국가·글로벌보건 책임에 관한 합동행동 및 학습구상(JALI)이 글로벌보건기본협약(FCGH) 옹호를 위한 국제적 운동을 추진했다. |

| 용어 | 설명 |
|---|---|
| 글로벌보건법 (Global Health Law) | 글로벌보건법은 전 세계 인구가 도달 가능한 최고 수준의 신체적·정신적 건강을 향유하기 위해 규범과 절차, 제도를 형성하는 국제법의 연구와 실천을 말하며, 경성법(국가를 구속하는 조약 등)과 연성 규약(국가 간에 타결한 실천규약 등)을 모두 포함한다. 규범적으로 이 분야는 수많은 글로벌보건 행위자 간에 자원 동원, 우선순위 설정, 제활동 간 조율, 진도 감시 그리고 책무성 보장을 위한 혁신적인 방법을 모색한다. 사회 정의라는 가치가 이 분야에 스며 있어 세계에서 가장 취약한 사람들을 위한 건강 형평성을 꾀한다. |
| 모든 정책에 건강 고려 (HiAP) | 모든 정책에 건강 고려 접근법은 중앙 및 지방 정부, 지방자치단체 등 전체 정부가 최적의 보건 성과를 촉진하려는 관점으로 제정책 구상이 건강에 미치는 영향을 일상적으로 평가하는 접근 방식이다. |
| 무역 관련 지식재산권에 관한 협정 (TRIPS Agreement) | 세계무역기구의 무역 관련 지식재산권에 관한 협정(TRIPS 협정)은 각국 정부가 지식재산 권리 보유자에게 제공해야 하는 지식재산권 보호의 최소 수준을 수립했고, 이는 지식재산권 보호 기준을 통일하고 분쟁 해결체제 도입으로 국내 정책을 국제 규칙 아래 두는 효과를 발생했다. TRIPS 협정의 중심 임무는 '기술혁신의 증진과 기술의 이전·전파에 기여하고 기술 지식의 생산자와 사용자에게 상호 이익이 되며 사회 및 경제 복지에 기여하는 방법으로' 지식재산권을 보호하고 시행하는 것이다. |
| 무역 관련 지식재산권에 관한 협정의 유연성 (TRIPS Flexibilities) | TRIPS 협정에 포함되어 있고 도하선언에서 재천명된 TRIPS 유연성은 WTO 회원국이 제너릭 의약품 목적 등 강제 실시권을 부여하고 실시권 부여의 근거를 결정할 권리, 국가의 비상사태나 극도의 긴급 상황을 구성하는 요건을 결정할 권리, 또한 지식재산권 소진에 따른 자체적인 체제를 수립할 수 있는 권리(국가가 병행 수입을 추진할 수 있게 해줌) 등 공중의 보건 보호를 위해 행사할 수 있어야 한다. |
| 보건인력의 국제 채용에 관한 국제실천규약 (Global Code of Practice on the International Recruitment of Health Personnel) | 2010년 5월 제63차 세계보건총회에서 채택된 실천규약은 보건인력의 윤리적 국제 채용을 위한 원칙과 실천 사항을 수립하고, 양자 간 및 다자간 협정을 포함한 법적 및 제도적 기본 틀 개선 지침을 제공하며, 국제 협력을 장려한다. |
| 보건을 위한 글로벌 거버넌스 (Global Governance for Health) | 전 세계인의 건강을 설계하는 규칙, 규범, 제도, 절차의 집합을 말한다. 거버넌스 전략은 글로벌보건을 개선하고 보건 불평등 격차를 감소하기 위해 다양한 이해관계자를 조직화하고 사회적·경제적·정치적 업무를 관리하는 것을 목표로 한다. 보건을 위한 글로벌 거버넌스는 공중의 보건에 영향을 미치는 다양한 분야에 적용하는 광의의 개념이다. |
| 비전염성질환 (NCDs) | 비전염성질환은 연간 전 세계 사망자의 63%를 차지하는 세계 보건의 4대 주요 질병인 암, 심혈관질환, 당뇨병, 호흡기질환같이 전파되거나 전염되지 않는 질병으로 정의된다. |
| 사전시장보증약정 (Advanced Market Commitment) | 사전시장보증약정이란 필수의약품과 백신에 대한 투자부족 문제를 해결하고자 마련된 제도이다. 제품을 구매하기 위한 일정 수준의 자금을 확보하여 시장을 보장하고 연구 개발 및 충분한 제조 역량을 촉진한다. |

| 용어 | 설명 |
|------|------|
| 새천년개발목표 (MDGs) | 새천년선언(2000년 유엔총회에서 채택)에 이어 새천년개발목표(MDG)는 전 세계적으로 가장 폭넓은 지지를 받은 종합개발목표로서, 다양한 차원에서 극단적인 빈곤을 퇴치하기 위한 수치적 지표를 수립했다. 세천년개발목표는 2015년까지 빈곤과 기아, 질병, 성불평등, 교육 결핍, 깨끗한 물 부족, 환경악화 문제들을 해결하는 것을 목표로 한다. |
| 세계무역기구 (WTO) | 세계무역기구(WTO)는 1995년 1월 1일 우루과이라운드 협상 종료 후 '생활수준 향상, 완전고용 달성… 상품과 서비스 생산, 무역의 증대를 도모하는 한편 지속 가능한 개발을 위해 세계의 자원을 최적으로 이용하게 하고… 개도국이 국제무역 성장의 지분을 확보하도록 보장'할 목적으로 설립되었다. |
| 세계백신면역연합 (GAVI Alliance) | 2000년 출범한 세계백신면역연합의 임무는 부유한 국가에 사는 부모가 당연시하는 백신을 개발도상국에서는 접종받지 못하는 아동이 2,200만 명에 이르는 불평등을 해결하는 것이다. |
| 세계보건기구 (WHO) | 1946년 헌장 조인에 이어 1948년에 발효된 세계보건기구(WHO)는 2012년 194개 회원국을 보유한 광범위한 보건 의무를 가진 전문화된 유엔 기구이다. |
| 세계은행 (World Bank) | 1944년에 설립된 세계은행그룹은 오늘날 5개의 조직으로 구성되어 있으며 그중 3곳은 전반적으로 '빈곤 감소를 돕는' 사명을 가지고 보건 관련 자금을 제공하고 있다. |
| 시민적·정치적 권리에 관한 국제규약 (ICCPR) | 경제적·사회적·문화적 권리에 관한 국제규약(ICESCR)의 쌍둥이 규약인 시민적·정치적 권리에 관한 국제규약(ICCPR)은 국가가 가용 자원이나 점진적 실현에 관계없이 시민적·사회적 권리를 '존중하고 보장'할 것을 요구한다(제2조 제1항). 이 규약은 표현·의사·종교·양심·집회 및 이동의 자유, 노예 상태·고문·자의적 구금으로부터의 자유, 그리고 사생활·법의 평등한 보호·박해로부터 망명, 자유선거 권리를 보호한다. |
| 알마아타선언 (Declaration of Alma-Ata) | 알마아타선언(1978)은 '만인을 위한 건강' 약속과 더불어 종합적인 1차 보건체계를 위한 원칙을 정립했다. |
| 에이즈·결핵·말라리아 퇴치 세계기금 (Global Fund to Fight AIDS, Tuberculosis and Malaria) | 세계기금은 2001년 에이즈, 결핵, 말라리아 퇴치를 위한 자원을 대폭 확대하고 이들 자원을 가장 필요한 곳에 투입하기 위해 발족했다. |
| 유엔에이즈 (UNAIDS) | 1996년 6개의 기구인 WHO, 유엔아동기금, 유엔개발계획, 유엔인구기금, 유네스코, 세계은행을 조율할 HIV/AIDS에 관한 합동 유엔 프로그램(유엔에이즈)을 창설했다. 세계식량계획, 유엔마약범죄사무소(UNODC), 유엔여성기구, 국제노동기구는 나중에 공동후원 기구로 합류했다. |

| 용어 | 설명 |
|------|------|
| 인플루엔자 A형 (H1N1) | 통상 돼지독감으로 잘못 알려진 신종 인플루엔자 A형 H1N1은 수년간 순환하고 있는 H1N1 인플루엔자바이러스의 변종이다. 이 신종 아형은 2009년 4월 미국에서 처음 발견되었다. 사람 간 전파율이 매우 높아 2009년 6월 WHO는 국제공중보건비상사태를 선포했다. 범유행이 2010년 8월에 종료되었지만 H1N1은 여전히 계절 인플루엔자 바이러스로 주기적으로 나타나고 있다. |
| 인플루엔자 A형 (H5N1) | 인플루엔자 A형(H5N1) 바이러스[고병원성 조류인플루엔자(HPAI H5N1)로도 알려져 있음]는 조류 사이에 중증호흡기질환을 일으키며 감염율이 높다. 사람 감염은 상대적으로 드문 편이다. 바이러스에 감염된 살아 있는 조류나 죽은 조류와 밀접 접촉이 H5N1 감염의 주요 위험 요인이 된다. H5N1이 사람 간에 쉽게 전파되지는 않지만 사람에게 심각한 질병을 일으킬 수 있다. 2003년 아시아에서 크게 유행했고 2006년 H5N1 사람 감염 사례가 절정에 이르렀으나, 이집트, 인도네시아, 베트남 등 일부 국가에서는 아직도 바이러스가 유행하고 있다. |
| 인플루엔자 A형 (H7N9) | 신종 인플루엔자 A형(H7N9)은 2013년 중국에서 사람 사이에 발생한 조류인플루엔자 A형 바이러스이다. H7N9이 중증호흡기질환과 사망을 일으킬 수는 있지만, 이 바이러스가 사람 간 전파가 지속되고 있다는 증거는 없다. 사람 감염은 살아 있는 조류의 거래 시장 등 감염된 조류나 오염된 환경에서 노출될 때 발생하는 것으로 보인다. 비록 신규 감염의 수가 안정화되긴 했지만 바이러스는 조류가 아닌 사람에게 고병원성이기 때문에 우려로 남아 있다. 또한 사람에게 좀 더 쉽게 전파될 수 있는 변종으로 진화할 위험이 있다. |
| 일반논평 제14호 (General Comment 14) | 유엔 경제적·사회적·문화적 권리위원회가 발표한 일반논평 제14호는 건강권의 확정적 해석을 제시한다. 여기에는 가용성, 접근성, 수용성 및 질적 양호성을 갖춘 보건 상품, 서비스, 시설을 포함한 기본 틀을 제공하고 건강권에 따른 핵심 의무를 설명한다. |
| 파리원칙 (Paris Principles) | 2005년 원조 효과성에 관한 파리선언에 따라 이름을 딴 파리원칙은 다섯 가지 영역을 다루고 있다. ① 수원국 주도권 - 수원국이 자국 전략을 수립함을 의미한다. ② 조정 - 공여국은 수원국 전략을 지원하고 현지 체계를 이용하도록 조정한다. ③ 조화 - 공여국 간 서로 조정하고 절차를 단순화함을 의미한다. ④ 결과 - 측정 가능한 건강 개선에 중점을 둔다. ⑤ 상호 책무성 - 수원국과 공여국 모두 서로에게 책임을 진다. |
| 항레트로바이러스 치료 (ART) | 항레트로바이러스 치료는 HIV 치료 및 확산을 방지하는 데 이용되는 약물 치료법을 말한다. |
| 헬스 4+ (Health 4+) | 유엔인구기금, 유엔아동기금, 세계보건기구, 세계은행, 유엔에이즈, 유엔여성기구가 건강 관련 새천년개발목표 달성을 가속화하고자 모성, 신생아, 아동 사망률이 가장 높은 국가를 대상으로 공동 지원을 제공하고자 구성했다. |
| 헬스 8 (Health 8) | 헬스 8(H8)은 8개의 보건 관련 기구인 세계보건기구, 유엔아동기금, 유엔인구기금, 유엔에이즈, 세계기금, 세계백신면역연합, 게이츠재단 및 세계은행으로 구성된 비공식 그룹으로 보건 관련 새천년개발목표 달성의 시급함을 촉구하고 회원 기구 간 조화를 목표로 한다. |

| 용어 | 설명 |
|------|------|
| G8 정상회담 | 기존 G7에서 확대된 G8은 선진국들이 주요 경제 및 정치 현안을 협력하고자 정기적으로 개최하는 비공식 그룹이다. 오늘날 회원국은 프랑스, 미국, 영국, 독일, 일본, 이탈리아, 캐나다와 러시아다. |
| G20 정상회담 | 1999년 공식 발족한 G20은 19개국과 유럽연합의 재무장관과 중앙은행장이 경제 및 금융 현안에 관한 협력을 모색하는 토론의 장이다. 19개국은 아르헨티나, 호주, 브라질, 캐나다, 중국, 프랑스, 독일, 인도, 인도네시아, 이탈리아, 일본, 대한민국, 멕시코, 러시아, 사우디아라비아, 남아공, 터키, 영국과 미국이다. |
| PIP (범유행 인플루엔자 대비) 프레임워크 | '인플루엔자바이러스 공유와 백신 및 기타 혜택 접근을 위한 범유행 인플루엔자 대비 프레임워크'는 2011년 세계보건총회에서 채택되었다. 이 협정은 구속력은 없으나 H5N1과 기타 인간 범유행 위험성을 지닌 인플루엔자바이러스와 관련하여 다국 간 감시와 혜택 공유를 위한 최초의 사전 협정이다. |
| TRIPS (무역 관련 지식재산권) 협정과 공중보건에 관한 도하선언 (Doha Declaration on the TRIPS Agreement and Public Health) | 2001년 세계무역기구 각료회의에서 선포된 도하선언은 TRIPS(무역 관련 지식재산권)의 유연성을 재확인하고 "협정은 세계무역기구 회원국이 공중보건을 보호할 권리, 특히 만인을 위한 의약품 접근성을 증진할 권리를 지원하는 방식으로 해석 및 시행될 수 있고 또한 그렇게 해석 및 시행되어야 한다"고 명시했다. |
| TRIPS-플러스 (TRIPS-plus) | TRIPS 협정보다 지식재산 보호 수준이 높은 양자 간 또는 다자간 자유무역협정(FTA)을 일컫는다. |

## 글로벌보건 행위자 모음

### ／ 정부 간 기구

| 국제기구 | 임무 | 주요 보건사업 |
|---|---|---|
| 국제연합(유엔)<br>[United Nations(UN)] | 국제 평화와 안보 보장<br>인권존중 증진<br>환경보호<br>질병 퇴치<br>빈곤 감소 | *새천년개발목표*<br>· 극빈과 기아 근절<br>· 보편적 초등교육 달성<br>· 성평등 증진<br>· 아동 사망률 감소<br>· 모성보건 개선<br>· HIV/AIDS 및 기타 질병 퇴치<br>· 지속 가능한 환경 보장<br>· 글로벌 개발 동반관계 구축<br>*지속 가능한 개발 목표*<br>· 보편적 의료보장?<br>· 건강한 생활방식 및 비전염성질환?<br>· 건강권? |
| 세계무역기구 (WTO) | 전 세계 무역의 원활하고<br>예측 가능한 흐름 보장 | · 무역 관련 지식재산권협정(TRIPS)<br>· TRIPS 협정과 공중보건에 관한<br>  도하선언<br>· 도하개발어젠다 |

### ／ UN 전문기구

| 국제기구 | 임무 | 주요 보건사업 |
|---|---|---|
| 국제노동기구 (ILO) | 사회정의 촉진<br>인권 및 노동권 조약 준수<br>감시 | · 직장과 환경의 안전 보건<br>· HIV/AIDS 및 근로의 세계 프로그램 |
| 세계동물보건기구 | 동물보호 증진 및 인수 간<br>질병전파 방지 | · 인간에게 전염될 수 있는 동물 질병에<br>  대한 글로벌 조기 경보 시스템 |
| 세계보건기구 (WHO) | 모든 사람에게 도달 가능한<br>최고 수준의 건강 | · 담배규제기본협약<br>· 국제보건규칙<br>· 보건인력의 국제 채용에 관한<br>  국제실천규약<br>· 비전염성질환 예방과 통제에 관한<br>  글로벌 전략<br>· 종합정신건강행동계획 2013~2020 |
| 세계은행그룹 | 저·중소득국에 무상원조,<br>차관 및 자문 제공 | · 국제부흥개발은행<br>· 국제개발협회 |
| 유엔개발계획<br>(UNDP) | 빈곤 감소<br>환경보호<br>민주적 거버넌스 강화 | · 유엔자본개발기금<br>  (UN Capital Development Fund) |

| 국제기구 | 임무 | 주요 보건사업 |
|---|---|---|
| 유엔난민최고대표 (UNHCR) | 난민에 대한 법적 보호 및 비상구제 제공 | • 난민의 정신 및 신체 건강에 관한 연구 및 HIV/AIDS 정책 |
| 유엔식량농업기구 (FAO) | 영양, 농업 생산성, 농촌인구의 삶의 질 개선 | • 국제식품규격위원회는 FAO/WHO 합동 식품 프로그램에 따라 안전 표준과 실천규약을 발전시킴 |
| 유엔아동기금 (UNICEF) | 여성과 아동의 사회경제적 및 보건 수요 | • 아기 친화적인 병원 구상 (Baby-Friendly Hospital Initiative)<br>• 모유 대체식품 판매에 관한 국제규약 |
| 유엔에이즈합동계획 (UNAIDS) | HIV/AIDS 에 대한 글로벌 대응 협조 | • HIV/에이즈 선언<br>• 아프리카의 에이즈에 대한 국제 파트너십<br>• 세계 에이즈 캠페인<br>• 제로(0)에 다가가기: 3무 운동 - 신규 감염 무, 차별 무, 에이즈 관련 사망 무 |
| 유엔여성기구 (UN Women) | 빈곤, 폭력, HIV/AIDS, 성불평등 감소 | • 여성폭력 근절을 위한 신탁 기금 (Trust Fund to Eliminate Violence Against Women) |
| 유엔인권이사회 (UN Human Rights Council) | 인권위반 문제 제기 및 권고 | • 특별보고관은 건강, 식수, 식량, 적절한 주택 및 여성폭력 관련 권리증진 정책을 모니터링하고 권고 |
| 유엔인권최고대표 (UNHCHR) | 모든 인권 증진 및 보호 | • 개발에 대한 권리 증진<br>• 인도주의적 사업 및 개발 사업에 인권 강조 |

## 〳 비정부기구(NGO)

이 목록은 글로벌보건 분야에 활동하는 대표적인 비정부기구만 포함함. 수백 개의 비정부기구가 활동하고 있어 전체적인 목록을 작성하기는 불가능함.

| NGO | 임무 | 중점 |
|---|---|---|
| 국경없는의사회 [Doctors Without Borders/Médecins Sans Frontiers (MSF)] | 천재지변, 분쟁, 전염병, 빈곤의 영향을 받는 지역사회를 위한 의료서비스 | 필수의약품 접근 캠페인: 개발도상국의 의약품 가격 하락과 소외질병 연구 |
| 국제가족보건 [Family Health International(FHI)] | 개발도상국의 HIV/AIDS 예방 및 생식보건서비스 이용 확대 | 생식 보건 및 HIV/AIDS |
| 국제적십자위원회 [International Committee of the Red Cross(ICRC)] | 전쟁 포로와 전쟁 피해 민간인 지원 및 보호 | 해당국의 제네바협약 준수 |

| NGO | 임무 | 중점 |
|------|------|------|
| 세이브더칠드런 (Save the Children) | 어린이의 삶에 즉각적이고 지속적인 변화를 위해 어린이 건강, 교육, 복지 향상 | 아동 생존, 기아 및 영양, HIV/AIDS |
| 옥스팸 (Oxfam) | 빈곤의 불평등 없는 미래 건설 | 공중보건, 비상 대응, 만인을 위한 건강·농업·식품 가격 옹호 |
| 인구이사회 (Population Council) | 국제공중보건과 생의학 연구 협조 조정 및 지역 보건의료 강화 | 생식 보건 및 HIV/AIDS |
| 인권의사회 (Physicians for Human Rights) | 보건, 존엄, 정의 촉진 및 건강권 증진을 위해 보건 전문인력 동원 | 분쟁지역 여성 보건 |
| 파트너스인헬스 (Partners in Health) | 연대와 보건의료 권리를 근거로 의료 빈곤층에 우선적 옵션 제공 | 지역사회 보건 종사자를 포함한 치료 모델을 통한 HIV/에이즈, 결핵, 콜레라, 여성 및 아동 보건, 식품, 물, 기타 1차보건의료 |
| 패스인터내셔널 (PATH International) | 개발도상국의 보건의료 증진 | 보건교육 훈련, 피임약, 주사 기기, 진단 도구 |
| 호프프로젝트(전 세계인을 위한 보건 기회) [Health Opportunities for People Everywhere(Project HOPE)] | 보건교육, 정책 연구, 인도주의적 구호 및 사회·경제적 개발 지원 | 감염성질환(HIV/AIDS 포함) 여성과 아동 보건, 인도주의적 지원 |
| CARE(지원 및 구조 협동조합) [CARE(Cooperative for Assistance and Relief Everywhere)] | 영구적인 사회 변화를 위해 특히 여성을 중심으로 빈곤의 기본 결정 요인을 해결하고자 함 | 모성 보건 및 성에 기반한 폭력 |

## / 파트너십(동반 관계)

이 목록은 글로벌보건 분야에 활동하는 대표적인 파트너십만 포함함. 글로벌보건에 영향을 미치는 모든 파트너십의 전체적인 목록을 작성하기는 불가능함.

| 파트너십 | 임무 | 중점 |
|----------|------|------|
| 결핵퇴치파트너십 (Stop TB partnership) | 결핵에 취약한 모든 사람에게 서비스를 제공하고 필요한 모든 사람에게 고품질의 치료 제공 | 결핵 |
| 국제백신금융기구 [International Finance Facility for Immunization(IFFIm)] | 세계백신면역연합을 통해 최빈국의 보건 및 예방접종 사업 기금의 가용성 촉진 | 예방접종 |

| 파트너십 | 임무 | 중점 |
|---|---|---|
| 국제의약품구매기구 [The International Drug Purchase Facility(UNITAID)] | 질병 부담이 높은 국가에서 HIV/AIDS, 말라리아 및 결핵에 대한 약물 및 진단 접근성 가속화 | HIV/AIDS, 결핵, 말라리아 |
| 글로벌보건안보구상 [The Global Health Security Initiative(GHSI)] | 범유행 인플루엔자 및 화생방 테러에 대한 세계적 대비 강화 | 인플루엔자, 보건 안보 |
| 글로벌보건종사자연합 (Global Health Workforce Alliance) | 모든 사람이 강력한 보건시스템 내에서 의욕적이고 숙련된 전문 보건 종사자의 지원을 받을 수 있도록 보건 위기에 대처할 인적자원 문제를 해결하고 만인을 위한 건강을 지원하고자 전 세계와 각국의 활동을 옹호 및 촉진 | 보건인력 |
| 글로벌폴리오박멸구상 (Global Polio Eradication Initiative) | 전 세계 폴리오 박멸 | 폴리오 |
| 말라리아 격퇴 (Roll Back Malaria) | 보편적 보장과 보건시스템 강화로 말라리아 이환율과 사망률 감소 | 말라리아 |
| 모성·신생아·아동 보건 파트너십 (Partnership for Maternal, Newborn, and Child Health) | 모든 여성, 영아, 아동의 건강 유지 및 정상적인 성장 보장 | 임산부, 신생아 및 아동 건강 |
| 보건 지표 네트워크 (Health Metrics Network) | 의료 정보 시스템 강화 및 건강 성과를 개선하기 위해 의사결정에 필요한 정보의 가용성 증대 | 건강 정보 시스템 |
| 세계백신면역연합 (GAVI Alliance) | 빈곤국의 예방접종 접근성을 높여 어린이의 생명 구제 및 건강 보호 | 예방접종 |
| 에이즈·결핵·말라리아 퇴치 세계기금 (The Global Fund to Fight AIDS, TB and Malaria) | HIV/AIDS, 결핵, 말라리아 예방 및 치료를 위한 자원 채용 및 지출 | HIV/AIDS, 결핵, 말라리아 |

/ 재단

| 재단 | 임무 | 중점 |
|------|------|------|
| 록펠러재단 (Rockefeller Foundation) | 전 세계 인류의 복지 증진 | 보건 체계, 질병 감시, 기후변화, 식품 안전 |
| 빌&멜린다게이츠재단 (Bill and Melinda Gates Foundation) | 모든 생명이 동등한 가치를 가진다는 신념에 따라 가장 소외된 계층이 건강하고 생산적인 삶을 살아갈 수 있도록 돕고, "과학기술의 진보를 활용하여 건강 불평등 감소와 가난한 나라의 인명 구제"를 모색 | 백신, HIV/AIDS, 결핵, 말라리아 |
| 클린턴보건접근구상 (Clinton Health Access Initiative) | 주요 보건시스템 장벽을 해결하면서 국내 보건시스템 및 글로벌 상품 시장의 관리 및 조직 개선 | HIV/AIDS, 말라리아, 예방접종 |
| 포드재단 (Ford Foundation) | 전 세계 사회 변화의 최전선에서 비전을 가진 지도자와 조직 지원 | 인권, HIV/AIDS, 성과 생식 보건 |

# ▌주

## 제1장

1. World Health Organization (WHO), *World Health Statistics 2013* (Geneva: WHO, 2013), 58-59; WHO et al., *Trends in Maternal Mortality: 1990-2010* (Geneva: WHO, 2012), 19. 2011년 고소득 국가에서 출생한 아이의 기대수명은 80세인 반면, 사하라 이남 아프리카의 경우 56세임.

2. Juan Garay, "Global Health (GH)=GH Equity=GH Justice=Global Social Justice: The Opportunities of Joining EU and US Forces Together," *Newsletter of the European Union of Excellence at the University of California, Berkeley* (Winter 2012).

3. United Nations Children's Fund (UNICEF) and WHO, *Progress on Drinking Water and Sanitation: 2012 Update* (New York: UNICEF, 2012), 2; UN Food and Agriculture Organization, *The State of Food Insecurity in the World 2012* (Rome: UN Food and Agriculture Organization, 2012), 8.

4. Vincent Navarro, "What We Mean by Social Determinants of Health," *Global Health Promotion* 16, no. 1 (2009): 5-16.

5. Organization for Economic Cooperation and Development (OECD), *The Paris Declaration on Aid Effectiveness: Ownership, Harmonisation, Alignment, Results, and Mutual Accountability* (Paris: OECD, 2005); *The Accra Agenda for Action: 2005/2008* (Paris and Accra: OECD, 2005, 2008); Global Fund to Fight AIDS, Tuberculosis and Malaria, "About the Global Fund," http://www.theglobalfund.org/en/about/ (accessed 10/10/12).

6. WHO, *World Health Statistics 2013*, 141.

7. Institute for Health Metrics and Evaluation, *Financing Global Health 2010: Development Assistance and Country Spending in Economic Uncertainty* (Seattle: University of Washington, 2010), 15-16. 이 같은 국제보건지원은 정부와 다자 기구들의 자금 지원, 미국의 비정부기구와 재단에 관한 접근 가능한 자료를 포함한다. 2010년도 수치는 예비 추정치이다.

8. David Stuckler and Martin McKee, "Five Meta phors about Global-Health Policy," *The Lancet* 372, no. 9633 (2008): 95-97.

9. Jennifer P. Ruger and Nora Y. Ng, "Emerging and Transitioning Countries' Role in Global Health," *Saint Louis University Journal of Health Law and Policy* 3, no. 2 (2010): 253-290.

10. African Union (AU), *Roadmap on Shared Responsibility and Global Solidarity for AIDS, TB and Malaria Response in Africa* (Addis Ababa, Ethiopia: African Union, 2012), 11.

11. UN Committee on Economic, Social and Cultural Rights (CESCR), General Comment No. 14, "The Right to the Highest Attainable Standard of Health," UN Doc. E/C.12/2000/4, August 11, 2000.

12. CESCR, General Comment No. 3, "The Nature of States Parties' Obligations (Art. 2 Para. 1 of

the Covenant)," UN Doc. E/1991/23, December 14, 1990.

13. UN General Assembly (UNGA), "International Covenant on Economic, Social and Cultural Rights," (1966), entered into force January 3, 1976, art. 2.

14. UNGA, Resolution 64/292, "The Human Rights to Water and Sanitation," July 28, 2010.

15. WHO, *Everybody's Business: Strengthening Health Systems to Improve Health Outcomes: WHO's Framework for Action* (Geneva: WHO, 2007).

16. WHO, London School of Hygiene and Tropical Medicine, and South African Medical Research Council, *Global and Regional Estimates of Violence against Women: Prevalence and Health Effects of Intimate Partner Violence and Non-partner Sexual Violence* (Geneva: WHO, 2013), 2.

17. Michael Marmot, *The Status Syndrome: How Social Standing Affects Our Health and Longevity* (New York: Henry Holt and Company, 2004), 38–39.

18. WHO, *World Health Report: Health Systems Financing; The Path to Universal Coverage* (Geneva: WHO, 2010), 22.

19. WHO, *World Health Statistics 2013*, 140.

20. Organisation of African Unity, "Abuja Declaration on HIV/AIDS, Tuberculosis and Other Related Infectious Diseases," April 27, 2001.

21. AU Assembly, Declaration 1(XV), "Actions on Maternal, Newborn and Child Health and Development in Africa by 2015," July 27, 2010.

22. WHO, *World Health Statistics 2013*, 140.

23. Ministers of Finance and Ministers of Health of Africa, *Tunis Declaration on Value for Money, Sustainability and Accountability in the Health Sector* (Tunis, Tunisia: African Development Bank, 2012), 3.

24. Chunling Lu et al., "Public Financing of Health in Developing Countries: A Cross-National Systematic Analysis," *The Lancet* 375, no. 9723 (2010): 1375–1387.

25. Maureen Lewis, "Corruption and Health in Twenty-Two Countries in Developing and Transition Economies," presentation, Anti-Corruption Resource Center, http://www.u4.no/assets/themes/health/Corruption-and-Health-in-Developing-and-Transition-Economies.pdf (accessed 10/10/13); Taryn Vian et al., eds., *Anticorruption in the Health Sector: Strategies for Transparency and Accountability* (Sterling, VA: Kumarian Press, 2010); Jillian C. Kohler, *Fighting Corruption in the Health Sector: Methods, Tools, and Good Practices* (New York: United Nations Development Program, 2011).

26. José Tavares, "Does Foreign Aid Corrupt?," *Economics Letters* 79, no. 1 (2003): 99–106.

27. Norman Daniels, *Just Health: Meeting Health Needs Fairly* (New York: Cambridge University Press, 2008), 140–158; Jennifer Prah Ruger, "Global Health Governance as Shared Health Governance," in I. Glenn Cohen, ed., *The Globalization of Health Care: Legal and Ethical Issues* (New York: Oxford University Press, 2013), 384, 397–398.

28. George J. Schieber et al., "Financing Global Health: Mission Unaccomplished," *Health Affairs* 26, no. 4 (2007): 921–934.

29. WHO Commission on Macroeconomics and Health, *Macroeconomics and Health: Investing in Health for Economic Development* (Geneva: WHO, 2001), 92.

30. Millennium Development Goals (MDG) Africa Steering Group, *Achieving the Millennium*

*Development Goals in Africa: Recommendations of the MDG Africa Steering Group, June 2008* (New York: UN Department of Public Information, 2008), 30–31.

31. Author's calculation based in part on Adam Wexler et al., *Donor Funding for Health in Low-and Middle-Income Countries, 2002–2010* (Washington, DC: Kaiser Family Foundation, 2013), 3.

32. Taskforce on Innovative International Financing for Health Systems, *More Money for Health, and More Health for the Money* (Geneva and Washington, DC: WHO and World Bank, 2009), 4.

33. "Fiscal Space and Sustainability: Towards a Solution for the Health Sector," in *High-Level Forum on the Health MDGs, November 14–15, 2005* (Paris: International Hospital Federation, 2005), ii.

34. Gorik Ooms et al., "Crowding Out: Are Relations between International Health Aid and Government Health Funding Too Complex to Be Captured in Averages Only?," *The Lancet* 375, no. 9723 (2010): 1403–1405.

35. Lawrence O. Gostin and Emily A. Mok, "Grand Challenges in Global Health Governance," *British Medical Record* 90, no. 1 (2009): 7–18; Devi Sridhar, "Seven Challenges in International Development Assistance for Health and Ways Forward," *Journal of Law, Medicine and Ethics* 38, no. 3 (2010): 459–469.


## 제2장

1. Derek Yach and Douglas Bettcher, "The Globalization of Public Health I: Threats and Opportunities," *American Journal of Public Health* 88, no. 5 (1998): 735–738.

2. David P. Fidler, "The Globalization of Public Health: Emerging Infectious Diseases and International Relations," *Indiana Journal of Global Legal Studies* 5, no. 1 (1997): 11–51.

3. Rafael Lozano et al., "Global and Regional Mortality from 235 Causes of Death for Twenty Age Groups in 1990 and 2010: A Systematic Analysis for the Global Burden of Disease Study 2010," *The Lancet* 380, no. 9859 (2012): 2095–2128.

4. Kate E. Jones et al., "Global Trends in Emerging Infectious Diseases," *Nature* 451, no. 7181 (2008): 990–993.

5. Stephen S. Morse, "Factors in the Emergence of Infectious Diseases," *Emerging Infectious Diseases* 1, no. 1 (1995): 7–15.

6. David M. Morens et al., "The Challenge of Emerging and Re-emerging Infectious Diseases," *Nature* 430, no. 6996 (2004): 242–249.

7. Institute of Medicine (IOM), *Microbial Threats to Health: Emergence, Detection, and Response* (Washington, DC: National Academies Press, 2003), 53–148.

8. Laurie Garrett and Scott Rosenstein, "Missed Opportunities: Governance of Global Infectious Diseases," *Harvard International Review* 27, no. 1 (2005): 64–69.

9. David P. Fidler and Lawrence O. Gostin, *Biosecurity in the Global Age: Biological Weapons, Public Health, and the Rule of Law* (Palo Alto, CA: Stanford University Press, 2008), 23–54.

10. WHO, *Cities and Public Health Crises* (Lyon, France: WHO Press, 2009), 4.

11. Norwegian Directorate of Health, *Migration and Health—Challenges and Trends* (Oslo:

Norwegian Directorate of Health, 2009), 15.

12. Mary E. Wilson, "Travel and the Emergence of Infectious Diseases," *Emerging Infectious Diseases* 1, no. 2 (1995): 39–46.

13. Centers for Disease Control and Prevention, "Swine Influenza A (H1N1) Infection in Two Children—Southern California, March–April 2009," *Morbidity and Mortality Weekly Report* 58 (April 24, 2009): 400–402. 최초 H1N1 사례는 멕시코에서 출현한 것으로 여겨졌으나 실험실 확진 사례 두 건이 그 이전에 캘리포니아에서 보고되었다는 주장이 있다.

14. An interactive step-by-step tool for tracking events of the H1N1 epidemic, *H1N1 Timeline: Meeting the Challenge*, is available at http://www.flu.gov/blog/2010/01/timeline.html.

15. William B. Karesh et al., "Wildlife Trade and Global Disease Emergence," *Emerging Infectious Diseases* 11, no. 7 (2005): 1000–1002.

16. William B. Karesh and Robert A. Cook, "The Human- Animal Link," *Foreign Affairs* 84, no. 4 (2005): 38–50. 알려진 감염성질환의 60% 이상은 인간과 동물 모두를 감염시킬 수 있으며 대부분의 질병은 동물에서 발생하며 종을 뛰어넘어 인간에 전파된다.

17. IOM, *Sustaining Global Surveillance and Response to Emerging Zoonotic Diseases* (Washington, DC: National Academies Press, 2009), 1.

18. Jones et al., "Global Trends," 991. Twenty-one percent of EID events are caused by drug-resistant microbes.

19. Joseph Goldstein, "Woman from Texas Is Charged in Ricin Case," *New York Times*, June 8, 2013, A10.

20. Lozano et al., "Global and Regional Mortality," 2123; WHO, 2008–2013 *Action Plan for the Global Strategy for the Prevention and Control of Noncommunicable Diseases* (Geneva: WHO Press, 2008), 5.

21. Abdesslam Boutayeb and Saber Boutayeb, "The Burden of Non-Communicable Diseases in Developing Countries," *International Journal for Equity in Health* 4 (January 2005), doi: 10.1186/1475-9276-4-2.

22. Oleg Chestnov, Shanthi Mendis, and Douglas Bettcher, "A Milestone in the Response to Non-communicable Diseases," *The Lancet* 382, no. 9891 (2013): 481–482.

23. World Health Assembly (WHA), Resolution WHA66.10, "Follow-Up to the Political Declaration of the High-Level Meeting of the General Assembly on the Prevention and Control of Non-communicable Diseases," May 27, 2013.

24. Derek Yach and Robert Bea glehole, "Globalization of Risks for Chronic Diseases Demands Global Solutions," *Perspectives on Global Development and Technology* 3, no. 1 (2004): 213–233.

25. N. R. Kleinfeld, "Modern Ways Open India's Door to Diabetes," *New York Times*, September 13, 2006, A1.

26. Geoffrey Rose, *The Strategy of Preventive Medicine* (Oxford: Oxford University Press, 1992), 135.

27. Etienne G. Krug et al., "The Global Burden of Injuries," *American Journal of Public Health* 90, no. 4 (2000): 523–526.

28. Mark Rosenberg, "Roads That Are Designed to Kill," *Boston Globe, August* 18, 2009, 13.

29. Lozano et al., "Global and Regional Mortality," 2109; Christopher J. L. Murray et al., "Disability-Adjusted Life Years (DALYs) for 291 Diseases and Injuries in Twenty-One Regions, 1990–2010: A Systematic Analysis for the Global Burden of Disease Study 2010," *The Lancet* 380, no. 9859 (2012): 2197–2223.

30. Richard A. Gosselin et al., "Injuries: The Neglected Burden in Developing Countries," *Bulletin of the World Health Organization* 87, no. 4 (2009): 246.

31. Alison Harvey et al., "Injury Prevention and the Attainment of Child and Adolescent Health," *Bulletin of the World Health Organization* 87, no. 5 (2009): 390–394.

32. United Nations General Assembly (UNGA), Resolution A/CONF.217/2013/L.3, "Final United Nations Conference on the Arms Trade Treaty, Draft Decision," March 27, 2013.

33. Christine Grillo, "A World of Hurt: Global Injuries," *Magazine of the Johns Hopkins Bloomberg School of Public Health* (Summer 2009) (quoting Adnan Hyder).

34. Margie Peden et al., eds., *World Report on Child Injury Prevention* (Geneva: WHO Press, 2008), 1.

35. R. Norton et al., "Unintentional Injuries," in *Disease Control Priorities in Developing Countries*, 2nd ed., edited by D. T. Jamison et al. (New York: Oxford University Press and World Bank, 2006), 737–754.

36. Margie Peden, "Global Collaboration on Road Traffic Injury Prevention," *International Journal of Injury Control and Safety Promotion* 12, no. 2 (2005): 85–91.

37. Ronald Labonté and Ted Shrecker, "Globalization and Social Determinants of Health: The Role of the Global Marketplace," pt. 2, *Globalization and Health* 3, no. 6 (2007): 1–17.

38. UNGA, "Convention on the Rights of the Child" (1989), entered into force September 2, 1990.

39. Adnan Hyder et al., "Childhood Drowning in Low-and Middle-Income Countries: Urgent Need for Intervention Trials," *Journal of Paediatrics and Child Health* 44, no. 4 (2008): 221–227.

40. Peden et al., *World Report on Child Injury Prevention*, 2.

41. WHO, *A WHO Plan for Burn Prevention and Care* (Geneva: WHO Press, 2008), 2–5.

42. Nicholas Kulish, "Deadly Kenyan Crash Underscores Traffic Safety Woes," *New York Times*, August 30, 2013, A4.

43. WHO, *Global Status Report on Road Safety 2013: Supporting a Decade of Action* (Geneva: WHO Press, 2013), 4.

44. Jim Yardly, "Recalling the Fire's Horror and Exposing Global Brands' Safety Gap: The Human Price," *New York Times*, December 7, 2012, A1.

45. Jim Yardly, "Tears and Rage as Hope Fades in Bangladesh," *New York Times*, April 29, 2013, A1.

46. International Labor Rights Forum (ILO), "Accord on Fire and Building Safety in Bangladesh," May 13, 2013.

47. Steven Green house, "U.S. Retailers See Big Risk in Safety Plan for Factories in Bangladesh," *New York Times*, May 22, 2013, http://www.nytimes.com/2013/05/23/business/legal-experts-debate-us-retailers-risks-of-signing-bangladesh-accord.html.

48. ILO, "ILO Statement on Reform of Bangladesh Labor Law," July 22, 2013,

http://www.ilo.org/global/about-the-ilo/media-centre/statements-and-speeches/wlms_218067/lang-en/index.

49. Human Rights Watch, "Bangladesh: Amended Labor Law Falls Far Short," August 29, 2013, http://www.hrw.org/news/2013/07/15/bangladesh-amended-labor-law-falls-short.

50. Jerry Davis, "Invitation to a Dialogue: Bangladesh Lessons," *New York Times*, May 8, 2013, A26.

51. World Trade Organization (WTO), *International Trade Statistics 2012*, 53, 61.

52. Walt Bogdanich, "Counterfeit Drugs' Path Eased by Free Trade Zones," *New York Times*, December 17, 2007, http://www.nytimes.com/2007/12/17/world/middleeast/17freezone.html.

53. Kathryn Senior, "Estimating the Global Burden of Foodborne Disease," *The Lancet Infectious Diseases* 9, no. 2 (2009): 80–81.

54. WHO, "Food Safety and Foodborne Illness, Fact Sheet No. 237," https://apps.who.int/inf-fs/en/fact237.html (accessed 10/10/13).

55. Julia A. Phillips, "Does 'Made in China' Translate to 'Watch Out' for Consumers? The U.S. Congressional Response to Consumer Product Safety Concerns," *Penn State International Law Review* 27, no. 1 (2008): 227–268.

56. Jonathan Liberman, "Combating Counterfeit Medicines and Illicit Trade in Tobacco Products: Minefields in Global Health Governance," *Journal of Law, Medicine and Ethics* 40, no. 2 (2012): 326–347.

57. Amir Attaran et al., "Why and How to Make an International Crime of Medicine Counterfeiting," *Journal of International Criminal Justice* 9, no. 2 (2011): 325–354.

58. William Burns, "WHO Launches Taskforce to Fight Counterfeit Drugs," *Bulletin of the World Health Organization* 84, no. 9 (2006): 689–690.

59. "Medicines: Spurious/Falsely-Labelled/Falsified/Counterfeit (SFFC) Medicines, Fact Sheet No. 275," WHO, http://www.who.int./mediacentre/factsheets/fs275/en/.

60. Kathleen E. McLaughlin, "Fake Drugs Driving Ugandans Back to Witch Doctors," *Washington Post*, January 28, 2013, A6.

61. Council of Europe, "Convention on the Counterfeiting of Medical Products and Similar Crimes Involving Threats to Public Health," October 28, 2011, text corrected September 18–19, 2012. 이 협약은 불법의약품의 공중보건 위협을 예방하기 위한 목적의 다자 조약이다.

62. Ministry of Foreign Affairs of Japan, "Anti-Counterfeiting Trade Agreement," April 2010. 이 다자 조약은 지식재산권 집행에 관한 국제 협력의 기본 틀을 수립한다.

63. European Commission, "Statement by Commissioner Karel De Gucht on ACTA (Anti-Counterfeiting Trade Agreement)," European Union. February 22, 2012. EU의 위조품거래방지협정 반대표는 투표 행사가 조약 폐기의 결정타로 작용했다.

64. Amir Attaran et al., "How to Achieve International Action on Falsified and Substandard Medicines," *British Medical Journal* 345, no. 7884 (2012): e7381.

65. IOM, *Countering the Problem of Falsified and Substandard Drugs* (Washington, DC: National Academies Press, 2013), 295–308.

66. WHA, Resolution WHA 65.19, "Substandard/Spurious/Falsely-Labelled/Falsified/Counterfeit Medical Products," May 26, 2012.

67. WHO, First Meeting of the Member State Mechanism on Substandard/Spurious/Falsely-Labelled/Falsified/Counterfeit Medical Products, "Proposed Programme of Work," September 17, 2012.

68. Christine A. Haller, "Made in China," *Journal of Medical Toxicology* 4, no. 2 (2008): 141-142.

69. Walt Bogdanich and Renwick McLean, "Poisoned Toothpaste in Panama Is Believed to Be from China," *New York Times*, May 19, 2007, A1.

70. Louise Story and David Barboza, "Mattel Recalls 19 Million Toys Sent from China," *New York Times*, August 15, 2007, A1.


## 제3장

1. Mark L. Rosenberg et al., *Real Collaboration: What Global Health Needs to Succeed* (Berkeley: University of California Press, 2009).

2. Lawrence O. Gostin, *Public Health Law: Power, Duty, Restraint*, 2nd ed. (Berkeley: University of California Press, 2008); Lawrence O. Gostin, ed., *Public Health Law and Ethics: A Reader*, 2nd ed. (Berkeley: University of California Press, 2010).

3. David P. Fidler, "The Future of the World Health Organization: What Role for International Law?" *Vanderbilt Journal of International Law* 31, no. 5 (1998); Allyn L. Taylor, "Making the World Health Organization Work: A Legal Framework for Universal Access to the Conditions for Health," *American Journal of Law and Medicine* 18, no. 301 (1992); Lawrence O. Gostin and Allyn L. Taylor, "Global Health Law: A Defi nition and Grand Challenges," *Public Health Ethics* 1, no. 1 (2008).

4. World Health Assembly (WHA), *Draft Comprehensive Mental Health Action Plan 2013-2020* (Geneva: World Health Organization [WHO], 2013), 17-18.

5. Gian L. Burci and Claude-Henri Vignes, *World Health Organization* (The Hague: Kluwer Law International, 2004), 141.

6. Jennifer S. Edge and Steven J. Hoffman, "Empirical Impact Evaluation of the WHO Global Code of Practice on the International Recruitment of Health Personnel (2010) on Government, Civil Society and Private Sectors in Australia, Canada, United Kingdom and United States of America" (paper presented at the Annual Meeting of the American Political Science Association, Seattle, Washington, September 1-4, 2011).

7. Kelli K. Garcia and Lawrence O. Gostin, "One Health, One World: The Intersecting Legal Regimes of Trade, Climate Change, Food Security, Humanitarian Crises, and Migration," *Laws* 1, no. 1 (2012): 4-38.

8. Ximena Fuentes Torrijo, "International Law and Domestic Law: Definitely an Odd Couple," *Revista Juridica de la Universidad de Puerto Rico* 77, no. 2 (2008): 484-485.

9. *Medellin v. Texas*, 552 U.S. 491 (2008). 이 연방대법원은 의회가 조약 시행 법령을 제정하거나 조약이 자기 집행적 의사가 포함되지 않는 한 국내법을 구속하지 않는다고 판결했다.

10. WHA, Doc. A64/10, "Implementation of the International Health Regulations: Report of the Review Committee on the Functioning of the International Health Regulations (2005) in Relation

to Pandemic (H1N1) 2009," May 5, 2011.

11. James N. Rosenau, "Governance in the Twenty-First Century," *Global Governance* 1, no. 1 (1995): 13–43.

12. Lawrence S. Finkelstein, "What Is Global Governance?," *Global Governance* 1, no. 3 (1995): 367–72.

13. David P. Fidler, *The Challenges of Global Health Governance* (New York: Council of Foreign Relations, 2010); Obijiofor Aginam, *Global Health Governance: International Law and Public Health in a Divided World* (Toronto: University of Toronto Press, 2005); Kent Buse et al., eds., *Making Sense of Global Health Governance—A Policy Perspective* (Basingstoke, UK: Palgrave Macmillan, 2009); Devi Sridhar and Lawrence O. Gostin, eds., "Innovations in Global Health in the New Political Era," special issue, *Global Health Governance* 2, no. 2 (Fall 2008/Spring 2009).

14. Julio Frenk and Surie Moon, "Governance Challenges in Global Health," *New England Journal of Medicine* 368, no. 10 (2013): 936–942.

15. David P. Fidler, "Global Health Governance: Overview of the Role of International Law in Protecting and Promoting Global Public Health, Discussion Paper No. 3" (working paper, WHO and London School of Hygiene and Tropical Medicine, Geneva, 2002).

16. David P. Fidler, "Architecture amidst Anarchy: Global Health's Quest for Governance," *Global Health Governance* 1, no. 1 (2007); Scott Burris, "Governance, Microgovernance and Health," *Temple Law Review* 77, no. 2 (2004): 335–361.

17. World Bank, *Managing Development: The Governance Dimension; A Discussion Paper* (Washington, DC: World Bank, 1991), 36–38.

18. Adam Nossiter, "U.S. Engages with an Iron Leader in Equatorial Guinea," *New York Times*, May 31, 2011, A4.

19. Taryn Vian, "Review of Corruption in the Health Sector: Theory, Methods and Interventions," *Health Policy and Planning* 23, no. 2 (2008): 83–94.

20. World Bank, "Six Questions on the Cost of Corruption with World Bank Institute Global Governance Director Daniel Kaufmann," http://go.worldbank.org/KQH743GKF1 (accessed 10/10/13).

21. *Glenister v President of the Republic of South Africa and Others*, 2011 3 SA 347 (CC).

22. Magnus Lindelow, Inna Kushnarova, and Kai Kaiser, "Measuring Corruption in the Health Sector: What We Can Learn from public expenditure tracking and service delivery surveys in Developing Countries," *in* Transparency International, *Global Corruption Report 2006: Corruption and Health* (Berlin: Transparency International, 2006), 29–33.

23. Organization for Economic Cooperation and Development (OECD), *Paris Declaration on Aid Effectiveness: Ownership, Harmonisation, Alignment, Results and Mutual Accountability* (Paris: OECD, 2005), 1–8; OECD, *Accra Agenda for Action* (Accra: OECD, 2008).

24. Abdallah S. Daar et al., "Grand Challenges in Chronic Non-communicable Diseases," *Nature* 450, no. 7169 (2007): 494–496.

25. Karen McColl, "Europe Told to Deliver More Aid for Health," *The Lancet* 371, no. 9630 (2008): 2072–2073.

26. Michael Marmot, "Working through the Issues of Global Governance for Health," *The Lancet* 374, no. 9697 (2009): 1231-1232. 3만 7,000여 개의 비정부기구가 보건 및 개발 분야에서 활동한다.

27. Institute of Medicine (IOM), *The U.S. Commitment to Global Health: Recommendations for the Public and Private Sectors* (Washington, DC: National Academies Press 2009), 160.

28. David Bloom, "Governing Global Health," *Finance and Development* 44, no. 4 (2007): 31-35.

29. Laurie Garrett, "The Challenge of Global Health," *Foreign Affairs* 86, no. 1 (2007): 14-38.

30. Nirmala Ravishankar et al., "Financing of Global Health: Tracking Development Assistance for Health from 1990 to 2007," *The Lancet* 373, no. 9681 (2009): 2113-2124. 2007년 사적 재단과 NGO는 전체 글로벌보건 원조의 30%를 제공했다.

31. OECD, "Aid to Poor Countries Slips Further as Governments Tighten Budgets," April 3, 2013.

32. George J. Schieber et al., "Financing Global Health: Mission Unaccomplished," *Health Affairs* 26, no. 4 (2007): 921-934.

33. WHO, *World Health Statistics 2013* (Geneva: WHO, 2013), 131-142.

34. Devi Sridhar and R. Batniji, "Misfinancing Global Health: A Case for Transparency in Disbursements and Decision Making," *The Lancet* 372, no. 9644 (2008): 1185-1191.

## 제4장

1. Jack C. Chow, "Is the WHO Becoming Irrelevant?," *Foreign Policy Magazine*, December 8, 2010.

2. David P. Fidler, *The Challenges of Global Health Governance* (New York: Council of Foreign Relations, 2010), 1-2.

3. Declan Butler, "Revamp for WHO," *Nature* 47, no. 7348 (2011): 430-431.

4. World Health Organization (WHO), *The First Ten Years of the World Health Organization* (Geneva: WHO, 1958), 24.

5. John Charles, "Origins, History, and Achievements of the World Health Organization," *British Medical Journal* 2, no. 5600 (1968): 293-296.

6. Elizabeth Fee et al., "WHO at Sixty: Snapshots from Its First Six De cades," *American Journal of Public Health* 98, no. 4 (2008): 630-633; Wilbur A. Sawyer, "Achievements of UNRRA as an International Health Organization," *American Journal of Public Health* 37, no. 1 (1947): 41-58.

7. UN, "Charter of the United Nations," entered into force (1945) October 24, 1945, art. 55.

8. Thomas Parran and Frank G. Boudreau, "The World Health Organization: Cornerstone of Peace," *American Journal of Public Health* 36, no. 11 (1946): 1267-1272.

9. Frank P. Grad, "The Preamble of the Constitution of the World Health Organization," *Bulletin of the World Health Organization* 80, no. 12 (2002): 981-982.

10. WHO, "Constitution of the World Health Organization," (1984), entered into force April 7, 1948, preamble.

11. UN WHO Interim Commission, "Proceedings and Final Acts of the International Health Conference Held in New York from 19 June to 22 July 1946," *Official Records of the World*

*Health Organization*, no. 2 (1946), 23–25.

12. Ibid., 23.
13. WHA, Resolution WHA44.30, "Prior Consideration of Proposals for Resolutions on Technical Matters by the Executive Board," 1991.
14. Marcel Tanner and Don de Savigny, "Malaria Eradication Back on the Table," *Bulletin of the World Health Organization* 86, no. 2 (2008): 82–82A.
15. WHA, Resolution WHA11.54, "Smallpox Eradication," June 12, 1958, 90.
16. WHA, Resolution WHA18.38, "Smallpox Eradication Programme," May 19, 1965, 24.
17. WHA, Resolution WHA33.3, "Declaration of Eradication of Smallpox," May 8, 1980, 164.
18. Donald R. Hopkins, "Disease Eradication," *New England Journal of Medicine* 368 (2013): 54–63.
19. Saad Omer et al., "Go Big and Go Fast: Vaccine Refusal and Disease Eradication," *New England Journal of Medicine* 368, no. 1 (2013): 1374–1375.
20. Gian Luca Burci and Claude-Henry Vignes, *World Health Organization* (The Hague: Kluwer Law International, 2004), 160–161.
21. WHA, Resolution WHA30.43, "Technical Co-operation," May 19, 1977.
22. Halfdan Mahler, "The Meaning of Health for All by the Year 2000," *World Health Forum* 2, no. 1 (1981): 5–12.
23. WHO Commission on Social Determinants of Health, *Closing the Gap in a Generation: Health Equity through Action on the Social Determinants of Health* (Geneva: WHO, 2008), 8.
24. Donald G. McNeil Jr., "Pakistan Battles Polio, and Its People's Mistrust," *New York Times*, July 21, 2013, http://www.nytimes.com/2013/07/22/health/pakistan-fights-for-ground-in-war-on-polio.html.
25. Global Polio Eradication Initiative, *Polio Eradication and Endgame Strategic Plan 2013–2018* (Geneva: WHO, 2013), 1.
26. Bernhard Schwartländer et al., "The Ten-Year Struggle to Provide Antiretroviral Treatment to People with HIV in the Developing World," *The Lancet* 368, no. 9534 (2006): 541–546.
27. Maria Ines Battistella Nemes et al., *Evaluation of WHO's Contribution to "3 by 5"* (Geneva: WHO, 2006), 83.
28. WHO, "Cumulative Number of Confirmed Human Cases for Avian InfluenzaA(H5N1) Reported to WHO, 2003–2013," http://www.who.int/influenza/human_animal_interface/EN_GIP_20130829CumulativeNumberH5N1cases.pdf (accessed 11/17/13).
29. WHO, "Pandemic Influenza Preparedness Framework for the Sharing of Influenza Viruses and Access to Vaccines and Other Benefits," May 5, 2011.
30. WHA, Resolution WHA35.10, "Regulations for Expert Advisory Panels and Committees," May 20, 2000.
31. WHO Expert Committee on the Selection and Use of Essential Medicines, *The Selection and Use of Essential Medicines: Report of the WHO Expert Committee, 2002* (Geneva: WHO, 2003), 14.
32. WHO, "Framework Convention on Tobacco Control" (2003) entered into force February 27,

2005.

33. Allyn L. Taylor, "Making the World Health Organization Work: A Legal Framework for Universal Access to the Conditions for Health," *American Journal of Law and Medicine* 18 (1992): 301–346; David P. Fidler, "The Future of the World Health Organization: What Role for International Law?," *Vanderbilt Journal of Transnational Law* 31, no. 5 (1998): 1079–1126.

34. Philippe Naughton, "Hillary Clinton Says 'Smart Power' Will Restore American Leadership," *Times*, January 13, 2009, http://www.thetimes.co.uk/tto/news/world/americas/article1999131.ece.

35. James A. Tobey, "Review of International Digest of Health Legislation, Vol. 1, No. 1," *American Journal of Public Health* 39, no. 11 (1949): 1484.

36. WHA, "The Future of Financing for WHO: World Health Organiza tion: Reforms for a Healthy Future: Report by the Director-General," May 5, 2011; WHO Executive Board (EB), Special Session on WHO Reform, EBDoc. EBSS/2/2, "Reforms for a Healthy Future: Report by the Director-General," October 15, 2011.

37. U.S. Government Accountability Office, *World Health Organization: Reform Agenda Developed, but U.S. Actions to Monitor Progress Could Be Enhanced*, July 23, 2012. 이 미 의회 감사원(GAO) 보고서는 WHO의 투명성과 책무성에 관한 진행 상황을 모니터링할 수 있는 평가 도구 마련을 권고했다.

38. Devi Sridhar and Lawrence O. Gostin, "Reforming the World Health Organization," *Journal of the American Medical Association* 305, no. 15 (2011): 1585–1586.

39. Berne Declaration et al., "NGO Letter on Conflicts of Interest, Future Financing, Reform, and Governance of the WHO," May 24, 2011.

40. WHO, "World Health Forum: Concept Paper," June 22, 2011.

41. WHO, "WHO Reform for a Healthy Future: An Overview," July 20, 2011.

42. Eric A. Friedman, "World Health Assembly 2011 Outcomes and United Nations AIDS Review Preview" (blog entry), O'Neill Institute for Global Health Law, June 7, 2011, http://www.oneillinstituteblog.org/world-health-assembly-2011-outcomes-and-united-nations-aids-review-preview/; Democratizing Global Health Coalition, "Letter to Member States of the WHO re: Concept Paperson the WHO Reform Process," June 30, 2011.

43. WHO Civil Society Initiative (CSI), "Principles Governing Relations with Nongovernmental Organizations."

44. Christophe Lanord, *A Study of WHO's Official Relations System with Nongovernmental Organizations* (Geneva: WHO, 2002), 4; Thomas Schwarz, "A Stronger Voice of Civil Society at the World Health Assembly?," Medicus Mundi International Network, June 2010.

45. WHO, *Policy for Relations with Nongovernmental Organizations: Note by the Director-General*, April 1, 2004; CSI, "Status of Proposal for a New Policy to Guide WHO's Relations with NGOs," http://www.who.int/civilsociety/relations/new_policy/en/index.html (accessed 10/10/13).

46. Gaudenz Silberschmidt et al., "Creating a Committee C of the World Health Assembly," *The Lancet* 371, no. 9623 (2008): 1483–1486.

47. David Stuckler et al., "Global Health Philanthropy and Institutional Relationships: How Should

Conflicts of Interest Be Addressed?," *Public Library of Science Medicine* 8, no. 4 (2011): e1001020.

48. WHA, Doc. A66/7, "Proposed Programme Budget 2014-2015," April 19, 2013.
49. UK Department for International Development, "Multilateral Aid Review: Ensuring Maximum Value for Money for UK Aid through Multilateral Organizations," March 2011.
50. WHO, "Independent Formative Evaluation of the World Health Organization: Concept Paper," June 22, 2011.
51. U.S. Department of State, "Observations by the United States of America on 'The Right to Health, Fact Sheet No. 31,' " October 15, 2008.
52. WHA, Resolution WHAA64/4, "Reforms for a Healthy Future," May 5, 2011.
53. WHO, "Proposed Programme Bud get 2014-2015"; Centers for Disease Control, "FY12 Bud get Request Overview," http://www.cdc.gov/fmo/topic/Budget%20Information/appropriations_budget_form_pdf/FY2013_Budget_Request_Summary.pdf (accessed 10/10/13).
54. Declan Butler, "Agency Gets a Grip on Bud get," *Nature* 498, no. 7452 (2013): 8-9.
55. Ibid., 9.
56. WHO, Resolution WHA60.11, "Medium-Term Strategic Plan 2008-2013," May 21, 2007, amended draft submitted January 2009, 58-59; WHO, "Proposed Programme Budget 2014-2015" (the actual figure is 77 percent voluntary contributions); Devi Sridhar and Ngaire Woods, "Trojan Multilateralism: Global Cooperation in Health" (working paper, Global Economic Governance Programme, University of Oxford, 2013).
57. Rafael Lozano et al., "Global and Regional Mortality from 235 Causes of Death for Twenty Age Groups in 1990 and 2010: A Systematic Analysis for the Global Burden of Disease Study 2010," *The Lancet* 380, no. 9859 (2012): 2095-2128; Christopher J. L. Murray et al., "Disability-Adjusted Life Years (DALYs) for 291 Diseases and Injuries in Twenty-One Regions, 1990-2010: A Systematic Analysis for the Global Burden of Disease Study 2010," *The Lancet* 380, no. 9859 (2012): 2197-2223.
58. WHO, WHA Doc. A66/50, "WHO Reform: Financing of WHO," May 13, 2013; Ikuma Nozaki, "WHO's Bud getary Allocation and Disease Burden," *The Lancet* 382, no. 9896 (2013): 937-938; Butler, "Agency Gets a Grip on Bud get," 18-19.
59. Clive Mutunga et al., "Enhancing Cooperation between the Health and Climate Sectors," *Bulletin of the Atomic Scientists*, December 3, 2009.
60. Toni Johnson, "Backgrounder: The World Health Organization (WHO)," Council on Foreign Relations, last modified September 20, 2011, http://www.cfr.org/public-health-threats-and-pandemics/world-health-organization-/p20003.
61. WHO, WHA Doc A66/4, "Implementation of the International Health Regulations (2005): Report of the Review Committee on the Functioning of the International Health Regulations (2005) in Relation to Pandemic (H1N1) 2009: Report by the Director-General," May 5, 2011.
62. WHO, Sixty-Sixth World Health Assembly, Provisional Agenda Item 11, "WHO Reform: High-Level Implementation Plan and Report: Report by the Director-General," May 10, 2013.

## 제5장

1. Gill Walt et al., "Mapping the Global Health Architecture," in Kent Buse et al., eds., *Making Sense of Global Health Governance: A Policy Perspective* (Basingstoke, UK: Palgrave Macmillan, 2009).

2. Mark Dybul et al., "Reshaping Global Health," *Policy Review*, no. 173 (2012), http://www.hoover.org/publications/policy-review/article/118116.

3. United Nations, *Monterrey Consensus on Financing for Development*, International Conference on Financing for Development (Monterrey, Mexico, March 18-22, 2002); Organization for Economic Cooperation and Development (OECD), *The Paris Declaration on Aid Effectiveness: Ownership, Harmonisation, Alignment, Results, and Mutual Accountability* (Paris: OECD, 2005); *The Accra Agenda for Action* (Accra: 2005 and 2008), OECD; *Busan Partnership for Effective Development Co-operation*, Fourth High Level Forum on Aid Effectiveness (Busan: 2011).

4. Lesley Magnussen et al., "Comprehensive versus Selective Primary Health Care: Lessons for Global Health Policy," *Health Affairs* 23, no. 3 (2004): 167-176; WHO, *Declaration of Alma-Ata* (1978).

5. Marcos Cueto, "The Origins of Primary Health Care and Selective Primary Health Care," *American Journal of Public Health* 94, no. 11 (2004): 1864-1874.

6. Theodore M. Brown et al., "The World Health Organization and the Transition from 'International' to 'Global' Public Health," *American Journal of Public Health* 96, no. 1 (2006): 62-72.

7. Independent Evaluation Group, *Improving Effectiveness and Outcomes for the Poor in Health, Nutrition, and Population: An Evaluation of World Bank Group Support since 1997* (Washington, DC: World Bank, 2009), 105-107.

8. Devesh Kapur et al., *The World Bank: Its First Half Century*, vol. 1, *History* (Washington, DC: Brookings Institution Press, 1997).

9. Independent Evaluation Group, *Improving Effectiveness and Outcomes*, 15.

10. Sara Grusky, "Privatization Tidal Wave: IMF/World Bank Water Policies and the Price Paid by the Poor," *Multinational Monitor* 22, no. 9 (2001): 14-19.

11. Jennifer Prah Ruger, "The Changing Role of the World Bank in Global Health," *American Journal of Public Health* 95, no. 1 (2005): 60-70.

12. Valéry Ridde, "Is the Bamako Initiative Still Relevant for West African Health Systems?," *International Journal of Health Services* 41, no. 1 (2011): 175-184.

13. WHO, *The World Health Report 2008: Primary Health Care (Now More Than Ever)* (Geneva: WHO, 2008), 26-27.

14. World Bank, *World Development Report 1993: Investing in Health* (New York: Oxford University Press, 1993), 117-118.

15. Margaret Whitehead et al., "Equity and Health Sector Reforms: Can Low-Income Countries Escape the Medical Poverty Trap?," *The Lancet* 358, no. 9248 (2001): 833-836.

16. Mohammed Nuruzzaman, "The World Bank, Health Policy Reforms and the Poor," *Journal of Contemporary Asia* 37, no. 1 (2007): 59-72.

17. Margaret Chan, "The World Health Report 2010," keynote address, International Ministerial

Conference on Health Systems Financing, Berlin, Germany, November 22, 2010.

18. Nils Gunnar Songstad et al., "Why Do Health Workers in Rural Tanzania Prefer Public Sector Employment?," *BMC Health Services Research* 12, no. 92 (2012): 1–12.

19. Masahiro Nozaki et al., "Are the Critics Right?" *Finance and Development* 48, no. 4 (2011): 50–52.

20. Anne O. Krueger, "Whither the World Bank and the IMF?," *Journal of Economic Literature* 36, no. 4 (1998): 1983–2020.

21. World Bank, *World Development Report 2004: Making Services Work for Poor People* (Washington, DC: World Bank, 2003), 71.

22. Marijn Verhoeven and Alonso Segura, "IMF Trims Use of Wage Bill Ceilings," *IMF Survey Magazine*, September 5, 2007, http://www.imf.org/external/pubs/ft/survey/so/2007/pol095a.htm.

23. "Civil Society: Background," World Bank, http://go.worldbank.org/PWRRFJ2QHo (accessed 10/10/13).

24. Anna Marriott, *Blind Optimism: Challenging the Myths about Private Health Care in Poor Countries*, briefing paper (Oxford, UK: Oxfam International, 2009).

25. Jim Kim, "Poverty, Health and the Human Future," address to the Sixty-Sixth World Health Assembly, Geneva, Switzerland, May 21, 2013.

26. Jim Yong Kim and Margaret Chan, "Poverty, Health, and Societies of the Future," *Journal of the American Medical Association* 310, no. 9 (2013): 901–902.

27. Lesley Wroughton, "World Bank Picks Health Expert Kim as President," *Reuters*, April 16, 2012, http://www.reuters.com/article/2012/04/16/us-worldbank-idUSBRE83F0XF20120416.

28. Kent Buse and Gill Walt, "Global Public-Private Partnerships: Part 1—A New Development in Health?," *Bulletin of the World Health Organization* 78, no. 4 (2000): 549–561.

29. UN General Assembly (UNGA), Resolution 55/2, "UN Millennium Declaration," September 8, 2000, para. 2.

30. United Nations, "Chronological History of the Financing for Development Process," http://www.un.org/esa/ffd/overview/chronology.htm (accessed 10/10/13).

31. United Nations, *Monterrey Consensus; Rome Declaration on Harmonisation* (Rome: February 2003); *The Paris Declaration, The Accra Agenda Busan Partnership*.

32. "The High Level Fora on Aid Effectiveness: A History," OECD, http://www.oecd.org/dac/effectiveness/thehighlevelforaonaideffectivenes sahistory.htm (accessed 10/10/13).

33. Adam Wexler et al., *Donor Funding for Health in Low-and Middle-Income Countries, 2002–2010* (Washington, DC: Kaiser Family Foundation, 2013).

34. WHO, "Partnerships," report by the Secretariat, World Health Assembly, WHO Doc. A62/39, April 30, 2009.

35. Kent Buse and Andrew Harmer, "Global Health Partnerships: The Mosh Pit of Global Health Governance," in Kent Buse et al., eds., *Making Sense of Global Health Governance: The Policy Perspective* (London: Palgrave Macmillan, 2009), 247.

36. Action for Global Health, *Aid Effectiveness for Health: Towards the Fourth High-Level Forum,*

Busan 2011; Making Health Aid Work Better (Brussels: Action for Global Health, 2011), 8.

37. Sania Nishtar, "Public–Private 'Partnerships' in Health—A Global Call to Action," *Health Research Policy and Systems* 2, no. 5 (2004), doi:10.1186/1478-4505-2-5.

38. WHO, *World Health Report 2006—Working Together for Health* (Geneva: WHO, 2006).

39. Kofi Annan, "Africa: Abuja Summit, Annan Speech, 04/26/01," address to the Abuja Summit on HIV/AIDS, tuberculosis, and other infectious diseases, April 26, 2001; Declaration of Commitment on HIV/AIDS, UNGA Resolution s-26/2 (June 27, 2001), para. 90; "Communiqué," G8 Summit, Genoa, Italy, July 22, 2001, para. 15, http://www.g8.utoronto.ca/summit/2001genoa/finalcommunique.html (accessed 10/10/13).

40. Karanja Kinyanjui, "Global Fund's No-Go Decisions for Grant Renewals Are on the Rise," *Global Fund Observer*, April 20, 2012, http://www.aidspan.org/gfo_article/global-funds-no-go-decisions-grant-renewals-are-rise.

41. Global Fund to Fight AIDS, Tuberculosis and Malaria (Global Fund), *The Global Fund to Fight Aids, Tuberculosis and Malaria Fourth Replenishment (2014–2016): Update on Results and Impact* (Geneva: Global Fund, 2013); Global Fund, *Strategic Investments for Results: Global Fund Results Report 2012* (Geneva: Global Fund, 2012).

42. Gorik Ooms et al., "Financing the Millennium Development Goals for Health and Beyond: Sustaining the 'Big Push,'" *Globalization and Health* 6, no. 17 (2010), doi:10.1186/1744-8603-6-17.

43. Global Fund, *Guidelines and Requirements for Country Coordinating Mechanisms* (Geneva: Global Fund, May 12, 2011).

44. International Treatment Preparedness Coalition, *Making Global Fund Country Coordinating Mechanisms Work through Full Engagement of Civil Society: On-the-Ground Research in Argentina, Cambodia, Cameroon, India, Jamaica, Romania, and Uganda*, CCM Advocacy Report (San Francisco: International Treatment Preparedness Coalition, October 2008).

45. Global Fund, *Dual Track Financing Information Note* (Geneva: Global Fund, February 2013).

46. Angela Kageni, "New Structure at Global Fund Will Reduce Influence of Civil Society," *Global Fund Observer*, May 10, 2012, http://www.aidspan.org/gfo_article/new-structure-global-fund-will-reduce-influence-civil-society.

47. Global Fund, *Policy on Eligibility Criteria, Counterpart Financing Requirements, and Prioritization of Proposals for Funding from the Global Fund*, Twenty-Third Board Meeting, Geneva, Switzerland, GF/B23/14 Attachment 1 (May 11–12, 2011); Eric A. Friedman, *Guide to Using Round 10 of the Global Fund to Fight AIDS, Tuberculosis and Malaria to Support Health Systems Strengthening* (Cambridge, MA, and Washington, DC: Physicians for Human Rights, 2010).

48. Global Fund, *Global Fund Gender Equality Strategy* (Geneva: Global Fund, 2008); Global Fund, *The Global Fund Strategy in Relation to Sexual Orientation and Gender Identities* (Geneva: Global Fund, 2009); Michael Wilkerson, AIDS-Free World, "An Open Letter to the Executive Director of the Global Fund to Fight AIDS, Tuberculosis and Malaria," July 29, 2013.

49. Global Fund, *The Global Fund Strategy 2012–2016: Investing for Impact* (Geneva: Global Fund, 2012).

50. Sarah Boseley, "Can the Global Fund Weather the Corruption Storm?," *Guardian*, January 28, 2011,
http://www.theguardian.com/society/sarah-boseley-global-health/2011/jan/28/aids-infectiousdiseases.

51. Global Fund, "Global Fund Suspends Two Malaria Grants, Terminates TB Grant to Mali," December 7, 2010,
http://www.theglobalfund.org/en/mediacenter/newsreleases/2010-12-07_Global_Fund_suspends_two_malaria_grants_terminates_TB_grant_to_Mali/; Global Fund, "Global Fund Statement on Abuse of Funds in Some Countries," January 24, 2011,
http://www.theglobalfund.org/en/mediacenter/newsreleases/2011-01-24_Gobal_Fund_statement_on_abuse_of_funds_in_some_countries/.

52. Laurie Garrett, "The Global Fund: Can It Be Saved?," January 24, 2012,
http://www.cfr.org/diseases-infectious/global-fund-can-saved/p27210.

53. Debrework Zewdie, "The Global Fund at Ten Years: Reflecting on Its Impact and Looking Forward to Challenges Ahead," speech to the Council on Foreign Relations, April 24, 2012,
http://www.cfr.org/world/global-fund-ten-years-reflecting-its-impact-looking-forward-challenges-ahead/p28070.

54. UNGA, "Keeping the Promise: United to Achieve the Millennium Development Goals," UN Doc. A/RES/65/1, October 19, 2010.

55. Global Fund, "Global Fund Targets $15 Billion to Effectively Fight AIDS, TB and Malaria," April 8, 2013,
http://www.theglobalfund.org/en/mediacenter/newsreleases/2013-04-08_Global_Fund_Targets_USD_15_Billion_to_Effectively_Fight_AIDS_TB_and_Malaria/.

56. Global Fund, "Global Fund Board Approves First Grants under New Approach to Funding," June 19, 2013,
http://www.theglobalfund.org/en/mediacenter/newsreleases/2013-06-19_Global_Fund_Board_Approves_First_Grants_under_New_Approach_to_Funding/.

57. Tim France et al., "The Global Fund: Which Countries Owe How Much?," April 21, 2002,
http://www.aidsmap.com/The-Global-Fund-which-countries-owe-how-much/page/1414201/.

58. Global Fund, *The Global Fund Strategy 2012–2016*, para. 81.

59. "Other Publications," Aidspan, http://www.aidspan.org/page/other-publications (accessed 10/10/13).

60. Global Fund, *Transition Manual for the New Funding Model of the Global Fund* (Geneva: Global Fund, 2013).

61. Gorik Ooms and Rachel Hammonds, "Correcting Globalisation in Health: Transnational Entitlements versus the Ethical Imperative of Reducing Aid-Dependency," *Public Health Ethics* 1, no. 2 (2008): 154–170; Giorgio Cometto et al., "A Global Fund for the Health MDGs?," *The Lancet* 373, no. 9674 (2009): 1500–1502.

62. Sharon LaFraniere, "AIDS Funds Frozen for China in Grant Dispute," *New York Times*, May 20, 2011, http://www.nytimes.com/2011/05/21/world/asia/21china.html?pagewanted=all; "Government Donors," Global Fund, http://www.theglobalfund.org/en/partners/governments/

(accessed 10/10/13).

63. "Origins of GAVI," GAVI Alliance, http://www.gavialliance.org/about/mission/origins/ (accessed 10/10/13).

64. "Institutional Timeline," GAVI Alliance, http://www.gavialliance.org/about/mission/institutional-timeline/ (accessed 10/10/13); "Governance and Legal Structures," GAVI Alliance, http://www.gavialliance.org/about/governance/legal-structures/ (accessed 10/10/13).

65. "GAVI's Impact," GAVI Alliance, http://www.gavialliance.org/about/mission/impact/ (accessed 10/10/13); "GAVI Facts and Figures," GAVI Alliance, http://www.gavialliance.org/library/publications/ (accessed 10/10/13).

66. Grace Chee et al., *Evaluation of the First Five Years of GAVI Immunization Services Support Funding* (Bethesda, MD: Abt Associates, 2007).

67. "What We Do," GAVI Alliance, http://www.gavialliance.org/about/mission/what/ (accessed 10/10/13).

68. "GAVI's Impact," GAVI Alliance.

69. "Health System Strengthening Support," GAVI Alliance, http://www.gavialliance.org/support/hss/ (accessed 10/10/13).

70. Aurélia Nguyen et al., *Market Shaping: Strategic Considerations for a Healthy Vaccine Marketplace* (Geneva: GAVI Alliance, May 26, 2011); "The Market-Shaping Goal," GAVI Alliance, http://www.gavialliance.org/about/strategy/phase-iii-(2011-15)/market-shaping-goal/ (accessed 10/10/13).

71. Tania Cernuschi et al., *Pneumococcal Advance Market Commitment: Lessons Learnt on Disease and Design Choices and Processes* (Geneva: GAVI Alliance, September 2011).

72. "About IFFIm: Overview," IFFIm, http://www.iffim.org/about/overview/ (accessed 10/10/13); GAVI Alliance, *GAVI Secretariat Response to the IFFIm Evaluation* (Geneva: GAVI Alliance, June 2011).

73. GAVI Alliance, "Donors Commit Vaccine Funding to Achieve Historic Milestone," June 13, 2011, http://www.gavialliance.org/library/news/press-releases/2011/donors-commit-vaccine-funding-to-achieve-historic-milestone-in-global-health/.

74. "In de pen dent Review Committees," GAVI Alliance, http://www.gavialliance.org/support/apply/independent-review-committees/ (accessed 10/10/13).

75. GAVI Alliance, *Guidelines for Applications: New and Underused Vaccine Support* (Geneva: GAVI Alliance, August 31, 2012); "Country Commitment to Co-financing," GAVI Alliance, http://www.gavialliance.org/about/gavis-business-model/country-commitment-to-co-financing/ (accessed 10/10/13); Hind Khatib-Othman, "Country Program and Health System Support Update," presentation to GAVI Alliance Board Meeting (Dar es Salaam, Tanzania: GAVI Alliance, December 4–5, 2012).

76. UNAIDS, *Together We Will End AIDS* (Geneva: UNAIDS, 2012).

77. "Graduating Countries," GAVI Alliance,

http://www.gavialliance.org/support/apply/graduating-countries/ (accessed 10/10/13).

78. "Transparency and Accountability Policy," GAVI Alliance,
http://www.gavialliance.org/about/governance/programme-policies/tap/ (accessed 10/10/13).
시에라리온의 최고위 보건장관을 부패 혐의로 기소하기에 이른 유명한 사건에서
세계백신면역연합은 50만 달러가 유용된 사실을 발견했다. Adam Nossiter, "Sierra Leone's Health
Care System Becomes a Cautionary Tale for Donors," *New York Times*, April 13, 2013,
http://www.nytimes.com/2013/04/14/world/africa/sierra-leone-graft-charges-imperil-care-and-
aid.html?pagewanted=all.

79. "Civil Society Organization Support," GAVI Alliance, http://www.gavial liance.org/support/cso/
(accessed 10/10/13).

80. GAVI Alliance, *Review of Decisions and Actions*, GAVI Alliance Board Meeting (Washington,
DC: GAVI Alliance, June 12-13, 2012). United States Agency for International Development
(USAID), "GAVI Phase II: What USAID Missions and Projects Need to Know," *Immunization
Snapshots* 3 (July 2006).

81. GAVI Alliance, *The GAVI Alliance Strategy 2011-2015 and Business Plan* (Geneva: GAVI
Alliance, 2011).

82. "Moments in Time: 1913-1919," Rockefeller Foundation,
http://www.rockefellerfoundation.org/about-us/our-history/1913-1919 (accessed 10/10/13).

83. Marcos Cueto, "The Origins of Primary Health Care and Selective Primary Health Care,"
*American Journal of Public Health* 94, no. 11 (2004): 1864-1874.

84. "Warren Buffett," Bill & Melinda Gates Foundation,
http://www.gatesfoundation.org/who-we-are/general-information/leadership/management-co
mmittee/warren-buffett (accessed 10/10/13); KPMG LLP, *Bill & Melinda Gates Foundation:
Consolidated Financial Statements, December 31, 2012 and 2011* (Seattle: KPMG LLP, 2013).

85. Bill & Melinda Gates Foundation, *Bill & Melinda Gates Foundation Annual Report 2011* (Seattle:
Bill & Melinda Gates Foundation, 2012).

86. Ibid.

87. "Tobacco Control: Strategy Overview," Bill & Melinda Gates Foundation,
http://www.gatesfoundation.org/What-We-Do/Global-Policy/Tobacco-Control (accessed
10/10/13); "HIV: Strategy Overview," Bill & Melinda Gates Foundation,
http://www.gatesfoundation.org/What-We-Do/Global-Health/HIV (accessed 10/10/13).

88. Bill & Melinda Gates Foundation, *Global Health Program Overview* (Seattle: Bill & Melinda
Gates Foundation, 2010).

89. Bill & Melinda Gates Foundation, "Bill and Melinda Gates Pledge $10 Billion in Call for De cade
of Vaccines," January 29, 2010,
http://www.gatesfoundation.org/Media-Center/Press-Releases/2010/01/Bill-and-Melinda-Gate
s-Pledge-$10-Billion-in-Call-for-Decade-of-Vaccines.

90. "Grand Challenges in Global Health," Grand challenges,
http://www.grandchallenges.org/Pages/Default.aspx (accessed 10/10/13).

91. Donald G. McNeil Jr., "Malaria Gets the Foil-in-a-Microwave Treatment," *New York Times*,
August 22, 2011, http://www.nytimes.com/2011/08/23/health/23microwave.html.

92. Bill & Melinda Gates Foundation, "Bill Gates Names Winners of the Reinvent the Toilet Challenge," August 14, 2012, http://www.gatesfoundation.org/media-center/press-releases/2012/08/bill-gates-names-winners-of-the-reinvent-the-toilet-challenge.

93. "Funding," Meningitis Vaccine Project, http://www.meningvax.org/funding.php (accessed 10/10/13).

94. Bill & Melinda Gates Foundation, *2012 Annual Letter from Bill Gates* (January 2012).

95. Global Health Group and SEEK Development, *Progress against Polio: Winning the Fight against a Deadly Disease* (San Francisco and Berlin: Living Proof Project, 2009).

96. Bill & Melinda Gates Foundation, *Annual Report 2011*; "Financing," Global Polio Eradication Initiative, http://www.polioeradication.org/Financing.aspx (accessed 10/10/13).

97. "Importation Countries," Global Polio Eradication Initiative, http://www.polioeradication.org/Infectedcountries/Importationcountries.aspx (accessed 10/10/13); "Polio This Week—As of 18 September 2013," Global Polio Eradication Initiative, http://www.polioeradication.org/Dataandmonitoring/Poliothisweek.aspx (accessed 10/10/13); Bill & Melinda Gates Foundation, *2012 Annual Letter*.

98. Global Fund to Fight AIDS, Tuberculosis and Malaria, "The Global Fund Welcomes US$750 Million Promissory Note from the Bill & Melinda Gates Foundation," January 26, 2012, http://www.theglobalfund.org/en/mediacenter/newsreleases/2012-01-26_The_Global_Fund_Welcomes_USD750_Million_Promissory_Note_from_the_Bill_Melinda_Gates_Foundation/.

99. "Hot Tropic: The World's Nastiest Illnesses Get Some Belated Attention," *Economist*, February 4, 2012, http://www.economist.com/node/21546005.

100. ONE, *ONE Annual Report 2011* (Washington, DC: ONE, 2012).

101. WHO, "Annex: Voluntary Contributions by Fund and by Donor for the Financial Period 2010–2011," WHA Doc. A65/29 Add.1, April 5, 2012.

102. Donald G. McNeil Jr., "Gates Foundation's Influence Criticized," *New York Times*, February 16, 2008, http://www.nytimes.com/2008/02/16/science/16malaria.html.

103. Charles Piller et al., "Dark Cloud over Good Works of Gates Foundation," *Los Angeles Times*, January 7, 2007, http://www.latimes.com/news/la-na-gatesx07jan07,0,2533850.story; Claudio Schuftan, "The New Philanthropies in World Health Affairs: Masters of Our Universe," September 2011, http://www.wphna.org/2011_sept_col_claudio.htm.

104. "Our Investment Philosophy," Bill & Melinda Gates Foundation, http://www.gatesfoundation.org/Who-We-Are/General-Information/Financials/Investment-Policy (accessed 10/10/13); Charles Piller, "Gates Foundation to Keep Its Investment Approach," *Los Angeles Times*, January 14, 2007, http://www.latimes.com/business/la-na-gates14jan14,0,1160032.story.

105. "The Giving Pledge," http://givingpledge.org/ (accessed 10/10/13).

106. Veronica Walford, *Joint Assessment of National Health Strategies and Plans: A Review of Recent Experience* (International Health Partnership+, 2010).

107. International Health Partnership+, *Joint Assessment of National Health Strategies and Plans, Joint Assessment Tool: The Attributes of a Sound National Strategy*, version 2 (2011).

**108**. "IHP+ Partners," IHP+, http://www.internationalhealthpartnership.net/en/ihp-partners/ (accessed 10/10/13).

**109**. IHP+Results, *Progress in the International Health Partnership and Related Initiatives (IHP+):* 2012 Annual Performance Report (London and Johannesburg: Responsible Action UK and Re-Action!, 2012).

**110**. "Frequently Asked Questions," International Bank for Reconstruction and Development, http://web.worldbank.org/WBSITE/EXTERNAL/EXTABOUTUS/EXTIBRD/0,,contentMDK:2111 6492~menuPK:3126966~pagePK:64168445~piPK:64168309~theSitePK:3046012,00.html (accessed 10/10/13).

**111**. Global Health Strategies Initiatives, *Shifting Paradigm: How the BRICS Are Reshaping Global Health and Development* (New York, New Delhi, and Rio de Janeiro: Global Health Strategies Initiatives, 2012), 64.

**112**. Nishika Patel, "India to Create Central Foreign Aid Agency," Guardian, July 26, 2011, http://www.theguardian.com/global-development/2011/jul/26/india-foreign-aid-agency; Simon Allison, "South Africa: Charity Begins in Pretoria—Dirco's Plan to Get Humanitarian Assistance Right," *Daily Maverick*, September 5, 2012, http://www.dailymaverick.co.za/article/2012-09-05-charity-begins-in-pretoria-dircos-plan-to-get-humanitarian-assistance-right/.

**113**. WHO, "Constitution of the World Health Organiza tion" (1946), entered into force April 17, 1948, art. 2(a).

**114**. David P. Fidler, "Architecture amidst Anarchy: Global Health's Quest for Governance," *Global Health Governance* 1 (January 2007).

**제6장**

**1**. World Health Assembly (WHA), Resolution 58.3, "Revision of the International Health Regulations," May 23, 2005; David P. Fidler and Lawrence O. Gostin, "The New International Health Regulations: An Historic Development for International Law and Public Health," *Journal of Law, Medicine and Ethics* 34, no. 1 (2006): 85–94.

**2**. UN Secretary-General, UN Doc. A/59/2005, "In Larger Freedom: Towards Development, Security, and Human Rights for All: Report of the Secretary-General," March 21, 2005.

**3**. *Jew Ho v. Williamson*, 103 F.10, 24 (C.C.N.D. Cal. 1900).

**4**. Norman Howard-Jones, *The Scientific Background of the International Sanitary Conferences, 1851–1938* (Geneva: WHO, 1975); David P. Fidler, "From International Sanitary Conventions to Global Health Security: The New International Health Regulations," *Chinese Journal of International Law* 4, no. 2 (2005): 325–392; "International Sanitary Conferences," Harvard University Library, http://ocp.hul.harvard.edu/contagion/sanitaryconferences.html (accessed 10/10/13).

**5**. 각국은 첫 회의에 정치인 한 명과 의료 인원 한 명씩 두 명의 대표를 파견했으나, 심한 의견차로 이후의 회의에서는 의료 대표들은 초대되지 않았다.

6. Julie Fischer et al., *The International Health Regulations (2005): Surveillance and Response in an Era of Globalization* (Washington, DC: Stimson Center, 2011).

7. "Origin and Development of Health Cooperation," WHO, http://www.who.int/global_health_histories/background/en/index.html (accessed 10/10/13).

8. Frank G. Boudreau, "International Health," *American Journal of Public Health* 19, no. 8 (1929): 863–879, quotation from p. 864.

9. David P. Fidler and Lawrence O. Gostin, *Biosecurity in the Global Age: Biological Weapons, Public Health, and the Rule of Law* (Palo Alto: Stanford University Press, 2008).

10. David Fidler, *SARS, Governance, and the Globalization of Disease* (Basingstoke, UK: Palgrave Macmillan, 2004).

11. "States Parties to the International Health Regulations (2005)" (as of March 16, 2013), WHO, http://www.who.int/ihr/legal_issues/states_parties/en/ (accessed 10/10/13). The IHR (art. 64) permit nonmember states to become parties as well.

12. Michelle Forrest, "Using the Power of the World Health Organization: The International Health Regulations and the Future of International Health Law," *Columbia Journal of Law and Social Problems* 33, no. 3 (2000): 153–179; Allyn L. Taylor, "Controlling the Global Spread of Infectious Diseases: Toward a Reinforced Role for the International Health Regulations," *Houston Law Review* 33, no. 5 (1997): 1327–1362.

13. World Health Organization (WHO) and World Trade Organization (WTO), *WTO Agreements and Public Health: A Joint Study by the WHO and the WTO Secretariat* (Geneva: WHO, 2002). See Craig Murray, "Implementing the New International Health Regulations: The Role of the WTO's Sanitary and Phytosanitary Agreement," *Georgetown Journal of International Law* 40, no. 2 (2009): 625–653.

14. Bruce Plotkin, "Human Rights and Other Provisions in the Revised International Health Regulations (2005)," *Public Health* 121, no. 11 (2007): 840–845.

15. Permanent Mission of the United States to the United Nations Office and Other International Organizations in Geneva, "Letter of IHR Reservation and Understanding," December 13, 2006.

16. Arts. 5(1), 13(1), annex 1. 그러나 국가는 2012년까지 역량 강화 의무를 수행하지 않아도 되었고, 2012년 이후에라도 WHO에 유예 필요성을 정당화하고 시행계획을 제출할 경우 2년 연장이 가능했다. 이례적으로 국가는 추가 2년 연장을 신청할 수 있었는데 이 경우 사무총장이 승인이나 거부할 권한을 보유한다(제5조 제2항).

17. 국가 당사자들은 핵심 공중보건능력을 보유한 공항, 항구, 육상 국경 횡단 지점 등의 진입점을 지정해야 한다(제20, 21조).

18. Kumanan Wilson et al., "Strategies for Implementing the New International Health Regulations in Federal Countries," *Bulletin of the World Health Organization* 86, no. 3 (March 1, 2008): 215–220, quotation from p. 215.

19. WHO, *Checklist and Indicators for Monitoring Progress in the Development of IHR Core Capacities in States Parties* (Geneva: WHO, 2011).

20. Michael G. Baker and David P. Fidler, "Global Public Health Surveillance under New International Health Regulations," *Emerging Infectious Diseases* 12, no. 7 (July 2006): 1058–1065, 1060.

21. WHO, *Checklist and Indicators for Monitoring Progress in the Development of IHR Core Capacities in States Parties* (Geneva: WHO, 2011).

22. WHA, WHA Doc. 64/10 "Implementation of the International Health Regulations: Report of the Review Committee on the Functioning of the International Health Regulations (2005) in Relation to Pandemic (H1N1) 2009," May 5, 2011.

23. WHA, WHA Doc. A65/17 Add. 1, "Implementation of the International Health Regulations (2005): Report on Development of National Core Capacities Required under the Regulations," May 15, 2012.

24. WHO, *WHO Guidance for Use of Annex 2 of the International Health Regulations (2005)* (Geneva: WHO, 2008).

25. WHO, *Case Definitions for the Four Diseases Requiring Notification in All Circumstances under the International Health Regulations* (Geneva: WHO, 2005).

26. Thomas Haustein et al., "Should This Event Be Notified to the World Health Organization? Reliability of the International Health Regulations Notification Assessment Process," *Bulletin of the World Health Organization* 89, no. 4 (2011): 296-303.

27. WHO, *The Evolving Threat of Antimicrobial Resistance—Options for Action* (Geneva: WHO, 2012).

28. 일시적 권고는 3달 후에 만료되나 기간을 수정하거나 추가적으로 최대 3개월간 연장할 수 있다. 일시적 권고 기간은 사무총장이 국제공중보건비상사태를 처음 결정한 이후 두 번째 세계보건총회를 넘길 때까지 계속될 수 없다(제15조 제3항).

29. 국가 당사자는 구체적으로 정해진 상황을 제외하고는 여행자에게 입국 조건으로 침습적 검진이나 예방접종을 요구할 수 없다(제31조 제1항).

30. WHO, "Implementation of the International Health Regulations: Report of the Review Committee on the Functioning of the International Health Regulations (2005) in Relation to Pandemic (H1N1)," 13.

31. Rebecca Katz, "Use of Revised International Health Regulations during Influenza A (H1N1) Epidemic, 2009," *Emerging Infectious Diseases* 15, no. 8 (2009): 1165-1170.

32. See "Director-General Statement following the Fifth Meeting of the Emergency Committee," WHO, September 24, 2009, http://www.who.int/csr/disease/swineflu/5th_meeting_ihr/en/. Temporary recommendations issued on April 27, 2009, November 26, 2009, and February 24, 2010, contain similar guidance.

33. "The Economic Impact of Influenza A (H1N1)," TrendsUpdates, http://trendsupdates.com/the-economic-impact-of-influenza-a-h1n1/ (accessed 10/10/13).

34. Max Hardiman, "The Revised International Health Regulations: A Framework for Global Health Security," *International Journal of Antimicrobial Agents* 21, no. 2 (2003): 207-211.

35. WHA, "Revision of the International Health Regulations."

36. James G. Hodge Jr., "Global Legal Triage in Response to the 2009 H1N1 Outbreak," *Minnesota Journal of Law, Science and Technology* 11, no. 2 (2010): 599-628; Lance Gable et al., "Global Public Health Legal Responses to H1N1," *Journal of Law Medicine and Ethics* 39, supp. 1 (2011): 46-50.

37. WHO, "Implementation of the International Health Regulations: Report of the Review

Committee on the Functioning of the International Health Regulations (2005) in Relation to Pandemic (H1N1)."

**38**. Rebecca Katz and Julie Fischer, "The Revised International Health Regulations: A Framework for Global Pandemic Response," *Global Health Governance* 3, no. 2 (2010), http://blogs.shu.edu/ghg/?attachment_id=379.

**39**. WHO, *Pandemic Influenza Risk Management: WHO Interim Guidance* (Geneva: WHO, 2013).

## 제7장

**1**. U.S. Department of Health, Education, and Welfare, *Smoking and Health: Report of the Advisory Committee of the Surgeon General of the Public Health Service* (Washington, DC: U.S. Public Health Service, 1964).

**2**. World Health Organization (WHO), *WHO Report on the Global Tobacco Epidemic, 2011: Warning about the Dangers of Tobacco* (Geneva: WHO, 2011).

**3**. "Tobacco: Fact Sheet N°339," WHO, http://www.who.int/mediacentre/factsheets/fs339/en/ (accessed 10/10/13).

**4**. "Tips from Former Smokers," Centers for Disease Control (CDC), http://www.cdc.gov/tobacco/campaign/tips/ (accessed 10/10/13); "Smoking and Tobacco Use: Fast Facts," CDC, http://www.cdc.gov/tobacco/data_statistics/fact_sheets/fast_facts/ (accessed 10/10/13).

**5**. "Adult Cigarette Smoking in the United States: Current Estimate," CDC, http://www.cdc.gov/tobacco/data_statistics/fact_sheets/adult_data/cig_smoking/ (accessed 10/10/13).

**6**. "Adult Cigarette Smoking in the United States: Current Estimate;" American Lung Association (ALA), *Trends in Tobacco Use* (New York: ALA, 2011).

**7**. Pam Belluck, "Smoking, Once Used to Reward, Faces a Ban in Mental Hospitals," *New York Times*, February 7, 2012, A1, A4.

**8**. John P. Pierce et al., "Camel No. 9 Cigarette-Marketing Campaign Targeted Young Teenage Girls," *Pediatrics* 125, no. 4 (2010): 619–626.

**9**. Michael Eriksen et al., *The Tobacco Atlas*, 4th ed. (Atlanta: American Cancer Society, 2012).

**10**. Richard Kluger, *Ashes to Ashes: America's Hundred-Year Cigarette War, the Public Health, and the Unabashed Triumph of Philip Morris* (New York: Vintage Books, 1997).

**11**. Allan Brandt, *The Cigarette Century: The Rise, Fall, and Deadly Persistence of the Product That Defined America* (New York: Basic Books, 2007), 114.

**12**. Mark Parascandola, "Public Health Then and Now: Cigarettes and the U.S. Public Health Service in the 1950s," *American Journal of Public Health* 91, no. 2 (2001): 196–205.

**13**. "The Reports of the Surgeon General: The 1964 Report on Smoking and Health," Profiles in Science, National Library of Medicine, http://profiles.nlm.nih.gov/ps/retrieve/Narrative/NN/p-nid/60 (accessed 10/10/13).

**14**. Robert N. Proctor, "The History of the Discovery of the Cigarette–Lung Cancer Link:

Evidentiary Traditions, Corporate Denial, Global Toll," *Tobacco Control* 21, no. 2 (2012): 87–91.

15. Hearings on Regulation of Tobacco Products before the Subcommittee on Health and Environment (Part 1), 103rd Cong., 2nd Sess. (1994).

16. Stanton A. Glantz et al., "Looking through a Keyhole at the Tobacco Industry: The Brown and Williamson Documents," *Journal of the American Medical Association* 274, no. 3 (1995): 219–224.

17. Allyn L. Taylor, "An International Regulatory Strategy for Global Tobacco Control," *Yale Journal of International Law* 21, no. 2 (1996): 257–304.

18. World Health Assembly (WHA), WHA Resolution 48.11, "An International Strategy for Tobacco Control, May 12, 1995.

19. WHO, *History of the WHO Framework Convention on Tobacco Control* (Geneva: WHO, 2009); Ruth Roemer et al., "Origins of the WHO Framework Convention on Tobacco Control," *American Journal of Public Health* 95, no. 6 (2005): 936–938.

20. WHO, "Framework Convention on Tobacco Control" (2003), entered into force February 27, 2005.

21. Kate Lannan, "The WHO Framework Convention on Tobacco Control: The International Context for Plain Packaging," in Tania Voon et al., eds., *Public Health and Plain Packaging of Cigarettes* (Cheltenham, UK: Edward Elgar, 2012).

22. "Parties to the WHO Framework Convention on Tobacco Control," WHO, http://www.who.int/fctc/signatories_parties/en/ (accessed 10/10/13). President Bush signed the FCTC on May 10, 2004, but it has not yet been sent to the U.S. Senate for ratification.

23. WHO, 2012 *Global Progress Report on Implementation of the WHO Framework Convention on Tobacco Control* (Geneva: WHO, 2012).

24. International Tobacco Control (ITC) Project and Office of Tobacco Control, China CDC, *ITC China Project Report: Findings from the Wave 1 to 3 Surveys (2006-2009)* (Beijing: China Modern Economic Publishing House, December 2012).

25. Rachel L. Schwartz et al., "World Tobacco Day 2011: India's Progress in Implementing the Framework Convention on Tobacco Control," *Indian Journal of Medical Research* 133, no. 5 (2011): 455–457.

26. 담배규제기본협약 전문에는 세 가지 조약의 건강권을 언급한다: 경제적·사회적·문화적 권리규약, 여성차별철폐협약, 아동권리협약.

27. Hadii M. Mamudu et al., "International Trade versus Public Health during the FCTC Negotiations, 1999–2003," *Tobacco Control* 20, no. 1 (2011): 1–10.

28. Conference of the Parties to the WHO FCTC, Fourth Session, *Punta del Este Declaration on the Implementation of the WHO FCTC*, FCTC/COP4(5) (Punta del Este, Uruguay, November 18, 2010).

29. Jonathan Liberman, "Four COPs and Counting: Achievements, Underachievements and Looming Challenges in the Early Life of the WHO FCTC Conference of Parties," *Tobacco Control* 21, no. 2 (2012): 215–220.

30. Parties to the Protocol to Eliminate Illicit Trade in Tobacco Products, United Nations Treaty

Collection,
http://treaties.un.org/Pages/ViewDetails.aspx?src=TREATY&mtdsg_no=IX-4-a&chapter=9&lang=en (accessed 10/10/13).

31. Conference of the Parties to the WHO FCTC, Third Session, *Guidelines for Implementation of Article 5.3 of the WHO Framework Convention on Tobacco Control*, FCTC/COP3(7) (Durban, South Africa, November 17–22, 2008).

32. Richard Doll et al., "Mortality in Relation to Smoking: 40 Years' Observations on Male British Doctors," *British Medical Journal* 309, no. 6959 (1994): 901–911.

33. *See* U.S. Department of Health and Human Services, *The Health Consequences of Involuntary Smoking: A Report of the Surgeon General* (Washington, DC: U.S. Public Health Service, 1986); "Fact Sheet: Secondhand Smoke and Cancer," National Cancer Institute, http://www.cancer.gov/cancertopics/factsheet/Tobacco/ETS (accessed 10/10/13).

34. WHO, Framework Convention on Tobacco Control, "Guidelines on Protection from Exposure to Tobacco Smoke," http://www.who.int/fctc/cop/art%208%20guidelines_english.pdf (accessed 10/10/13). 담배규제기본협약은 필요시 야외 흡연 금지를 허용한다(제8조 제2항).

35. W. C. Lippert and J. Gustat, "Clean Indoor Air Acts Reduce the Burden of Adverse Cardiovascular Outcomes," *Public Health* 126, no. 4 (2012): 279–285.

36. Conference of the Parties to the WHO FCTC, Second Session, *First Report of Committee A (Draft)*, A/FCTC/COP/2/17 (Bangkok, July 4, 2007).

37. WHO, *Protection from Exposure to Second-Hand Tobacco Smoke: Policy Recommendations* (Geneva: WHO, 2007).

38. Benjamin Alamar and Stanton A. Glantz, "Effect of Smoke-Free Laws on Bar Value and Profits," *American Journal of Public Health* 97, no. 8 (2007): 1400–1402.

39. "Highlights: Tobacco Products," CDC, http://www.cdc.gov/tobacco/data_statistics/sgr/2000/highlights/tobacco/index.htm (accessed 10/10/13).

40. "Smoking 'Causes Damage in Minutes,' U.S. Experts Claim," *BBC News*, January 15, 2011, http://www.bbc.co.uk/news/health-12193602.

41. Conference of the Parties to the WHO FCTC, Fourth Session, *Partial Guidelines for Implementation of Articles 9 and 10 of the WHO FCTC*, FCTC/COP4(10) (Punta del Este, Uruguay, November 20, 2010) (adopting partial guidelines; as of 2013, the COP was circulating proposed guidelines).

42. Conference of the Parties to the WHO FCTC, Third Session, *Guidelines for Implementation of Article 11*, FCTC/COP3(10) (Durban, South Africa, November 22, 2008).

43. Dan Jaffe, "Letter to the Editor: Graphic Cigarette Warnings," *New York Times*, April 17, 2012, http://www.nytimes.com/2012/04/18/opinion/graphic-cigarette-warnings.html?_r=0.

44. Thomas Bollyky, "Developing-World Lung Cancer: Made in the USA," *Atlantic*, May 24, 2011, http://www.theatlantic.com/health/archive/2011/05/developing-world-lung-cancer-made-in-the-usa/239398/.

45. Becky Freeman and Simon Chapman, "Open Source Marketing: Camel Cigarette Brand Marketing in the 'Web 2.0' World," *Tobacco Control* 18, no. 3 (2009): 212–217.

**46.** Stuart Elliott, "R. J. Reynolds Introduces a Feminized Camel," *New York Times*, February 15, 2007, http://www.nytimes.com/2007/02/15/technology/15iht-adco.4605969.html.

**47.** World Bank, *Curbing the Epidemic: Governments and the Economics of Tobacco Control* (Washington, DC: World Bank, 1999).

**48.** Conference of the Parties to the WHO FCTC, Fourth Session, *Measures That Would Contribute to the Elimination of Cross-Border Advertising, Promotion, and Sponsorship*, Report of the Convention Secretariat, Decision FCTC/COP3(14) (August 15, 2010). *See* "Tobacco Advertising Directive (2003/33/EC)" (banning cross-border advertising in all media other than television).

**49.** Conference of the Parties to the WHO FCTC, Third Session, *Guidelines for Implementation of Article 13*, FCTC/COP3(12) (Durban, South Africa, November 22, 2008).

**50.** Conference of the Parties to the WHO FCTC, Fourth Session, *Guidelines for Implementation of Article 12 of the WHO Framework Convention on Tobacco Control*, FCTC/COP4(7) (Punta del Este, Uruguay, November 19, 2010).

**51.** Jonathan M. Samet and Heather Wipfli, "Unfinished Business in Tobacco Control," *Journal of the American Medical Association* 302, no. 6 (2009): 681–682.

**52.** Conference of the Parties to the WHO FCTC, Intergovernmental Negotiating Body on a Protocol on Illicit Trade in Tobacco Products, Fifth Session, "Draft Protocol to Eliminate Illicit Trade in Tobacco Products," FCTC/COP/INB-IT/5/5, April 4, 2012. 담배규제기본협약의 의정서 초안에서 불법 거래(illicit trade)는 '생산, 수송, 수령, 보유, 유통, 판매, 구매 등과 관련하여 법으로 금지된 모든 관행이나 행위, 그리고 그러한 활동을 조장할 목적의 모든 관행과 행위'로 정의된다(제2조 제6항).

**53.** Luk Joossens et al., "The Impact of Eliminating the Global Illicit Cigarette Trade on Health and Revenue," *Addiction* 105, no. 9 (2010): 1640–1649; Stephanie Nebehay, "WHO Brokers Deal to Stamp Out Tobacco Smuggling," *Reuters*, April 4, 2012, http://www.reuters.com/article/2012/04/04/us-tobacco-idUSBRE8330QZZ0120404 (quoting Ian Walton-George, INB chair).

**54.** Framework Convention Alliance, *How Big Was the Global Illicit Tobacco Trade Problem in 2006?*, prepared for the Second Session of the Conference of the Parties to the WHO FCTC (Bangkok, June 30–July 6, 2007) (estimating $40 billion–$50 billion in lost revenues); Luk Joossens et al., *How Eliminating the Global Illicit Cigarette Trade Would Increase Tax Revenue and Save Lives* (Paris: International Union against Tuberculosis and Lung Disease, 2009) (estimating more than $31 billion in lost revenues in 2007).

**55.** Luk Joossens and Martin Raw, "Strategic Directions and Emerging Issues in Tobacco Control: From Cigarette Smuggling to Illicit Tobacco Trade," *Tobacco Control* 21, no. 2 (2012): 230–234.

**56.** "Illicit Trade," British American Tobacco, http://www.bat.com/theman (accessed 10/10/13).

**57.** Canada Revenue Agency, "News Release: Federal and Provincial Governments Reach Landmark Settlement with Tobacco Companies," July 31, 2008, http://www.cra-arc.gc.ca/nwsrm/rlss/2008/m07/nr080731-eng.html.

**58.** WHO Framework Convention on Tobacco Control, Intergovernmental Negotiating Body, UN

Doc. FCTC/COP/INB-IT/5/5 "Draft Protocol," April 4, 2012.

59. Benjamin Mason Meier, "Breathing Life into the Framework Convention on Tobacco Control: Smoking Cessation and the Right to Health," *Yale Journal of Health, Policy, Law and Ethics* 5, no. 1 (2005): 137–192, 149.

60. Conference of the Parties to the WHO FCTC, Fourth Session, *Partial Guidelines for Implementation of Articles 9 and 10 of the WHO FCTC.*

61. *Corn Products Int'l., Inc. v. The United Mexican States*, ICSID Case No. ARB(AF)/04/01, Decision on Responsibility, para. 87(j) (January 15, 2008), http://icsid.worldbank.org.

62. *FTR Holding v. Oriental Republic of Uruguay*, ICSID, Request for Arbitration, paras. 3–5, 77 (February 19, 2010), http://arbitrationlaw.com/library/ftr-holding-sa-philip-morris-products-sa-and-abal-hermanos-sa-v-oriental-republic-uruguay; Conference of the Parties to the WHO FCTC, Fourth Session, *Punta del Este Declaration on the Implementation of the WHO Framework Convention on Tobacco Control*, FCTC/COP4(5) (Punta del Este, Uruguay, November 18, 2010).

63. *Grand River Enterprises Six Nations, Ltd. v. United States of America*, ICSID Case No. ARB/10/5, Award, para. 154 (January 12, 2011) (rejecting Canadian tobacco company's challenge to the U.S. Master Tobacco Settlement under the North American Free Trade Agreement).

64. D. Hammond et al., "Effectiveness of Cigarette Warning Labels in Informing Smokers about the Risks of Smoking: Findings from the International Tobacco Control (ITC) Four Country Survey," *Tobacco Control* 15, no. S3 (2006): iii19–iii25.

65. "Uruguay Bilateral Investment Treaty Litigation," Philip Morris International, http://www.pmi.com/eng/media_center/company_statements/pages/uruguay_bit_claim.aspx (accessed 9/20/13).

66. "List of Pending Cases," International Center for Settlement of Investment Disputes, https://icsid.worldbank.org/ICSID/FrontServlet?requestType=GenCaseDtlsRH&actionVal=ListPending (accessed 9/20/13).

67. "Uruguay Bilateral Investment Treaty Litigation," Philip Morris International.

68. *Tobacco Plain Packaging Act 2011* (Cth) No. 148 (Austl.).

69. Attorney General Nicola Roxon, quoting cartoonist, public address, O'Neill Institute for National and Global Health Law, Georgetown University, May 17, 2012.

70. *JT International SA v. Commonwealth of Australia; British American Tobacco Australia Limited v. The Commonwealth* [2012], HCA 43.

71. Melanie A. Wakefield et al., "Introduction Effects of the Australian Plain Packaging Policy on Adult Smokers: A Cross-Sectional Study," *British Medical Journal Open* 3, no. 7 (2013), doi:10.1136/bmjopen-2013-003175.

72. Agreement for the Promotion and Protection of Investments, H.K.-Austl., September 15, 1993, 1748 U.N.T.S 385, entered into force October 15, 1993.

73. Andrew D. Mitchell and David M. Studdert, "Plain Packaging of Tobacco Products in Australia: A Novel Regulation Faces Legal Challenge," *Journal of the American Medical Association* 307, no. 3 (2012): 261–262.

**74.** Allyn Taylor, "Plain Packaging: Fighting the Chill of Investment Treaties," *Jurist*, December 7, 2011, http://jurist.org/forum/2011/12/allyn-taylor-tobacco-suit.php.

**75.** "As Nations Try to Snuff Out Smoking, Cigarette Makers Use Trade Treaties to Fire Up Legal Challenges," Fair Warning, http://www.fairwarning.org/2012/11/as-nations-try-to-snuff-out-smoking-cigarette-makers-use-trade-treaties-to-fire-up-legal-challenges/ (accessed 10/10/13).

**76.** "Australia—Certain Mea sures concerning Trademarks and Other Plain Packaging Requirements Applicable to Tobacco Products and Packaging," Dispute Settlement, DS434, http://www.wto.org/english/tratop_e/dispu_e/cases_e/ds434_e.htm (accessed 10/10/13).

**77.** Tom Miles, "Ukraine, Honduras Revive Tobacco Dispute with Australia at WTO," *Reuters*, September 13, 2013, http://www.reuters.com/article/2013/09/13/australia-tobacco-wto-idUSL5N0H91RQ20130913 ; World Trade Organization (WTO), "Items Proposed for Consideration at the Next Meeting of Dispute Settlement Body, http://www.wto.org/english/news_e/news13_e/dsb_agenda_25sep13_e.htm (accessed 9/20/13).

**78.** Warangkana Chomchuen, "Thai Court to Be Urged to Allow Larger Cigarette Warnings," *The Wall Street Journal*, September 17, 2013, http://blogs.wsj.com.

**79.** WTO, *United States—Measures Affecting the Production and Sale of Clove Cigarettes*, Report of the Appellate Body, WT/DS406/AB/R, April 2012.

**80.** Ibid., para. 235. The AB similarly reaffirmed TRIPS "flexibilities" to protect the public's health (para. 4).

**81.** "Menthol in Cigarettes, Tobacco Products; Request for Comments," 78 *Federal Register* 142 (July 24, 2013): 44484-44485.

**82.** "Preliminary Scientific Evaluation of the Possible Public Health Effects of Menthol versus Nonmenthol Cigarettes," Food and Drug Administration, July 23, 2013, http://www.fda.gov/downloads/ScienceResearch/SpecialTopics/PeerReviewofScientificInformationandAssessments/UCM361598.pdf.

**83.** WTO, *United States—Measures Affecting the Production and Sale of Clove Cigarettes*, Recourse to Article 22.2 of the DSU by Indonesia, WT/DS406/12, August 12, 2013.

**84.** "United States—Measures Affecting the Production and Sale of Clove Cigarettes: Current Status," WTO, http://www.wto.org/english/tratop_e/dispu_e/cases_e/ds406_e.htm (accessed 9/20/13).

**85.** Kenneth E. Warner and David Mendez, "Tobacco Control Policy in Developed Countries: Yesterday, Today, and Tomorrow," *Nicotine and Tobacco Research* 12, no. 9 (2010): 476-887.

**86.** Kenneth E. Warner and David Mendez, "Tobacco Control Policy in Developed Countries: Yesterday, Today and Tomorrow," *Nicotine and Tobacco Research* 12, no. 9 (2010): 876-887.

**87.** "International Conference on Public Health Priorities in the Twenty-First Century," Ministry of Health and Family Welfare, Government of India, http://www.endgameconference2013.in/(accessed 9/23/13).

88. Neal L. Benowitz and Jack E. Henningfi eld, "Establishing a Nicotine Threshold for Addiction: The Implications for Tobacco Regulation," *New England Journal of Medicine* 331, no. 2 (1994): 123–125.

89. Coral Gartner and Ann McNeill, "Options for Global Tobacco Control beyond the Framework Convention in Tobacco Control," *Addiction* 105, no. 1 (2010): 1–3.

90. Deborah Khoo et al., "Phasing Out Tobacco: Proposal to Deny Access to Tobacco for Those Born from 2000," *Tobacco Control* 19, no. 5 (2010): 355–360; Andrew Darby and Amy Corderoy, "Bid to Ban Cigarettes for Anyone Born after 2000," *Sydney Morning Herald,* August 22, 2012, http://www.smh.com.au/national/bid-to-ban-cigarettes-for-anyone-born-after-2000-20120822-24liy.html.

91. George Thomson et al., "Ending Appreciable Tobacco Use in a Nation: Using a Sinking Lid on Supply," *Tobacco Control* 19, no. 5 (2010): 431–435.

92. Simon Chapman, "The Case for a Smoker's License," *PLoS Medicine* 9, no. 11 (2012): e1001342, doi:10.1371/journal.pmed.1001342.

93. Becky Freeman and Simon Chapman, "British American Tobacco on Facebook: Undermining Article 13 of the Global World Health Organization Framework Convention on Tobacco Control," *Tobacco Control* 19, no. 3 (2010): e1–e9, doi:10.1136/tc.2009.032847.

94. Ron Borland, "A Strategy for Controlling the Marketing of Tobacco Products: A Regulated Market Model," *Tobacco Control* 12, no. 4 (2003): 374–382; C. Callard et al., "Transforming the Tobacco Market: Why the Supply of Cigarettes Should Be Transferred from For-Profit Corporations to Non-Profit Enterprises with a Public Health Mandate," *Tobacco Control* 14, no. 4 (2005): 278–283.

95. Richard A. Daynard, "Doing the Unthinkable (and Saving Millions of Lives)," *Tobacco Control* 18, no. 1 (2009): 2–3; Robert N. Proctor, *Golden Holocaust* (Berkeley: University of California Press, 2012).

96. Michael S. Givel, "History of Bhutan's Prohibition of Cigarettes: Implications for Neo-Prohibitionists and Their Critics," *International Journal of Drug Policy* 22, no. 4 (2011): 306–310.

97. Peter Hanauer, "The Case against Tobacco Prohibition," *Tobacco Control* 18, no. 1 (2009): 3–4.

98. George Thomson et al., "What Are the Elements of the Tobacco Endgame?," *Tobacco Control* 21, no. 2 (2012): 293–295.

## 제8장

1. United Nations General Assembly (UNGA), "International Covenant on Economic, Social and Cultural Rights (ICESCR)," UN Doc. A/6316 (1966), entered into force January 3, 1976, art. 12.

2. UN Treaty Collection, Status of Treaties, Chapter IV: Human Rights, treaties; UNGA, "International Covenant on Civil and Political Rights (ICCPR)" (1996), entered into force March

23, 1976.

3. UN, "Charter of the United Nations" (1945), entered into force October 24, 1945, preamble.

4. UNGA, Resolution A/60/1, "2005 World Summit Outcome Document," September 16, 2005, paras. 138-139.

5. 공중보건과 인권 간의 충돌 문제를 해소하기 위해 학자들은 '인권영향평가'를 개발했다. Lawrence O. Gostin and Jonathan Mann, "Towards the Development of a Human Rights Impact Assessment for the Formulation and Evaluation of Health Policies," *Health and Human Rights* 1 (1994): 58-81; Lawrence O. Gostin, "Public Health, Ethics, and Human Rights: A Tribute to the Late Jonathan Mann," *Journal of Law, Medicine and Ethics* 29 (2001): 121-130.

6. Jonathan Mann et al., "Health and Human Rights," *Health and Human Rights* 1 (1994): 6-23.

7. African Union, *Africa Health Strategy 2007-2015*, CAMH/MIN/5(III) (3rd Sess. of the African Union Conference of Ministers of Health, Johannesburg, South Africa, April 9-13, 2007).

8. United States Department of State, "Observations by the United States of America on 'The Right to Health, Fact Sheet No. 31.' "

9. UNGA, Resolution 48/141, "High Commissioner for the Promotion and Protection of All Human Rights," December 20, 1993.

10. UNGA, Resolution 217A (III), "Universal Declaration of Human Rights," December 10, 1948, preamble, art. 26(2); ICESCR, art. 13.

11. UN Treaty Collection, Status of Treaties, Chapter IV: Human Rights, ICCPR, http://treaties.un.org/Pages/ViewDetails.aspx?mtdsg_no=IV-4&chapter=4&lang=en%23EndDe c (accessed 9/30/13); UN Treaty Collection, Status of Treaties, Chapter IV: Human Rights, ICESCR," http://treaties.un.org/Pages/ViewDetails.aspx?mtdsg_no=IV-3&chapter=4&lang=en (accessed 9/30/13).

12. World Conference on Human Rights, "Vienna Declaration and Programme of Action," UN Doc. A/CONF.157/23, July 25, 1993.

13. UN Committee on Economic, Social and Cultural Rights (CESCR), General Comment No. 3, "The Nature of States Parties' Obligations," UN Doc. E/1991/23, December 14, 1990, para. 9.

14. CESCR, General Comment No. 14, "The Right to the Highest Attainable Standard of Health," UN Doc. E/C.12/2000/4, August 11, 2000.

15. CESCR, General Comment No. 3.

16. Ibid., para. 10.

17. Radhika Balakrishnan et al., *Maximum Available Resources and Human Rights: Analytical Report* (New Brunswick, NJ: Center for Women's Global Leadership, 2011).

18. UNGA, Resolution 63/117, "Optional Protocol to the International Covenant on Economic, Social and Cultural Rights," December 10, 2008, arts. 10-11.

19. UN Human Rights Committee, General Comment No. 6, "The Right to Life (Art. 6)," UN Doc. HRI\GEN\1\Rev.1, April 30, 1982, paras. 1, 5.

20. UN Human Rights Committee, General Comments Adopted by the Human Rights Committee, UN Doc. HRI/GEN/1/Rev.1 at 2, May 19, 1989; UNGA, Resolution 2200A (XXI), "Optional Protocol to the International Covenant on Civil and Political Rights," entered into force March 23, 1976.

21. UNGA, "Optional Protocol to the ICESCR," art. 5; Human Rights Committee, "Rules of Procedure of the Human Rights Committee," UN Doc. CCPR/C/3/Rev.3, May 24, 1994, rule 86.

22. UNGA, "Optional Protocol to the ICESCR"; UNGA, "Optional Protocol to the ICCPR."

23. United Nations Commission on Human Rights, Siracusa Principles on the Limitation and Derogation Provisions in the International Covenant on Civil and Political Rights, UN Doc. E/CN.4/1985/4, September 28, 1984.

24. *Enhorn v. Sweden*, No. 56529/00 Eur. Ct. H.R. (2005) (시라쿠사원칙을 근거로 스웨덴은 HIV 감염자를 격리시키기 전에 '덜 엄격한 조치'를 취해야 한다고 판결함).

25. Christof Heyns and Frans Viljoen, *The Impact of the United Nations Human Rights Treaties on the Domestic Level* (The Hague: Kluwer Law International, 2002).

26. UN Human Rights Council, Resolution 7/22, "Human Rights and Access to Safe Drinking Water and Sanitation," March 28, 2008; UN Human Rights Council, Resolution 7/23, "Human Rights and Climate Change," March 28, 2008; UN Human Rights Council, Resolution 17/19, "Human Rights, Sexual Orientation and Gender Identity," June 17, 2011.

27. CESCR, General Comment No. 14.

28. "Special Rapporteur on the Right of Everyone to the Enjoyment of the Highest Attainable Standard of Physical and Mental Health," http://www.ohchr.org/EN/Issues/Health/Pages/SRRightHealthIndex.aspx (accessed 9/30/13).

29. UN Human Rights Council, Resolution 15/22, "Right of Everyone to the Enjoyment of the Highest Attainable Standard of Physical and Mental Health," October 6, 2010.

30. Organization of African Unity, "African [Banjul] Charter on Human and Peoples' Rights" (1982), entered into force October 21, 1986; Organization of American States, "American Convention on Human Rights, O.A.S." (1969), entered into force July 18, 1978; Council of Europe "Convention for the Protection of Human Rights and Fundamental Freedoms" (1950), entered into force September 3, 1953. A protocol to the European convention recognized the right to education: Council of Europe "Protocol to the Convention for the Protection of Human Rights and Fundamental Freedoms" (1952), entered into force May 18, 1954; Council of Europe "European Social Charter" (1961), entered into force February 26, 1965; Council of Europe "European Social Charter" (revised) (1996), entered into force January 7, 1999.

31. James L. Cavallaro and Emily Schaffer, "Rejoinder: Justice before Justiciability: Inter-American Litigation and Social Change," *NYU Journal of International Law and Policy* 39 (2006): 345–383; *Case of the "Five Pensioners" v. Peru*, Inter-Am. Ct. H.R. (Ser. C) No. 98 (2003).

32. *Case of the "Street Children" (Villagrán-Morales et al.) v. Guatemala*, Inter-Am. Ct. H.R. (Ser. C) No. 63 (1999), para. 144; Steven R. Keener and Javier Vasquez, "A Life Worth Living: Enforcement of the Right to Health through the Right to Life in the Inter-American Court of Human Rights," *Columbia Human Rights Law Review* 40, no. 3 (2009): 595–624.

33. *Yakye Axa Indigenous Community v. Paraguay*, Inter-Am. Ct. H.R. (Ser. C) No. 125 (2005); *Sawhoyamaxa Indigenous Community v. Paraguay*, Inter-Am. Ct. H.R. (Ser. C) No. 146 (2006); *Xákmok Kásek Indigenous Community v. Paraguay*, Inter-Am. Ct. H.R. (Ser. C) No. 214 (2010).

**34.** 인간과 인민의 권리에 관한 아프리카위원회는 2011년까지 5개의 건강권 위반 사례를 발견했다. (1) *World Organisation against Torture, Lawyers' Committee for Human Rights, Jehovah Witnesses, Inter-African Union for Human Rights v. Zaire*, Comm. No. 25/89, 47/90, 56/91, 100/93 (March 1996); (2) *Amnesty International v. Mauritania*, Comm. No. 61/91 (May 11, 2000); (3) *The Social and Economic Rights Action Center and the Center for Economic and Social Rights v. Nigeria*, Comm. No.155/96 (October 2001); (4) *D. R. Congo v. Burundi, Rwanda and Uganda*, Comm. No. 227/99 (May 2003); (5) *Purohit and Moore v. The Gambia*, Comm. No. 241/2001 (May 2003).

**35.** *The Social and Economic Rights Action Center and the Center for Economic and Social Rights v. Nigeria; Purohit and Moore v. The Gambia.*

**36.** *Hurtado v. Switzerland*, No. 17549/90 Eur. Ct. H.R. (1994); *Holomiov v. Moldova*, No. 30649/05 Eur. Ct. H.R. (2006); *Riviere v. France*, No. 33834/03 Eur. Ct. H.R. (2006).

**37.** *R.R. v. Poland*, No. 27617/04 Eur. Ct. H.R. (2011).

**38.** *N. v. The United Kingdom*, No. 26565/05 Eur. Ct. H.R. (2008).

**39.** Johannes Morsink, *The Universal Declaration of Human Rights: Origins, Drafting, and Intent* (Philadelphia: University of Pennsylvania Press, 1999); Eleanor D. Kinney and Brian Alexander Clark, "Provisions for Health and Health Care in the Constitutions of the Countries of the World," *Cornell International Law Journal* 37, no. 2 (2004): 285–355.

**40.** *Francis Coralie Mullin v. The Administrator, Union Territory of Delhi & Ors. (1981)*, 2 S.C.R. 516 (India).

**41.** *In re Certification of the Constitution of the Republic of South Africa*, 1996 (4) SA 744 (CC) para. 78 (S. Afr.).

**42.** UNGA, Resolution 60/251, "Human Rights Council," March 15, 2006, preamble.

**43.** Hans V. Hogerzeil et al., "Is Access to Essential Medicines as Part of the Fulfillment the Right to Health Enforceable through the Courts?," *The Lancet* 368, no. 9532 (2006): 305–311.

**44.** *Minister of Health & Ors. v. Treatment Action Campaign (TAC)*, 2002 (5) SA 721 (CC) (S. Afr.).

**45.** *Cruz del Valle Bermúdez & Ors. v. Ministerio de Sanidad y Asistencia Social*, Expediente No. 15,789, Sentencia No. 196 (Supreme Court of Venezuela), July 15, 1999; *Asociación Benghalensis v. Ministerio de Salud y Accion Social-Estado Nacional*, A. 186. XXXIV (Supreme Court of Argentina), June 1, 2000.

**46.** "Docket: *Voluntary Health Association of Punjab (VHAP) vs. The Union of India and others*," Human Rights Law Network, http://hrln.org/hrln/hiv-aids/pils-a-cases/205-docket-voluntary-health-association-of-punjabvhap-vs-the-union-of-india-and-others.html (accessed 9/30/13).

**47.** *Attorney General of Canada v. PHS Community Services Society*, [2011] S.C.R. 44 (Supreme Court of Canada), September 30, 2011.

**48.** *People's Union of Civil Liberties (PUCL) v. Union of India*, Writ Petition (Civil) No. 196 of 2001 (Supreme Court of India), Supreme Court Order, May 2, 2003.

**49.** *People's Union of Civil Liberties (PUCL) v. Union of India*, Writ Petition (Civil) No. 196 of 2001 (Supreme Court of India), Supreme Court Order, November 28, 2001.

**50.** *Subhash Kumar v. State of Bihar & Ors.*, 1991 1 S.C.R. 5 (India).

51. *Attakoya Thangal v. Union of India*, A.I.R. 1990 Ker. 321 (India); *M. K. Balakrishnan & Ors. v. Union of India & Ors.*, Writ Petition (Civil) No. 230 of 2001 (Supreme Court of India), April 28, 2009.

52. *Matsipane Mosetlhanyane & Ors. v. The Attorney General*, Civil Appeal No. CACLB-074-10 (Botswana Court of Appeals), January 27, 2011; *Sharma v. Nepal Drinking Water Corp.*, WP 2237/1990 (Constitutional Court, Nepal), July 10, 2001; "Constitution of the Kingdom of Nepal 2047 (1990)."

53. *Lindiwe Mazibuko & Ors. v. City of Johannesburg & Ors.*, CCT 39/09 (Constitutional Court of South Africa), October 8, 2009.

54. *Government of the Republic of South Africa & Ors. v. Grootboom*, 2000 (1) SA 46 (CC) (S. Afr.).

55. *Ahmedabad Municipal Corporation v. Nawab Khan Gulab Khan*, A.I.R. 1996 S.C. 152 (India); "Urban Homelessness," Supreme Court Commissioners, http://www.sccommissioners.org/Homelessness/homelessness.html (accessed 11/18/13).

56. Oscar A. Cabrera and Lawrence O. Gostin, "Human Rights and the Framework Convention on Tobacco Control: Mutually Reinforcing Systems," *International Journal of Law in Context* 7, no. 3 (2011): 285–303.

57. *Cáceres, Pablo J. v. Colombia*, Corte Constitucional [C.C.] [Constitutional Court], October 20, 2010, Sentencia C-830/10 (Colom.).

58. Peruvian Constitutional Tribunal, Jaime Barco Rodas, Unconstitutionality Claim of Article 3 of Law 28705, July 19, 2011.

59. Sentencia 14593, *Expediente: 08-012440-0007-CO* (Costa Rica Constitutional Court), September 23, 2008; *K. Ramakrishnan v. State of Kerala, A.I.R. 1999 Ker. 385 (India)*; *Balderas Woolrich v. Mexico*, Amparo en Revisión 315/2010, Supreme Corte de Justicia de la Nación [Supreme Court] (2011).

60. *Soobramoney v. Minister of Health (Kwazulu- Natal)*, 1997 (1) SA 765 (CC) (S. Afr.).

61. Octavio Luiz Motta Ferraz, "The Right to Health in the Courts of Brazil: Worsening Health Inequities?," *Health and Human Rights* 11, no. 2 (2009): 33–45.

62. Pearlie Joubert, "Grootboom Dies Homeless and Penniless," *Mail and Guardian*, August 8, 2008.

63. *Xákmok Kásek Indigenous Community v. Paraguay*.

64. The Global Health and Human Rights Database is a collaborative effort of the O'Neill Institute for National and Global Health Law at the Georgetown University Law Center and the Lawyers Collective (India), and is available at http://www.globalhealthrights.org.

65. Eric A. Friedman and Lawrence O. Gostin, "Pillars for Progress on the Right to Health: Harnessing the Potential of Human Rights through a Framework Convention on Global Health," *Health and Human Rights* 14, no. 1 (2012): 4–19.

## 제9장

1. Kofi Annan, "Message to the Fifth Ministerial Conference of the WTO in Cancun," September 10, 2003, http://www.un.org/sg/statements/?nid=491.
2. Richard E. Baldwin, "Multilateralising Regionalism: Spaghetti Bowls as Building Blocs on the Path to Global Free Trade," *World Economy* 29 (2006): 1451-1518, 1451.
3. Douglas Irwin, *The Genesis of the GATT* (New York: Cambridge University Press, 2008).
4. Peter Van den Bossche, *The Law and Policy of the World Trade Organization* (Cambridge: Cambridge University Press, 2008).
5. Amrita Narlikar, *The World Trade Organization: A Very Short Introduction* (Oxford: Oxford University Press, 2005), 25: Sylvia Ostry, "The Uruguay Round North-South Grand Bargain: Implications for Future Trade Negotiations," in Daniel L. M. Kennedy and James D. Southwick, eds., *The Political Economy of International Trade Law: Essays in Honour of Robert E. Hudec* (Cambridge: Cambridge University Press, 2002), 287.
6. John H. Jackson, *Sovereignty, the WTO, and Changing Fundamentals of International Law* (Cambridge: Cambridge University Press, 2006), 100.
7. World Trade Organization (WTO), "Marrakesh Agreement Establishing the World Trade Organization" (1994), entered into force January 1, 1995.
8. LDCs currently negotiating to join the WTO include Afghanistan, Bhutan, Comoros, Equatorial Guinea, Ethiopia, Liberia, Sao Tomé & Principle, Sudan, and Yemen. WTO, "Least-Developed Countries," http://www.wto.org/english/thewto_e/whatis_e/tif_e/org7_e.htm (accessed 9/30/13).
9. "Marrakesh Agreement," art. 4.
10. "Marrakesh Agreement," art. 9 (all decisions should be made by consensus "except as otherwise" or when a decision cannot be reached through consensus).
11. Van den Bossche, *Law and Policy*, 139.
12. Ibd., 138.
13. R. H. Steinberg, "In the Shadow of Law or Power? Consensus-Based Bargaining and Outcomes in the GATT/WTO," *International Organization* 56 (2002): 339-374.
14. Constantine Michalopoulos, "The Developing Countries in the WTO," *World Economy* 22, no. 1 (1999): 117-143.
15. Kevin Watkins and Penny Fowler, *Rigged Rules and Double Standards: Trade, Globalization, and the Fight Against Poverty* (Oxford: Oxfam, 2002).
16. "Marrakesh Agreement," art. 5; "Guidelines for Arrangements on Relations with Non-Governmental Organizations," WTO, http://www.wto.org/english/forums_e/ngo_e/guide_e.htm (accessed 9/30/13).
17. WTO, "General Agreement on Tariffs and Trade" (GATT), (1994), entered into force April 15, 1994, art. 1.
18. 내국민대우의 원칙은 서비스 무역에까지 완전히 확대 적용되지는 않고 있다. GATS하에서 회원국들은 외국의 어떤 서비스를 포함할지 협상할 수 있다. Ellen Shaffer et al., "Global Trade and Public Health," *American Journal of Public Health* 95, no. 1 (2005): 23-24.

19. "Goodbye Doha, Hello Bali," *Economist*, September 8, 2012.

20. "Azevêdo Jump-Starts WTO Talks as Bali Ministerial Approaches," *Bridges Weekly Trade News Digest* 17, no. 30 (2013): 1-3.

21. John H. Jackson, *The World Trade Organization: Constitution and Jurisprudence* (London: Royal Institute of National Affairs, 1998), 22.

22. WTO, Panel Report, *Thailand — Restrictions on Importation of and Internal Taxes on Cigarettes*, BISD 37S/200 (November 7, 1990).

23. Tracey Epps, *International Trade and Health Protection: A Critical Assessment of the WTO's SPS Agreement* (Cheltenham: Edward Elgar Publishing, 2008), 205.

24. WTO, "Agreement on Technical Barriers to Trade" (TBT Agreement) (1994), entered into force January 1, 1995, art. 2.2.

25. TBT Agreement, art. 2.4.

26. WHO Secretariat and WTO Secretariat, *WTO Agreements and Public Health: A Joint Study by the WHO and WTO Secretariat* (Geneva: WTO, 2002), 34-35. Epps, *International Trade*, 4.

27. SPS Agreement, arts. 2.2, 5.4. WHO and WTO, *WTO Agreements and Public Health*, 35.

28. WTO, Appellate Body, Report, *European Communities — EC Measures Concerning Meat and Meat Products (Hormones)* WT/DS26/AB/R (January 16, 1998).

29. I. Glenn Cohen, *The Globalization of Health Care: Legal and Ethical Issues* (New York: Oxford University Press, 2013).

30. WTO, "General Agreement on Trade in Services" (GATS) (January 1995), entered into force January 1, 1995, art. 1; David Price et al., "How the World Trade Organisation is Shaping Domestic Policies in Health Care," *Lancet* 354, no. 9193 (1999): 1889-1892.

31. GATS, art. 1; Nick Drager and David P. Fidler, *GATS and Health Related Services: Managing Liberalization of Trade in Services from a Health Policy Perspective* (Geneva: WHO, 2004), 2.

32. Bernard Hoekman, "The General Agreement on Trade in Services: Doomed to Fail? Does it Matter?," *Journal of Industry, Competition and Trade* 8, nos. 3-4 (2008): 295-318.

33. "Schedules of Commitments and Lists of Article II Exemptions," WTO, http://www.wto.org/en glish/tratop_e/serv_e/serv_commitments_e.htm (accessed 9/30/13).

34. Drager and Fidler, *GATS and Health Related Services*, 1.

35. J. Michael Finger, *The Doha Agenda and Development: A View from the Uruguay Round* (Manilla, Philippines: Asian Development Bank, 2002); J. Michael Finger and Philip Schuler, eds., *Poor People's Knowledge: Promoting Intellectual Property in Developing Countries* (Washington, DC: World Bank and Oxford University Press, 2004).

36. WTO Secretariat, *TRIPS and Pharmaceutical Patents* (Geneva: WTO, 2006), 5.

37. Bipartisan Trade Promotion Authority Act, 19 U.S.C. § 3802(b)(4)(A)(i)(II) (2004).

38. World Health Assembly, (WHA), "International Trade and Health," WHA 59.26 Resolution, May 27, 2006 (회원국들에 무역과 보건 정책을 일치시키도록 조정 및 발전시킬 것을 촉구함).

39. A. M. Kimball et al., "An Evidence Base for International Health Regulations: Quantitative Measurement of the Impacts of Epidemic Disease on International Trade," *Revue Scientifique Et Technique (International Office of Epizootics)* 24, no. 3 (2005): 825-832; D. M. Bell, "Of Milk, Health and Trade Security," *Far Eastern Economic Review* 171, no. 8 (2008): 34-38.

**40.** Matthias Helble et al., "International Trade and Health: Loose Governance Arrangements across Sectors," in Kent Buse et al., eds., *Making Sense of Global Health Governance: A Policy Perspective* (New York: Palgrave Macmilian, 2009), 167.

**41.** David P. Fidler and Lawrence O. Gostin, "The New International Health Regulations: An Historic Development for International Law and Public Health," *Journal of Law, Medicine & Ethics* 34, no. 1 (2006): 85-94, 86.

**42.** "Members Discuss Trade Responses to H1N1 Flu," WTO, http://www.wto.org/english/news_e/news09_e/sps_25jun09_e.htm (accessed 9/30/13)

**43.** David M. Bell, "Of Milk, Health and Trade Security," in David A. Relman et al., eds., *Infectious Disease Movement in a Borderless World: Workshop Summary* (Washington, DC: Institute of Medicine, 2010), 235.

**44.** Least Developed Countries Trade Ministers, *Zanzibar Declaration*, WT/L/409 (August 6, 2001).

**45.** Joshua Meltzer, "The Challenges to the World Trade Organization: It's All about Legitimacy," *Brookings Institution Policy Paper* 2011-4 (2011): 1-18, 3; Daniel Altman, "Goodbye and Good Riddance: Why the WTO Could Soon Be Obsolete," *Newsweek*, Feb. 20, 2011, http://www.thedailybeast.com/newsweek/2011/02/20/goodbye-and-good-riddance.html.

**46.** Seung Wha Chang, "WTO for Trade and Development Post-Doha," *Journal of International Economic Law* 10, no. 3 (2007): 553-570.

**47.** "Free Trade Agreements," Office of the United States Trade Representative, http://www.ustr.gov/trade-agreements/free-trade-agreements (accessed 9/30/13).

**48.** WHA, "International Trade and Health."

## 제10장

**1.** Lawrence O. Gostin et al., "Screening and Exclusion of International Travelers and Immigrants for Public Health Purposes: An Evaluation of United States Policy," *New England Journal of Medicine* 322, no. 24 (1990): 1743-1746. 2010년 미국은 HIV 감염인의 입국제한 조치를 해제했다. See "U.S. Lifts Restrictions on Visas to HIV-Positive Travellers," *CNN*, January 5, 2010, http://www.cnn.com/2010/TRAVEL/01/04/us.hiv.visa/index.html.

**2.** Abdool Karim Q. et al., "Effectiveness and Safety of Tenofovir Gel, an Antiretroviral Microbicide, for the Prevention of HIV Infection in Women," *Science* 329, no. 5996 (2010): 1168-1174.

**3.** United Nations General Assembly (UNGA), Special Session on HIV/AIDS: Global Crisis—Global Action, New York, June 25-27, 2001.

**4.** Charles E. Rosenberg, "Disease and Social Order in America: Perceptions and Expressions," *Milbank Quarterly* 64:Suppl (1986): 1-55.

**5.** Allan M. Brandt, "How AIDS Invented Global Health," *New England Journal of Medicine* 368, no. 23 (2013): 2149-2152.

**6.** Peter Piot et al., "The Global Impact of HIV/AIDS," *Nature* 410, no. 6831 (2001): 968-973.

**7.** Peter Piot et al., "Squaring the Circle: AIDS, Poverty, and Human Development," *PLOS Medicine* 4, no. 10 (2007): 1571-1575.

8. Douglas D. Heckathorn et al., "AIDS and Social Networks: HIV Prevention through Network Mobilization," *Sociological Focus* 32, no. 2 (1999): 159–179.

9. Samuel R. Friedman et al., "Sociometric Risk Networks and Risk for HIV Infection," *American Journal of Public Health* 87, no. 8 (1997): 1289–1296.

10. R. O. Brennan and D. T. Durack, "Gay Compromise Syndrome," *The Lancet* 318, no. 8259 (1981): 1338–1339.

11. Robert Klitzman and Ronald Bayer, *Mortal Secrets: Truth and Lies in the Age of AIDS* (Baltimore, MD: Johns Hopkins University Press, 2003).

12. Jonathan M. Mann, "AIDS: A Worldwide Pandemic," in M. S. Gottlieb et al., eds., *Current Topics in AIDS*, vol. 2 (London: John Wiley and Sons, 1989).

13. UNAIDS, *Global Report: UNAIDS Report on the Global Aids Epidemic 2010* (Geneva: UNAIDS, 2010), 30, 50.

14. Jeffrey Gettleman, "Ugandan Who Spoke Up for Gays Is Beaten to Death," *New York Times*, January 28, 2011, A4.

15. David Davidson, "LGBT Targets Don't Only Reside in Russia," *Huffington Post Blog*, August 16, 2013,
http://www.huffingtonpost.com/daniel-davidson/lgbt-targets-dont-only-reside-in-russia_b_376 2081.html.

16. "Twenty-Three Murders Logged Since April 2010 Due to Homophobic Hate-Crimes in South Africa up to February 28, 2012," FarmiTracker, March 1, 2012,
http://www.boerentrepreneur.com/farmitracker/.

17. Alec Luhn, "Rus sian Anti-Gay Law Prompts Rise in Homophobic Violence," *Guardian*, September 1, 2013,
http://www.theguardian.com/world/2013/sep/01/russia-rise-homophobic-violence

18. Institute of Medicine (IOM), *Preventing HIV Transmission: The Role of Sterile Needles and Bleach* (Washington, DC: National Academy Press, 1995), 25.

19. Lawrence O. Gostin and Zita Lazzarini, "Prevention of HIV/AIDS among Injection Drug Users: The Theory and Science of Public Health and Criminal Justice Approaches to Disease Prevention," *Emory Law Journal* 46, no. 2 (1997): 587–696.

20. International Harm Reduction Development Program, *Harm Reduction Developments 2008: Countries with Injection-Driven HIV Epidemics* (New York: Open Society Institute, 2008), 13.

21. Ibid., 29, 52.

22. UNAIDS Commission on AIDS in Asia, *Redefi ning AIDS in Asia: Crafting an Effective Response* (New Delhi: Oxford University Press, 2008).

23. Kate Dolan et al., "HIV in Prison in Low-Income and Middle-Income Countries," *The Lancet Infectious Diseases* 7, no. 1 (2007): 32–41.

24. Ralf Jürgens et al., "HIV and Incarceration: Prisons and Detention," *Journal of the International AIDS Society* 14, no. 26 (2011): 1–17.

25. UNAIDS, *Population Mobility and AIDS: UNAIDS Technical Update* (Geneva: UNAIDS, 2001).

26. Na He et al., "HIV Risks among Two Types of Male Migrants in Shanghai, China: Money Boys vs. General Male Migrants," supplement, *AIDS* 21, no. S8 (2007): S73–S79; "HIV and AIDS in

China," AVERT, http:// www.avert.org/hiv-aids-china.htm (accessed 9/30/13).

27. World Health Organization (WHO) et al., *Global HIV/AIDS Response* (Geneva: WHO Press, 2011), 45.

28. Vito Russo, "Why We Fight," transcript, ACT UP, May 9, 1988, http://www.actupny.org/documents/whfight.htm.l .

29. Larry Kramer, *Reports from the Holocaust: The Story of an AIDS Activist*, rev. ed. (New York: St. Martin's Press, 1994).

30. George Bush, "The President's News Conference in Kennebunkport, Maine," transcript, September 2, 1991, George Bush Presidential Library and Museum, http://www.presidency.ucsb.edu/ws/?pid=19931.

31. Katharine Q. Seelye, "Helms Puts the Brakes to a Bill Financing AIDS Treatment," *New York Times*, July 5, 1995, http://www.nytimes.com/1995/07/05/us/helms-puts-the-brakes-to-a-bill-financing-aids-treatment.html.

32. Ryan White, "Ryan White's Testimony before the President's Commission on AIDS," transcript, 1988, http://en.wikisource.org/wiki/Ryan_White's_Testimony_before_the_President's_Commission_on_AIDS (accessed 9/30/13).

33. David France, "How to Survive a Plague," official trailer at 1:25, https://www.youtube.com/watch?v=ciuCg3Q7P_U (accessed 9/30/13).

34. Mark Heywood, "South Africa's Treatment Action Campaign: Combining Law and Social Mobilization to Realize the Right to Health," *Journal of Human Rights Practice* 1, no. 1 (2009): 14–36, 18.

35. David France, "Pictures from a Battlefi eld," *New York Magazine*, March 25, 2012, http://nymag.com/news/features/act-up-2012-4/.

36. *Minister of Health & Ors. v. Treatment Action Campaign* 2002 (5) SA 721 (CC).

37. Lucas Paoli Itaborahy, *State-Sponsored Homophobia: A World Survey of Laws Criminalising Same- Sex Sexual Acts between Consenting Adults* (Brussels, International Gay, Lesbian, Trans and Intersex Association, 2012).

38. *Naz Foundation v. Government of NCT of Delhi & Ors.*, 2009 160 *Delhi Law Times* 277 (India); UNGA, Resolution A/65/L, "2011 High-Level Meeting on AIDS, Draft Resolution," June 8, 2011.

39. UNAIDS, *Reducing HIV Stigma and Discrimination: A Critical Part of National AIDS Programmes: A Resource for National Stakeholders in the HIV Response* (Geneva: UNAIDS, 2007).

40. *People v. 49 W. 12 St. Tenants Corp.*, No. 43604/83 (N.Y. Sup. Ct. October 17, 1983) (noted in *Lambda Update*, February 1985).

41. Heather Murdock, "Nigerian HIV/AIDS Agency Seeks Anti-discrimination Law," *Voice of America*, July 10, 2012, http://www.voanews.com/content/nigerian_hiv_aids_agency_seeks_anti_discrimination_law/1382090.html.

42. Dan Levin, "Hope in China in a New Model for HIV Care," *New York Times*, January 3, 2013, A1.

43. Seng Sary, *Nature and Particularities of the Social Mobilization of Cambodian Women Living with HIV/AIDS in the Fight against the Epidemic* (Paris: National Agency for AIDS Research, June 2007–June 2009), 11.

44. L. I. Andrushcak and L. N. Khodakevich, "The Reduction of the HIV Vulnerability of Women Involved in the Sex Business in Ukraine through Social Mobilization and the Creation of Self-Support Networks," *Zhurnal Mikrobiologii, Epidemiologii, i Immunobiologii* 4 (July–August 2000): 118–119.

45. "About Us," Action for Aids, http://www.afa.org.sg/aboutafa.php (accessed 9/30/13).

46. Malcolm Gladwell, "Beyond HIV: The Legacies of Health Activism," *Washington Post*, October 15, 1992, A29.

47. Robert M. Wachter, *The Fragile Co ali tion: Scientists, Activists, and AIDS* (New York: St. Martin's Press, 1991), xiii.

48. Steven Epstein, *Impure Science: AIDS, Activism, and the Politics of Knowledge* (Berkeley: University of California Press, 1996), 348–349.

49. Susan Ferraro, "The Anguished Politics of Breast Cancer," *New York Times Magazine*, August 15, 1993, 25, http://www.nytimes.com/1993/09/12/magazine/l-the-anguished-politics-of-breast-cancer-064 893.html.

50. UN Security Council (SC), Resolution 1308, UN Doc. S/Res/1308 (2000), July 17, 2000.

51. UNGA, Special Session on HIV/AIDS.

52. Lindsay Knight, *UNAIDS: The First Ten Years, 1996–2007* (Geneva: UNAIDS, May 2008), 181.

53. UNAIDS, "Evidence, Strategy and Results Department," http://www.unaids.org/en/ourwork/programmebranch/evidencestrategyandresultsdepartment/ (accessed 9/30/13); UNAIDS, "Prevention, Vulnerability and Rights Division," http://www.unaids.org/en/ourwork/programmebranch/evidencestrategyandresultsdepartment/ preventionvulnerabilityandrightsdivision/ (accessed 9/30/13); UNAIDS, "Regional Support Teams," http://www.unaids.org/en/ourwork/regionalsupportteams/ (accessed 9/30/13).

54. UNAIDS, "Governance and Civil Society Involvement in the UN General Assembly," http://www.unaids.org/en/media/unaids/contentassets/documents/programmes/janbeagle/civil society/cs_B1L2_gov.pdf (accessed 9/30/13); UN AIDS, *Modus Operandi of the Programme Coordinating Board of the Joint United Nations Programme on HIV/AIDS (UNAIDS)*, rev. ed. (Geneva: UNAIDS, 2011).

55. UNAIDS, "About UNAIDS," http://www.unaids.org/en/aboutunaids/ (accessed 9/30/13).

56. Pam Das and Udani Samarasekera, "What Next for UNAIDS?," *The Lancet* 372, no. 9656 (2008): 2099–2102.

57. Global Fund to Fight Aids, Tuberculosis and Malaria, *Strategic Investments for Impact: Global Fund Results Report 2012* (Geneva: Global Fund, 2012).

58. Office of the Global AIDS Coordinator, *Celebrating Life: The U.S. President's Emergency Plan for AIDS Relief; 2009 Annual Report to Congress* (Washington, DC: PEPFAR, 2009).

59. Office of the Global AIDS Coordinator, *PEPFAR Blueprint: Creating an AIDS-Free Generation* (Washington, DC: PEPFAR, November 2012), 2.

60. *Agency Int'l Dev. v. Alliance Open Soc'y Int'l, Inc.*, 570 U.S. (2013).

61. Lawrence O. Gostin, "PEPFAR's Antiprostitution Pledge: Spending Power and Free Speech in Tension," J*ournal of the American Medical Association* 310, no. 11 (2013): 1127–1128.

62. Tom Lantos and Henry J. Hyde, United States Global Leadership against HIV/AIDS, Tuberculosis, and Malaria Reauthorization Act of 2008, H.R. 5501, 110th Cong. (2008).

63. Institute of Medicine (IOM), *Evaluation of PEPFAR* (Washington, DC: National Academies Press, 2013), 333.

64. Anita Slomski, "IOM Report Advises Shift in Focus for Next Phase of US AIDS Relief Program," *Journal of the American Medical Association* 309, no. 16 (2013): 1672–1673.

65. UNITAID, "How UNITAID Came About," http://www.unitaid.eu/en/about/-background-mainmenu-18/159 (accessed 9/30/13); UNITAID, "Pediatric HIV/AIDS Project," http://www.unitaid.eu/en/paediatrics (accessed 9/30/13); UNITAID, "Adult Second-Line HIV/AIDS Project," http://www.unitaid.eu/en/secondline (accessed 9/30/13); UNITAID, *Factsheet: Increasing Testing and Treatment Coverage for HIV/AIDS, TB, and Malaria Market Solutions* (Geneva: UNITAID, 2012).

66. UNITAID, *UNITAID Five Year Evaluation Summary* (Geneva: UNITAID, 2012), http://www.unitaid.eu.

67. WHO, *Scaling Up Antiretroviral Therapy in Resource- Limited Settings: Guidelines for a Public Health Approach* (Geneva: WHO, 2002).

68. WHO, *A New Health Sector Agenda for HIV/AIDS* (Geneva: WHO, 2011).

69. UNGA, Resolution 65/277, "Political Declaration on HIV and AIDS: Intensifying Our Efforts to Eliminate HIV and AIDS," June 10, 2011.

70. SC, Resolution 1983, June 7, 2011.

71. Global Commission on HIV and the *Law, Global Commission on HIV and the Law: Risks, Rights, and Health* (New York: United Nations Development Program, 2012).

72. "HIV Strategy Overview," Bill & Melinda Gates Foundation, http://www.gatesfoundation.org/What-We-Do/Global-Health/HIV (accessed 9/30/13).

73. "HIV/AIDS," Clinton Health Access Initiative, http://www.clintonhealthaccess.org/program-areas/HIV-AIDS (accessed 9/30/13).

74. Ronald Bayer and Claire Edington, "HIV Testing, Human Rights, and Global AIDS Policy: Exceptionalism and Its Discontents," *Journal of Health Politics, Policy and Law* 34, no. 3 (2009): 301–323.

75. WHO, *Increasing Access to Knowledge of HIV Status: Conclusions of a WHO Consultation, December 3–4, 2001* (Geneva: WHO, 2002).

76. Kevin M. De Cock and Anne M. Johnson. "From Exceptionalism to Normalization: A Reappraisal of Attitudes and Practice around HIV Testing," *British Medical Journal* 316, no. 7127 (1998): 290–293.

77. Centers for Disease Control and Prevention (CDC), "Introduction of Routine HIV Testing in

Prenatal Care—Botswana 2004," *Morbidity and Mortality Weekly Report* 53, no. 46 (2004): 1083–1086.

78. UNAIDS and WHO, *UNAIDS/WHO Policy Statement on HIV Testing* (Geneva: WHO, 2004); Stuart Rennie and Frieda Behets, "Desperately Seeking Targets: The Ethics of Routine HIV Testing in Low-Income Countries," *Bulletin of the World Health Organization* 84, no. 1 (2006): 52–57; Bernard M. Branson et al., "Revised Recommendations for HIV Testing of Adults, Adolescents, and Pregnant Women in Health-Care Settings," *MMWR Recommendations and Reports* 55, no. 14 (2006): 1–17.

79. Ronald Bayer and Gerald M. Oppenheimer, "Routine HIV Testing, Public Health, and the USPSTF: An End to the Debate," *New England Journal of Medicine* 368, no. 10 (2013): 881–889.

80. UNAIDS, *The Role of Name-Based Notification in Public Health and HIV Surveillance* (Geneva: UNAIDS, 2000), 12.

81. Lawrence O. Gostin and James G. Hodge Jr., "The 'Names Debate': The Case for National HIV Reporting in the United States," *Albany Law Review* 61, no. 3 (1998): 679–743.

82. Lawrence O. Gostin, " 'Police Powers and Public Health Paternalism: HIV and Diabetes Surveillance," *Hastings Center Report* 37, no. 2 (2007): 9–10.

83. UNAIDS and WHO, *Opening Up the HIV/AIDS Epidemic: Guidance on Encouraging Beneficial Disclosure, Ethical Partner Counselling, and Appropriate Use of HIV Case-Reporting* (Geneva: UNAIDS, 2000), 19–20.

84. UNAIDS and WHO, *2004 Report on the Global AIDS Epidemic* (Geneva: UNAIDS, 2004).

85. UNAIDS, "Condoms and HIV Prevention: Position Statement by UNAIDS, UNFPA and WHO," March 19, 2009, http://www.unaids.org.

86. Susan F. Hurley et al., "Effectiveness of Needle Exchange Programs for Prevention of HIV Infection," *The Lancet* 349, no. 9068 (1997): 1797–1800.

87. Andrew L. Ball, "HIV, Injecting Drug Use and Harm Reduction: A Public Health Response," *Addiction* 102, no. 5 (2007): 684–690.

88. Myron S. Cohen et al., "Prevention of HIV-1 Infection with Early Antiretroviral Therapy," *New England Journal of Medicine* 365, no. 6 (2011): 493–505.

89. WHO, "WHO Issues New HIV Recommendations Calling for Earlier Treatment," June 30, 2013, http://www.who.int/mediacentre/news/releases/2013/new_hiv_recommendations_20130630/en/.

90. "Realities in Global Treatment of H.I.V.," editorial, *New York Times*, July 25, 2013, http://www.nytimes.com/2013/07/25/opinion/realities-in-global-treatment-of-hiv.html.

91. Jared M. Baeten et al., "Antiretroviral Prophylaxis for HIV Prevention in Heterosexual Men and Women," *New England Journal of Medicine* 367, no. 5 (2012): 399–410.

92. Michael C. Thigpen et al., "Antiretroviral Preexposure Prophylaxis for Heterosexual HIV Transmission in Botswana," *New England Journal of Medicine* 367, no. 5 (2012): 423–434.

93. Jonathan S. Jay and Lawrence O. Gostin, "Ethical Challenges of Preexposure Prophylaxis for HIV," *Journal of the American Medical Association* 308, no. 9 (2012): 867–868.

94. Kachit Choopanya et al., "Antiretroviral Prophylaxis for HIV Infection in Injecting Drug Users in Bangkok, Thailand (the Bangkok Tenofovir Study): A Randomized, Double-Blind,

Placebo-Controlled Phase 3 Trial," *The Lancet* 381, no. 9883 (2013): 2083–2090; Donald G. McNeil Jr., "Study Shows Pill Prevents H.I.V. among Drug Addicts," New York Times, June 13, 2013, http://www.nytimes.com/2013/06/13/health/pill-prevents-hiv-among-drug-addicts-in-a-study.html?pagewanted=all.

95. Catherine A. Hankins and Barbara O. de Zalduondo, "Combination Prevention: A Deeper Understanding of Effective HIV Prevention," supplement, *AIDS* 24, no. S4 (2010): S70–S80.

96. Supachai Rerks-Ngarm et al., "Vaccination with ALVAC and AIDSVAX to Prevent HIV-1 Infection in Thailand," *New England Journal of Medicine* 361, no. 23 (2009): 2209–2220.

97. Scott G. Hansen et al., "Immune Clearance of Highly Pathogenic SIV Infection," *Nature*, September 11, 2013, doi:10.1038/nature/12519; Donald G. McNeil Jr., "New Hope for HIV Vaccine," *New York Times*, September 16, 2013, http://www.nytimes.com/2013/09/17/science/new-hope-for-hiv-vaccine.html.

98. Timothy J. Henrich et al., "Long-Term Reduction in Peripheral Blood HIV-1 Reservoirs following Reduced-Intensity Conditioning Allogeneic Stem Cell Transplantation in Two HIV-Positive Individuals" pre sen ta tion, THAA0101 Oral Abstract, 19th International AIDS Conference, Washington, DC, July 22–27, 2012.

99. Donald G. McNeil Jr., "After Marrow Transplants, Two More Patients Appear HIV-Free without Drugs," *New York Times*, July 3, 2013, http://www.nytimes.com/2013/07/04/health/post-transplant-and-off-drugs-hiv-patients-are-apparently-virus-free.html.

100. Andrew Pollack and Donald G. McNeil Jr., "In Medical First, a Baby with HIV Is Deemed Cured," *New York Times*, March 4, 2013, A1.

101. "Microbicides," AIDS.gov, http://aids.gov/hiv-aids-basics/prevention/prevention-research/microbicides/ (accessed 9/30/13); Marianne W. Murethi et al., "Preservation HIV-1-Specific IFNy+ CD4+ T-Cell Responses in Breakthrough Infections after Exposure to Tenofovir Gel in the CAPRISA 004 Microbicide Trial," *Journal of Acquired Immune Deficiency Syndrome* 60, no. 2 (2012): 124–127.

102. Editorial, "Promises on AIDS Are Not Enough," *New York Times*, December 3, 2012, A24.

103. "Kaiser/UNAIDS Study Finds No Real Change in Donor Funding for HIV," Kaiser Family Foundation, http://kff/org/global-health-policy/press-release/kaiserunaids-study-finds-no-real-change-in-donor-funding-for-hiv/ (accessed 9/23/13).

104. UNAIDS, *Treatment 2015* (Geneva: UNAIDS, 2013).

105. UNAIDS, *Global Report: UNAIDS Report on the Global AIDS Epidemic* (Geneva: UNAIDS, 2013), 46.

106. Ibid., 47.

107. Ibid.

108. Citing research scientist Nelly Mugo in "Customizing HIV Prevention in a Global Pandemic," *VAX: The Bulletin on AIDS Vaccine Research*, August 29, 2012,

http://www.vaxreport.org/Special-Features/Pages/default.aspx.
109. Michel Sidibé et al., "AIDS Is Not Over," *The Lancet* 380, no. 9859 (2012): 2058–2060 (advocating health system synergies in fi ghting AIDS).
110. Peter Piot, Thomas C. Quinn, "Response to the AIDS Pandemic: A Global Health Model," *New England Journal of Medicine* 368, no. 23 (2013): 2210–2218.


## 제11장

1. Paula O'Brien and Lawrence O. Gostin, *Health Worker Shortages and Global Justice* (New York: Milbank Memorial Fund, 2011). This chapter borrows from the content and analysis in that report.
2. Edward J. Mills et al., "Should Active Recruitment of Health Workers from Sub-Saharan Africa Be Viewed as a Crime?," *The Lancet* 371, no. 9613 (2008): 685–688; Solomon R. Benatar, "An Examination of Ethical Aspects of Migration and Recruitment of Health Care Professionals from Developing Countries," *Clinical Ethics* 2, no. 1 (2007): 2–7.
3. World Health Organization (WHO), *Human Resources in Health: Report by the Secretariat*, UN Doc. EB114/17 (April 29, 2004).
4. WHO, *Working Together for Health: The World Health Report 2006* (Geneva: WHO, 2006), 19–0.
5. Global Health Workforce Alliance, "About the Alliance," http://www.who.int/workforcealliance/about/en/ (accessed 9/30/13).
6. WHO, *Working Together for Health*.
7. James Dwyer, "What's Wrong with the Global Migration of Health Care Professionals? Individual Rights and International Justice," *Hastings Center Report* 37, no. 5 (2007): 36–43.
8. Kate Tulenko, "America's Health Worker Mismatch," *New York Times*, September 14, 2012, A23.
9. Mark W. Stanton, *Hospital Nurse Staffing and Quality of Care* (Rockville, MD: Agency for Healthcare Research and Quality, March 2004).
10. Dwyer, "What's Wrong with the Global Migration of Health Care Professionals?"
11. Jean-Christophe Dumont and Pascal Zurn, "Immigrant Health Workers in OECD Countries in the Broader Context of Highly Skilled Migration, Part III," in *International Migration Outlook* (Paris: Organization for Economic Cooperation and Development, 2007), 161–228.
12. Mona Mourshed et al., "Gulf Cooperation Council Health Care: Challenges and Opportunities," in Margareta Drzeniek Hanouz and Sherif El Diwany and Tark Yousef, *Arab World Competitiveness Report 2007* (Geneva: World Economic Forum, 2007), chap. 2.1, 55–64.
13. Julio Frenk et al., "Health Professionals for a New Century: Transforming Education to Strengthen Health Systems in an Interdependent World," *The Lancet* 376, no. 9756 (2010): 1923–1958.
14. World Health Assembly (WHA), Resolution WHA64.6, "Health Workforce Strengthening," May 24, 2011.

**15.** International Council of Nurses and Florence Nightingale International Foundation, *The Global Nursing Shortage: Priority Areas for Intervention* (Geneva: International Council of Nurses, 2006).

**16.** World Bank Human Development Department et al., *The Nurse Labor and Education Markets in the English-Speaking CARICOM: Issues and Options for Reform* (Washington, DC: World Bank, June 2009).

**17.** Patricia Pittman et al., *U.S.-Based International Nurse Recruitment: Structure and Practices of a Burgeoning Industry* (Washington, DC: Academy-Health, November 2007); Linda H. Aiken, "U.S. Nurse Labor Market Dynamics Are Key to Global Nurse Sufficiency," *Health Services Research* 42, no. 3, part II (2007): 1299–1320.

**18.** Pittman et al., *U.S.-Based International Nurse Recruitment.*

**19.** UN Human Rights Committee, General Comment No. 27, "Freedom of Movement," UN Doc. CCPR/C/21/Rev.1/Add.9, November 2, 1999.

**20.** United Nations General Assembly (UNGA), Resolution 217A (III), "Universal Declaration of Human Rights," December 10, 1948, art. 13; UNGA, "International Covenant on Civil and Political Rights" (1966) entry enforced January 3, 1976, art. 12; UNGA, Resolution 45/158, "International Convention on the Protection of the Rights of All Migrant Workers and Members of Their Families," entry enforced July 1, 2003, art. 8.

**21.** UNGA, "International Convention on the Protection of the Rights of All Migrant Workers and Members of Their Families"; International Labour Organization, Forced Labour Convention, C029 (June 28, 1930); International Labour Organization, Freedom of Association and Protection of the Right to Organise Convention, C87 (July 9, 1948); International Labour Organization, Right to Organise and Collective Bargaining Convention, C098 (July 1, 1949); International Labour Organization, Equal Remuneration Convention, C100 (June 29, 1951); International Labour Organization, Discrimination (Employment and Occupation) Convention, C111 (June 25, 1958).

**22.** National Health Service Employers, *Code of Practice for International Recruitment* (April 24, 2012).

**23.** Memorandum of Understanding between the Government of the United Kingdom of Great Britain and Northern Ireland and the Government of the Republic of South Africa on the Reciprocal Educational Exchange of Healthcare Concepts and Personnel (October 2003).

**24.** 2004년 총회가 회원국에 전략 개발을 촉구하고 사무총장에 실천규약을 발전시킬 것을 지시하면서 절차가 시작되었다. See Allyn L. Taylor and Ibadat S. Dhillon, "The WHO Global Code of Practice on the International Recruitment of Health Personnel: The Evolution of Global Health Diplomacy," *Global Health Governance* 5 (Fall 2011).

**25.** Margaret Chan, "Agreements at World Health Assembly: A Gift to Public Health," closing remarks at the Sixty-Third World Health Assembly, Geneva, May 21, 2010.

**26.** WHO, WHA Doc. A66/25 "The Health Workforce: Advances in responding to Shortages and Migration, and in Preparing for Emerging Needs," (April 12, 2013); Amani Siyam et al., "Monitoring the Implementation of the WHO Global Code of Practice on the International Recruitment of Health Personnel," *Bulletin of the World Health Organization* 91, no. 11 (2013):

816-23.

27. Allyn L. Taylor et al., "Stemming the Brain Drain: A WHO Global Code of Practice on International Recruitment of Health Personnel," *New England Journal of Medicine* 365, no. 25 (2011): 2348-2351.


## 제12장

1. Endang R. Sedyaningsih et al., "Towards Mutual Trust, Transparency and Equity in Virus Sharing Mechanism: The Avian Influenza Case of Indonesia," *Annals Academy of Medicine* 37, no. 6 (2008): 482-487.

2. David P. Fidler, "Negotiating Equitable Access to Influenza Vaccines: Global Health Diplomacy and the Controversies Surrounding Avian Influenza H5N1 and Pandemic Influenza H1N1," *PLoS Medicine* 7, no. 5 (2010): doi:10.1371/journal.pmed.1000247.

3. Laurie Garrett and David P. Fidler, "Sharing H5N1 Viruses to Stop a Global Influenza Pandemic," *PLoS Medicine* 4, no. 11 (2007): e330, http://dx.doi.org/10.1371/journal.pmed.0040330.

4. World Health Organization (WHO), "Pandemic Influenza Preparedness Framework for the Sharing of Influenza Viruses and Access to Vaccines and Other Benefits," adopted in WHO, WHO Doc. A64/8, *Report by the Open-Ended Working Group of Member States on Pandemic Influenza Preparedness: Sharing of Influenza Viruses and Access to Vaccines and Other Benefits*, May 5, 2011.

5. WHA, WHA Doc. A64/10, "Implementation of the International Health Regulations (2005): Report of the Review Committee on the Functioning of the International Health Regulations (2005) in Relation to Pandemic (H1N1) 2009," May 5, 2011.

6. Patrick Adams, "The Influenza Enigma," *Bulletin of the World Health Organization* 90, no. 4 (2012): 250-251.

7. Cristoph Steffen et al., "Improving Influenza Surveillance in Sub-Saharan Africa," *Bulletin of the World Health Organization* 90, no. 4 (2012): 301-305.

8. 기타 필수 선제조건으로는 사람에서 사람으로 쉽게 전파 가능하면서 전 세계 인구 대부분이 면역력이 부족한 병원성 인플루엔자 바이러스주의 개발을 포함한다(효과적인 항체).

9. Richard E. Neustadt and Harvey Fineberg, *The Epidemic That Never Was: Policy-Making and the Swine Flu Affair* (New York: Vintage Books, 1983).

10. Lawrence O. Gostin, "Public Health Strategies for Pandemic Influenza: Ethics and the Law," *Journal of the American Medical Association* 295, no. 14 (2006): 1700-1704.

11. "H5N1 Avian Influenza: Timeline of Major Events," WHO, December 13, 2011, http://www.who.int/influenza/human_animal_interface/avian_influenza/H5N1_avian_influenza_update.pd.

12. Margaret Chan, "Pandemics: Working Together for an Equitable Response," transcript, Pacific Health Summit, June 13, 2007, http://www.who.int/dg/speeches/2007/20070613_seattle/en/.

13. WHO, *WHO Strategic Action Plan for Pandemic Influenza* (Geneva: WHO, 2007).

14. Joachim Otte et al., "Impacts of Avian Influenza Virus on Animal Production in Developing

Countries," *CAB Reviews: Perspectives in Agriculture, Veterinary Science, Nutrition and Natural Resources* 3, no. 080 (2008), http://www.fao.org/docs/eims/upload//251044/aj201e00.pdf.

15. "Cumulative Number of Confirmed Human Cases for Avian Influenza A (H5N1) Reported to WHO, 2003-2013," WHO, http://www.who.int/influenza/human_animal_interface/H5N1_cumulative_table_archives/en/ (accessed 11/17/13).

16. Margaret Chan, "Swine Influenza: Statement by WHO Director-General, Dr. Margaret Chan," April 25, 2009, http://www.who.int/csr/don/2009_04_25/en/.

17. David P. Fidler, "The Swine Flu Outbreak and International Law," *ASIL Insights* 13, no. 5 (2009), http://www.asil.org/insights090427.cfm.

18. Lawrence O. Gostin, "Influenza A (H1N1) and Pandemic Preparedness under the Rule of International Law," *Journal of the American Medical Association* 301, no. 22 (2009): 2376-2378.

19. "Updated CDC Estimates of 2009 H1N1 Influenza Cases, Hospitalizations and Deaths in the United States, April 2009 to April 2010," Centers for Disease Control and Prevention (CDC), May 14, 2010, http://www.cdc.gov/h1n1flu/estimates_2009_h1n1.htm.

20. Fatimah S. Dawood, "Estimated Global Mortality Associated with the First Twelve Months of 2009 Pandemic Influenza A H1N1 Virus Circulation: A Modeling Study," *The Lancet* 12, no. 9 (2012): 687-695.

21. "First Global Estimates of 2009 H1N1 Pandemic Mortality Released by CDC-Led Collaboration," CDC, June 25, 2012, http://www.cdc.gov/flu/spotlights/pandemic-global-estimates.htm.

22. WHO, "Implementation of the International Health Regulations (2005)."

23. Ron A. M. Fouchier et al., "Avian Influenza A Virus (H7N7) Associated with Human Conjunctivitis and a Fatal Case of Acute Respiratory Distress Syndrome," *Proceedings of the National Academy of Sciences of the United States of America* 101, no. 5 (2004): 1356-1361.

24. Laurie Garrett, "The Big One? Is China Covering Up Another Flu Pandemic—or Getting It Right This Time?," *Foreign Policy*, April 24, 2013, http://www.foreignpolicy.com/articles/2013/04/23/the_big_one.

25. Timothy M. Uyeki and Nancy J. Cox, "Global Concerns *Regarding Novel Influenza A (H7N9) Virus Infections*," *New England Journal of Medicine* 368, no. 20 (2013): 1862-864.

26. "Number of Confirmed Human Cases of Avian Influenza A(H7N9) Reported to WHO, Report 10-data in WHO/HQ as of October 25, 2013, 14:45 GMT +1," WHO, http://www.who.int/influenza/human_animal_interface/influenza_h7n9/Data_Reports/en/index.html (accessed 11/17/13).

27. "Bird Flu Viruses Could Re-emerge in Upcoming Flu Season," Food and Agricultural Organization of the United Nations (FAO), September 16, 2013, http://www.fao.org/news/story/en/item/196736/icode/.

28. "FAO Launches Emergency Projects to Fight H7N9 Avian Flu," FAO, Regional Office for Asia and the Pacific, September 18, 2013, http://www.fao.org/asiapacific/rap/home/news/detail/en/?news_uid=197054.

29. Marcel Salathé et al., "Influenza A (H7N9) and the Importance of Digital Epidemiology," *New England Journal of Medicine* 369, no. 5 (2013): 401–404.

30. Nahoko Shindo, "Spreading the Word about Seasonal Influenza," *Bulletin of the World Health Organization* 90, no. 9 (2012): 252–253.

31. Pernille Jorgensen et al., "Unequal Access to Vaccines in the WHO European Region during the A(H1N1) Influenza Pandemic in 2009," *Vaccine* 21, no. 38 (2013): 4060–4062.

32. Jane Parry, "Clipping the Wings of Avian Influenza," *Bulletin of the World Health Organization* 90, no. 9 (2012): 638–639; Hongjie Yu et al., "Effect of Closure of Live Poultry Markets on Poultry-to-Person Transmission of Avian Influenza A H7N9 Virus: An Ecological Study," *The Lancet* (2013), doi:10.1016/S0140-6736(13)61904-2.

33. "United States Seeks to Eliminate India's Restrictions on Various U.S. Agricultural Exports," Office of the United States Trade Representative, May 11, 2012, http://www.ustr.gov/about-us/press-office/press-releases/2012/United-States-Seeks-to-Eliminate-India-Restrictions.

34. WHO, *Pandemic Influenza Preparedness and Response: A WHO Guidance Document* (Geneva: WHO, 2009).

35. WHO, *Pandemic Influenza Risk Management: WHO Interim Guidance* (Geneva: WHO, 2013).

36. WHO, *Implementation of the International Health Regulations* (2005), 19.

37. WHO, *Pandemic Influenza Risk Management*, 3, 7.

38. WHO, *Global Pandemic Influenza Action Plan to Increase Vaccine Supply* (Geneva: WHO, 2006).

39. WHO, *Report of the Second WHO Consultation on the Global Action Plan for Influenza Vaccines (GAP)* (Geneva: WHO, 2012).

40. David P. Fidler, "Negotiating Equitable Access to Influenza Vaccines: Global Health Diplomacy and the Controversies Surrounding Avian Influenza H5N1 and Pandemic Influenza H1N1," *PLoS Medicine* 7, no. 5 (2004): doi:10.1371/journal.pmed.1000247.

41. David P. Fidler and Lawrence O. Gostin, "The WHO Pandemic Influenza Preparedness Framework: A Milestone in Global Health Governance for Health," *Journal of the American Medical Association* 306, no. 2 (2011): 200–201; Nicole Jefferies, "Levelling the Playing Field? Sharing of Influenza Viruses and Access to Vaccines and Other Benefits," *Journal of Law and Medicine* 20, no. 1 (2012): 59–73.

42. WHO, *Pandemic Influenza Preparedness Framework: Distribution of Partnership Contribution among Companies* (Geneva: WHO, 2013).

43. WHO, *Pandemic Influenza Preparedness: Sharing of Influenza Viruses and Access to Vaccines and Other Benefits, Report of the Meeting of the Pandemic Influenza Preparedness Framework Advisory Group*, WHO Doc. A66/17 Add. 1 (May 14, 2013).

44. David P. Fidler and Lawrence O. Gostin, *Biosecurity in the Global Age: Biological Weapons, Public Health, and the Rule of Law* (Palo Alto: Stanford University Press, 2008).

45. Carl Zimmer, "Flu That Leapt from Birds to Seals Is Studied for Human Threat," *New York Times*, July 31, 2012, D3.

46. Terrence M. Tumpey et al., "Characterization of the Reconstructed 1918 Spanish Influenza

Pandemic Virus," *Science* 310, no. 5745 (2005): 77–80.

**47.** Philip Hunter, "H5N1 Infects the Biosecurity Debate," *EMBO Reports* 13, no. 7 (2012): 604–607.

**48.** "Press Statement on the NSABB Review of H5N1 Research," National Institutes of Health, December 20, 2011, http://www.nih.gov/news/health/dec2011/od-20.htm.

**49.** John D. Kraemer and Lawrence O. Gostin, "The Limits of Government Regulation of Science," *Science* 335, no. 6072 (2012): 1047–1049.

**50.** David Malakoff, "Flu Controversy Spurs Research Moratorium," *Science* 335, no. 6067 (2012): 387–389; Denise Grady, "Bird Flu Scientists Agree to Delay Virus Research," *New York Times*, January 21, 2012, A3.

**51.** Bridget M. Kuehn, "International Debate Erupts over Research on Potentially Dangerous Bird Flu Strains," *Journal of the American Medical Association* 307, no. 10 (2012): 1009–1012.

**52.** WHO, *Report on Technical Consultation on H5N1 Research Issues* (Geneva: WHO, 2012).

**53.** David Brown, "Biosecurity Advisory Board Reverses Decision on 'Engineered Bird Flu' Papers," *Washington Post*, March 30, 2012, http://articles.washingtonpost.com/2012-03-30/national/35450272_1_national-science-advisory-board-ron-fouchier-h5n1.

**54.** Sander Herfst et al., "Airborne Transmission of Influenza A/H5N1 Virus between Ferrets," *Science* 336, no. 6088 (2012): 1534–1541; Masaki Imai et al., "Experimental Adaptation of an Influenza H5 HA Confers Respiratory Droplet Transmission to a Reassortant H5 HA/H1N1 Virus in Ferrets," *Nature* 486, no. 7403 (2012): 420–428.

**55.** Council Regulation 428/2009, Setting Up a Community Regime for the Control of Exports, Transfer, Brokering and Transit of Dual- Use Items, 2009 O.J. (L.134/1).

**56.** Robert Roos, "Dutch Export Rules Could Block Publication of Fouchier H5N1 Study," *Center for Infection Disease Research and Policy (CIDRAP), University of Minnesota*, March 12, 2012, http://www.cidrap.umn.edu/news-perspective/2012/03/dutch-export-rules-could-block-publication-fouchier-h5n1-study.

**57.** Robert Roos, "Dutch Court Affirms Limit on Publishing H5N1 Study," *Center for Infection Disease Research and Policy (CIDRAP), University of Minnesota*, September 26, 2013, http://www.cidrap.umn.edu/news-perspective/2013/09/dutch-court-affirms-limit-publishing-h5n1-findings.

**58.** Kraemer and Gostin, "The Limits of Government Regulation of Science."

**59.** Science and Technology Policy Office, U.S. *Government Policy for Oversight of Life Sciences Dual Use Research of Concern* (Washington, DC: The White House, March 29, 2012).

**60.** Science and Technology Policy Office, *United States Governmental Policy for Institutional Oversight of Life Sciences Dual Use Research of Concern* (Washington, DC: The White House, 2013).

**61.** U.S. Department of Health and Human Services (HHS), *Framework for Guiding Funding Decisions about Research Proposals with the Potential for Generating Highly Pathogenic Avian Influenza H5N1 Viruses That Are Transmissible among Mammals by Respiratory Droplets* (Washington, DC: HHS, February 21, 2013).

## 제13장

1. Rafael Lozano et al., "Global and Regional Mortality from 235 Causes of Death for Twenty Age Groups in 1990 and 2010: A Systematic Analysis for the Global Burden of Disease Study 2010," *The Lancet* 380, no. 9859: 2095-2128.
2. Christopher K. Hwang et al., "Rural Diabetes Prevalence Quintuples over Twenty-Five Years in Low-and Middle-Income Countries: A Systematic Review and Meta- analysis," *Diabetes Research and Clinical Practice* 96, no. 3 (2012): 271-285.
3. World Health Organization (WHO), *Global Status Report on Noncommunicable Diseases 2010* (Geneva: WHO, 2011).
4. Ibid., 11.
5. N. R. Kleinfield, "Modern Ways Open India's Doors to Diabetes," *New York Times*, September 13, 2006, A1.
6. Robyn Norton et al., "Unintentional Injuries," in Dean T. Jamison et al., eds., *Disease Control Priorities in Developing Countries*, 2nd ed. (Washington, DC: World Bank, 2006), 737-754.
7. David E. Bloom et al., *The Global Economic Burden of Noncommunicable Diseases* (Geneva: World Economic Forum, 2011), 27, 29.
8. Catherine de Martel et al., "Global Burden of Cancers Attributable to Infections in 2008: A Review and Synthetic Analysis," *Lancet Oncology* 13, no. 6 (2012): 607-615.
9. Anne E. Becker and Arthur Kleinman, "Mental Health and the Global Agenda," *New England Journal of Medicine* 369, no. 1 (2013): 66-73.
10. "New York Soda Cap Wouldn't Beat Obesity," editorial, *USA Today*, http://usatoday30.usatoday.com/news/opinion/editorials/story/2012-06-03/soda-16-ounces-Bloomberg/55366704/1 (accessed 10/4/13).
11. Ashley N. Gearhardt et al., "Preliminary Validation of the Yale Food Addiction Scale," *Appetite* 52, no. 2 (2009): 430-436.
12. Lawrence O. Gostin and Kieran G. Gostin, "A Broader Liberty: J. S. Mill, Paternalism, and the Public's Health," *Public Health* 123, no. 3 (2009): 214-222.
13. Roger S. Magnusson, "What's Law Got to Do with It, Part 2: Legal Strategies for Healthier Nutrition and Obesity Prevention," *Australia and New Zealand Health Policy* 5, no. 11 (2008): 1-17; Rob Stein, "New York City Starts to Monitor Diabetics," *Washington Post*, January 11, 2006, A03.
14. "Final Design of Consistent Nutritional Labeling System Given Green Light," UK Department of Health, June 19, 2013, https://www.gov.uk/government/news/final-design-of-consistent-nutritional-labelling-system-given-green-light .
15. "Finland Salt Action Summary," World Action on Salt and Health (WASH), http://www.worldactiononsalt.com/worldaction/europe/53774.html (accessed 10/4/13).
16. Erkki Vartiainen et al., "Thirty-five-Year Trends in Cardiovascular Risk Factors in Finland," *International Journal of Epidemiology* 39, no. 2 (2010): 504-518; Heikki Karppanen and Eero Mervalla, "Sodium Intake and Hypertension," *Progress in Cardiovascular Diseases* 49, no. 2

(2006): 59–75.

**17**. Institute of Medicine (IOM), *Food Marketing to Children and Youth: Threat or Opportunity?* (Washington, DC: National Academies Press, 2006), 169.

**18**. Corinna Hawkes, "Regulating Food Marketing to Young People Worldwide: Trends and Policy Drivers," *American Journal of Public Health* 97, no. 11 (2007): 1962–1973.

**19**. Children's Advertising Review Unit, *Self- Regulatory Program for Children's Advertising*, 9th ed. (New York: Better Business Bureaus, 2009).

**20**. Tirtha Dhar and Kathy Baylis, "Fast-Food Consumption and the Ban on Advertising Targeting Children: The Quebec Experience," *Journal of Marketing Research* 48, no. 5 (2011): 799–813.

**21**. Belinda Morley et al., "Public Opinion on Food-Related Obesity Prevention Policy Initiatives," *Health Promotion Journal of Australia* 23, no. 2 (2012): 86–91; Jennifer L. Harris et al, *Food Marketing to Children and Adolescents: What do Parents Think?* (New Haven, CT: Yale Rudd Center for Food Policy & Obesity, 2012), http://www.yaleruddcenter.org /resources/upload/docs/what/reports/Rudd_Report_Parents_Survey_Food_Marketing_2012.p df.

**22**. IOM, *Food Marketing to Children and Youth: Threat or Opportunity?* WHO Regional Office for Europe, *Marketing of Foods High in Fat, Salt and Sugar to Children: Update 2012–2013* (Copenhagen: WHO Regional Office for Europe, 2013), 24; Simone Pettigrew et al., "The Effects of Television and Internet Food Advertising on Parents and Children," *Public Health Nutrition* (2013), doi: 10.1017/S1368980013001067 (accessed 10/30/13).

**23**. M. F. Jacobson and K. D. Brownell, "Small Taxes on Soft Drinks and Snack Foods to Promote Health," *American Journal of Public Health* 90, no. 6 (2000): 854–857; "Frequently Asked Questions about the WHO Global Strategy on Diet, Physical Activity and Health," WHO, http://www.who.int/dietphysicalactivity/faq/en/ (accessed 10/4/13).

**24**. Gary Sacks, "Denmark Scraps Fat Tax in Another Big Food Victory," *The Conversation*, 17 November, 2012, http://theconversation.com/denmark-scraps-fat-tax-in-another-big-food-victory-10689 .

**25**. Kenneth E. Warner and David Mendez, "Tobacco Control Policy in Developed Countries: Yesterday, Today, and Tomorrow," *Nicotine and Tobacco Research* 12, no. 9 (2010): 876–887.

**26**. IOM, *Dietary Reference Intakes for Energy, Carbohydrate, Fiber, Fat, Fatty Acids, Cholesterol, Protein, and Amino Acids* (Washington, DC: National Academies Press, 2005). See also William H. Dietz and Kelley S. Scanlon, "Eliminating the Use of Partially Hydrogenated Oil in Food Production," *Journal of the American Medical Association* 308, no. 3 (2012):143–144.

**27**. "Notice of Adoption of an Amendment (§81.08) to Article 81 of the New York City Health Code," Department of Health and Mental Hygeine, http://www.nyc.gov/html/doh/downloads/pdf/public/notice-adoption-hc-art81-08.pdf (accessed 10/4/13).

**28**. Sonia Y. Angell et al., "Cholesterol Control beyond the Clinic: New York City's Trans Fat Restriction," *Annals of Internal Medicine* 151, no. 2 (2009):129–134; Sonia Y. Angell et al., "Change in Trans Fatty Acid Content of Fast- Food Purchases Associated with New York

City's Restaurant Regulation: A Pre-Post Study," *Annals of Internal Medicine* 157, no. 2 (2012): 81–86.

29. Lawrence O. Gostin, "Bloomberg's Health Legacy: Urban Innovator or Meddling Nanny?," *Hastings Center Report* 43, no. 5 (2013): 19–25.

30. *In re N.Y. Statewide Coal. Hispanic Chambers of Com. v. N.Y.C. Dep't of Health & Mental Hygiene*, 970 N.Y.S.2d 200 (N.Y. App. Div. 2013).

31. Ronald Labonté et al., "Framing International Trade and Chronic Disease," *Global Health* 7, no. 1 (2011): 21.

32. WHO, *Globalization, Diets, and Noncommunicable Diseases* (Geneva: WHO, 2002).

33. Barry M. Popkin, "The Nutrition Transition and Obesity in the Developing World," *Journal of Nutrition* 131, no. 3 (2001): 871S–973S.

34. Andrew T. Kenyon, "Internet Content Regulation and the World Health Organization Framework Convention on Tobacco Control," *Scripted* 6, no. 2 (2009): 341–353; Luk Joosens et al., "The Impact of Eliminating the Global Illicit Cigarette Trade on Health and Revenue," *Addiction* 105, no. 9 (2010): 1640–1649.

35. Donald W. Zeigler, "The Alcohol Industry and Trade Agreements: A Preliminary Assessment," *Addiction* 104, no. S1 (2009): 13–26.

36. See, for example, Elaine D Kolish and Magdalena Hernandez, *The Children's Food and Beverage Advertising Initiative: A Report on Compliance and Progress During 2011* (Arlington, VA: Council of Better Business Bureaus, 2012), 13.

37. M Mar Romero- Fernández et al., "Compliance with Self-Regulation of Television Food and Beverage Advertising Aimed at Children in Spain," *Public Health Nutrition* 13, no. 7 (2009): 1013–1021.

38. Peter G. Miller et al., "Vested Interests in Addiction Research and Policy. Alcohol Industry Use of Social Aspect Public Relations Organizations against Preventative Health Mea sures," *Addiction* 106, no. 9 (2011): 1560–1567.

39. Rob Moodie et al., "Profits and Pandemics: Prevention of Harmful Effects of Tobacco, Alcohol, and Ultra-processed Food and Drink Industries," *The Lancet* 382, no. 9867 (2013): 670–679.

40. Norbert Hirschhorn, "Corporate Social Responsibility and the Tobacco Industry: Hope or Hype?," *Tobacco Control* 13, no. 4 (2004): 447–453; Jill Stark, "Smokers Hazy on Use of Child Labor," *The Sydney Morning Herald*, September 29, 2013, http://www.smh.com.au/national/smokers-hazy-on-use-of-child-labour-20130928-2ulat.html.

41. Susan Kleiman, Shu Wen Ng, and Barry Popkin. "Drinking to Our Health: Can Beverage Companies Cut Calories While Maintaining Profits?," *Obesity Reviews* 13, no. 3 (2012): 258–274.

42. Michele Simon, "PepsiCo and Public Health: Is the Nation's Largest Food Company a Model of Corporate Responsibility or Master of Public Relations?" *CUNY Law Review* 15, no. 1(2012): 101–118; Mike Daube, "Alcohol and Tobacco," *Australia and New Zealand Journal of Public Health* 36, no. 2 (2012): 108–110; "Performance with Purpose," Pepsico, http://pepsico.com/Purpose/Performance-with-Purpose (accessed 10/3/13).

43. William H. Wiist, "The Corporate Playbook, Health and Democracy: The Snack Food and

Beverage Industry's Tactics in Context" in *Sick Societies: Responding to the Global Challenges of Chronic Disease*, edited by David Stuckler and Karen Siegel (Oxford: Oxford University Press, 2011), 204.

44. B. Samb et al., "Prevention and Management of Chronic Disease: A Litmus Test for Health-Systems Strengthening in Low-Income and Middle-Income Countries," *The Lancet* 376, no. 9754 (2010): 1785-1797.

45. Bryan P. Thomas and Lawrence O. Gostin, "Tackling the Global NCD Crisis: Innovations in Law and Governance," *Journal of Law, Medicine and Ethics* 41, no. 1 (2013): 16-27.

46. WHA, Resolution WHA53.14, "Global Strategy for the Prevention and Control of Noncommunicable Diseases," March 22, 2000; WHA, Resolution WHA57.17, "Global Strategy on Diet, Physical Activity and Health," May 2004; WHA, Resolution WHA63, "Global Strategy to Reduce the Harmful Use of Alcohol," May 21, 2010.

47. WHO, *2008-2013 Action Plan for the Global Strategy for the Prevention and Control of Noncommunicable Diseases* (Geneva: WHO, 2008).

48. WHA, Resolution WHA66.10, "Global Action Plan for the Prevention and Control of Noncommunicable Diseases 2013-2020," May 27, 2013.

49. WHO, *Set of Recommendations on the Marketing of Foods and Nonalcoholic Beverages to Children* (Geneva: WHO, 2010).

50. WHO, *A Framework for Implementing the Set of Recommendations on the Marketing of Foods and Non-Alcoholic Beverages to Children* (Geneva: World Health Or ga ni za tion, 2012).

51. "NCDnet—Global Noncommunicable Disease Network," WHO, http://www.who.int/ncdnet/en/ (accessed 10/4/13).

52. "Global Alliance for the Prevention of Obesity and Related Chronic Disease," World Heart Federation, http://www.world-heart-federation.org/what-we-do/advocacy/partnerships/global-alliance-for-the-prevention-of-obesity-and-related-chronic-disease/ (accessed 10/4/1313).

53. Sam Parker, "The UN High-Level Meeting on Non-Communicable Diseases: Raising Awareness but Little Else," *Harvard College Global Health Review*, October 19, 2011, http://www.hcs.harvard.edu/hghr/online/un-high-level-ncd/.

54. Allyn L. Taylor et al., "A WHO/UNICEF Global Code of Practice on the Marketing of Unhealthy Food and Beverages to Children," *Global Health Governance*, June 22, 2012, http://blogs.shu.edu/ghg/2012/06/22/a-whounicef-global-code-of-practice-on-the-marketing-of-unhealthy-food-and-beverages-to-children/.

55. 유엔은 지금까지 에이즈 관련 세 개의 고위급 정상회담을 개최했다. the UN General Assembly 26th Special Session (UNGASS) on HIV adopted the Declaration of Commitment on HIV/AIDS in 2001, http://www.un.org/ga/aids/background.htm; the UN held a second summit in 2006 (http://www.un.org/ga/aidsmeeting2006); and it held its most recent AIDS summit in June 2011, http://www.un.org/en/ga/aidsmeeting2011/.

56. "Two Days in New York: Reflections on the UN NCD Summit," Editorial, *Lancet Oncology* 12, no. 11 (2011): 981.

57. United Nations General Assembly, *Political Declaration of the High-Level Meeting of the*

*General Assembly on the Prevention and Control of Noncommunicable Diseases*, UN Doc.A/66/L.1, January 24, 2012.

58. WHO, "Global Action Plan for the Prevention and Control of Noncommunicable Diseases 2013-2020," 7.

59. Olivier De Schutter, *Report Submitted by the Special Rapporteur on the Right to Food*, United Nations General Assembly, Human Rights Council, December 26, 2011.

60. S. S. Lim et al., "Prevention of Cardiovascular Disease in High-Risk Individuals in Low-Income and Middle-Income Countries: Health Effects and Costs," *The Lancet* 370, no. 9604 (2007): 2054-2062.

61. Kumanan Rasanathan and Ruediger Krech, "Action on Social Determinants of Health Is Essential to Tackle Noncommunicable Diseases," *Bulletin of the World Health Organization* 89, no. 10 (2011): 775-776.

62. Robert Beaglehole et al., "Priority Actions for the Noncommunicable Disease Crisis," *The Lancet* 377, no. 9775 (2011): 1438-1447; "We Can End Poverty: 2015 Millennium Development Goals," United Nations, http://www.un.org/en/mdg/summit2010/ (accessed 10/4/13).

63. Hans V. Hogerzeil et al., "Promotion of Access to Essential Medicines for Noncommunicable Diseases: Practical Implications of the UN Political Declaration," *The Lancet* 381, no. 9867 (2013): 680-689.

64. Thomas J. Bollyky, "Access to Drugs for Treatment of Noncommunicable Diseases," *PLoS Medicine* 10, no. 7 (2013), doi:10.1371/journal.pmed.1001485 (accessed 9/30/13).

65. Shannon L. Marrero et al., "Noncommunicable Diseases: A Global Health Crisis in a New World Order," *Journal of the American Medical Association* 307, no. 19 (2012): 2037-2038.

66. Lawrence O. Gostin, "A Framework Convention on Global Health: Health for All, Justice for All," *Journal of the American Medical Association* 307, no. 19 (2012): 2087-2092.

67. Kathleen Strong et al., "Preventing Chronic Diseases: How Many Lives Can We Save?" *The Lancet* 366, no. 9496 (2005): 1578-1582.

## 제14장

1. Lawrence O. Gostin, *Public Health Law: Power, Duty, Restraint* (Berkeley: University of California Press, 2008).

2. Isaac S. Kohane et al., "A Glimpse of the Next 100 Years in Medicine," *New En gland Journal of Medicine* 367, no. 26 (2012): 2538-2539.

3. World Health Organization (WHO), *The World Health Report 2010—Health Systems Financing: The Path to Universal Coverage* (Geneva: WHO, 2010).

4. Rodrigo Moreno-Serra and Peter C. Smith, "Does Progress towards Universal Health Coverage Improve Population Health?," *The Lancet* 380, no. 9845 (2012): 917-923.

5. Gina Lagomarsino et al., "Moving towards Universal Health Coverage: Health Insurance Reforms in Nine Developing Countries in Africa and Asia," *The Lancet* 380, no. 9845 (2012): 933-943.

6. Orielle Solar and Alec Irwin, *A Conceptual Framework for Action on the Social Determinants of Health: Social Determinants of Health Discussion Paper 2* (Geneva: WHO, 2010), 9.

7. Steven H. Woolf and Paula Braverman, "Where Health Disparities Begin: The Role of Social and Economic Determinants—and Why Current Policies May Make Matters Worse," *Health Affairs* 30, no. 10 (2011): 1852–1859.

8. John P. Bunker et al., "Improving Health: Measuring Effects of Medical Care," *Milbank Quarterly* 72, no. 2 (1993): 225–258.

9. Institute of Medicine, *U.S. Health in International Perspective: Shorter Lives, Poorer Health* (Washington, DC: National Academies Press, 2013).

10. "Social Status and Health Misery Index: Low Social Status Is Bad for Your Health," *Economist*, April 14, 2012, http://www.economist.com/node/21552539.

11. S. Jay Olshansky et al., "Differences in Life Expectancy Due to Race and Educational Differences Are Widening, and Many May Not Catch Up," *Health Affairs* 31, no. 8 (2012): 1803–1813, doi:10.1377/hlthaff.2011.0746.

12. WHO, *Closing the Gap in a Generation: Final Report of the Commission on Social Determinants of Health* (Geneva: WHO, 2008).

13. World Conference on Social Determinants of Health, Rio Political Declaration on Social Determinants of Health, Rio de Janeiro, Brazil, October 21, 2011, http://www.who.int/sdhconference/declaration/en/.

14. Moreno-Serra and Smith, "Does Progress towards Universal Health Coverage Improve Population Health?"

15. Organization for Economic Cooperation and Development (OECD), *Health at a Glance 2011: OECD Indicators* (OECD Publishing, 2011), 25; Institute of Medicine, *U.S. Health in International Perspective*.

16. Norman Daniels et al., "Why Justice Is Good for Our Health," *Daedalus* 128, no. 4 (1999): 215–251.

17. Till Bärnighausen et al., "Going Horizontal—Shifts in Funding of Global Health Interventions," *New England Journal of Medicine* 364, no. 23 (2011): 2181–2183.

18. Bernard Harris, "Public Health, Nutrition, and the Decline of Mortality: The McKeown Thesis Revisited," *Social History of Medicine* 17, no. 3 (2004): 379–407.

19. Simon Szretzer, "Rethinking McKeown: The Relationship between Public Health and Social Change," *American Journal of Public Health* 92, no. 5 (2002): 722–725.

20. WHO, *Global Health Risks: Mortality and Burden of Disease Attributable to Selected Major Risks* (Geneva: WHO, 2009).

21. Verra Mikkilä et al., "Consistent Dietary Patterns Identified from Childhood to Adulthood: The Cardiovascular Risk in Young Finns Study," *British Journal of Nutrition* 93, no. 6 (2005): 923–931.

22. Deborah Sontag, "Rebuilding in Haiti Lags after Billions in Post-Quake Aid," *New York Times*, December 23, 2012, http://www.nytimes.2012/12/24/world/americas/in-aiding-quake-battered-haiti-lofty-hopes-and-hard-truths.html.

23. "UNdata," accessed October 7, 2013, http://data.un.org.

24. UNICEF, *Narrowing the Gaps to Meet the Goals* (New York: UNICEF, 2010).

25. Andrew G. Berg and Jonathan D. Ostry, *Inequality and Unsustainable Growth: Two Sides of the Same Coin?* (Washington, DC: International Monetary Fund, 2011).

26. Norman Daniels, *Just Health: Meeting Health Needs Fairly* (New York: Cambridge University Press, 2008).

27. Gerard F. Anderson and Bianca K. Frogner, "Health Spending in OECD Countries: Obtaining Value per Dollar," *Health Affairs* 27, no. 6 (2008): 1718-1727.

28. Institute of Medicine (IOM), *For the Public's Health: Investing in a Healthier Future* (Washington, DC: National Academies Press, 2012).

29. IOM, "For the Public's Health: Investing in a Healthier Future," http://www.iom.edu/Reports/2012/For-the-Publics-Health-Investing-in-a-Healthier-Future.aspx (accessed 10/1/13).

30. IOM, *For the Public's Health*, 26-27.

31. Ilona Kickbusch and Kevin Buckett, eds., *Implementing Health in All Policies: Adelaide 2010* (Adelaide: Department of Health, 2010); "The Helsinki Statement on Health in All Policies," adopted at the Eighth Global Conference on Health Promotion, Helsinki, Finland, June 10-14, 2013, http://www.healthpromotion2013.org/images/8GCHP_Helsinki_Statement.pdf; Health in All Policies Framework for Country Action, draft for the Eighth Global Conference on HealthPromotion, June 4, 2013, http://www.healthpromotion2013.org/images /HiAP_Framework_Conference_Draft_10_June.pdf.

32. Ian Forde, Kumanan Rasanathan and Rüediger Krech, *Public Health Agencies and Cash Transfer Programs: Making the Case for Greater Involvement; Social Determinants of Health Discussion Paper 4* (Geneva: WHO, 2011), 11-12.

33. Committee on Economic, Social and Cultural Rights, General Comment No. 14, "The Right to the Highest Attainable Standard of Health," UN Doc. E/C.12/2000/4, August 11, 2000, para. 45.

34. Michael Marmot et al., *Fair Society, Health Lives: The Marmot Review* (London: Marmot Review, 2010), 10.

35. UNAIDS, *"Three Ones" Key Principles: Coordination of National Responses to HIV/AIDS*, April 25, 2004, http://data.unaids.org/UNA-docs/Three-Ones_KeyPrinciples_en.pdf.

36. United Nations Population Fund (UNFPA), "Accelerating Progress in Maternal and Newborn Health: 'H4' Agencies Present Their Plan," September 29, 2009, http://www.unfpa.org/public/site/global/lang/en/pid/3918.

37. Christine Gorman, "Who Are the Health Eight (or H8)?," *Global Health Report*, April 29, 2008, http://globalhealthreport.blogspot.com/2008/04/who-are-health-eight-or-h8.html.

38. Mark Dybul et al., "Reshaping Global Health," *Policy Review* no. 173, June 1, 2012, http://www.hoover.org/publications/policy-review/article/118116.

39. Theodore M. Brown et al., "The World Health Organization and the Transition from 'International' to 'Global' Public Health," *American Journal of Public Health* 96, no. 1 (2006): 62-72.

40. UN Secretary General, "Implementation of the Declaration of Commitment on HIV/AIDS and the Political Declaration on HIV/AIDS," June 10, 2013, http://www.un.org/sg/statements/index.asp?nid=6888 .

41. Michel Sidibé and Kent Buse, "A Framework Convention on Global Health: A Catalyst for Justice," *Bulletin of the World Health Organization* 90, no. 12 (2012): 870–870A.

42. WHO, *WHO Reforms for a Healthy Future: Report by the Director-General*, WHO Doc. EBSS/2/2 (October 15, 2011).

43. Andrew Sunil Rajkumar and Vinaya Swaroop, "Public Spending and Outcomes: Does Governance Matter?," *Journal of Development Economics* 86, no. 1 (2008): 96–111.

44. Devi Sridhar and Lawrence O. Gostin, "Reforming the World Health Organization," *Journal of the American Medical Association* 305, no. 15 (2011): 1585–1586.

45. Giorgio Cometto et al., "A Global Fund for the Health MDGs?," *The Lancet* 373, no. 9674 (2009): 1500–1502. '사회보호세계기금'과 같이 더 광범위한 권한을 모색하는 이들도 있다. See "Key Trade Union Priorities for the Post- 2015 Development Agenda," Overseas Development Institute, January 2, 2013, http://post2015.org/2013/01/02/key-trade-union-priorities-for-the-post-2015-development-agenda/. See also Tim K. Mackey and Bryan A. Lang, "A United Nations Global Health Panel for Global Health Governance," *Social Science and Medicine* 76, no. 1 (2013): 12–15 (공공 및 민간 이해당사자들과 공조하기 위해 WHO를 의장으로 하는 유엔 글로벌보건 패널을 제안함).

46. Philip Stevens, *Diseases of Poverty and the 10/90 Gap* (London: International Policy Network, 2004).

47. *Novartis v. Union of India*, Civil Appeal Nos. 2706–2716 of 2013 (April 1, 2013), available at http://www.scribd.com/doc/133343411/Novartis-patent-Judgement.

48. WHA, Resolution WHA63.28, "Establishment of a Consultative Expert Working Group on Research and Development: Financing and Coordination," May 21, 2010. Consultative Expert Working Group on Research and Development: Financing and Coordination, *Research and Development to Meet Health Needs in Developing Countries: Strengthening Global Financing and Coordination* (Geneva: WHO, 2012), chap. 4.

49. James Love, "Balancing Options for Health Research and Development," *Bulletin of the World Health Organization* 90, no. 11 (2012): 796–796A.

50. Rebecca Hersher, "Pharma Backs Latest Attempt at a Global Health R&D Treaty," *Nature Medicine* 18, no. 6 (2012): 838.

51. WHA, Resolution WHA65.22, "Follow Up of the Report of the Consultative Expert Working Group on Research and Development: Financing and Coordination," May 26, 2012.

52. Aidan Hollis and Thomas Pogge, *The Health Impact Fund: Making New Medicines Accessible for All* (Incentives for Global Health, 2008), http://machif.com/wp-content/uploads/2012/11/hif_book.pdf (accessed 10/7/13).

53. Dybul et al., "Reshaping Global Health."

54. Ibid.

55. WHO, *History of the Framework Convention on Tobacco Control* (Geneva: WHO, 2009), 18.

56. American Public Health Association, "A Call for a Framework Convention on Alcohol Control,"

Policy no. 200615, November 8, 2006,
http://www.apha.org/advocacy/policy/policysearch/default.htm?id=1339.

57. Allyn L. Taylor and Ibadat S. Dhillon, "An International Legal Strategy for Alcohol Control: Not a Framework Convention—at Least Not Yet," *Addiction* 108, no. 3 (2013): 450–455.

58. Lawrence O. Gostin, "Meeting Basic Survival Needs of the World's Least Healthy People: Toward a Framework Convention on Global Health," *Georgetown Law Journal* 96, no. 2 (2008): 331–392.

59. "About JALI and a Framework Convention on Global Health," Joint Action and Learning Initiative on National and Global Responsibilities for Health (JALI), http://www.jalihealth.org/about/index.html (accessed 10/7/13).

60. Lawrence O. Gostin et al., "The Joint Action and Learning Initiative: Towards a Global Agreement on National and Global Responsibilities for Health," *PLoS Medicine* 8, no. 5 (2011), doi:0.1371/journal. pmed.1001031; Lawrence O. Gostin et al., "Toward a Framework Convention on Global Health," *Bulletin of the World Health Organization* 91, no. 10 (2013): 790–793.

61. UN Secretary General, "Implementation of the Declaration of Commitment on HIV/AIDS and the Political Declaration on HIV/AIDS—Uniting for Universal Access: Towards Zero New HIV Infections, Zero Discrimination and Zero AIDS-Related Deaths," UN Doc. A/65/797, March 28, 2011.

62. Sidibé and Buse, "A Framework Convention on Global Health."

63. WHO, *WHO Reforms for a Healthy Future: Report by the Director-General,* WHO Doc. EBSS/2/2 (October 15, 2011).

64. Lawrence O. Gostin, "A Framework Convention on Global Health: Health for All, Justice for All," *Journal of the American Medical Association* 307, no. 19 (2012): 2087–2092.

# ▌ 찾아보기

596

604

## (숫자와 영어)

**(소송사건(사건명))**

## ▌지은이

**로런스 O. 고스틴(Lawrence O. Gostin)**

미국 조지타운대학교(Georgetown University)의 최고 석학의 지위인 유니버시티 프로페서(University Professor)이며 오닐 글로벌보건법 연구소의 창립 위원장이자 오닐 국가/글로벌보건법 연구소(O'Neill Institute for National and Global Health Law)의 소장이다. 세계보건기구의 국가/글로벌보건법 센터(World Health Organization Center on National and Global Health Law)의 센터장직을 겸임하고 있다. 조지타운대학교에서는 의학을, 존스홉킨스대학교(Johns Hopkins University)에서는 공중보건학을 가르친다. 전미과학한림원(National Academy of Sciences)의 종신 회원으로 선출되었고 영국 왕립공중보건협회(Royal Society of Public Health)의 석학 회원(fellow)으로 활동한다. 또한 랜싯글로벌보건법위원회(Lancet Commission of Global Health Law)의 의장이며 2015년 에볼라 유행에 관한 두 개의 글로벌 위원회에서 활동한 바 있다. 미국공중보건협회(American Public Health Association)로부터 받은 평생공로상(lifetime achievement award)을 포함하여 다수의 상을 수상했다. 영국의 국립소비자위원회(National Consumer Council)는 고스틴 교수에게 "의회와 정부를 촉구하여 사회복지를 위해 행동하도록 하는 데 가장 큰 영향력을 발휘한 사람"에게 수여하는 로즈마리 델브리지상(Rosemary Delbridge Memorial Award)을 수여했다.


## ▌옮긴이

**류화**

조지타운대학교 법학전문대학원에서 일반법학 석사와 글로벌보건법 석사 학위를 받았고 현재 미국(워싱턴 D.C.) 변호사이다. 『글로벌보건법』의 저자인 로런스 고스틴 교수에게서 직접 가르침을 받았다. 도미하기 전에 대한민국 내 미국 정부 조직에서 20여 년간 근무했으며, 특히 2000년 이후에는 주한 미국 대사관에서 한미 간 주요 방위사업 관리와 정책을 지원하고 조율하는 국가안보 분야의 미국 전문가로 활동했다. 현재 미국 법인 컨설팅 회사의 대표로서 한미 기업 간 산업협력을 위한 지원과 컨설팅을 제공하고 있다. 또한 조지타운대학교 오닐연구소의 연구활동 지원을 포함하여 글로벌보건법을 국가안보/국제협력 업무 경험에 접목하는 글로벌보건안보에 관심을 가지고 활동을 넓혀 가고 있다.

# ▌ 감수

## 오주환

하버드보건대학원 국제보건학과 타케미 펠로우를 마친 후, 서울대학교병원 교수로 서울대학교 의과대학에서 국제보건 강의와 연구를 맡고 있으며, 한국정부의 국제보건정책과 공공의료정책분야 자문활동을 함께 하고 있다. 한국 국제보건의료학회 공식 국제학술지 *J of Global Health Science*의 Founding Editor-in-chief, 국제학술지 *PLOS ONE*의 의학, 보건학, 국제보건학 분야 Academic Editor, 한국의학회 공식 학술지 *J of Korean Medical Science*의 국제보건분야 편집위원으로 활동 중이다. 외교부 빈곤퇴치기여금 중앙운용위원회 위원(2012~2016), 국무총리실 국제개발협력 평가소위 위원(2014~2018), WHO가 사무국을 맡고 있는 UN 기구 공동 프로그램인 생식보건 연구개발정책조정위원회의 대한민국 정부 파견대표(2015~2017)로 활동했다.

## 이선구

서울대학교 보건대학원에서 보건학 석사, 미국 스탠퍼드대학교(Stanford University)에서 법학 석사(JSM)를 취득한 후 미국 조지타운대학교(Georgetown University)에서 고스틴 교수의 지도를 받아 법학 박사(SJD)를 취득했다. 세계보건기구(WHO) 본부의 사무관 및 컨설턴트로 일하면서 담배 규제와 감염병 예방 및 관리 등 다양한 영역에서 프로젝트를 기획하고 실행한 경험이 있다. 귀국한 후에는 대법원 재판연구관으로 비교법 연구를 담당한 데 이어 가천대학교 의과대학에서 교수로 임용되었고, 현재 연세대학교 언더우드 국제대학 교수로 재직 중이다. 건강 관련 정보를 비롯한 빅데이터 처리, 의학 분야에서의 인공지능 활용, 정신보건 정책의 개선 등 법제도, 보건, 과학기술이 교차하는 분야를 주요 연구 분야로 삼고 있고, 한국의 법제도에 관한 다수의 논문을 국제학술지에 게재한 바 있다.

## 이종구

서울대학교에서 보건학 석사와 의학 박사 학위를 받았으며 동 대학에서 가정의학과 교수로 재직 중이다. 대한민국의 질병관리본부장(2007~2011)을 역임했고 2012년부터 동 대학에서 1차의료, 감염병역학, 국제보건을 가르치고 있으며 이종욱글로벌의학센터를 설립하여 초대 센터장(2012~2018)을 맡아서 국제보건의료에 대한 연구와 교육에 선구자적 역할을 담당했다. 2000~2001년 우리나라의 홍역퇴치사업을 성공적으로 이끌어 WHO 서태평양사무청의 예방접종자문위원으로 활동하고 있고 2015년 대한민국 메르스 사태 때 WHO 공동조사단 단장을 맡은 바 있으며 2020년 중국 COVID-19 공동조사(Joint Mission) 위원(WHO의 GOARN 위원)으로 활동했다. 2020년 7월 대한민국 정부 글로벌보건안보대사에 임명되었다.

**이종구 오주환 이선구**는 이책의 영문서를 교재로 서울의대 대학원에서 글로벌보건법 강의를 함께 진행했다.

한울아카데미 2246

# 글로벌보건법

지은이 **로런스 O. 고스틴**  ｜  옮긴이 **류화**  ｜  감수 **오주환·이선구·이종구**

펴낸이 **김종수**  ｜  펴낸곳 **한울엠플러스(주)**  ｜  편집 **배소영**

초판 1쇄 인쇄 **2020년 8월 13일**  ｜  초판 1쇄 발행 **2020년 8월 27일**

주소 **10881 경기도 파주시 광인사길 153 한울시소빌딩 3층**

전화 **031-955-0655**  ｜  팩스 **031-955-0656**  ｜  홈페이지 **www.hanulmplus.kr**

등록번호 **제406-2015-000143호**

ISBN **978-89-460-7246-6 93510 (양장)**

    **978-89-460-6929-9 93510 (무선)**

Printed in Korea.

이 도서의 국립중앙도서관 출판예정도서목록(CIP)은 서지정보유통지원시스템 홈페이지(http://seoji.nl.go.kr)
와 국가자료종합목록 구축시스템(http://kolis-net.nl.go.kr)에서 이용하실 수 있습니다.
CIP제어번호: CIP2020032458(양장), CIP2020032459(무선)